Plantes médicinales d'Haïti

Description, usages et propriétés

Marilise Neptune Rouzier

Plantes médicinales d'Haïti

Description, usages et propriétés

Educa Vision Inc.

Titre : Plantes médicinales d'Haïti
Description, usages et propriétés.

Auteur: Marilise Neptune Rouzier

ISBN: 978-1-64382-553-3

Pour toutes informations, veuillez contacter:

Educa Vision Inc.,
2725 NW 19th Steet
Pompano, FL 33069
Téléphone: 954-968-7433
Fax: 954-970-0330
E-mail: educa@aol.com
Web: www.educavision.com

Sommaire

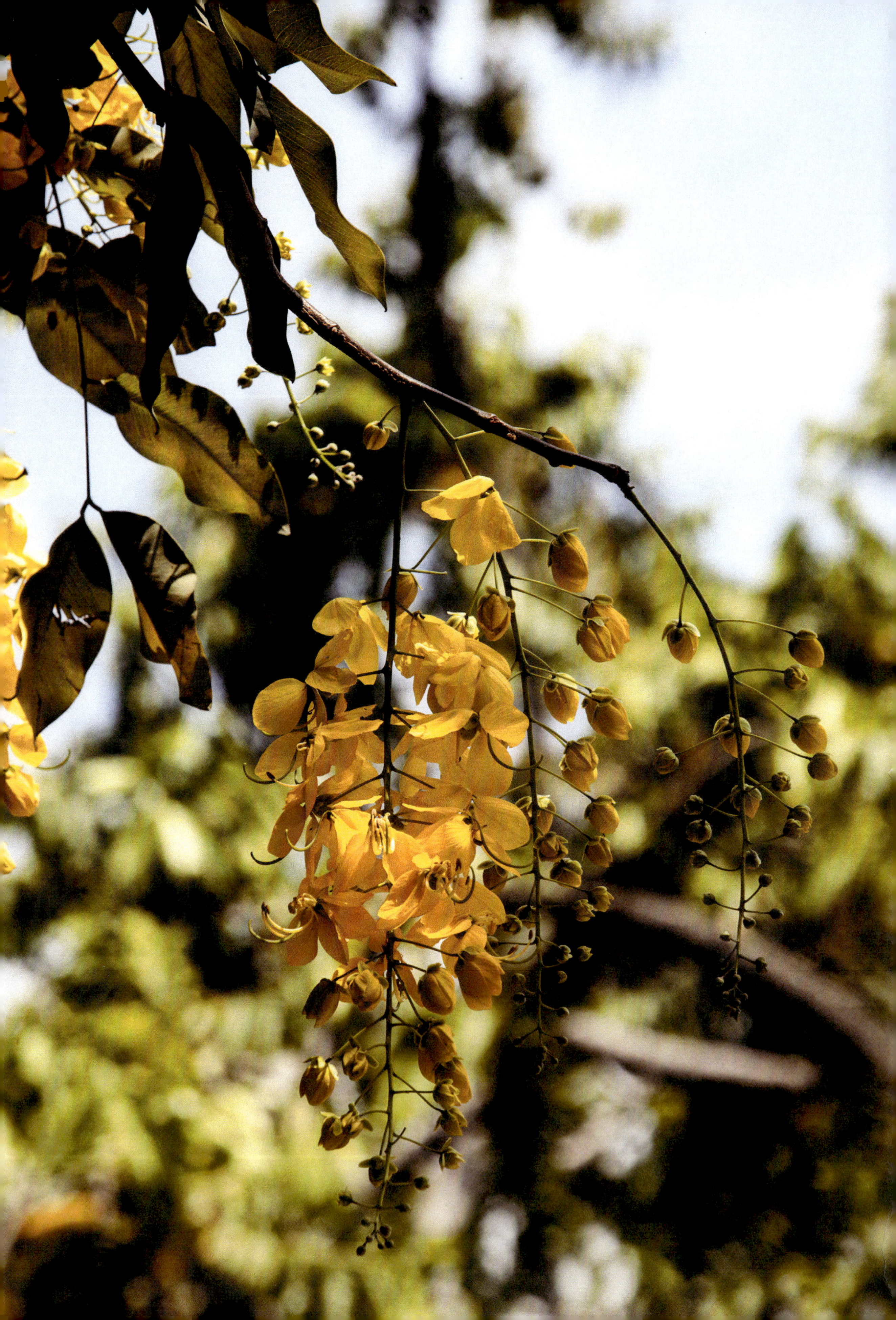

Ce livre est dédié à la mémoire de mon père
et de ma grand-mère qui chacun, à sa façon,
m'a appris à aimer et à apprécier la nature.

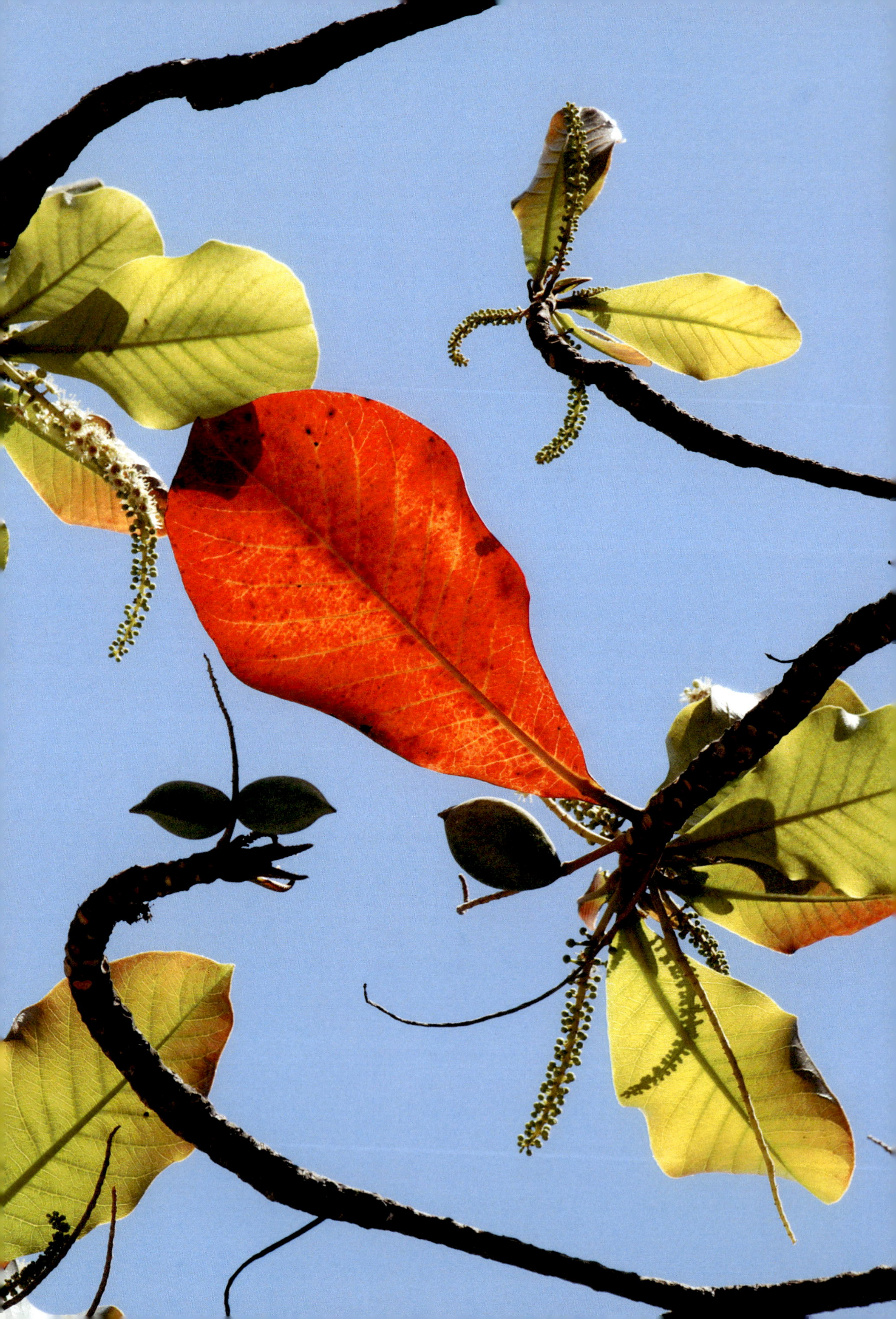

Avertissement

Cet ouvrage n'a pas pour objet de se substituer aux consultations médicales. Il se veut un livre de référence en ce qui concerne les plantes médicinales haïtiennes et offre des informations scientifiques sur les espèces disponibles pour une utilisation plus rationnelle et plus large de la phytothérapie dans le pays.

Notre souhait serait que la médecine populaire se renforce et que le milieu médical haïtien lui-même mette à profit l'énorme potentiel thérapeutique de nos plantes pour le bien-être de tous.

Ainsi, la phytothérapie haïtienne, tout en gardant son originalité, pourra se moderniser et donner toute sa mesure, à l'avantage de la population. Ce travail espère y contribuer.

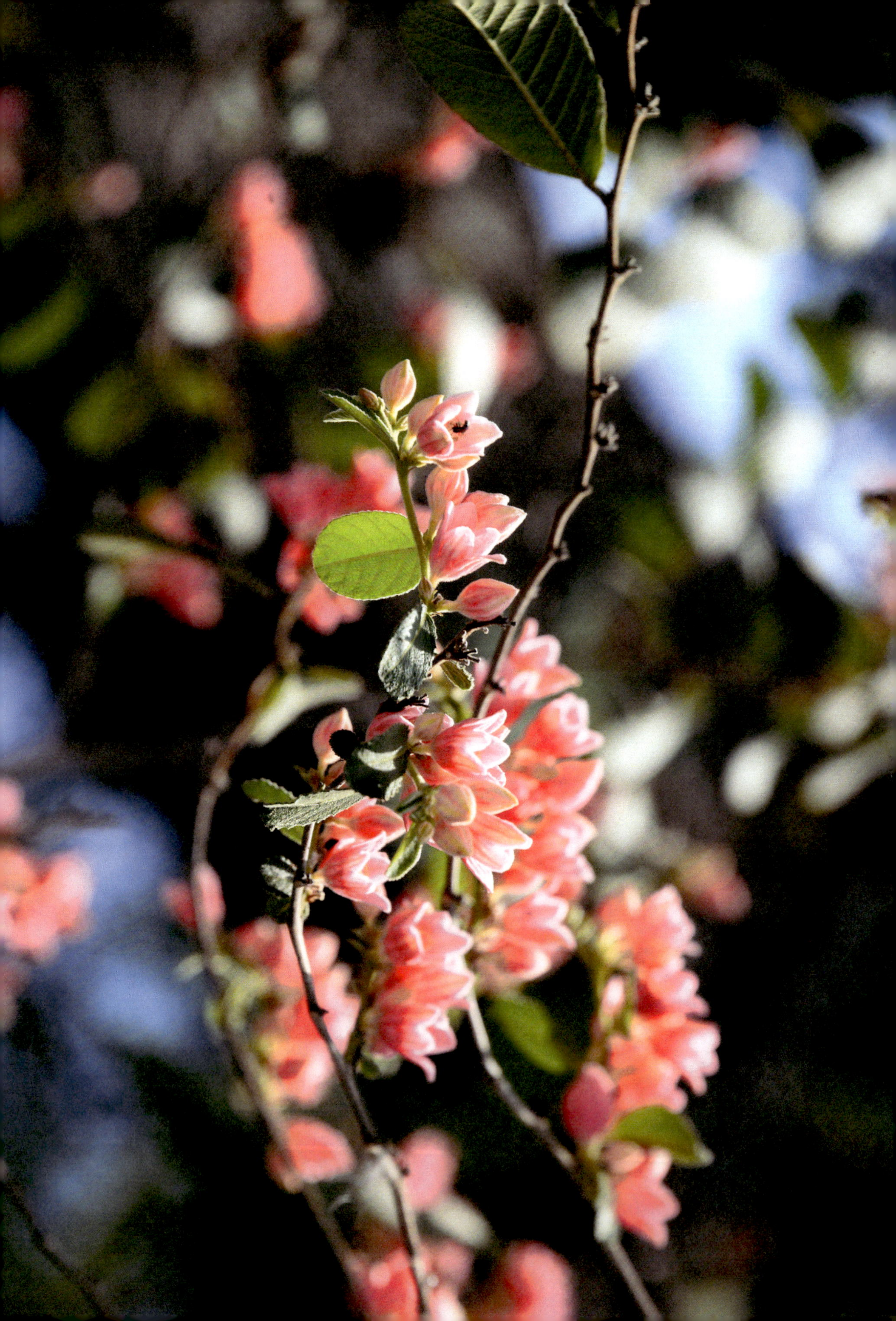

Remerciements

Au terme de ce travail, je voudrais exprimer mes remerciements à tous ce qui ont, directement ou non participé à la réalisation de cet ouvrage. Qu'ils veuillent bien m'excuser de ne pouvoir les nommer tous.

Je leur assure néanmoins ma sincère reconnaissance.

Je remercie tout particulièrement : mon époux pour ses si nombreux et judicieux conseils ; ma mère et mes enfants pour leur soutien affectif et leur précieuse présence ; mes frères et sœurs, mes collègues du Service Œcuménique d'Entraide (SOE) et de la Faculté de Médecine et de Pharmacie, en particulier M. Justin Casimir, pour leur support et encouragements.

Je remercie aussi vivement Rafaëlle Castera qui, ne ménageant pas ses efforts, a réalisé plus d'une centaine de photos originales pour illustrer cet ouvrage. Quelques photos du livre ont été faites par mes enfants Ingrid et Patrick. Je les remercie pour ce gracieux concours.

Ce travail n'aurait pas été possible sans la consultation des spécimens de l'Herbier de la Faculté d'Agronomie et de Médecine Vétérinaire. J'ai eu d'autre part l'opportunité de participer aux premiers travaux de recherche du groupe TRAMIL (Recherche Scientifique et Usages Populaires des Plantes Médicinales de la Caraïbe) à la Faculté de Médecine et de Pharmacie d'Haïti et de continuer à collaborer avec ce groupe, ce qui m'a permis d'élargir mon champs de connaissance en ce qui concerne les pratiques phytothérapiques caribéennes. Je remercie le Coordonnateur scientifique de TRAMIL, le Dr Lionel Robineau qui m'a toujours soutenue dans mes travaux.

J'adresse mes vifs remerciements : au Dr Daniel Henrys qui m'a accueillie au SOE où nous avons pu mener de nombreux travaux concernant la médecine traditionnelle ; au Dr Jean-Ronald Cadet qui s'est régulièrement impliqué dans ces travaux ; au Dr Lise Marie Déjean pour sa collaboration sans faille ; aux Dr Nancy et Philippe Larco avec lesquels a été réalisée une étude sur le diabète et l'hypertension ; au Vice Recteur à la recherche de l'UEH, M. Fritz Deshommes qui m'a toujours appuyée dans mes travaux de recherche.

Mes remerciements s'adressent aussi à tous ceux qui au cours des enquêtes réalisées ont apporté leurs témoignages concernant leurs pratiques ainsi qu'à tous ceux qui ont participé à la réalisation de ces enquêtes qui ont permis de mieux connaitre l'usage des plantes du pays.

Que soient également remerciés ici ceux qui ont réalisé la saisie, les corrections et l'édition de l'ouvrage : Mlle Deslandes Jean, Mlle Tatiana Marcellin, M. Dieudonné Pierre-Louis, M. Jude Monome, M. Wisler Jabouin.

Enfin je remercie vivement la Fondation FOKAL et l'Institut Français pour leur support financier.

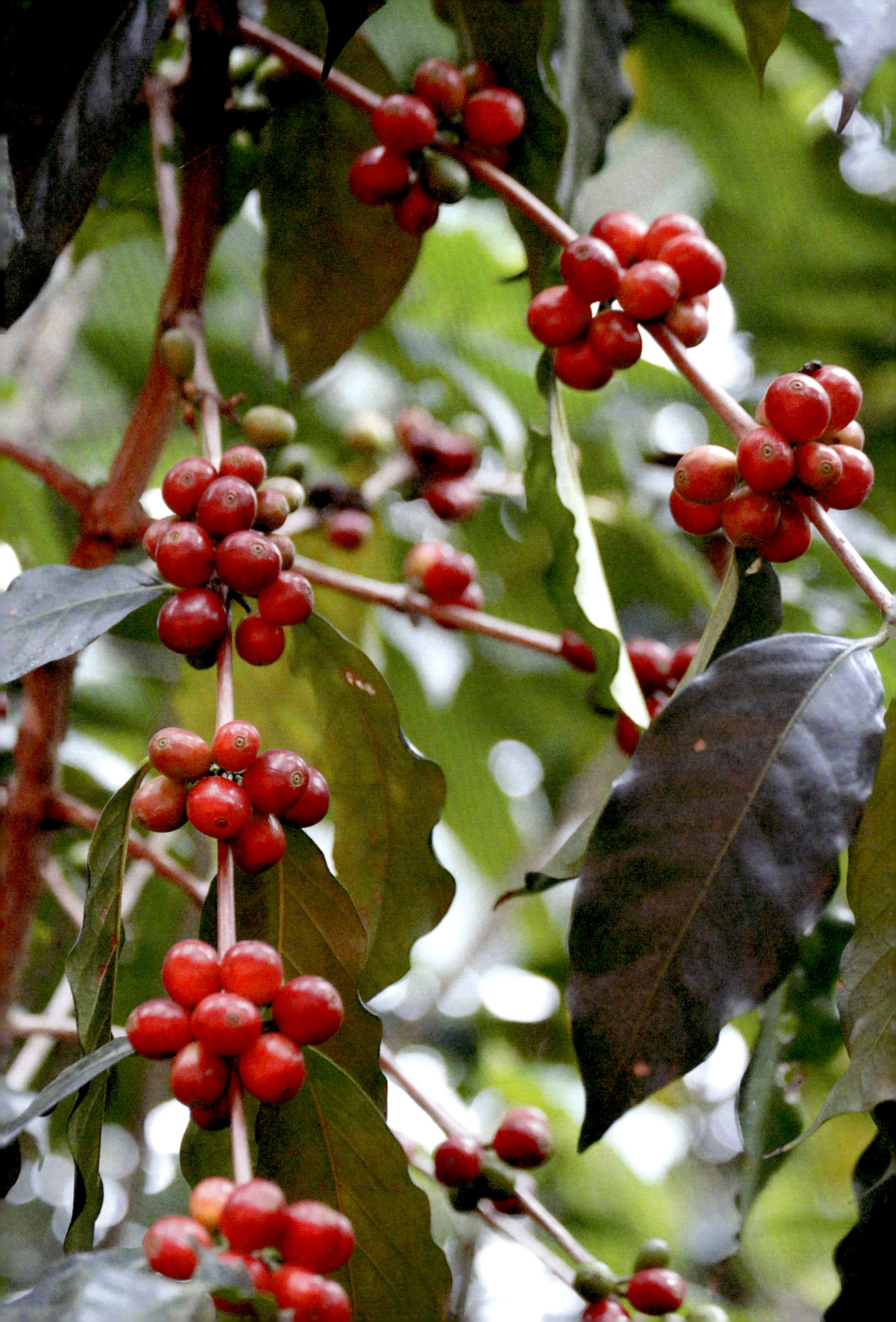

Avant propos

Depuis la parution en 1997 de ce livre sur les plantes médicinales d'Haïti, de nombreuses recherches ont eu lieu un peu partout et ont permis d'avoir de nouvelles et pertinentes données sur les actions thérapeutiques des espèces de la région. Dans le domaine de la nutrition également, bon nombre d'études ont mis en évidence le potentiel de nos aliments à nous aider à rester en santé et à lutter contre les maladies qui nous affectent. L'intérêt de l'alimentation dans la lutte contre les maladies chroniques parait aujourd'hui plus qu'évident et la gente scientifique se penche avec ténacité et enthousiasme sur les propriétés préventives et même curatives de certains aliments courants.

Une mise à jour du livre nous a donc semblée nécessaire : elle nous a permis de faire le point sur les données les plus récentes concernant les possibilités thérapeutiques des plantes et des aliments du pays. Ces informations vous sont livrées aujourd'hui dans cette nouvelle édition qui arrive à un moment où un nombre croissant de remèdes végétaux et de compléments alimentaires sont disponibles un peu partout à travers le monde indiquant l'intérêt grandissant des populations elles-mêmes pour les traitements naturels. Plusieurs grands groupes pharmaceutiques (Sanofi-Aventis entre autres, un des leaders mondiaux de l'industrie pharmaceutique) suivent le mouvement et montent à l'assaut de ce marché prometteur et en pleine expansion.

Pour mieux comprendre l'action de ces végétaux qui sont proposés au public, les analyses sur les plantes se sont multipliées, des principes actifs ont été isolés et des expérimentations animales ont eu lieu avec des extraits de plantes entières ou avec des éléments isolés présumés avoir un effet particulier. On a également vu de nombreux chercheurs se consacrer à des études épidémiologiques mettant en relation l'usage d'une plante ou d'un aliment avec l'état d'un paramètre de santé particulier chez l'homme. Ces études, tout en ayant leurs limites quant à l'interprétation qu'on peut en faire, ont donné une idée de l'impact que peut avoir un aliment spécifique sur notre santé. De nombreux essais cliniques ont aussi été réalisés chez l'homme avec des principes actifs isolés, des extraits totaux de plantes ou de simples aliments et des propositions de plus en plus précises sont faites concernant les posologies à utiliser. Tout ceci a grandement fait avancer le domaine et a donné un nouvel essor à la médecine naturelle qui prend de plus en plus de place à travers le monde à côté de la médecine conventionnelle, en particulier dans les pays industrialisés mais aussi dans les régions moins développées où les besoins en santé sont évidemment encore plus patents.

Nous avons donc fait une sélection des informations qui nous semblaient les plus intéressantes pour le lecteur afin de l'aider à utiliser au mieux les ressources thérapeutiques dont il dispose. Nous avons relaté les études réalisées indiquant soit des activités démontrées, soit des pistes de recherche attrayantes. Ces données ne sont évidemment ni complètes ni exhaustives, mais elles proviennent de sources scientifiques fiables et de revues internationales connues et indiquent des voies de traitement très prometteuses.

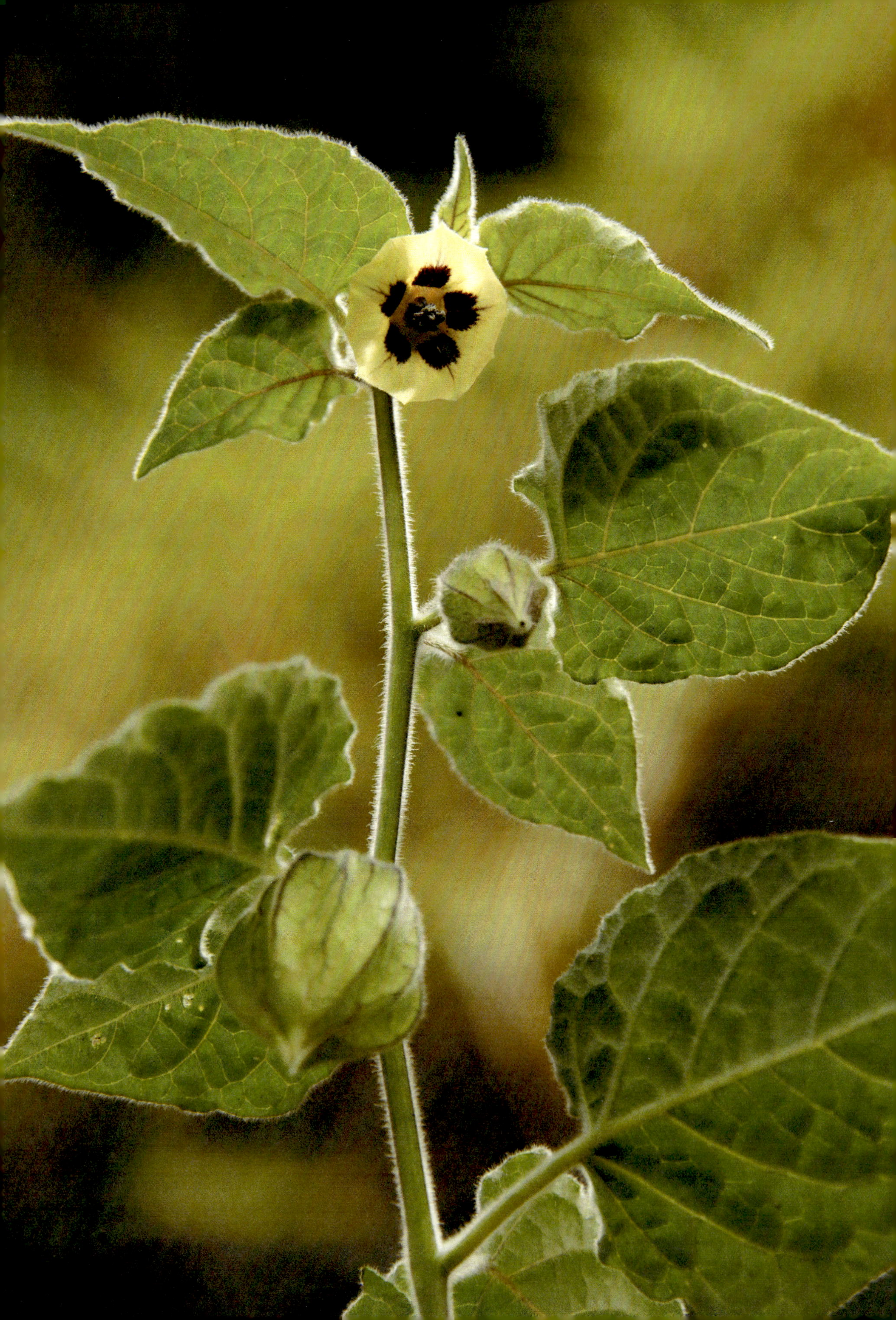

Propos d'introduction

Au faîte des connaissances de la technologie médicale contemporaine, les pays industrialisés connaissent aujourd'hui un regain d'intérêt pour les médecines dites « douces » et une demande de plus en plus marquée pour la phytothérapie ; un retour à la nature en quelque sorte, auquel poussent les écologistes, voire même certains membres de la profession médicale.

A l'autre bout, livrée à elle-même, la population haïtienne, comme d'ailleurs celle d'autres pays du tiers monde, doit encore presqu'exclusivement faire appel à ses propres pratiques thérapeutiques utilisant fréquemment la phytothérapie. Pour une bonne part, cette situation provient de la précarité de ses structures politiques, sociales et économiques qui font que la médecine officielle n'a jamais pu pénétrer le milieu en profondeur. Le savoir-faire en la matière, puisé dans les anciennes cultures africaines, indiennes et européennes, bien qu'en régression dans les villes, est encore vivace dans les zones rurales et permet à la population d'avoir malgré tout accès à certains types de soins.

Tôt ou tard cependant, notre pays se modernisera. Nos structures héritées du passé seront inévitablement bouleversées au cours des changements qui devront nécessairement s'opérer chez nous. Notre médecine traditionnelle, si complexe et si profondément ancrée dans nos coutumes, en pâtira sans doute, emportant avec elle tout un pan de notre histoire. Aussi, faudra-t-il chercher à rapprocher plutôt qu'à opposer les deux médecines pour qu'elles y gagnent toutes les deux, au plus grand bénéfice des haïtiens eux-mêmes.

Une telle expérience a été tentée en Chine par exemple où on a réussi à trouver à la médecine traditionnelle une place privilégiée à coté de la thérapeutique classique. L'oralité qui donne cependant aux traditions haïtiennes leur originalité rendra certainement une expérience similaire plus ardue. S'ajoute à cette difficulté la rareté des travaux traitant de l'aspect botanique de ce savoir populaire.

C'est donc dans l'idée de combler en partie ce vide et d'amorcer un rapprochement entre les deux médecines que nous avons entrepris la rédaction de cet ouvrage qui se veut d'approche objective, réaliste et pratique.

Nous nous sommes ainsi donnés pour tâche de faire le point sur les éléments de connaissance actuellement disponibles dans le domaine en les approfondissant, avec l'idée d'apporter un appui scientifique à la médecine populaire, seule façon à notre avis d'initier une articulation harmonieuse entre les deux médecines.

Ce travail a été fait pour les plantes couramment utilisées en médecine populaire de même que pour celles ayant un intérêt thérapeutique certain mais peu connues ou peu utilisées dans le milieu, avec l'objectif de les présenter au public haïtien.

Une plante comme le « millepertuis » (*Hypericum perforatum*) qui pousse comme une mauvaise herbe dans nos montagnes sans toutefois être utilisée et qui est actuellement reconnue comme antidépresseur en Europe et est l'objet de recherche aux USA pour ses propriétés antivirales, fait par exemple partie des plantes que nous avons sélectionnées, à côté d'autres à usage aussi courant que l'orange sure ou l'atiyayo.

En écrivant ce texte, nous avions aussi une autre visée : celle de confronter notre pharmacopée populaire à celles d'autres pays du continent Américain mais aussi d'Afrique, d'Asie et d'Europe, à la recherche, j'oserais dire, d'une certaine universalité de nos pratiques. Ce travail du reste ne nous a pas déçus et plus d'une fois, nous avons été surpris par les similitudes d'usage avec certains pays des continents Africain et Asiatique, similitudes, qui quelque part, nous confirmaient le bien-fondé de ces pratiques. N'est-il pas en effet à la fois étonnant et rassurant de constater par exemple que le plantain (*Plantago major*) que nous utilisons ici contre les affections oculaires est à la fois connu en Amérique tropicale, en Europe, en Asie et dans certains pays d'Afrique contre les infections des yeux et que le papaye (*Carica papaya*) utilisée chez nous contre les parasites intestinaux est aussi connue en Amérique tropicale, en Afrique et en Asie comme vermifuge ? L'histoire de ces analogies d'usage pourrait d'ailleurs à elle seule faire l'objet d'une ample recherche engageant par là un vaste mouvement d'articulation et de cohésion entre les pratiques traditionnelles à travers le monde.

Dans le cadre de cet ouvrage, il convenait également de présenter les résultats des études publiées dans ces autres pays dans le domaine de la chimie et de la pharmacologie. L'occasion a ainsi été saisie, d'une part, de mieux comprendre nos propres usages à travers les propriétés démontrées de ces plantes et d'autre part d'édifier le lecteur sur le potentiel thérapeutique de nos végétaux, leur degré de toxicité ou d'innocuité et des alternatives possibles pour une affection donnée. En reprenant les exemples donnés précédemment (plantain et papaye), mais en considérant cette fois les propriétés reconnues de ces plantes, n'est-il pas bien encourageant d'apprendre que la décoction des feuilles de plantain inhibe la croissance de certains germes pathogènes isolés des conjonctivites humaines et que le latex et les graines de papaye exercent une réelle activité vermifuge ?

Même s'il nous reste encore un long chemin à parcourir pour saisir tous les aspects de notre pharmacopée populaire, ces données constituent un acquis non négligeable dans cette importante quête de vérité entamée.

Il nous semble d'ailleurs évident que nous disposons actuellement d'informations pouvant donner lieu à des thérapies valables, sans danger, que les médecins eux-mêmes pourraient recommander à leurs patients.

Quand une enquête révèle par exemple que les habitants de Thomonde utilisent majoritairement la tomate verte contre la candidose buccale (muguet ou « *chanklèt* ») et que des études démontrent que la tomatine contenue dans la plante inhibe complètement le développement du champignon responsable de la candidose, peut-on encore ignorer une telle propriété dans un pays où les antifongiques de synthèse ne sont guère à la portée des petites bourses ?

Plusieurs autres plantes (la banane, la cive et l'ail entre autres) ont aussi indiqué une activité contre la candidose qui représente une des affections pouvant être traitée de façon efficace par la phytothérapie.

L'activité antiamibienne démontrée du malonmen (*Euphorbia hirta*) et des graines de papaye pourrait aussi être utilisée à des fins thérapeutiques. De même nous disposons actuellement de plusieurs plantes agissant contre le cholestérol (artichaut, ail, aubergine, tamarin, etc.) qui peuvent sans aucun doute être déjà utilisées pour combattre un taux de cholestérol sanguin trop élevé.

Nous avons volontairement choisi ces exemples pour illustrer la diversité des traitements déjà possibles à partir de plantes communes et sans danger (plusieurs d'entre-elles sont alimentaires !).

Quelques-unes de ces plantes nous ont d'ailleurs particulièrement frappés par le riche éventail de propriétés rapportées par les chercheurs. À côté de ses propriétés laxatives bien connues pour lesquelles il est déjà exploité dans plusieurs pays, le Tamarin (*Tamarindus indica*) n'affiche-t-il pas des activités antibactériennes, anticholestérinisantes, anti-oxydantes, diurétiques, anti lithiasiques pouvant donner lieu à des applications aussi nombreuses que variées ? De même la banane (*Musa x paradisiaca*) n'offre rien de moins que des propriétés antidiarrhéiques, antibactériennes, antifongiques, hypoglycémiantes, astringentes, anti-ulcérogéniques ; de plus certains de ses organes sont riches en flavonoïdes exerçant une action vitaminique P qui renforce la résistance capillaire. Quelle générosité pour une plante par ailleurs alimentaire et utilitaire !

Ces exemples montrent comment des plantes courantes que nous côtoyons sans y prêter la moindre attention ou que nous classons une fois pour toutes dans le cadre étroit de l'une ou l'autre de leur utilisation, peuvent nous offrir matières à découvertes.

En ce qui a trait au potentiel thérapeutique des plantes, nous avons aussi abordé ce domaine sous l'angle de la prévention, en présentant, quand ces données étaient disponibles, la teneur des végétaux en divers éléments : protéines, acides aminés, glucides, vitamines, minéraux, etc.

Nous croyons en l'action à la fois thérapeutique et préventive de ces substances et nous pensons qu'il est possible, même à coût modique, de composer des menus simples, équilibrés et diversifiés à partir des végétaux disponibles chez nous. « Tout menu est une ordonnance » répéterons-nous après Jean Rostand et nous avons sur le terroir des aliments permettant de lutter contre bon nombre de carences qui fragilisent la population et la rendent vulnérable à de nombreuses affections et contre certaines affections chroniques très invalidantes.

Nous sommes par exemple persuadés que la population gagnerait à consommer davantage des aliments tels la betterave ayant démontré une activité hypotensive (la population haïtienne compte de plus en plus d'hypertendus), riche en sels minéraux et contenant des substances antiasthéniques et activatrices du métabolisme ; les épinards du pays bien pourvus en fer et pouvant aider dans la lutte contre l'anémie touchant une bonne partie de notre population ; le giraumon et la carotte, pour leur grande richesse en β-carotène, pigment transformé en vitamine A dans l'organisme et nécessaire entre autres au bon fonctionnement des yeux et de la peau ; des fruits comme la cerise et la goyave, très riches en vitamine C à propriétés toniques et anti-infectieuses ; le benzoliv (*Moringa oleifera*) connu en Asie et en Afrique pour sa richesse exceptionnelle en de nombreux éléments (du calcium entre autres) faisant souvent défaut dans l'alimentation de nos enfants ; la patate actuellement considérée comme un aliment de sécurité alimentaire dans les pays d'Afrique ; l'ail et l'oignon contenant des substances exerçant une action protectrice contre les maladies cardio-vasculaires en augmentation constante dans le pays ; le petit mil pouvant aider dans la lutte contre le diabète et tant d'autres qu'il nous a semblé utile de présenter ici.

D'autre part, en ce qui concerne les recommandations, les modes de préparation et la posologie adéquate, toutes les propositions d'utilisation des espèces de la Caraïbe (présentes dans le pays) faites jusqu'ici par un groupe de chercheurs sur la médecine traditionnelle (le groupe TRAMIL) ont été présentées ici. Dépendant des expérimentations réalisées jusqu'à ce jour sur les plantes de la région, les recommandations présenteront des niveaux de finition différents. Un grand nombre d'entre elles comportent actuellement des doses, des contre-indications et des précautions d'emploi. Ceci constitue un solide acquis puisque ces données sont basées non seulement sur les usages empiriques des plantes dans la région (plusieurs de ces usages ont d'ailleurs été répertoriés en Haïti), mais aussi sur l'innocuité démontrée de la partie de plante proposée, avec, dans la grande majorité des cas, des références concernant les propriétés pharmacologiques sur lesquelles elles s'appuient. Il est important de noter que la plupart de ces propositions d'emploi ne doivent pas être appliquées aux femmes enceintes ou allaitantes et aux enfants de moins de 3 ans qui constituent des groupes à sensibilité particulière.

Nous avons insisté sur la toxicité de certaines plantes ou (de certaines parties d'entre elles), afin que la population y fasse de moins en moins appel en médecine familiale et qu'elle puisse disposer d'une certaine marge de manœuvre pour les autres pour lesquelles on ne dispose pas encore de données complètes.

Evidemment ici, quand les posologies ne sont pas disponibles, bon sens et modération sont de mises, qu'il s'agisse des quantités à utiliser ou encore des maladies à traiter. En ce qui concerne ces dernières, si à côté de troubles simples comme la grippe ou la nausée, nous présentons des informations pour des affections plus importantes comme la tuberculose, la malaria ou même le cancer, nous le faisons non pour proposer des alternatives aux traitements classiques mais plutôt pour induire des axes de recherche dans le domaine ou encore comme traitement d'appoint.

Nous avons par exemple signalé l'activité de plusieurs plantes contre le Mycobacterium tuberculosis, bactérie causant la tuberculose ou contre certaines maladies métaboliques comme le diabète.

Nous souhaitons vivement que ces informations servent de pistes d'études pour la mise sur pieds de traitements à base de substances naturelles locales de ces maladies, ne serait-ce que pour les moments de rupture de stock des produits utilisés en médecine classique ou pour les malades ne supportant pas les produits de synthèse. Il est néanmoins évident qu'au vu de leurs propriétés, des aliments comme le petit mil, l'arachide ou le sésame pourraient déjà jouer un rôle fondamental dans la lutte contre certaines maladies chroniques comme le diabète et l'hypertension artérielle qui affectent de plus en plus la population et qui la fragilisent davantage.

Il serait d'autre part souhaitable que les plantes jugées toxiques (renseignements tirés de différents ouvrages spécialisés et des travaux TRAMIL) soient de moins en moins utilisées par la population qui laisserait aux chimistes et aux pharmaciens le soin d'en isoler les constituants à propriétés thérapeutiques valables.

Une apocynacée (famille riche en substances à actions très marquées) comme la « *Fèy sezisman* » (*Thevetia peruviana*), dont les doses thérapeutiques sont très proches des quantités toxiques, devrait par exemple être laissée aux spécialistes pour l'isolement d'une substance telle la thévétine, puissant cardiotonique actuellement utilisé en thérapeutique moderne. Cette réflexion vaut aussi pour le « *Chadwon beni* » (*Argemone mexicana*), plante toxique mais remarquable par sa richesse en alcaloïdes (berbérine, sanguinarine, protopine, etc.) à actions marquées et diversifiées pouvant donner lieu à de nombreuses applications thérapeutiques.

En raison même de leur toxicité qui témoigne du reste de la force de leurs propriétés, les plantes toxiques constituent un réservoir de substances actives qui, traitées par des spécialistes, peuvent constituer la base de médicaments très utiles. Laissons leur donc ce rôle appréciable et cherchons à en découvrir d'autres à usage plus sécuritaire. Le lecteur trouvera d'ailleurs dans le texte de nombreux substituts pas nécessairement moins efficaces mais bien moins dangereux que ces plantes à usage domestique risqué. Signalons cependant que si chez certaines plantes tous les organes sont considérés comme toxiques, pour d'autres, seules certaines parties sont à éviter. Dans l'ouvrage, nous avons toujours essayé de spécifier la partie nocive de la plante. La recherche du tandem : efficacité-sécurité a du reste été notre leitmotiv tout au long de ce texte, car à long terme, elle constitue la façon la plus tangible de revaloriser la médecine traditionnelle.

À ce sujet, avant l'utilisation des plantes présentées dans cet ouvrage, il est vivement recommandé de lire attentivement la partie « chimie et propriétés » qui renseigne sur les vertus thérapeutiques des espèces ainsi que sur leur eventuelle toxicité.

Nous avons aussi pensé au secteur de l'industrie en donnant par exemple des indications sur l'activité insecticide ou colorante de certaines plantes. Nous croyons que des plantes telles le nim (*Azadirachta indica*), le lila (*Melia azedarach*) ou encore l'avé pourraient être exploitées localement pour leur activité insecticide démontrée, ce qui d'ailleurs est déjà fait pour les deux premières dans un pays comme l'Inde.

Par ailleurs, dans l'idée d'une utilisation durable des plantes médicinales, nous pensons que certaines d'entre elles pourraient être utilisées à restaurer des milieux écologiques dégradés du pays tout en servant de remèdes. Nous attirons donc l'attention sur quelques espèces ayant démontré une certaine capacité à combattre l'érosion des sols et à régénérer des écosystèmes particuliers. La protection de la diversité biologique résiduelle sera garante de la survie de cette médecine par les plantes à la fois si précieuse et si vulnérable face aux besoins de la population et à la dégradation de notre environnement.

Le livre est présenté sous une forme pratique et facile à consulter, donnant dans une première partie, pour 225 plantes d'Haïti classées par famille et sous forme de monographies, les informations suivantes :

› Le nom scientifique
› Les noms vernaculaires (en créole et en français) les plus usuels
› L'habitat courant
› Le port habituel
› Les caractéristiques botaniques accompagnées d'une illustration originale
› Les propriétés chimiques et pharmacologiques reconnues tirées d'ouvrages et de revues scientifiques
› Les utilisations dans la Pharmacopée Haïtienne et dans les Pharmacopées étrangères
› Les recommandations faites par TRAMIL (lorsque disponibles) ou tirées d'autres ouvrages spécialisés avec posologie, contre indications et précautions d'emploi.

En deuxième partie, le livre présente les maladies traitées par ces plantes dans différentes régions du monde.

Le travail comporte également :

› Les propriétés pharmacologiques de plusieurs constituants cités
› Un lexique botanique et médical
› Une bibliographie des principales références consultées
› Des index par noms latins, noms vernaculaires et maladies

Tout en cherchant à mettre en valeur le patrimoine floristique d'Haïti ainsi que la richesse de nos savoirs locaux, cet ouvrage espère contribuer à rendre les programmes de santé de ce pays mieux adaptés aux réalités socio-économiques. Le souhait est également qu'il aide à une utilisation à la fois judicieuse et rationnelle de la phytothérapie dans le pays. Enfin nous formulons le vœu qu'il concourt à motiver la population à préserver cette nature qui lui a déjà fait tant de bien.

Description, propriétés et usages des plantes

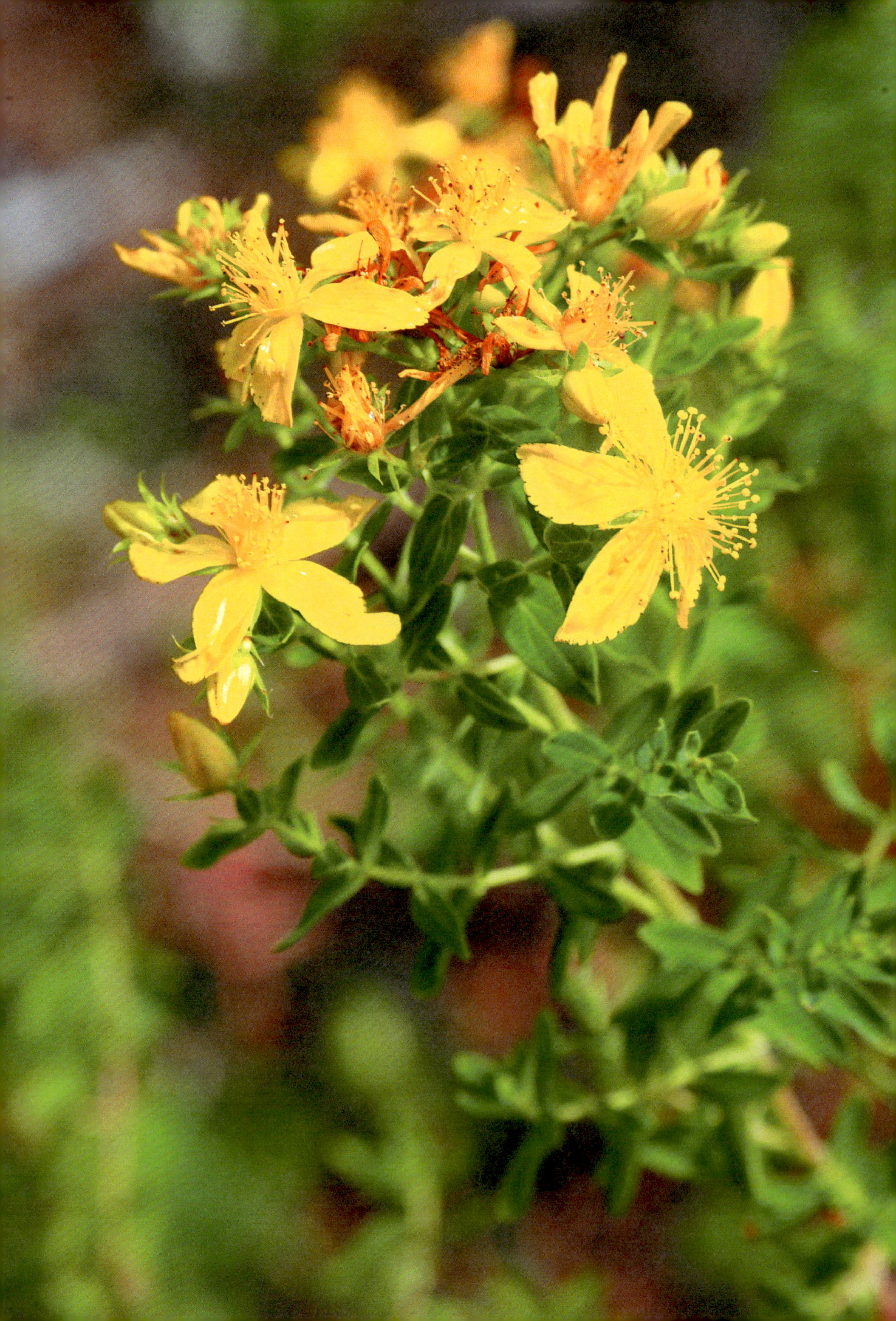

Acanthaceae

Justicia pectoralis Jacq.

Charpentier

Sèpantye

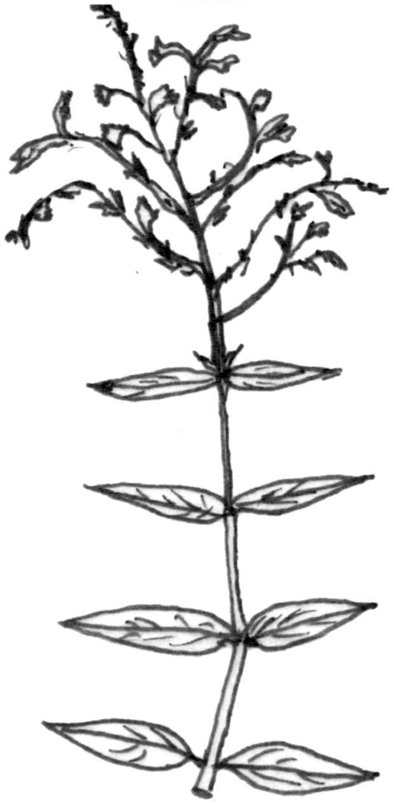

Description botanique

Herbe aromatique, rampante et radicante à la base, dressée aux extrémités, atteignant 60 cm de haut, originaire d'Amérique tropicale. Feuille opposées, pétiolées, entières, lancéolées, à sommet acuminé et base atténuée. Inflorescence : panicule terminale lâche portant des fleurs à corolle bilabiée blanche, lilas ou rose. Fruit : capsule longue de 8 mm renfermant 4 petites graines.

Chimie et propriétés

De la bétaine, de l'umbelliférone, de la coumarine et de la justicine B ont été trouvés dans la plante. Contrairement à ce qui a été dit au sujet de ce Justicia, aucune substance hallucinogène n'y a été identifiée. Une analyse chimique effectuée sur la plante a été positive pour les flavonoïdes, les saponosides et les tanins. Des travaux indiquent une activité cicatrisante et anti-inflammatoire du charpentier pouvant expliquer l'usage traditionnel de la plante dans plusieurs pays comme cicatrisant. Selon des travaux TRAMIL, l'extrait de plante a ralenti la vitesse du transit intestinal. En expérimentation, la plante a montré des effets broncho-dilatateurs. L'extrait (sur eau) de feuilles a aussi réduit l'activité spontanée chez la souris. La décoction des parties aériennes (tiges, feuilles, fleurs) présente un effet sédatif. Une étude parue très récemment dans "Phytotherapy Research" démontre l'effet anxiolytique du charpentier et des essais réalisés chez un petit groupe d'adultes suggèrent qu'il agirait selon un mécanisme d'action différent de celui des anxiolytiques synthétiques du commerce (du type benzodiazépines). En expérimentation animale, l'extrait des parties aériennes n'a entrainé ni mort ni toxicité évidente et s'est montré non irrirant en application cutanée. La plante est inscrite à la Pharmacopée française.

Usages en Haïti

› Contre maux d'estomac et gastralgie : racine et feuilles en sirop ou feuilles en infusion
› Cicatrisant : feuilles pilées en application externe
› Antiasthmatique : feuille
› Aphrodisiaque, Tonique

Usages ailleurs

› Pectoral, Sédatif : tige feuillée en infusion ou décoction : Barbade, Trinidad, Martinique, Guadeloupe, Cuba, Porto Rico, Guyane
› Cicatrisant :
  • parties aériennes en usage externe : Martinique, Guadeloupe, Jamaïque, Porto Rico, Guyane
  • parties souterraines en application locale : Philippines
› Fébrifuge, Antigrippe, Anti-rhume : plante en décoction : Trinidad, Surinam, Jamaïque
› Contre les problèmes digestifs :
  • plante en décoction : Panama, Martinique, Guadeloupe, Guyane
  • tige feuillée en infusion : La Dominique
› Contre les hématomes :
  • plante en infusion ou en décoction : la Dominique
  • parties aériennes en application externe : Guyane
› Contre les entorses et les fractures : sirop des feuilles, voie interne : La Dominique
› Contre l'hypertension : Porto Rico
› Contre les maux de gorge : parties souterraines : Philippines
› Aphrodisiaque : Contrées d'Amérique Centrale.
› Contre les maladies de la poitrine plante en décoction : Martinique, Guadeloupe, Jamaïque, Trinidad.
› Insecticide : parties souterraines et feuilles : Asie

Recommandations et posologie

Recommandations TRAMIL

› Maux d'estomac et troubles nerveux : préparer une décoction avec 5 à 10 grammes de feuilles ou de parties aériennes dans 1 tasse d'eau, faire bouillir pendant au moins 10 minutes dans un récipient couvert, laisser refroidir, filtrer, boire 1 tasse au moment des symptômes.
› Coups et entorses : plante entière ou feuilles écrasées, en application sur la zone affectée

Contre-indications et précautions d'usage

Si l'état du patient se détériore ou si les troubles nerveux persistent au-delà de 7 jours, consulter un médecin. Ne pas utiliser pour les enfants de moins de 5 ans, pour les femmes enceintes ou allaitantes. Ne pas ingérer si on doit conduire un véhicule ou autre engin à cause de l'activité sédative de la plante.

PS. Une autre espèce de Justicia, le Justicia secunda, bel arbuste à fleurs allongées rouges, est utilisée dans certaines zones du pays contre l'hypertension artérielle.

Acanthaceae

Ruellia tuberosa L.

Fleur pétard

Flè peta

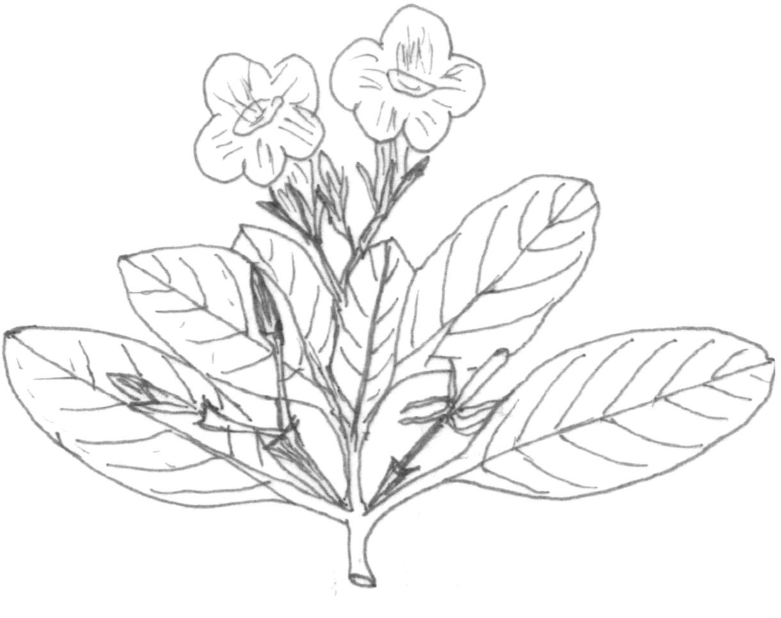

Description botanique

Herbe vivace à tige pubescente et violacée, poussant dans les lieux abandonnés et les bords de route. Feuilles opposées, entières à crénelées, oblongues, à base atténuée, terminées par une petite pointe. Fleurs axillaires ou terminales comportant un calice vert à 5 segments linéaires et une corolle tubuleuse mauve à lobes étalés et arrondis. Fruit : silique allongée de 1,5 à 2 cm de long munie d'un bec et contenant de nombreuses petites graines brunes. Racines profondes, fasciculées, fusiformes.

Chimie et propriétés

Des huiles fixes ont été identifiées dans la plante ainsi que des constituants volatils solubles dans le pétrole. Les racines renferment de l'acide gallique à propriétés antiseptiques et astringentes, du lupéol qui est un antirhumatismal, du campestérol et du β-sitostérol. La plante entière renferme un dérivé de l'apigénine, substance douée de propriétés antiinflammatoires et pouvant selon une très récente étude américaine publiée dans "Proceedings of National Academy of Science" réduire le temps de vie des cellules cancéreuses. La plante est anti bactérienne et anti oxydante.

Usages en Haïti

› Diurétique : feuilles, fleurs et racines en décoction
› Vermifuge : feuille et racine
› Antalgique, Antiseptique
La plante était déjà utilisée au temps de la colonie comme purgatif, fébrifuge et vomitif.

Usages ailleurs

› Antivénérien :
  - racines en décoction : Vénézuela
  - feuilles en décoction : Curaçao
  - racine en macération : La Dominique
› Cicatrisant : feuilles en application locale : Mexique, Guadeloupe, Martinique
› Purgatif, vomitif : racine : Guadeloupe, Martinique
› Anti-coqueluche, Antitussif : racine en sirop : Guadeloupe, Martinique
› Contre les maux de dent et les éruptions buccales chez l'enfant : feuilles huilées en application locale : Guadeloupe, Martinique
› Diurétique : racine en décoction : Vénézuela, Curaçao
› Anti diabétique : racine séchée en décoction : Surinam
› Contre les troubles des reins : racine séchée en décoction : Surinam
› Antigrippe : racine : Barbade
› Contre l'inflammation intestinale : racine : Barbade
› Contre les douleurs pelviennes : racine en macération : La Dominique
› Contre l'excès de bile : racine : Guadeloupe
› Contre les maladies de la poitrine : plante en décoction : Mexique
› Contre l'hypertension : racine en infusion : contrées d'Amérique tropicale

Agavaceae (Asparagaceae)

Agave sisalana Perrine

Pite

Pit

Description botanique

Plante vivace, originaire d'Amérique, plantée dans diverses régions du globe. Feuilles en rosette basale, linéaires-lancéolées, charnues, à extrémités noirâtres et épineuses, pouvant atteindre 2 m de longueur. Inflorescence : hampe dressée au milieu des feuilles dépassant de beaucoup ces dernières et portant des fleurs jaunes-verdâtres à forme d'entonnoir. Fruit : capsule arrondie de plus ou moins 6 cm de long contenant des graines noires.

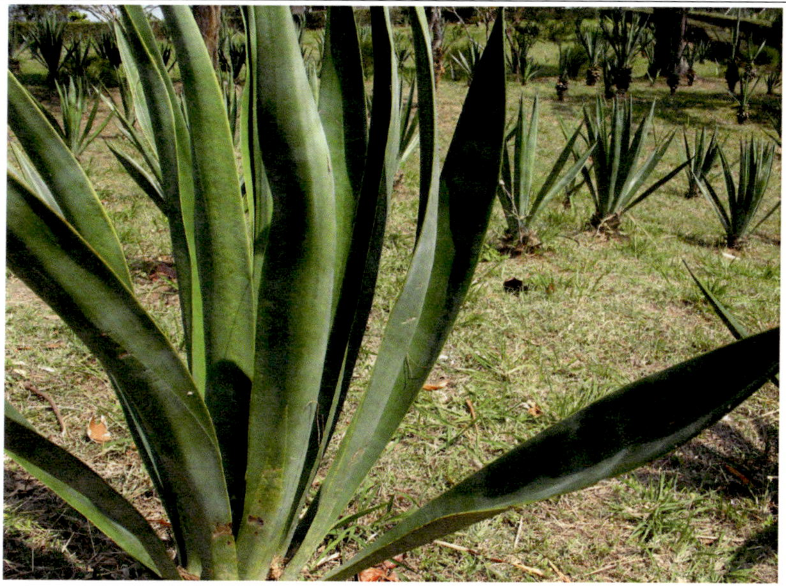

Chimie et propriétés

Les feuilles renferment des sucres réducteurs, du saccharose, des mucilages, des acides organiques et beaucoup de vitamine C. On y a également mis en évidence des substances stéroïdiques. Le jus des feuilles jouit de propriétés abortives, laxatives et hypotensives. Selon de récents travaux brésiliens et sud africains publiés respectivement dans "*Revista Brasileira de Farmacognosia*" et "*Scientific Research and Essays*", la pite aurait démontré une activité analgésique et anti inflammatoire. Selon d'autres travaux, elle aurait aussi un effet préventif du diabète, mais, selon les auteurs, cette action nécessiterait des études complémentaires.

Usages en Haïti

› Anti-diarrhéique : racine en décoction
› Cicatrisant : pate de feuilles pilées en application externe
› Dépuratif : racine en décoction

Usages ailleurs

› Contre les maladies du foie : contrées d'Amérique Latine
› Diurétique : feuille : Sénégal
› Sudorifique : racine en décoction : Sénégal
› Contre les ulcères de l'estomac : feuilles

Plusieurs espèces d'agave (dont *Agave sisalana*) sont utilisées en Amérique Latine et plus particulièrement au Mexique contre les inflammations rénales et les tumeurs internes. Elles sont aussi exploitées pour leurs fibres et la production de cortisone à partir des substances stéroïdiques.

Le jus fermenté de divers agaves sert au Mexique à la préparation du « pulque » ou vin d'agave et d'alcools distillés comme la *tequilal.*

Aizoaceae

Sesuvium Portulacastrum (L.) L.

Pourpier bord de mer

Koupye lanmè

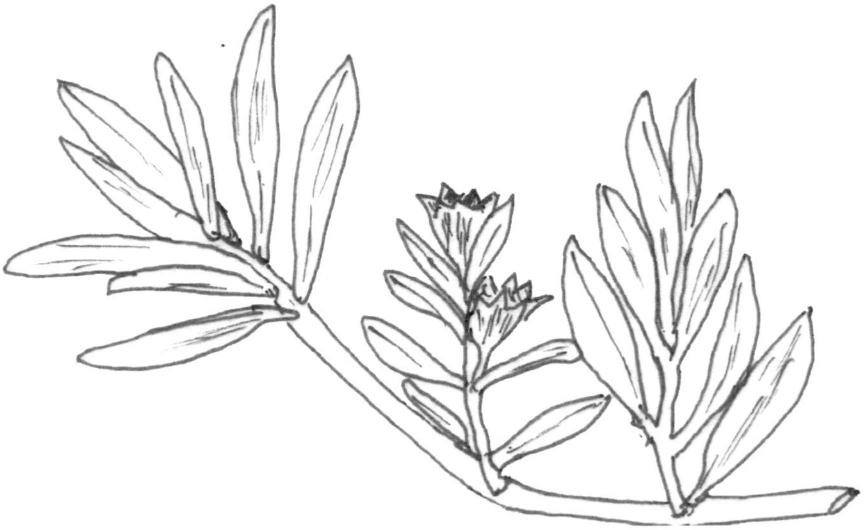

Description botanique

Herbe crassulescente, envahissante, à tige rougeâtre et renflée aux nœuds. Feuilles épaisses, opposées, sessiles, lancéolées à spatulées, à sommet obtus et base atténuée (L = 2 à 4 cm; l = 1 cm). Fleurs axillaires, solitaires, pédonculées, à périanthe rouge ou violacé. Fruit : capsule arrondie contenant des graines noires.

Chimies et propriétés

Une activité insecticide a été décelée dans les extraits de plantes entières. La plante contient un glycoside, la sésuvine et est une des plus riches sources d'ecdystérone à propriétés analgésiques. Selon des travaux réalisés en Afrique du sud et en Inde, les extraits auraient des propriétés anti microbiennes. Le pourpier bord de mer est tolérant au sel et son installation le long des côtes prépare le sol à l'arrivée d'autres plantes plus exigeantes.

Usages en Haïti

› Fébrifuge : jus de la plante

Usages ailleurs

› Hémostatique : plante, voie externe : Sénégal.
› Antidote contre poisson vénéneux : décocté de la plante entière, en bain : Sénégal
› Insecticide : plante entière
› Contre les affections du foie, des reins et de la vessie : plante en décoction : Argentine

Amaranthaceae

Achyranthes indica Mill.

Queue de rat

Ke rat

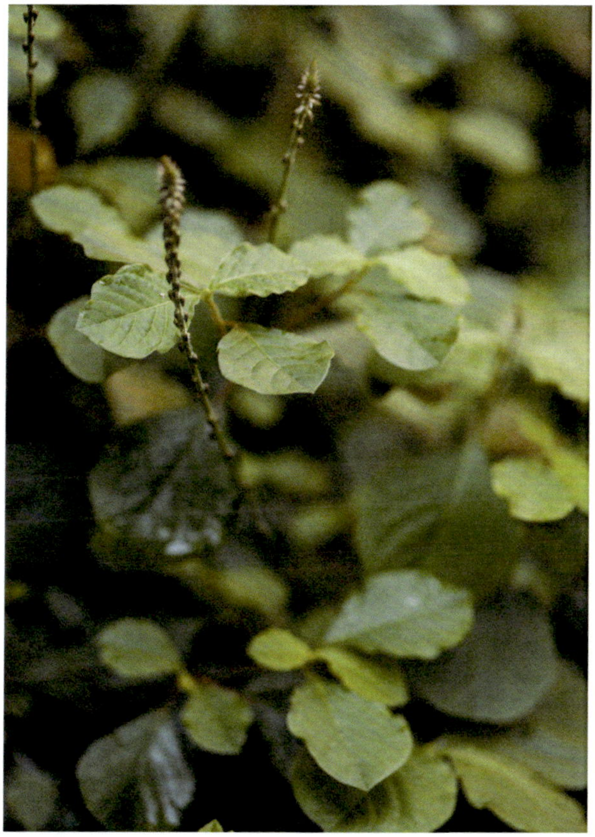

Description botanique

Herbacée atteignant plus ou moins 1 m de haut, très courante dans les broussailles et les bords de routes. Feuilles opposées, pétiolées, entières, ondulées, suborbiculaires à obovées, à base atténuée ou cunéiforme. Inflorescence : épi terminal grêle et long (en forme de queue de rat, d'où le nom) portant de petites fleurs verdâtres sous-tendues par des bractées épineuses. Fruit : petit et sec, protégé par les bractées.

Chimies et propriétés

Dans le genre, présence de saponines et de chlorure de potassium. L'Achyranthyne, trouvée chez une espèce voisine, l'Achyranthes aspera, montre des effets hypotenseur, vasodilatateur, diurétique, purgatif et dépresseur cardiaque.

Usages en Haïti

› Fébrifuge : plante entière en infusion : feuilles pilées + clairin en compresses abdominales.

Usages ailleurs

› Contre les coliques et les maux d'estomac : Amérique tropicale
› Fébrifuge : Amérique tropicale
› Anti-diarrhéique : Guadeloupe

P.S. Une autre espèce d'Achyranthes, l'Achyranthes aspera L, est utilisée dans certains pays comme anti-dysentérique et contre les douleurs abdominales.

Amaranthaceae

Amaranthus sp

Epinard pays

Zepina peyi

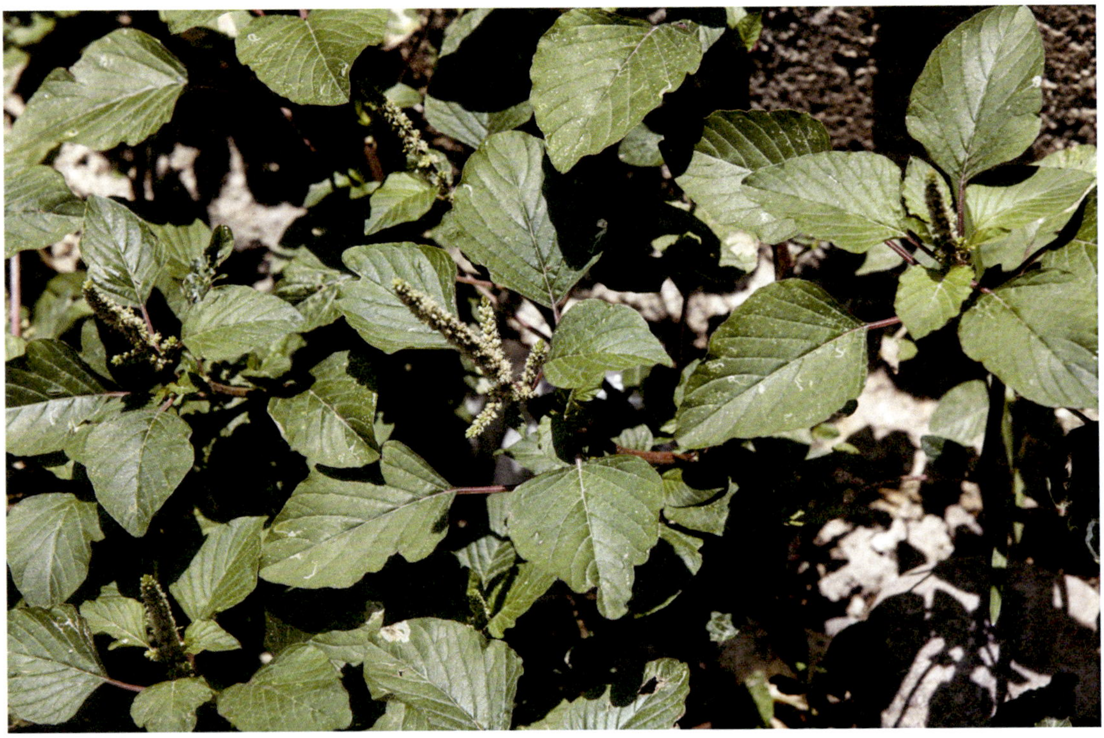

Description botanique (des espèces appartenant au genre *Amaranthus*)

Herbacées annuelles, cultivées ou sauvages, assez cosmopolites. Feuilles alternes, pétiolées, souvent rhomboïdes (à forme de losange) chez les espèces les plus courantes en Haïti : Amaranthus dubius, Amaranthus viridis, Amaranthus spinosus. Inflorescence : épi terminal dense ou glomérule axillaire regroupant de petites fleurs polygames, monoïques ou dioïques, vertes ou pourpres, sous-tendues par des bractées de couleur variable (souvent rouges). Fruit : sec, à une seule graine, surmonté par les styles persistants.

Chimies et propriétés

Les feuilles des différentes espèces d'Amaranthus (appelées communément amaranthe) contiennent de nombreux minéraux : calcium, phosphore, magnésium, fer; elles sont riches en vitamine C et en β-carotène. Elles constituent un aliment très intéressant en cas de carence en vitamine A et d'anémie par manque de fer. Les graines sont bien pourvues en protéines à haute qualité nutritive. Certaines espèces sont cultivées particulièrement au Mexique et en Inde pour leur grande valeur alimentaire. Les extraits d'*Amaranthus spinosus* (« zepina pikan », espèce d'amaranthe munie d'épines très courante en Haïti) ont indiqué une action antitumorale. L'*Amaranthus spinosus* contiendrait de très grandes quantités de nitrate de potassium ; il a une action contre le parasite responsable de la malaria selon des travaux réalisés au Burkina Faso et a fait montre d'une activité de protection du foie. Des travaux indiens publiés récemment, entre autres, au "Journal of Natural Medicine" et au "Journal of Immuno-toxicology" indiquent que les feuilles d'Amaranthe agissent favorablement en cas de diabète, d'asthme et d'excès de cholestérol.

Usages en Haïti

› Contre l'anémie et la faiblesse : feuilles en bouillon ou en légume
› Purgatif : racine
› Dépuratif : feuille
› Stomachique
› Alimentaire : feuille

Usages ailleurs

Plusieurs espèces d'Amaranthe sont utilisées dans de nombreux pays pour les usages suivants :

› Diurétique : racine en décoction
› Hémostatique, Astringent : feuilles en décoction ou en teinture, usage externe
› Contre la leucorrhée ou les pertes blanches : feuilles ou racine en décoction ou en teinture
› Anti-diarrhéique, Anti-dysentérique : feuilles et fleurs en décoction
› Contre l'hémorragie utérine : feuilles et fleurs en décoction
› Cicatrisant, Anti ulcéreux : teinture ou décoction de la plante en usage externe
› Antianémique : feuille et graine
› Alimentaire : feuille et graine

L'Amaranthus spinosus ou Zepina pikan a de plus les usages suivants :

› Laxatif : feuille en salade : La Dominique
› Contre les affections du foie : feuilles en décoction : Costa Rica
› Contre les dermatoses sèches : infusion des feuilles en bain : La Dominique
› Soins post-partum : Sénégal
› Contre les coliques infantiles : Sénégal

Ammiaceae (Ombelliferae)

Apium graveolens L.

Céléri

Seleri

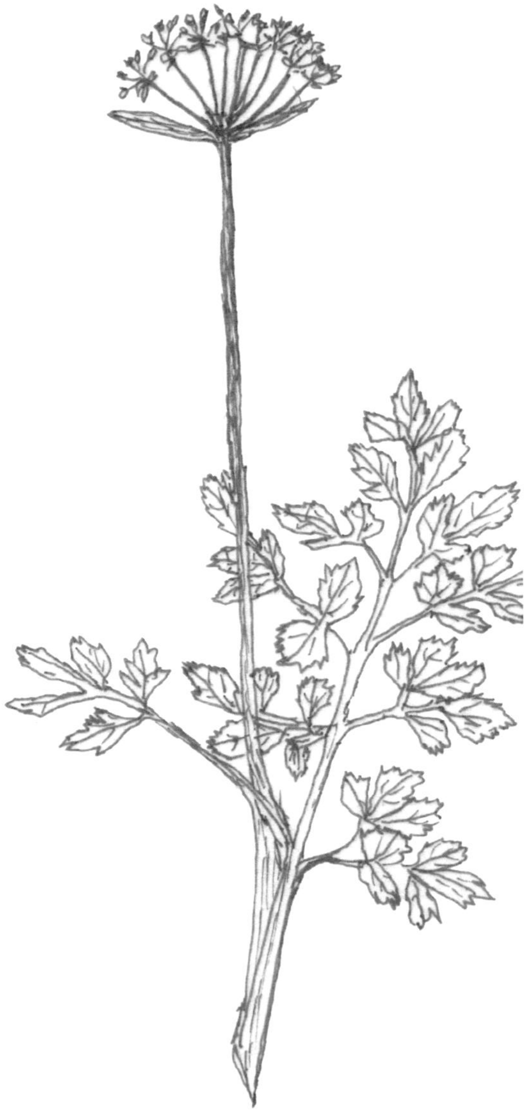

Description botanique

Herbacée bisannuelle dressée, à tiges cannelées et striées, originaire d'Europe, plantée comme épice dans les zones fraîches du pays. Feuilles composées, rappelant celles du persil, constituées de plusieurs segments à forme de losanges dentés. Fleurs petites, blanchâtres, réunies en ombelles à rayons inégaux. Fruits : petits, grisâtres, à nombreux sillons en surface.

Chimies et propriétés

Les feuilles et les tiges de céléri renferment de nombreux minéraux, des vitamines (surtout A et C) et de la lutéoline. Les graines renferment une huile essentielle très riche en limonène (80 %) et contenant aussi : de l'alpha et du β-sélinène, du 3 N-butyl phtalide, du linalol, de la caryophyllène, du terpinéol, du carvone. Elles sont aussi bien pourvues en vitamines du type B. Elles ont une action contre certaines bactéries, sont diurétiques, hypotensives et aident à l'élimination de l'acide urique au niveau des articulations; elles auraient aussi une action antiinflammatoire et contre la douleur à ce niveau. Elles agissent contre les anophèles (moustiques), vecteurs de transmission de la malaria. L'huile essentielle renferme un composé photosensible (le psoralène) pouvant provoquer après application externe et exposition au soleil des brûlures de la peau. Il faut donc éviter de s'exposer au soleil après avoir appliqué cette huile sur la peau.

Usages en Haïti

- Contre l'hypertension : tige feuillée en décoction
- Alimentaire : tige feuillée dans les bouillons, les soupes et les sauces

Usages ailleurs

Le céleri (graines et tige feuillée surtout) est utilisé sous différentes formes (nature, infusion, décoction, huile essentielle) dans bon nombre de pays pour des usages variés :

- Carminatif
- Diurétique : (la racine est aussi utilisée)
- Laxatif
- Sédatif
- Antiseptique des voies urinaires
- Contre la cystite
- Contre les douleurs articulaires, la goutte et l'excès d'acide urique
- Contre l'hypertension
- Vermifuge
- Emménagogue
- Contre les infections respiratoires
- Hypoglycémiant
- Utilisé dans les régimes amaigrissants et pour désintoxiquer l'organisme
- Aphrodisiaque

Alimentaire : tiges, feuilles et graines Ammiaceae (Ombelliferae)

Centella asiatica (L.) Urb. ; Syn. : Hydrocotyle asiatica L.

Hydrocotyle

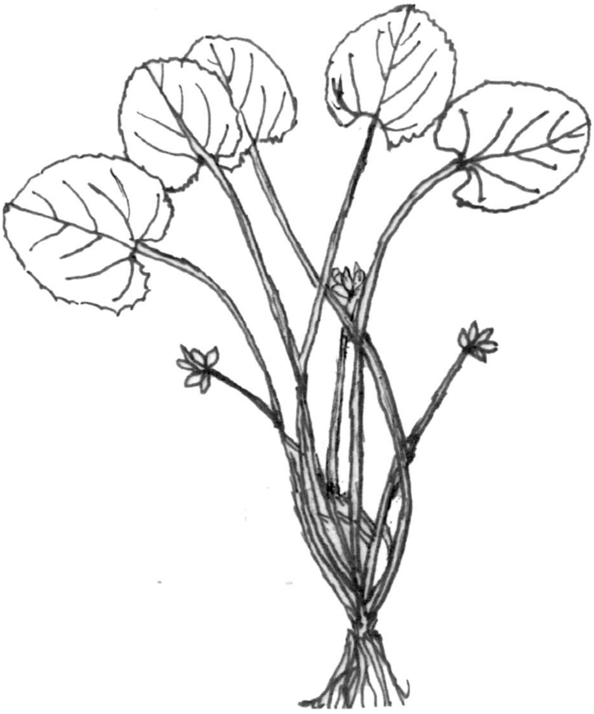

Description botanique

Petite herbe à tiges grêles et radicantes, poussant en zones très humides. Feuilles en rosette, longuement pétiolées, arrondies, crénelées-dentées, à base cordée, atteignant 5 cm de diamètre. Fleurs très petites, à pétales imbriqués, réunies en ombelle. Fruit : di-akène comprimé et réticulé.

Chimies et propriétés

Les principes actifs de l'hydrocotyle sont des saponosides triterpéniques dont le plus important est l'asiaticoside. La plante est riche en vitamine B et contient résines, tanins et huiles volatiles. Elle présente un intérêt particulier à cause de ses propriétés cicatrisantes marquées. L'asiaticoside qui en est extrait est administré en thérapeutique moderne comme cicatrisant. L'extrait de la plante a donné de bons résultats dans les cas d'ulcères de la jambe, de cellulite et d'affections hépatiques chroniques. L'application du jus des feuilles en usage externe comme cicatrisant est fréquemment recommandée.

Usages en Haïti non répertoriés

Usages ailleurs

› Cicatrisant, régénérateur du tissu cutané :
  - suc de la plante fraîche en application externe : Brésil, Inde, Pakistan, Chine, Fidji
  - asiaticoside tirée de la plante : thérapeutique moderne

› Anti-lèpre :
  - suc de la plante fraîche en application externe : Inde, Pakistan, Madagascar
  - asiaticoside tirée de la plante : thérapeutique moderne

› Contre les dermatoses et les brûlures :
  - jus de la plante en application externe : Inde, Pakistan :
  - asiaticoside : thérapeutique moderne

› Anti-ulcéreux : jus des feuilles : Fidji, Madagascar, Inde

› Anti-syphilitique : Madagascar, Inde, Pakistan

› Contre les varices et les affections veineuses :
  - asiaticoside : thérapeutique moderne

› Contre obésité et cellulite :
  - feuilles ou asiaticoside, voie interne
  - thérapeutique moderne

› Fébrifuge : jus des feuilles : Inde, Pakistan, Chine

› Anti-eczémateux : suc de la plante en application locale : Inde, Pakistan

› Anti-dysentérique : feuilles en infusion : Inde, Pakistan

› Stimulant intellectuel, contre les troubles de la mémoire : feuille en poudre : Inde, Pakistan

› Contre le cancer utérin : Brésil

› Diurétique : feuille : Ile Maurice

› Contre la cataracte : jus des feuilles : Inde, Pakistan

› Elixir de longue vie : Asie

Ammiaceae (Ombelliferae)

Daucus carota L.

Carotte

Kawòt

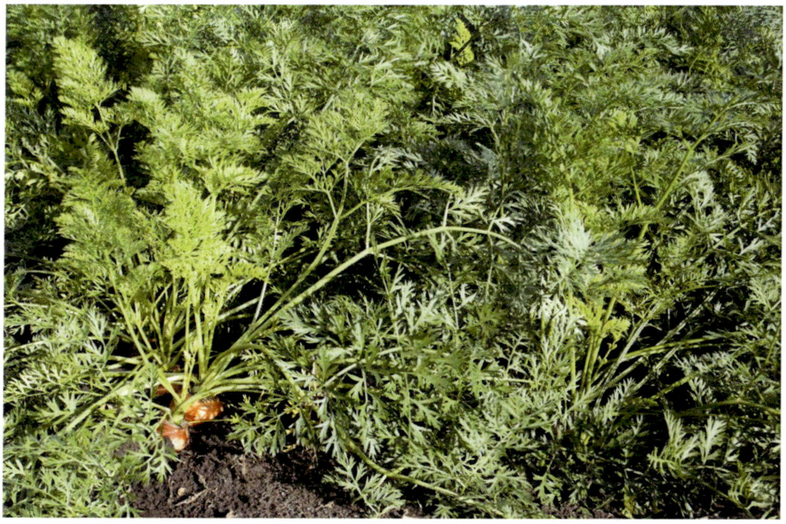

Description botanique

Herbacée annuelle atteignant 1 m de haut, originaire d'Afghanistan, largement cultivée comme légume un peu partout à travers le monde. Feuilles alternes, composées, divisées en segments linéaires ou lancéolés. Inflorescence : ombelle composée regroupant de petites fleurs blanches ou roses. Fruit : sec, de 2 à 3 mm de long. Racines : pivotantes, très minces et blanchâtres chez les variétés sauvages, charnues et de couleur orangée par sélection culturale.

Chimies et propriétés

Les racines de carotte renferment peu de lipides, des glucides (10 %) et de nombreuses vitamines : provitamine A (β-carotène) surtout, mais aussi B1, B2, B6, C, E, PP. Les racines sont aussi riches en pectine ; elles jouissent de propriétés anti-diarrhéiques et leur emploi est classique comme telle sous forme de purée ou de préparations pharmaceutiques. Elles ont une action cicatrisante, antiinflammatoire et sont vantées contre diverses affections de la peau. Selon plusieurs études, la consommation régulière de carottes diminue l'absorption du cholestérol des aliments et peut aider à la protection du système cardio vasculaire. Selon une très récente étude allemande publiée dans "Journal of Alzheimer's Disease", la consommation régulière d'aliments riches en β-carotène tels les carottes donnerait une certaine protection contre la maladie d'Alzheimer. Les graines de carotte sont digestives, carminatives et galactagogues.

Usages en Haïti

- Anti-diarrhéique : racines bouillies, voie interne
- Antianémique : racines en jus

- Contre la malaria : racines en association, en macération alcoolique
- Alimentaire : racines des variétés cultivées

Usages ailleurs

La carotte est largement utilisée de par le monde pour de nombreux usages :

- Carminatif : graines, voie interne
- Emménagogue : graines, voie interne
- Diurétique : graines et racines, voie interne
- Anti-ulcéreux : racines, voie interne et externe
- Hypoglycémiant : racines, voie interne
- Vermifuge : graines, voie interne
- Anti-diarrhéique : racines en jus ou en purée
- Contre la constipation : racines crues en jus
- Contre les troubles hépatiques : racines crues en jus
- Contre l'obésité : racines crues en jus
- Contre la baisse de vision : racines crues en jus
- Reminéralisant : racines, voie interne
- Contre les abcès superficiels : racines râpées en cataplasme
- Contre les dermatoses, Soins de la peau : jus des racines, voie interne et externe
- Contre l'ulcère de l'estomac : jus des racines, voie interne
- Antirhumatismal, Antigoutteux : racines, voie interne
- Aphrodisiaque, Tonique : graines, voie interne
- Contraceptif : graines des variétés sauvages
- Régularisant de l'activité thyroïdienne : racines en jus
- Stimulant de la régénérescence cellulaire : racine en jus
- Galactagogue : graines, voie interne
- Contre l'excès d'acide urique : racine, voie interne
- Alimentaire : racines des variétés cultivées

Ammiaceae (Ombelliferae)

Eryngium foetidum L.

Coulante

Koulant

Description botanique

Herbe biannuelle à odeur forte, atteignant 50 cm de haut. Feuilles de la base sessiles, en rosette, lancéolées ou oblancéolées, à base engainante et marge serrétée et épineuse; celles du haut lobées à dentées. Inflorescence : capitule cylindrique regroupant de petites fleurs à corolle blanche sous-tendues par de grandes bractées à aspect de feuille. Fruit : akène écailleux, un peu comprimé, de plus ou moins 2 mm de long.

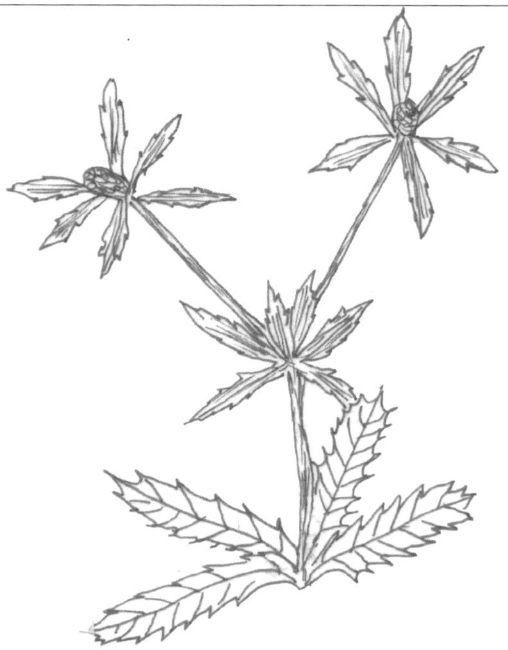

Chimies et propriétés

La plante renferme des saponosides, des flavonoïdes et une huile essentielle contenant du furfurol. Les parties aériennes sont riches en calcium, en fer, en vitamine B2 et en carotène. La coulante a une action contre la fièvre ainsi qu'un effet contre la malaria. La décoction des parties aériennes a une activité hypotensive. Selon des travaux TRAMIL, l'infusion de feuille a indiqué une action antispasmodique en expérimentation animale. D'après une récente revue de littérature réalisée à Trinidad/Tobago, la plante jouit aussi de propriétés vermifuges, anti convulsives et antibactériennes. Par ses propriétés anticonvulsives, elle peut être utile en cas d'épilepsie et de convulsion. La plante est inscrite à la Pharmacopée française contre la grippe et les problèmes digestifs.

Usages en Haïti

› Fébrifuge, Sudorifique : décoction de la plante entière, voie orale et massage
› Anti-rhumatismal : décoction forte de la plante mélangée à du mais moulu, en cataplasme
› Emménagogue : plante entière en infusion
› Contre les céphalées : feuilles froissées en application sur la tête
› Anti-hystérique : feuilles froissées en application sur la tête
› Cicatrisant: feuilles froissées en bain ou friction

Usages ailleurs

› Fébrifuge, Sudorifique :
  - feuilles en décoction : La Dominique
  - plante entière : Martinique, Guadeloupe, Porto Rico
  - feuilles pilées en friction : Guyane

- Contre les douleurs de l'estomac : décoction des feuilles, en association : République Dominicaine, Costa Rica, Panama
- Emménagogue : plante entière : Guatemala, Cuba, Porto Rico
- Anti-rhumatismal, Contre les douleurs articulaires :
  - plante entière : Martinique, Guadeloupe
  - feuilles en infusion : La Dominique
- Abortif : jus de la plante : Porto Rico, Costa Rica
- Anti-scorbutique : plante entière : Martinique, Guadeloupe
- Contre l'hypertension : feuilles en décoction ou infusion : République Dominicaine, Panama
- Contre les gaz intestinaux : feuilles en décoction , en association : République Dominicaine
- Contre les douleurs musculaires : feuilles en décoction, en association : République Dominicaine
- Anti-grippe : feuille : Trinidad
- Apéritif : feuille : Costa Rica
- Anti-hémorragique : racine : Cuba
- Contre les ecchymoses : feuilles chauffées, pilées, en application locale : Guadeloupe
- Contre les intoxications alimentaires : feuilles en décoction, en association : La Dominique
- Anti-diarrhéique : plante entière, en infusion, en association : La Dominique
- Anti-diabétique : feuilles en décoction : quelque part dans la Caraïbe
- Vermifuge : racine en infusion alcoolique : quelque part dans la Caraïbe
- Contre la pneumonie : feuilles en infusion : La Dominique
- Condiment : feuille : Porto Rico, Costa Rica, République Dominicaine

Recommandations et posologie

Recommandations TRAMIL

- Fièvre, flatulence, grippe, vomissements : décoction ou infusion avec 20-30g (2-3 cuillérées) de feuilles. Pour la décoction, faire bouillir les feuilles dans 4 tasses d'eau dans un récipient couvert pendant au moins 10 minutes; laisser refroidir, filtrer et boire une tasse 3 fois par jour. Pour l'infusion, verser l'eau bouillante sur les feuilles, couvrir, laisser refroidir, boire 1 tasse 3 fois par jour.
- Douleurs de poitrine, palpitations et fatigue : feuilles en décoction, voie orale

Contre indications et précautions d'emploi

Pas pour les femmes enceintes, allaitantes et les enfants de moins de 3 ans. Si l'état du patient se détériore ou si la fièvre et les vomissements durent plus de 2 jours, consulter un médecin.

Ammiaceae (Ombelliferae)

Foeniculum vulgare Mill.

Anis[1]

Lanni

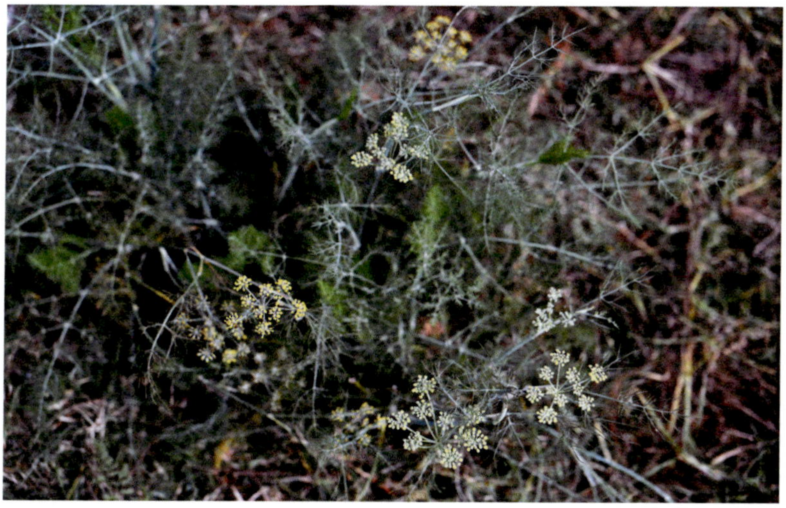

Description botanique

Plante herbacée à tiges glauques et à forte odeur d'anis, poussant dans les zones fraîches du pays. Feuilles à base angainante, divisées en longs et fins segments. Inflorescence : ombelle pédonculée, opposée aux feuilles, à fleurs jaunes. Fruit : sec, oblong, sillonné, de 2 à 3 mm de long. Il existe 2 variétés de la plante, la douce et l'amère.

Chimies et propriétés

La plante renferme une huile essentielle riche en anéthol. Elle contient aussi de l'estragol, des carbures terpéniques et de la fenchone. La racine renferme des coumarines. Les graines de la variété douce contiennent une essence riche en anéthol. En infusion légère, elles soulagent les coliques des enfants. Elles fluidifient les sécrétions des bronches et sont recommandées contre la toux dans plusieurs ouvrages de médecine naturelle à l'extérieur. Dans la littétature, il est signalé de nombreuses autres propriétés pour les graines : antimicrobiennes, carminatives, diurétiques, toniques, galactagogues, antiinflammatoires, anti oedémateuses, stimulantes de l'appétit. La feuille a une action antispasmodique au niveau digestif. La racine a une activité diurétique modérée mais augmente significativement l'excrétion de l'acide urique. La plante est cultivée en Europe (en France, elle est désignée sous le nom de « fenouil ») et fait partie de plusieurs spécialités pharmaceutiques. Selon des travaux TRAMIL, la décoction de feuilles (15-25 g/L) et l'infusion de graines séchées (5-10g/L) prises jusqu'à 500 mL/j (2 grandes tasses) n'ont eu aucun effet indésirable en essais cliniques chez l'homme. A forte dose, la plante est cependant susceptible de provoquer des convulsions

1 Cette plante n'est pas l'anis européen (Pimpinella anisum), mais fait partie de la même famille et jouit, plus ou moins, des mêmes propriétés.

et par contact répété, les graines peuvent causer des dermatites chez les personnes à peau sensible. Le fenouil est inscrit à la Pharmacopée française contre des troubles digestifs variés.

Usages en Haïti

› Digestif, Contre les gaz intestinaux : feuilles, fleurs ou graines en infusion
› Anti-spasmodique : feuilles, fleurs ou graines en infusion.
› Diurétique : feuille

Usages ailleurs

La plante est connue et appréciée dans de nombreux pays pour de multiples usages :

› Contre les gaz intestinaux : graines en infusion
› Anti-spasmodique : graines en infusion
› Contre la conjonctivite : décoction des graines en bain de vapeur
› Anti-grippe, anti toux : graines en infusion
› Contre l'artériosclérose, la cellulite et l'obésité : racines, feuilles, graines en décoction ou sous forme d'extrait
› Diurétique : racine en sirop ou en décoction
› Purgatif : racine en sirop
› Galactagogue : graines en infusion
› Emménagogue : graines ou racine en infusion
› Contre les migraines d'origine digestive : graines en infusion ou en décoction
› Contre les calculs urinaires : racine en décoction
› Vermifuge (contre tænia surtout) : graines
› Anti-diarrhéique : racine en décoction

Recommandations et posologie

Recommandations TRAMIL

› Douleurs d'estomac, douleurs abdominales, flatulence : faire une décoction avec 0,3 à 0,6 grammes de graines sèches ou avec 3 à 5 grammes de graines fraîches dans 1 tasse d'eau, filtrer, laisser refroidir, boire 1 tasse 3 fois par jour.
› Douleurs d'oreille : (après consultation médicale) : jus des feuilles en gouttes dans l'oreille.

Contre indications et précautions d'usage

Pas pour les femmes enceintes, allaitantes et les enfants de moins de 3 ans. Si l'état du patient se détériore ou si les douleurs d'estomac durent plus de 3 jours et les douleurs d'oreille plus de 2 jours, consulter un médecin. Toute application au niveau de l'oreille doit respecter les règles d'hygiène les plus rigoureuses pour empêcher une contamination ou une sur-infection. Ce traitement est contre-indiqué en présence de sécrétions dans l'oreille et/ou d'une éventuelle perforation du tympan.

Ammiaceae (Ombelliferae)

Pasticana sativa L.

Céléri marron[2] ; Persil marron

Seleri mawon ; Pèsi mawon

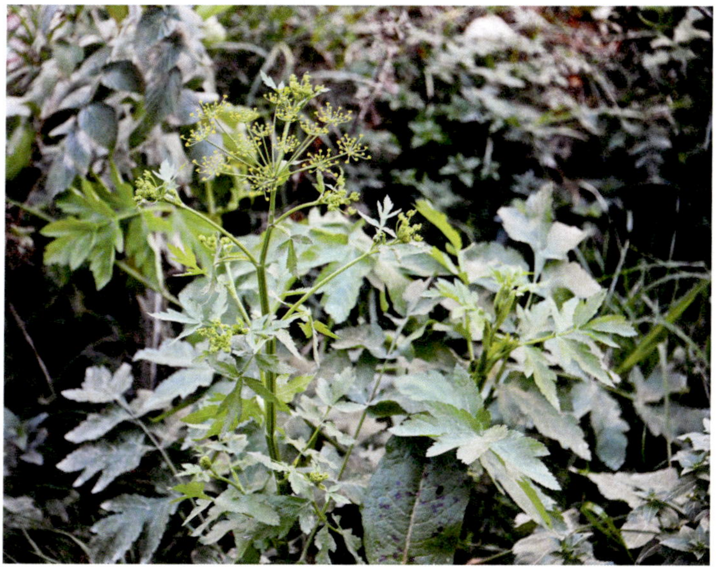

Description botanique

Plante herbacée à tiges striées et grosse racine pivotante poussant dans les zones fraîches du pays (Furcy, Kenscoff). Feuilles composées, formées de 5 à 11 folioles sub-sessiles à 2-3 lobes dentés. Inflorescence : ombelle à 4-10 rayons portant de petites fleurs à corolle jaune. Fruit : sec, légèrement ailé.

Chimie et propriétés

Les racines renferment des vitamines du groupe B et des sels minéraux; elles sont très riches en glucides. Certaines variétés contiennent des substances responsables de dermatites allergiques.

Usages en Haïti

› Apéritif, Stomachique : tige feuillée et racine en décoction aqueuse ou macération alcoolique
› Contre les gaz intestinaux : graines en infusion
› Emménagogue : graine

Usages ailleurs

› Contre les gaz intestinaux : graines en infusion : Amérique tropicale, Europe
› Alimentaire : racine et fleurs avant leur épanouissement : Europe

2 La plante est connue en France sous le nom de "Panais"

Ammiaceae (Ombelliferae)

Petroselinum sativum Hoffm.

Persil

Pèsi

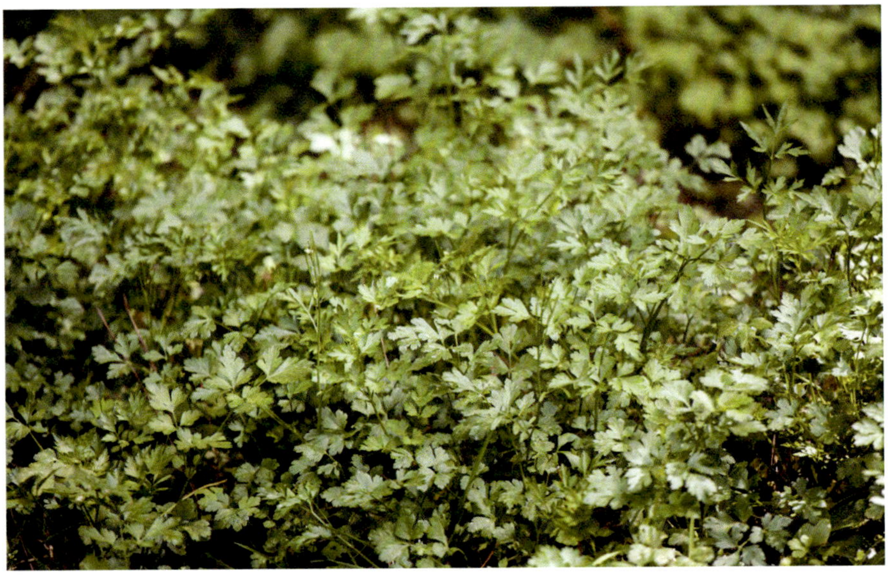

Description botanique

Plante aromatique à tige striée, plantée et sub-spontanée dans le pays. Feuilles alternes, composées, très divisées en segments tri-lobés et dentés. Inflorescence : ombelle à 8-20 rayons portant de petites fleurs à corolle blanc-crème. Fruit : sec, sub-globuleux, côtelé, comprimé latéralement.

Chimies et propriétés

Le persil renferme une essence à apiol ou myristicine selon les races chimiques ainsi que des dérivés flavoniques; les fruits contiennent de l'apioside à propriétés diurétiques marquées. L'apiol est un antipyrétique et un emménagogue utilisé dans plusieurs spécialités pharmaceutiques. En tant qu'emménagogue, il agit en excitant les fibres lisses de l'utérus. Les feuilles de persil sont très riches en vitamines A, B, C, E et renferment des minéraux importants en très bonne concentration : fer, potassium, magnésium, phosphore... La plante jouit de propriétés diurétiques (racine et fruit surtout) attribuées à la présence des dérivées flavoniques. Elle est souvent proposée contre l'hypertension dans les ouvrages de médecine naturelle. Elle est inscrite à la Pharmacopée française comme diurétique et contre les douleurs menstruelles.

Usages en Haïti

- Contre les gaz intestinaux
- Fébrifuge : graine et racine

- Contre la dysménorrhée : graines en décoction ou feuilles en jus ou en décoction
- Diurétique : racine en décoction
- Contre les oreillons : tige feuillée pilée et graissée, en application locale.
- Contre l'angine et l'asthme : tige feuillée ou racine en décoction
- Cicatrisant : feuilles en application externe
- Dépuratif : racine en décoction
- Condiment, Alimentaire : tige feuillée

Usages ailleurs

Le persil est connu et utilisé un peu partout à travers le monde pour de nombreux usages :

- Diurétique : fruit et racine surtout, voie orale
- Contre les troubles de la menstruation (aménorrhée, dysménorrhée) :
  - graines, feuilles ou racines, voie orale
  - apiol, voie orale
- Contre les gaz intestinaux, Apéritif : racine ou graine, voie orale
- Tonique, Reminéralisant, Antiscorbutique : feuille, voie orale
- Contre la conjonctivite : jus des feuilles dans l'œil
- Contre l'engorgement des seins et la montée de lait : feuilles fraîches en cataplasme
- Vermifuge (contre oxyures surtout) : feuilles en décoction
- Fébrifuge : racine, voie orale
- Contre les parasites de la peau : tige feuillée en friction ou cataplasme
- Contre la nervosité : tige feuillée en salade
- Anti-rhumatismal :
  - tige feuillée en salade ou en jus :
  - graines en décoction
- Contre les piqures d'insectes : tige feuillée en friction locale
- Contre les troubles hépatiques et les toxines en général : tige feuillée crue ou en décoction
- Anti anémique, Anti asthénique : tige feuillée crue
- Anti-spasmodique : tige feuillée
- Contre l'hypertension : feuilles, fruits et racines, voie orale
- Cicatrisant : feuilles pilées en application locale
- Contre les tâches du visage : jus ou infusion des feuilles en lotionnement du visage
- Dépuratif, Stimulant : feuille
- Contre les calculs rénaux : feuilles et racines, voie orale
- Contre la cystite : racine en décoction
- Condiment, Alimentaire : tige feuillée

Anacardiaceae

Anacardium occidentale

Noix d'acajou[3], Pomme cajou

Nwa kajou, Ponm Kajou

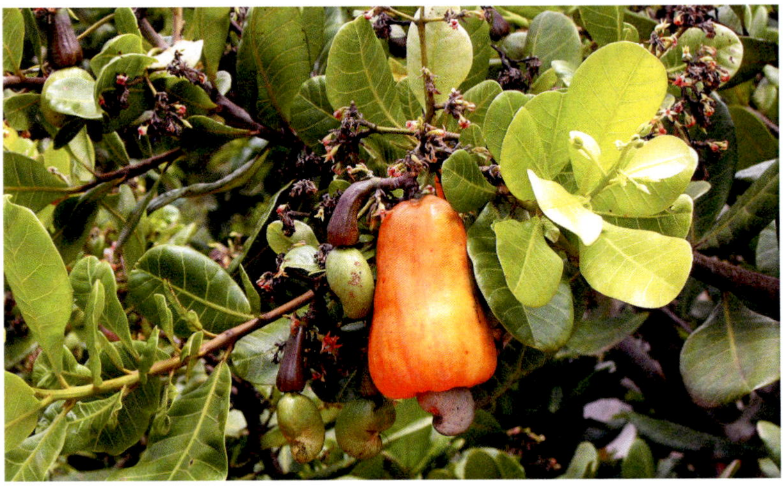

Description botanique

Arbre à tronc court et tortueux, ne dépassent pas 10 m de haut, originaire d'Amérique tropicale. Feuilles grandes (L = 12 cm ; l = 10 cm), ovales, arrondies au sommet, cunéiformes à la base, à limbe coriace, sec, cassant, traversé par des nervures secondaires saillantes. Inflorescence : cyme terminale portant des fleurs de couleur rouge-verdâtre. Fruit : akène réniforme attaché à un pédoncule charnu jaune ou rouge à maturité dénommé « pomme ». Graine : incurvée, blanchâtre.

Chimies et propriétés

Les feuilles contiennent une huile essentielle qui en expérimentation animale a diminué l'activité motrice et produit l'effet d'un tranquillisant. La pomme du fruit renferme de nombreux acides aminés ainsi que des vitamines (A, B, C) et des minéraux tels phosphore, cuivre et magnésium. Le jus de fruit a une action antibactérienne et antitumorale. L'amande (dénommée noix ou noix cajou) contenue dans le fruit est riche en protéines, glucides, calcium, phosphore, magnésium; elle contient de la vitamine B et des phytostérols. Elle est bien pourvue en lipides monoinsaturés, un type de gras ayant généralement des effets bénéfiques sur la santé cardio vasculaire. L'huile contenue dans la coque de noix est un purgatif doux et un vermifuge efficace et sans danger contre les ankylostomes, petits vers ronds parasites des intestins. Dans les téguments entourant l'amande a été mis en évidence de l'acide anacardique dont les sels ont une action anti-fongique, bactéricide et vermicide. Par voie orale, l'extrait d'écorce fait baisser la glycémie et est anti-hypertenseur. Une récente

3 La noix d'acajou ou pomme cajou ne doit pas être confondue avec l'acajou, arbre à bois précieux de la famille des Méliacées. La noix d'acajou était déjà utilisée au temps de la colonie comme astringent, anti-dartreux, anti-diarrhéique, anti-diabétique et contre les varices.

étude indonésienne parue dans "International Food Research Journal" démontre l'effet anti-hypertenseur des feuilles.

Usages en Haïti

› Emménagogue : écorce en décoction
› Anti-anémique : écorce en décoction
› Contre maux de dents : suc du fruit en application externe
› Contre les verrues et les cors : coque de la noix en application locale
› Anti-diabétique : écorce en macération
› Galactagogue : feuilles en infusion
› Anti-dysentérique : feuille
› Purgatif : racine
› Alimentaire : fruit

Usages ailleurs

› Diurétique : jus de la pomme : Amérique centrale, Inde, Pakistan
› Anti-diabétique :
  • écorce : Colombie, Martinique, Guadeloupe
  • feuille : Vénézuela
› Anti-diarrhéique, Anti-dysentérique :
  • écorce fraîche en macération aqueuse : Sénégal
  • pomme voie interne : Inde, Pakistan
  • écorce en décoction : Surinam, Guyane
  • feuille : Vénézuela
› Cicatrisant : suc du fruit en application externe : Sénégal, Inde, Pakistan
› Contre verrue, ulcère et lèpre : huile de la coque de noix ou jus d'écorce en application externe : Costa Rica, Inde, Pakistan
› Contre les douleurs intestinales : écorce fraîche en macération : Sénégal
› Astringent : pomme : Amérique Centrale
› Vermifuge : noix : Costa Rica
› Abortif : préparation à base de feuilles : Sénégal
› Tonique, Aphrodisiaque : sirop à base de pédoncule du fruit : Sénégal
› Contre les hémorroïdes : graine : Cuba
› Contre les hémorragies nasales : jus de fruit : Costa Rica
› Alimentaire : fruit

Recommandations et posologie

Recommandations TRAMIL

Diarrhée : (en complément de la réhydratation orale) : jus frais du fruit mûr (pédoncule charnu). Si la diarrhée persiste au-delà de 2 jours pour un enfant et de 3 jours pour un adulte, consulter un médecin

Autres recommandations (tirées de Pousset)

Hypertension artérielle, diabète : laisser macérer 10 grammes de poudre d'écorce dans 200 mL d'eau. Boire de cette solution deux fois par jour. Vérifier régulièrement la tension et la glycémie.

Anacardiaceae

Mangifera indica L.

Manguier

Pye mango

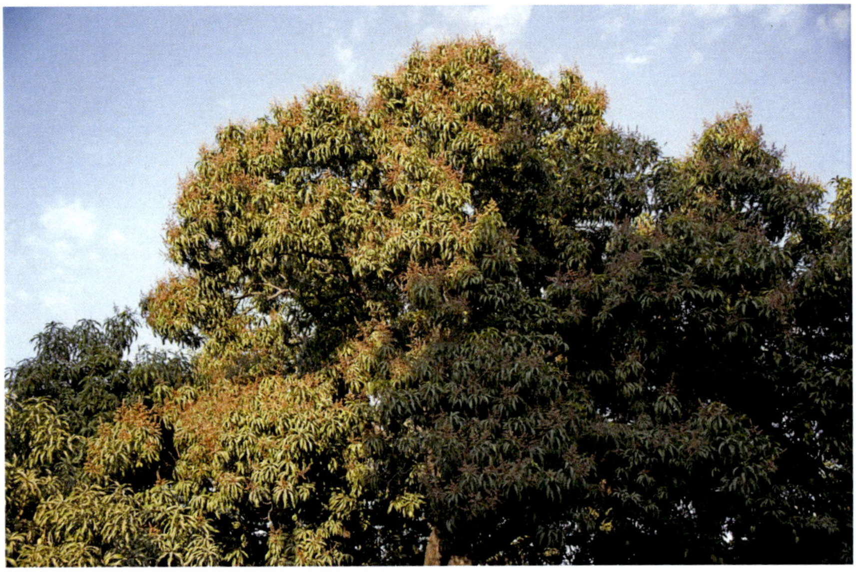

Description botanique

Arbre originaire de l'Inde, actuellement cultivé dans presque tous les pays tropicaux et comptant de très nombreuses variétés. Feuilles simples, alternes, coriaces, entières, lancéolées, courtement pétiolées, à forte odeur de térébenthine. Inflorescence : grandes panicules axillaires et terminales portant de petites fleurs jaunes, verdâtres ou rosées. Fruit : drupe comestible à pulpe fibreuse et juteuse, de grosseur et de forme variables selon les variétés, contenant une graine aplatie.

Chimies et propriétés

La plante est riche en tanins. Feuille et écorce contiennent de la quercétine, du kaempférol, des polyphénols parmi lesquels on distingue la mangiférine retrouvé aussi dans le fruit et ayant une action antiinflammatoire et antitumorale. La feuille renferme une huile essentielle et la fleur est bien pourvue en gallate d'éthyle. La mangue est riche en glucides, fibres (beaucoup de pectine entre autres), vitamine C (autant que le citron) et β-carotène. Elle contient aussi calcium, phosphore et vitamines de type B et E. Du point de vue teneur en vitamines et minéraux, c'est l'un des fruits les plus complets qui soit. Selon une étude publiée récemment au "Food Research International", l'ajout de mangues à la diète améliore le profil lipidique.

En laboratoire, le jus de mangue a indiqué un effet anti cancérigène qui s'expliquerait par la présence des polyphénols. La fleur agit contre le Candida albicans responsable de la candidose. La feuille et l'écorce sont anti diarrhéiques ; la feuille est diurétique et hypotensive ; en décoction, elle a un effet calmant et aiderait à lutter contre le stress (étude indienne). Selon une étude cubaine, un extrait d'écorce donné de façon régulière à un groupe de personnes âgées a eu un effet favorable sur leur état général. La consommation exagérée du fruit peut provoquer des réactions allergiques.

Usages en Haïti

- Contre les troubles hépatiques : écorce en macération aqueuse
- Anti-diarrhéique : écorce
- Fébrifuge : feuille ou écorce en décoction
- Astringent : écorce en macération aqueuse
- Galactagogue : feuille
- Alimentaire : fruit

Usages ailleurs

- Anti-diarrhéique, Anti-dysentérique : écorce, feuille ou gomme du tronc : Trinidad, Madagascar, République Centrafricaine, Mali, Inde, Pakistan, Sénégal
- Vermifuge :
  - feuilles et fleurs en infusion : Martinique, Guadeloupe
  - poudre de graine dans de l'eau : Brésil ; graines : Guatemala, Madagascar, Inde, Pakistan
- Laxatif : fruit mur : Inde, Pakistan, contrées d'Amérique tropicale
- Contre la pyorrhée (infection des gencives) : feuilles frottées sur les gencives : Mexique, Inde, Pakistan
- Antivénérien :
  - feuille : La Dominique, Madagascar :
  - jus d'écorce, voie orale : Inde, Pakistan
- Fébrifuge, Sudorifique :
  - fruit : Madagascar
  - gomme du tronc : Sénégal, Trinidad
- Contre les maux de gorge et les angines :
  - fruit : Madagascar
  - fumée de feuille en inhalation ou infusion de feuilles en gargarisme : Inde, Pakistan
- Contre les dermatoses et les parasites cutanés : pate de résine en application locale : Inde, Pakistan, Madagascar
- Antidiabétique :
  - poudre des feuilles : Inde, Pakistan
  - feuille : Curaçao
- Anti-ictérique :
  - feuilles en décoction : La Dominique

  - bois et écorce : Madagascar
- Anti-rhumatismal : feuilles en infusion : Martinique, Guadeloupe
- Pectoral :
  - feuilles et fleurs en infusion : Martinique, Guadeloupe
  - feuille : Vénézuela
  - écorce en décoction : République Centrafricaine
- Contre les maladies mentales : feuille : Sénégal
- Contre le stress et l'anxiété : feuilles en décoction : Inde
- Désinfectant : graines macérées dans l'alcool : Cuba
- Dépuratif : fruit : Madagascar
- Contre l'hypertension : écorce : Trinidad
- Alimentaire : fruit : pays tropicaux

Recommandations et posologie

Recommandations TRAMIL

- Toux et pneumopathie : préparer une décoction en faisant bouillir 15 à 20 feuilles dans 1 litre d'eau pendant au moins 10 minutes dans un récipient couvert. Laisser refroidir, filtrer et boire 1 tasse 3 fois par jour.
- Bronchite, indigestion (aigreur d'estomac) et asthénie : préparer une infusion en versant 1 tasse d'eau bouillante sur 3 feuilles. Recouvrir le récipient, laisser reposer 5 à 10 minutes, filtrer et boire 1 tasse 3 fois par jour.

Contre-indications et précautions d'emploi

Si l'état du patient se détériore ou si la bronchite ou la pneumopathie dure plus de 2 jours, consulter un médecin.

Recommandations d'autres auteurs (Pousset)

- Anti-diarrhéique : Faire une décoction ou une macération de 30 grammes d'écorce ou de feuilles dans 1 litre d'eau. Boire au cours de la journée.
- Diurétique : préparer une décoction de 30 grammes de feuilles dans 1 litre d'eau. Boire pendant la journée.

Anacardiaceae

Spondias mombin L.

Mombin

Monben

Description botanique

Arbre pouvant atteindre 25 m de haut, originaire d'Amérique tropicale. Feuilles composées, imparipennées, formées de 5-8 paires de folioles ovales, courtement acuminées et à base dissymétrique. Inflorescence : panicule terminale portant de petites fleurs à corolle blanche. Fruit : drupe ovoïde, jaune dorée à maturité, de plus ou moins 3 cm de long, comestible.

Chimies et propriétés

Le fruit est riche en glucide et contient du calcium, du phosphore et les vitamines A, B et C. L'écorce contient des tanins. La plante a indiqué une activité relaxante sur le muscle lisse et stimulante de l'utérus. Elle jouit de propriétés anti-virales, anti-bactériennes et anti-fongiques (sur le Candida albicans, responsable de la candidose). L'extrait (sur eau) des feuilles fait baisser le taux de cholestérol selon une étude menée au Nigéria. D'autres travaux indiquent un effet cardio protecteur du mombin.

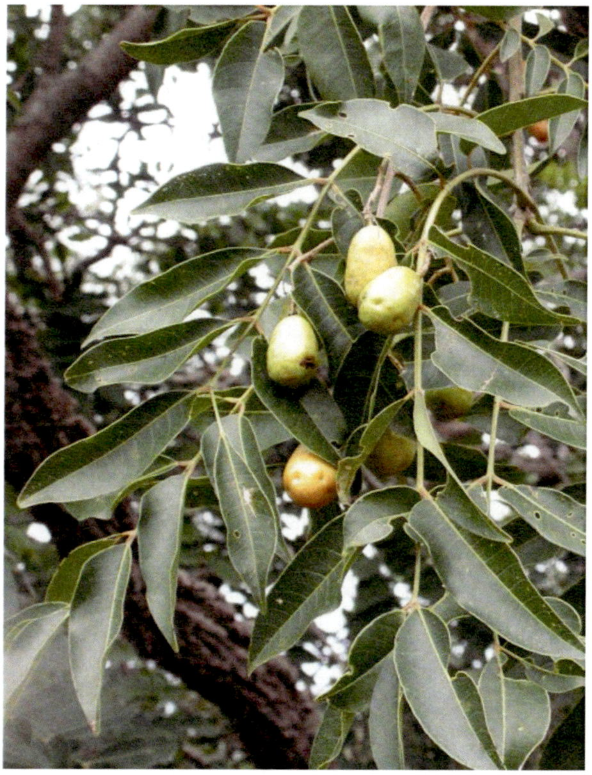

Usages en Haïti

› Anti-diarrhéique : écorce en décoction
› Collyre : écorce en décoction
› Contre la gonorrhée : décoction de l'écorce, en bain
› Contre l'urétrite : racine en macération aqueuse
› Contre les angines : sirop du fruit
› Alimentaire : fruit

Usages ailleurs

› Anti-diarrhéique :
  - feuilles en décoction : Trinidad, Colombie, Guadeloupe, Martinique, Sénégal
  - écorce en décoction : Brésil, Mali

- Cicatrisant :
  - écorce en décoction, application externe : Vénézuela
  - feuilles en décoction, application externe : Martinique, Guadeloupe, Trinidad
- Contre les coliques :
  - racine en macération : Sénégal
  - feuilles en infusion ou en jus : La Dominique
- Anti-grippe, Anti-rhume : feuilles en décoction : Trinidad, Jamaïque, Barbade, Curaçao
- Contre les affections oculaires : jus ou décoction des feuilles en application locale : Brésil, Sénégal
- Soins post-partum :
  - préparation de feuilles et d'écorce en infusion
  - Guadeloupe : infusion de feuilles, voie orale : la Dominique
- Contre la constipation : feuilles et/ou fleurs en décoction : Brésil, Mali
- Emétique, Purgatif : fruit : Cuba
- Contre les dermatoses : feuilles en décoction, application externe : Curaçao, Trinidad
- Contre les maux de gorge : décoction des feuilles, en gargarisme : Trinidad, Brésil
- Contre les maux d'estomac : feuilles et fleurs en décoction : Brésil
- Contre l'hémorragie post-partum : feuilles et écorce en décoction : Sénégal
- Anti-abortif : feuilles et écorce en décoction : Sénégal
- Anti-tussif : décoction de feuilles en bain : Mali
- Contre l'inflammation des reins : décoction d'écorce, en bain : Trinidad
- Contre les hémorroïdes : écorce en décoction : Brésil
- Fébrifuge : Mali
- Diurétique : feuilles en décoction : Mali
- Contre les caries dentaires : jus des feuilles chauffées en bain de bouche : Mali
- Anti-ulcéreux :
  - décoction d'écorce en lavage de plaies : Vénézuela
  - fruit, usage interne : contrées d'Amérique tropicale
- Contre la gonorrhée : écorce en décoction : Brésil
- Anti-tétanique : décoction d'écorce en bain : Vénézuela
- Alimentaire : fruit : pays tropicaux

Anacardiaceae

***Spondias purpurea* L.**

Cirouelle

Siwèl

Description botanique

Petit arbre à branches étalées et cassantes, originaire d'Amérique Tropicale. Feuilles alternes, composées, imparipennées, à 9-25 folioles elliptiques, légèrement dentées, à base un peu oblique. Inflorescence : courte panicule axillaire portant de petites fleurs roses ou rouges. Fruit : drupe ovoïde, jaune à maturité, à pulpe juteuse, soutenue par un gros pédoncule.

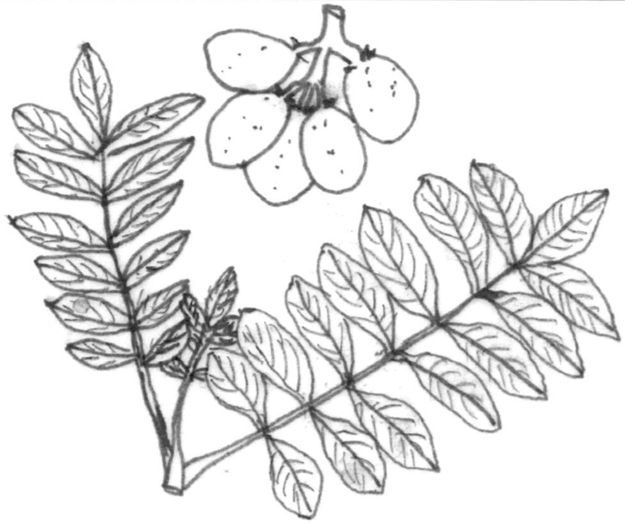

Chimies et propriétés

Les feuilles et l'écorce ont des propriétés astringentes. Les fruits contiennent les vitamines B et C. L'extrait alcoolique des feuilles est anti-microbien et agit sur les bactéries gram positif.

Usages en Haïti

› Contre les maux de gorge : feuilles mâchées
› Anti-diarrhéique : feuilles en décoction
› Fébrifuge : feuilles en décoction
› Contre les irritations de la peau : macération aqueuse des feuilles, en usage externe
› Contre les inflammations ganglionnaires de l'aine : feuilles en jus ou racine en macération
› Contre les foulures et les traumatismes : jus des feuilles, voie orale et application
› Résolutif, contre les engorgements : feuilles en cataplasme
› Soins *post partum* : décoction d'écorce et de feuilles en bain de siège
› Contre les céphalées : feuilles froissées, en bain de tête
› Alimentaire : fruit

Usages ailleurs

› Anti-diarrhéique :
  - feuille et écorce : Mexique, Porto Rico
  - sirop du fruit : Salvador
› Anti-tumoral, Anti-ulcéreux :
  - écorce en cataplasme local : Vénézuela
  - jus des feuilles : Cuba
› Diurétique : feuilles en décoction ou fruits : Amérique Tropicale
› Fébrifuge : feuilles et écorce en décoction : Mexique
› Contre les calculs : écorce en décoction : Mexique
› Anti-amibien : jeunes tiges en décoction : Costa Rica
› Anti-grippe, Anti-rhume : feuilles en décoction, en association : Jamaïque

- Contre les problèmes oculaires : écorce en décoction : Brésil
- Contre la jaunisse : résine du tronc : Brésil
- Hémostatique : écorce et feuille : Porto Rico
- Alimentaire : fruit et feuille : Amérique Tropicale

Annonaceae

Annona muricata L.

Corossolier

Pye kowosòl

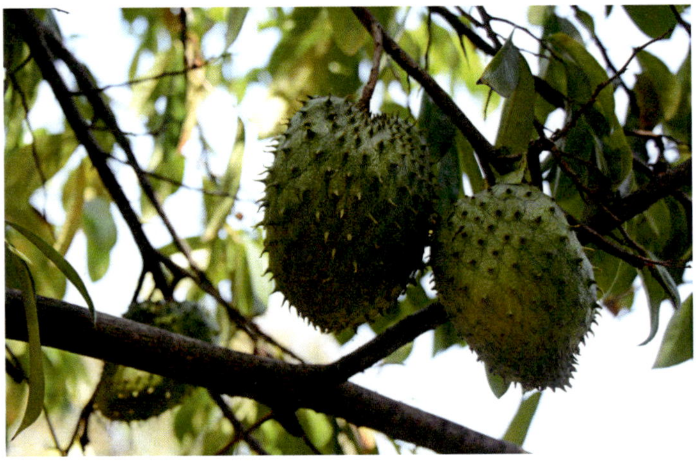

Description botanique

Petit arbre buissonnant originaire d'Amérique Centrale, actuellement cultivé dans beaucoup de pays tropicaux. Feuilles alternes, épaisses, courtement pétiolées, entières, obovales à oblongues, brillantes à la face supérieure. Fleurs en fascicules terminaux ou axillaires à périanthe charnu et verdâtre. Fruit : grosse baie ovoïde, verte, portant des épines en surface et à pulpe blanchâtre abondante renfermant de nombreuses graines noires et luisantes.

Chimies et propriétés

Racine, écorce et feuille renferment des tanins. Le fruit est riche en vitamines (B et C) et en acides aminés. La plante contient plusieurs alcaloïdes : la réticuline à action analgésique et anti-bactérienne; la coréximine qui est un anti-hypertenseur; l'athérospermine à propriétés sédatives, anesthésiques et antifongiques. Les feuilles renferment une huile volatile ainsi que les acides caféique et coumarinique. Plusieurs propriétés sont rapportées pour la plante dans la littérature : antihypertensive, vasodilatatrice, antihyperglycémique, sédative, insecticide, etc. Ces derniers temps, des actions anti tumorales et anti cancérigènes ont été signalées; elles seraient dues aux acétogénines de la plante et des essais expérimentaux réalisés avec des extraits de la plante sur des cellules pancréatiques auraient donné des résultats prometteurs selon une étude publiée récemment dans "Cancer Letters". Selon une autre étude publiée dans "African Journal of Biomedical Research", l'extrait (sur eau) de feuilles a une action positive sur les cellules du pancréas en cas de diabète. Des études réalisées dans les Antilles françaises ont cependant associé une consommation trop poussée des feuilles du corossolier à l'apparition d'une maladie des nerfs (une sorte de maladie de Parkinson atypique) ; à moins qu'il ne s'agisse d'un trouble majeur comme d'un cancer par exemple, une forte consommation des produits du corossolier (contre l'insomnie en l'occurrence) par voie orale ne serait donc pas à encourager. Il ne faudrait pas non plus abuser des fruits.

Usages en Haïti

- Anti-rhume, Anti-grippe, Anti-tussif : feuilles en décoction ou pulpe du fruit en sirop
- Contre l'asthénie et la faiblesse : feuilles en décoction
- Contre l'atonie intestinale : mélange de pulpe et de graines broyées
- Anti-asthmatique : feuilles en infusion
- Sédatif, Somnifère : feuilles et écorce en infusion et/ou bain
- Contre les chocs émotionnels
  - feuilles en friction du corps
  - feuilles en infusion
- Alimentaire : fruit

  La plante était déjà utilisée comme astringent et béchique au temps de la colonie.

Usages ailleurs

- Contre la toux :
  - feuilles en infusion : Martinique, Guadeloupe, La Dominique, Sénégal
  - feuilles en décoction ou en bain : Martinique, Guadeloupe
- Somnifère, Sédatif, Anti-spasmodique : feuille et fruit : Bassin Caraïbe
- Fébrifuge :
  - feuilles en décoction : République Dominicaine
  - feuilles en infusion : Sénégal : Bahamas, Jamaïque
- Cicatrisant :
  - feuilles pilées en emplâtre : Guadeloupe, Martinique, Sénégal
  - feuilles chauffées en application externe : La Dominique
- Anti-diarrhéique :
  - feuilles et graines en décoction : Costa Rica
  - feuille, écorce et fruit : Porto Rico
- Stomachique : feuille : Porto Rico, Costa Rica, Martinique, Guadeloupe
- Hypoglycémiant : Bahamas, Trinidad
- Parasiticide externe : graines pilées en application locale : Porto Rico
- Emétique : graines pulvérisées : Porto Rico
- Contre les dermatoses : feuilles froissées en bain : La Dominique
- Contre les céphalées : feuilles en décoction, voie orale : République Dominicaine
- Anti-grippe : feuilles en décoction : République Dominicaine
- Contre les choc émotionnel : feuilles en décoction, voie orale et bain : République Dominicaine
- Contre l'hypertension : feuille : Bahamas

› Contre les douleurs faciales : décoction de feuilles en bain de tête : Cuba
› Anti cancérigène : feuilles : Amérique Latine
› Alimentaire : fruit : Amérique Tropicale
› Insecticide : graine

Annonaceae

Annona reticulata L.

Cachiman cœur de bœuf

Kachiman kè bèf

Description botanique

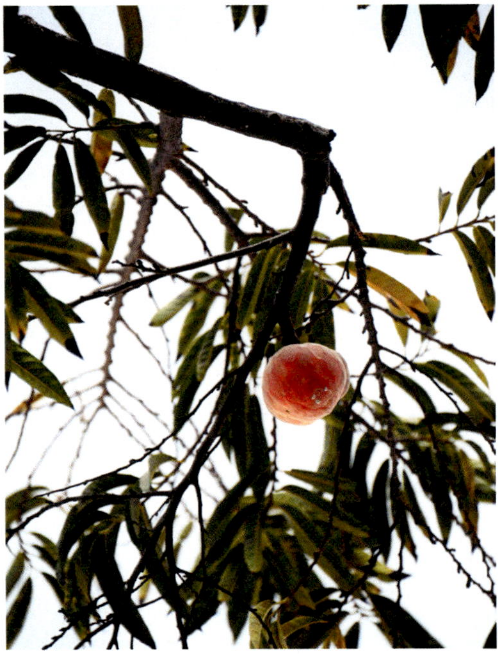

Arbuste ou petit arbre originaire d'Amérique Centrale, cultivé et sub-spontané dans les régions tropicales. Feuilles alternes, lancéolées, acuminées au sommet, arrondies à aigues à la base, soutenues par un pétiole court et caniculé. Fleurs à périanthe à trois pièces charnues et verdâtres. Fruit : grosse baie rougeâtre à chair abondante contenant de nombreuses graines noires luisantes.

Chimies et propriétés

Le fruit est nutritif et riche en vitamines et en magnésium. La plante entière est riche en tanins et en alcaloïdes (réticuline, liriodénine, annonaïne) à propriétés analgésiques, antibactériennes, hypotensives. Elle contient également une résine à propriétés insecticides et de l'acide cyanhydrique. Les propriétés anti-scorbutiques de la plante ont été signalées de même que les propriétés vermifuges des feuilles et astringentes de l'écorce. Le fruit, les feuilles et l'écorce renferment des acétogénines à propriétés anticancérigènes. La sève qui coule des branches coupées est âcre, irritante et peut provoquer des inflammations de la peau.

Usages en Haïti

› Contre les gaz intestinaux: feuilles en décoction
› Contre l'hypertension : feuilles en décoction, fruit
› Contre les douleurs abdominales : feuilles et écorce en décoction
› Contre les chocs émotionnels :
  - feuilles et écorce en décoction
  - feuilles en application sur la tête
› Fébrifuge : feuilles en décoction

› Anti-vomitif : feuilles en décoction
› Contre les douleurs de l'estomac: feuilles en décoction
› Contre les céphalées : feuilles en décoction, en bain de tête ou feuille en application sur la tête
› Emménagogue : écorce ou feuilles en décoction
› Anti-anémique : écorce ou feuilles en décoction
› Alimentaire : fruit

La plante était déjà utilisée au temps de la colonie comme anti-dysentérique, anti-diarrhéique (fruit) et anti-épileptique (racine).

Usages ailleurs

› Anti-diarrhéique : fleurs et pelure du fruit : Amérique centrale, Sénégal
› Contre les abcès superficiels : pulpe du fruit en cataplasme : Costa Rica
› Cicatrisant :
  • feuille, usage externe : Jamaïque
  • pulpe du fruit, usage externe : Costa Rica
› Anti-ulcéreux : feuilles et fruit en usage externe : Costa Rica
› Contre les entorses : feuilles et écorce en cataplasme : La Dominique
› Anti-épileptique : racine : Panama
› Contre la pédiculose (poux) : graines pulvérisées, usage externe : Costa Rica
› Vermicide : feuille : Sénégal
› Digestif : feuille : Costa Rica
› Insecticide : feuille : Sénégal
› Alimentaire : fruit : Amérique Tropicale, Afrique

Apocynaceae

Catharanthus roseus (L) G. Don.

Sans cesse, Pervenche

San sès

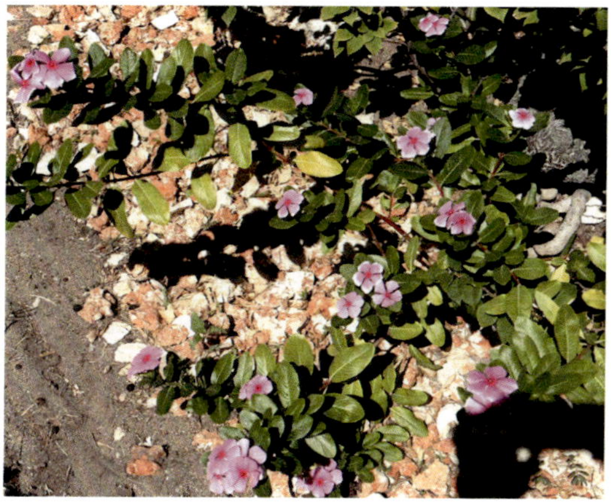

Description botanique

Herbacée dressée à base légèrement ligneuse, originaire d'Amérique et devenue pantropicale. Feuilles opposées, pétiolées, entières, elliptiques à oblongues, à sommet mucroné et à base atténuée à cunéaire. Fleurs solitaires ou groupées par 2-3 aux aisselles des feuilles et à l'extrémité des rameaux ; calice petit, vert ; corolle longue et tubuleuse, à 5 lobes étalés roses, mauves ou blancs. Fruit : follicule pubescent contenant des graines cylindriques noires.

Chimies et propriétés

La sans cesse est une importante source de substances anti-cancérigènes exploitées en médecine moderne. Elle contient des alcaloïdes tels la vincaleucoblastine, la vinblastine, la vinleurésine, la vincristine. Ces alcaloïdes servent de modèle pour la production de molécules de synthèse utilisées en médecine moderne dans le traitement de la leucémie, mais les molécules de synthèse sont moins actives que les alcaloïdes naturels. Les feuilles contiennent aussi une oléorésine, des composés sulfurés, des glycosides, des tanins, des stérols, des carotènes. La racine a une action anti-hypertensive expliquée par la présence de l'ajmalicine, alcaloïde actuellement utilisé dans le traitement des maladies cérébrales d'origine circulatoire. L'extrait aqueux de plante entière a indiqué un certain effet antibactérien, entre autres contre le Vibrio cholerae selon un récent article paru dans "Indian Journal of Pharmaceutic Sciences". Les extraits de racine ont montré une activité anti-malarique et des alcaloïdes à action anti-diabétique ont été isolés de la plante. En application externe, les feuilles et les fleurs de sans cesse ont une action cicatrisante démontrée. Selon des travaux menés par TRAMIL, l'application d'extraits de fleurs blanches dans les yeux ne provoque pas d'irritation particulière.

Usages en Haïti

› Cicatrisant, Astringent (variétés à fleurs blanches) : plante en infusion, usage externe
› Contre les maux de gorge : infusion de la plante en gargarisme
› Anti-diabétique (variétés à fleurs roses ou mauves) : bourgeons fleuris en infusion

Usages ailleurs

› Antidiabétique : feuilles et fleurs en infusion : Martinique, Guadeloupe, La Dominique, Trinidad, Curaçao, Jamaïque, Guyane, Bermudes, Surinam, Madagascar, Afrique du Sud, Philippines, Vietnam, Australie
› Anti-cancérigène : alcaloïdes extraits de la plante : thérapeutique moderne
› Contre l'angine et la laryngite : infusion des feuilles en gargarisme : Costa Rica, Colombie, Salvador, Honduras
› Contre l'hypertension : feuilles en décoction : La Dominique, Curaçao, Bermudes
› Vermifuge : racine : Guatemala, Madagascar, Costa Rica
› Collyre, contre la conjonctivite : fleurs en décoction : Cuba, Porto Rico, Curaçao
› Purgatif, Vomitif : racine et feuille : Guatemala, Madagascar

- Stomachique, Contre les gaz intestinaux :
  - fleurs en décoction : Bahamas
  - feuilles en décoction : Ile Maurice
- Contre les maux de dents : racine : Guatemala, Madagascar
- Hémostatique : Guatemala, Costa Rica, Madagascar
- Emménagogue : feuille : Afrique
- Contre la dysménorrhée : feuille : Vietnam
- Contre la tuberculose : plante en décoction : Bahamas
- Fébrifuge : racine : Cuba
- Contre les engorgements du foie : Madagascar
- Galactagogue : feuille : Madagascar
- Contre les maladies cardiaques : feuille en décoction : Bermudes
- Anti-asthmatique : fleurs en décoction : Bahamas
- Anti-malarique : Vietnam
- Contre la dartre : Madagascar
- Cicatrisant, contre les verrues : jus de la plante en application externe : La Dominique

Recommandations et posologie

Recommandations TRAMIL

Conjonctivite : faire bouillir 1 litre d'eau (2 grandes tasses) pendant 5 minutes, verser sur 3 à 4 fleurs blanches ; laisser reposer et refroidir. Faire des compresses sur l'œil avec le liquide sur du coton pendant 5 à 10 minutes 3 fois par jour.

Contre-indications et précautions d'emploi

Cesser les applications s'il y a des réactions négatives. Arrêter le traitement après 3 jours s'il n'y a pas d'amélioration et voir un médecin. Toute application au niveau des yeux doit respecter les mesures d'hygiène les plus strictes afin d'éviter une contamination ou une surinfection.

Apocynaceae- Toxique

Nerium oleander L.

Laurier rose

Lorye woz

Description botanique

Bel arbuste à latex, originaire d'Asie et du Bassin Méditerranéen, actuellement cultivé dans beaucoup de pays chauds et tempérés. Feuilles fermes, allongées, lancéolées, insérées aux nœuds par 3 ou 4, à nervures secondaires parallèles et très rapprochées. Fleurs roses, rouges ou blanches, réunies en cymes terminales. Fruit : double follicule atteignant près de 20 cm de long s'ouvrant par torsion et contenant de nombreuses graines brunes munies d'une aigrette.

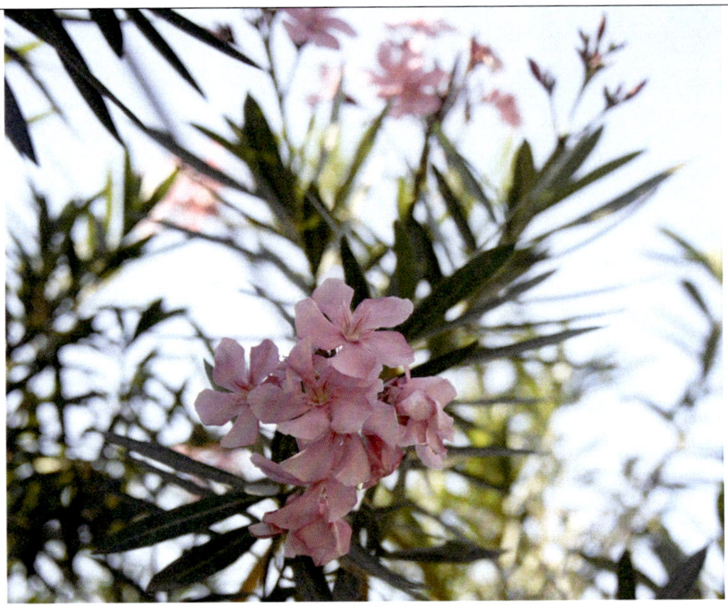

Chimies et propriétés

La plante est riche en hétérosides cardiotoniques qui rendent son utilisation par voie interne dangereuse sans un dosage précis. L'oléandroside est l'hétéroside majeur de la plante accompagné de nériine et de folinérine. On y trouve également des tanins, des résines, des acides organiques. Signalons que l'oléandroside tiré du laurier est commercialisé en thérapeutique moderne sous le nom de « Nériol » et est administré dans les cas de tachycardie : il ralentit le rythme cardiaque, stimule la diurèse et réduit les congestions viscérales. Les extraits de feuilles ont une activité cardiotonique, diurétique et insecticide. Ils ont aussi indiqué des activités anti-virales, anti-bactériennes et insecticides. Certains composés tirés de la plante auraient une action anti cancérigène prometteuse selon plusieurs articles, dont un sorti récemment dans "Journal of Ethnopharmacology" et donnent lieu à des essais cliniques chez l'homme. Selon un très récent article paru dans «Fitoterapia », un extrait de laurier rose a indiqué une action contre l'infection au VIH. En dépit de son potentiel thérapeutique, à cause de sa toxicité, l'usage interne du laurier rose en médecine familiale est cependant à bannir.

Usages en Haïti

› Contre les parasites du corps (poux en particulier) : feuilles en poudre ou décoction, voie externe

Usages ailleurs

› Contre les parasites du corps (poux en particulier) :
  - feuilles, usage externe : République Dominicaine, Maroc, Guatemala
  - feuilles et écorces séchées, usage externe : Guadeloupe, Martinique
  - poudre des feuilles, usage externe : thérapeutique moderne

› Contre les dermatoses : feuilles en usage externe : Curaçao, Guatemala, Ethyopie, Tunisie, Sénégal

- Cicatrisant : feuilles en usage externe : Curaçao, Guatemala, Maroc
- Toni-cardiaque : oleandroside tiré de la plante : thérapeutique moderne ; feuilles en décoction faible : Brésil
- Hypertenseur : plante entière : Europe
- Diurétique : glycosides extraits de la plante : thérapeutique moderne ; feuilles ou écorce en décoction faible : Brésil
- Contre les maux de dents : jus des feuilles en bain de bouche : Algérie ; décoction de la racine en bain de bouche : Tunisie
- Contre la sinusite : décoction des feuilles en inhalation : Vénézuela
- Contre les hémorroïdes : graines pilées en application locale : Tunisie
- Anti-eczémateux : rameau feuillé en massage local : Tunisie
- Contre les affections respiratoires : feuille : Vénézuela
- Anti-inflammatoire : fleur : Panama
- Soins des cheveux : feuilles écrasées en lotionnement : Tunisie
- Soins du visage : eau distillée des fleurs, application locale : Maroc
- Anti-tumoral : feuilles fraîches en application locale : Maroc
- Insecticide
- Raticide

Apocynaceae-Toxique

Thevetia peruviana (Pers) K. Schum

Feuille saisissement

Fèy sezisman/ fèy sezi/ sèpan

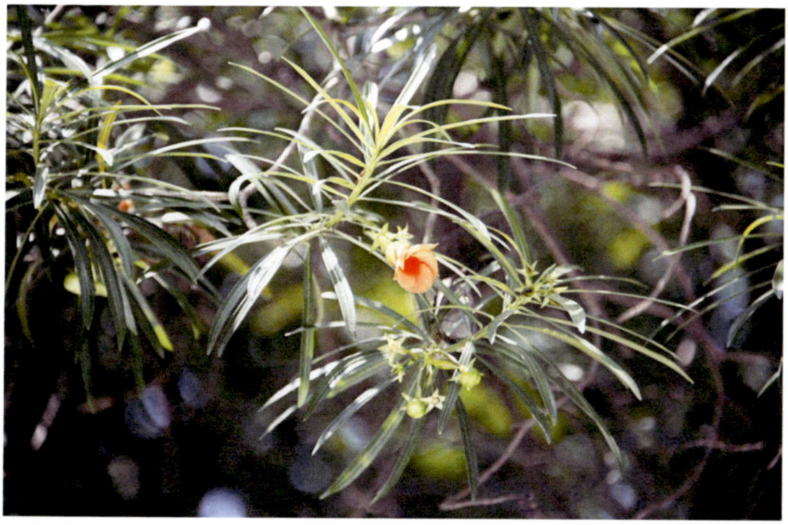

Description botanique

Bel arbuste branchu à latex, originaire d'Amérique Tropicale. Feuilles fermes, lancéolées à linéaires, très rapprochées l'une de l'autre, luisantes, à apex aigu et base cunéaire (L = 8 à 12 cm ; l = 0,7 à 1 cm). Inflorescence : cyme terminale et axillaire portant des fleurs à corolle en forme d'entonnoir tordu de couleur rose orangée à jaune safran. Fruit : charnu, de 3 cm de diamètre, un peu bilobé, légèrement ailé au sommet et renfermant 2 à 4 grosses graines.

Chimies et propriétés

Le latex et les graines renferment un glycoside toxique, la thévétine et plusieurs autres glycosides à effet cardiotonique. Le latex contient aussi du caoutchouc et beaucoup de substances résineuses. Les graines renferment une huile dont les principaux acides gras sont les acides palmitique, stéarique et oléique. Dosée de façon précise, la thévétine est employée en thérapeutique moderne pour ses propriétés cardiotoniques : elle est indiquée dans les cas d'hypertension, d'insuffisance cardiaque et d'artériosclérose. Les extraits de la fèy sezisman sont aussi à l'étude pour leurs effets anti cancérigènes. La plante est insecticide. Les fruits et les feuilles sont toxiques et leur ingestion peut provoquer des troubles graves. L'usage interne de la plante en médecine familiale est à déconseiller selon TRAMIL.

Usages en Haïti

› Contre les chocs émotionnels : feuilles en décoction (d'où le nom vernaculaire : *fèy sezisman* ou *fèy sezi*)
› Cardiotonique : feuilles en décoction

Usages ailleurs

› Contre les insuffisances cardiaques :
  • thévetine extraite de la plante : thérapeutique moderne
  • graines mûres : Afrique
› Fébrifuge :
  • plante en décoction : Mexique
  • teinture d'écorce : Brésil
  • écorce : Philippines
  • feuille et fruit : Yémen
› Anti-ulcéreux, Anti-tumoral : latex en application externe : Amérique Latine
› Contre l'artériosclérose :
  • thévétine extraite de la plante
  • thérapeutique moderne
› Contre la malaria :
  • feuilles en décoction : Mexique
  • écorce : Philippines
› Emétique :
  • écorce : Philippines
  • graines : Porto Rico
› Contre les dermatoses :
  • latex en application locale : Inde, Pakistan
  • huile des graines, en application locale : Philippines
› Contre les hémorroïdes : graines pulvérisées en suppositoire : Mexique, Vénézuela

› Hypnotique, Contre l'insomnie :
  • fleurs en décoction : Cuba
  • feuille et fruit : Yemen
› Diurétique :
  • feuille en infusion : Vénézuela
  • thévétine : thérapeutique moderne
› Emménagogue : macéré d'écorce et de feuilles : Sénégal
› Contre les maux de dent : latex en application locale : Mexique
› Abortif : graine : Bengale
› Contre les cors et les durillons : latex en application locale : Mali
› Insecticide : fruit et feuille

Recommandations et posologie

Recommandations TRAMIL

Usage interne non recommandé : étant donnée la toxicité des feuilles et des fruits de cette plante, il convient de déconseiller son emploi par voie orale en médecine familiale. En cas d'ingestion et d'intoxication, consulter un médecin.

Asclepiadaceae - Toxique

Asclepias curassavica L.

Herbe Mme Bouvin

Zèb madan Bouven, Bon pou tout

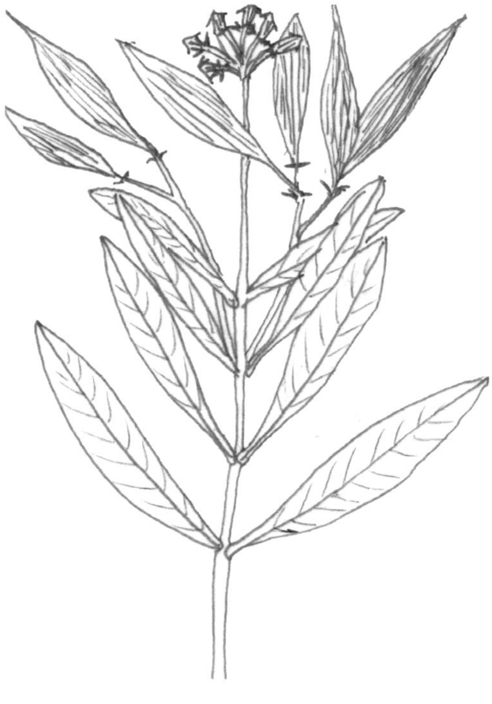

Description botanique

Herbe droite, à tige ronde et peu ramifiée. Feuilles molles, opposées, entières, lancéolées, à base atténuée et sommet aigu. Inflorescence : cyme terminale en forme d'ombelle regroupant plusieurs fleurs à sépales linéaires et pétales ovés, infléchis, rouges, oranges ou blancs. Fruit : follicule allongé, lisse, atteignant 10 cm de long, contenant de nombreuses graines garnies d'une touffe de poils soyeux.

Chimies et propriétés

La plante contient du ß-sitostérol, de l'asclépine et de la calotropine à activité anti-tumorale. La racine possède des cardénolides libérant plusieurs substances à action cardiotonique. L'asclépine et l'extrait alcoolique de la plante ont une action cardiotonique. L'extrait total de la plante est utilisé comme expectorant, diurétique et émétique. La plante est toxique et provoque parfois chez le bétail des accidents par paralysie des muscles respiratoires. Son utilisation par voie interne est dangereuse et n'est pas recommandée.

Usages en Haïti

- Vomitif : écorce en décoction
- Cicatrisant, Hémostatique : feuilles ou latex en application externe
- Vermifuge : latex
- Contre les maux de tête : feuilles fraîches en application sur la tête
- Contre les problèmes gastro-intestinaux : écorce
- Contre les dermatoses : latex en application externe
- Contre bronchite, coqueluche et asthme : écorce

La plante était déjà utilisée au temps de la colonie comme fébrifuge, antivénérien, vomitif (racine) et contre les dermatoses (latex).

Usages ailleurs

- Vomitif : plante en décoction : Costa Rica, Guadeloupe, Martinique, Panama, Barbade
- Vermifuge : plante en décoction : Costa Rica, Guatemala, Martinique, Panama, Barbade
- Purgatif : Mexique, Martinique, Guadeloupe
- Anti-diarrhéique : racine en décoction : Martinique, Guadeloupe
- Antivénérien : racine en décoction : Guatemala, Mexique
- Contre les maux d'estomac : plante en décoction dans du lait : Panama
- Fébrifuge : plante en décoction : Mexique
- Décongestif nasal : latex séché introduit dans les narines : Guatemala
- Contre les maux de tête : feuille fraîches en application sur la tête : Mexique
- Anti-cancérigène : décoction de la plante, voie interne et externe, Mexique
- Cicatrisant, Hémostatique : poudre de feuilles ou feuilles entières en application externe : Mexique
- Analgésique : latex en application locale : Guyane
- Collyre : racine en macération ou parties aériennes en décoction : Guyane

Asclepiadaceae – Toxique

Calotropis procera R. Br.

Coton soie

Koton swa

Description botanique

Arbuste à écorce beige et latex abondant pouvant atteindre 3 m de haut, poussant en zones sèches. Feuilles grandes, vert-glauques, entières, sessiles, rigides, charnues, à face inférieure laineuse et sommet courtement acuminé. Inflorescence : cyme axillaire ou terminale portant des fleurs à corolle violine. Fruit : gros follicule ovoide, verdâtre, contenant de nombreuses graines garnies d'une longue touffe de soie.

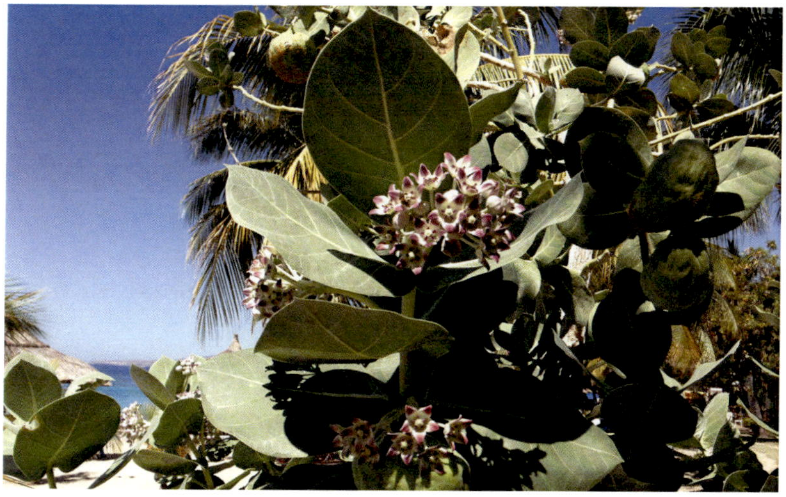

Chimies et propriétés

La plante est riche en calotropine, un glycoside à puissante action cardiotonique et doué de propriétés anti-tumorales. On y decèle également la présence de plusieurs autres principes cardiotoniques. Le latex contient de la trypsine, de la résine, du caoutchouc et de la calotropaïne, enzyme protéolytique non toxique doué d'une excellente action vermifuge. Les graines sont riches en huile. Des propriétés anti inflammatoires et analgésiques sont rapportées pour le latex dans la littérature. Selon une étude publiée récemment dans "International Journal of Grenn Pharmacy", l'extrait (sur eau) de feuille a une activité contre le virus de l'immunodéficience humaine (VIH1) et contre plusieurs bactéries pathogènes. La plante aurait une action favorable en cas d'anémie falciforme et fait partie d'une préparation offerte au Burkina Faso contre cette affection. Elle est toxique (surtout le latex) par voie interne mais présente un intérêt à la fois médicinal et industriel (production de matières plastiques et source d'énergie). Les extraits (sur eau ou alcool) de racine sont doués de propriétés vermicides contre les vers ronds et sont considérés comme non toxiques. Les feuilles ont un puissant pouvoir insecticide. La plante doit être utilisée avec prudence et parcimonie.

Usages en Haïti

› Contre les oreillons : feuilles chauffées, graissées, en application sur le cou et la mâchoire.

Usages ailleurs

› Anti-vénérien :
  - latex : Colombie, Vénézuela
  - racine : Sénégal
  - écorce : Nigéria

  - plante en injection rectale : Soudan
  - fleurs séchées, voie interne : Inde, Pakistan
- Anti-rhumatismal : feuilles ou latex en usage externe : Amérique Centrale, Inde, Pakistan, Afrique
- Emétique : racine et écorce : Colombie, Afrique, Inde, Pakistan
- Vermifuge :
  - latex : Colombie, Porto Rico
  - feuille ; Cote D'Ivoire, Inde, Pakistan
- Contre la lèpre :
  - latex : Vénézuela
  - pommade de tige ou rameau en application externe : Nigéria
  - racine ou fleur : Inde, Pakistan, Sénégal
- Anti-asthmatique :
  - racine ou feuille fumée en inhalation : Inde, Pakistan
  - poudre des fleurs : Afrique
- Analgésique :
  - latex en application externe : Colombie
  - feuilles en cataplasme local : Curaçao, Inde, Pakistan
- Anti-inflammatoire : feuilles fraîches en cataplasme externe : Curaçao, Inde, Pakistan
- Contre les dermatoses : latex en application locale : Porto Rico, Vénézuela, Inde, Pakistan
- Contre la conjonctivite : latex, usage local : Ghana, Nigeria, Sénégal
- Antiseptique :
  - latex, usage externe : Sénégal
  - feuille : Yémen
- Abortif :
  - latex, voie interne et externe : Inde, Pakistan
  - racine pilée : Afrique de l'Ouest
- Cicatrisant : poudre des feuilles, application locale : Inde, Pakistan
- Contre l'impotence : Tanganyika
- Purgatif :
  - racine en poudre : Sénégal
  - latex : Porto Rico
- Galactagogue :
  - poudre d'écorce : Afrique de l'Ouest
  - poudre de fleurs dans l'eau
- Contre la stérilité féminine : feuille : Ghana
- Contre l'anxiété : écorce et racine : Sénégal
- Contre les menstruations hémorragiques : poudre de feuilles dans du lait : Nigéria
- Contre les maux de tête : feuille fraiche en application sur la tête : Curaçao
- Sudorifique : latex : Colombie, Porto Rico
- Anesthésique local : feuille : Yémen
- Aphrodisiaque : racine : Sénégal

La plante a de nombreux autres usages en Afrique :

› Antidote contre morsures de scorpion : latex
› Anti-amibien : feuille
› Contre la conjonctivite, les maux de tête : feuille
› Contre les ulcérations nasales : feuilles en fumigation
› Contre l'anémie falciforme

Asteraceae (Compositae)

Acanthospermum hispidum D.c.

Debouré

Deboure

Description botanique

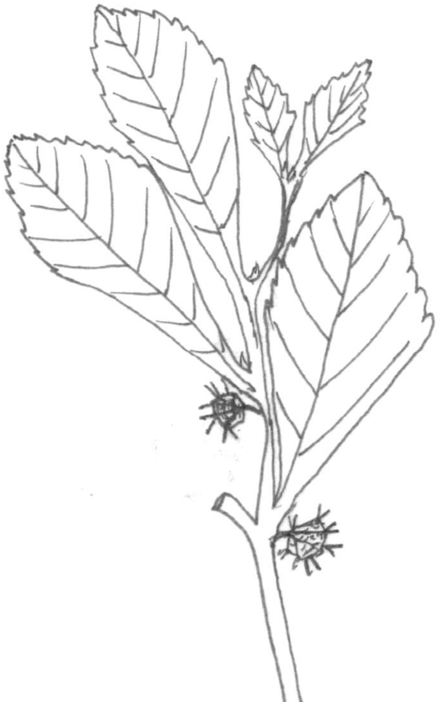

Herbacée annuelle, suffrutescente, à tige ramifiée et pubescente, originaire d'Amérique Tropicale. Feuilles opposées, sessiles, spatulées, obtuses ou acuminées, dentées, munies de glandes à la face inférieure. Inflorescence : capitule de 4 à 5 mm de diamètre regroupant de petites fleurs à corolle jaune pâle. Fruits : akènes épineux groupés par 5-10 en une structure rigide de forme étoilée.

Chimie et propriétés

Présence dans les feuilles d'une huile essentielle à action bactéricide (surtout contre le bacille de la diphtérie, Corynebacterium diphteriae et le Salmonella typhi). Une étude chimique réalisée sur la plante au Zaïre a donné des résultats négatifs pour les flavonoïdes, saponosides, tanins, quinones, stéroïdes et terpènes; pour les alcaloïdes, les résultats sont incertains. La plante a une activité anti virale (entre autres contre le virus de l'herpès). Selon une récente étude réalisée au Ghana publiée dans "Journal for Drugs and Medicine», elle pourrait renforcer l'activité de certains antibiotiques classiques tels l'amoxicilline et la ciprofloxacine.

Usages en Haïti

› Contre les gaz intestinaux : plante, voie interne

Usages ailleurs

› Contre les affections hépato-biliaires : plante entière en macération, voie interne et bain : Mali, Sénégal

› Diurétique : feuilles en décoction : West-Indies
› Fébrifuge : feuilles en décoction : West-Indies
› Anti-vénérien : feuilles en décoction : West-Indies
› Contre les hémorroïdes : plante entière macérée en bain ou plante entière en décoction : Mali

Asteraceae (Compositae)
Ageratum conyzoides L.

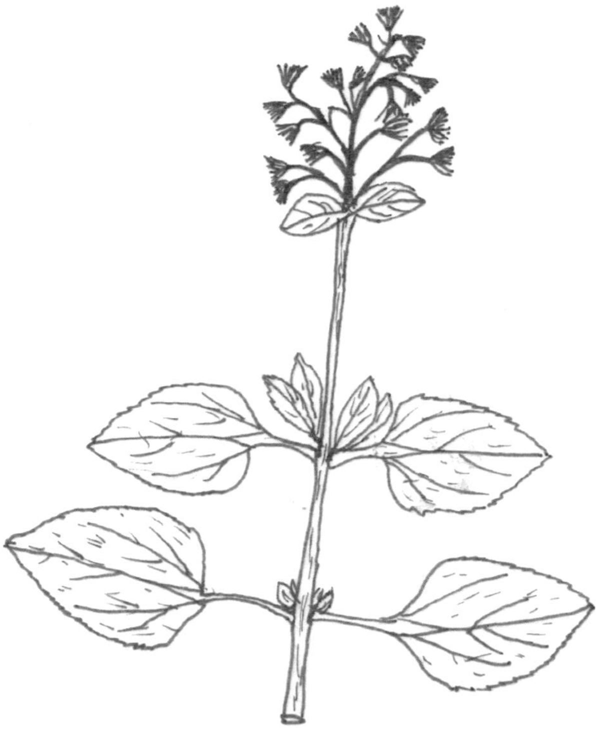

Description botanique
Herbacée annuelle dressée, odorante, à tiges molles et pubescentes, originaire d'Amérique Tropicale. Feuilles opposées, souples, pétiolées, ovales à triangulaires, crénelées, à sommet aigu. Inflorescence : cyme terminale formée de capitules pédonculés, à fleurs bleu-mauves. Fruit : petit akène anguleux muni d'une couronne de soies blanches.

Chimie et propriétés
La plante renferme une huile volatile à odeur forte contenant des esters phénoliques, un dérivé du benzo- pyranne et de la coumarine à propriétés anti-inflammatoires. L'huile essentielle est vermifuge, anti-fongique et antibactérienne (en particulier vis-à-vis du Staphylococcus aureus). L'activité cicatrisante des feuilles et de la racine a été confirmée par plusieurs travaux, entre autres par une étude parue récemment dans "African Journal of Biomedical Research". La plante présenterait aussi une activité anti cancérigène selon une récente étude publiée dans "Pharmacognosy Magazine".

Usages en Haïti
› Non répertoriés

Usages ailleurs
› Hémostatique :
  • feuilles, usage externe : Inde, Pakistan
  • plante, usages interne et externe : Mali

- Anti-tétanique :
  - jus de feuilles, voie orale : Contrées d'Amérique tropicale
  - feuille : Inde, Pakistan
- Anti-lèpre : feuilles et tiges écrasées, usage externe : Inde, Pakistan, Madagascar
- Contre les dermatoses :
  - feuilles séchées en décoction : Surinam
  - cataplasme de tige feuillée en application locale : Inde, Pakistan
- Anti-diarrhéique :
  - racine en décoction : La Dominique
  - graines en infusion : Inde, Pakistan
  - parties aériennes : Guyane
- Digestif, contre les gaz intestinaux :
  - graines en infusion : Inde, Pakistan
  - feuilles en infusion : Ile Maurice
- Contre les meurtrissures et les plaies : feuilles, usage externe : Madagascar, Rwanda
- Contre les affections oculaires : jus des feuilles en instillation dans l'œil : Sénégal, Madagascar
- Emétique : feuille : Inde, Pakistan
- Anti-grippe : plante entière en décoction : Surinam, Trinidad
- Contre les maladies mentales : plante entière : Rwanda, Sénégal
- Anti-amibien : feuilles en infusion : Ile Maurice
- Anti-rhumatismal : racine en décoction, voie orale ou jus des feuilles en usage externe : Vénézuela
- Contre les difficultés respiratoires : feuilles et fleurs en infusion : quelques part en Amérique Tropicale
- Anti-tumoral : feuilles écrasées en usage externe : Vénézuela
- Contre les douleurs : feuille : Sénégal
- Contre les maux de gorge :
  - plante entière en décoction : Surinam
  - feuilles mâchées : Guyane
- Antidiabétique : racine en décoction : Trinidad
- Poussées dentaires : infusion de la plante en bain : La Dominique
- Sudorifique : Madagascar
- Abortif : Trinidad
- Ocytocique : plante en infusion ou en décoction : quelque part en Amérique Tropicale
- Diurétique : parties aériennes : Guyane

Asteraceae (Compositae)

***Bidens cynapiifolia* H.B.K.**

Aiguille femelle

Zegwi femèl

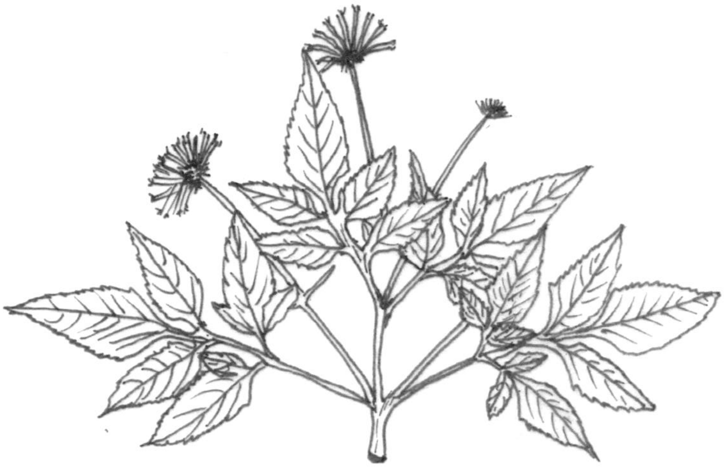

Description botanique

Herbe annuelle, atteignant plus d'1m de haut, poussant dans les lieux incultes et les bords de route. Feuilles opposées, simples au sommet, composées à la base, à marge grossièrement dentée. Inflorescence : capitule terminal portant des fleurs jaunes. Fruits : nombreux akènes à arête piquante et bidentée disposés en touffe.

Chimie et propriétés

Dans le genre, présence de résine et de tanin. Les feuilles et les tiges présenteraient une activité anti-microbienne.

Usages en Haïti

À peu près les mêmes que pour *Bidens pilosa* (zegwi mal), mais aurait la réputation d'être moins efficace.

Usages ailleurs

› Emménagogue : plante en décoction : Curaçao
› Cicatrisant : jus des feuilles en application locale : Guyane
› Anti-diarrhéique : plante en infusion : Guyane
› Analgésique : plante entière pilée en application locale : Guyane
› Contre les pierres aux reins et les infections urinaires : plante en décoction : Curaçao
› Contre l'hypertension : Guyane
› Contre les gaz intestinaux : feuille en infusion, en association : Guadeloupe
› Aphrodisiaque : plante en décoction : Curaçao
› Fébrifuge : Trinidad

Asteraceae (Compositae)

Bidens pilosa L.

Aiguille, Aiguille mâle

Zegwi, zegwi mal

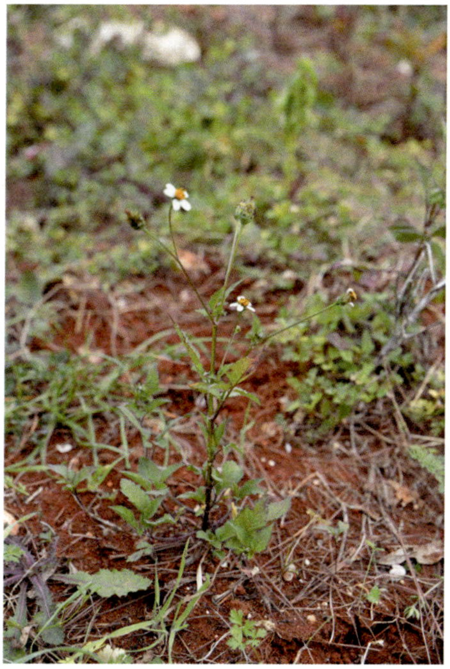

Description botanique

Herbe annuelle, érigée, poussant dans les lieux incultes, pouvant atteindre 1 m de haut. Feuilles opposées, pétiolées, souvent simples au sommet, trifoliolées à la base. Folioles ovées à ové-lancéo-lées, dentées, à apex aigu. Inflorescence : capitule pédonculé portant de nombreuses petites fleurs jaunes au centre et blanches sur les contours. Fruits : nombreux akènes à 2 ou 3 arêtes piquantes, disposés en touffes.

Chimie et propriétés

La plante contient des résines, des tanins, de l'acide oxalique et gallique, du calcium, du magnésium, les acides sulfurique, phosphorique, chlorhydrique. Un composé dérivé d'un poly acétylène et à activité vermifuge y a été identifié. Les feuilles ont une action contre le Candida albicans responsable de la candidose ainsi qu'une activité insecticide. Ces dernières années, de nombreuses autres propriétés ont été signalées pour la plante dans la littérature : anti inflammatoire, hypotensive, antivirale (virus de l'herpès entre autres), anti microbienne, anti diabétique, etc. Une récente étude publiée dans *Planta Medica* fait état des possibilités thérapeutiques de la plante en cas de malaria. La plante est inscrite à la Pharmacopée française.

Usages en Haïti

- Contre les chocs émotionnels : feuille en décoction, en application sur la tête
- Contre les vomissements : feuille en décoction, voie orale
- Galactagogue : feuilles, fleurs, racines, en application sur les seins
- Contre les maux de gorge : décoction des feuilles en gargarisme
- Antidiabétique : feuilles en décoction, voie orale
- Anti-tussif

Usages ailleurs

- Antidiabétique : décoction de la tige feuillée : Mexique, Martinique, Guadeloupe.
- Anti-ulcéreux (bouche) : décoction de la plante en gargarisme ou plante mâchée : Amérique centrale

- Emménagogue : plante en infusion : Bassin Caraïbe
- Contre les maux de gorge et les angines :
  - feuilles ou fleurs en décoction : Mexique
  - feuilles mâchées ou en décoction : La Dominique, Costa Rica
- Vermifuge : plante en décoction : Brésil, Bahamas, Jamaïque
- Anti-tussif, Pectoral : plante en infusion : Mexique, Costa Rica, Porto Rico
- Diurétique :
  - plante entière en infusion : Martinique, Guadeloupe
  - feuille : Mexique, Trinidad
- Cicatrisant :
  - jus de la plante en application externe : Bahamas
  - plante en décoction, application externe : Guatemala
- Contre les affections urinaires :
  - plante entière en décoction : Iles Turques
  - plante en infusion : La Dominique
- Contre les pierres aux reins : Ile Maurice
- Contre la goutte et les inflammations des articulations : plante en infusion : Floride
- Anti-dysentérique : plante en décoction : Guatemala
- Contre les apthes de la bouche : feuilles mastiquées ou en décoction, en gargarisme : Porto Rico, Costa Rica

Asteraceae (Compositae)

Cynara scolymus L.

Artichaut

Aticho

Description botanique

Plante herbacée, vivace, cultivée comme légume et remède dans les zones fraîches du pays. Feuilles très grandes, découpées en lobes pointus, à face inférieure blanchâtre. Inflorescence : gros capitule de fleurs mauves garni de larges bractées insérées sur un réceptacle charnu et comestible appelé en France « fond d'artichaut ». Fruit : akène brun et lisse surmonté d'une aigrette blanche.

Chimie et propriétés

Les feuilles (pas les bractées ni les fonds d'artichaut qui sont les parties comestibles) constituent la partie médicinale de la plante; elles renferment de très nombreux acides organiques, de l'acide succinique, des flavonoïdes, de la cynarine, des tanins, de l'inuline et des diastases. Elles exercent une action cholérétique et diurétique ; elles activent le métabolisme de certains médicaments et de certaines substances toxiques telles que l'alcool. Elles produisent aussi un abaissement du taux de cholestérol sanguin selon plusieurs études dont une parue très récemment dans "Phytotherapy Research". La plante contient des vitamines (A et B); les feuilles entrent dans la composition de plusieurs tisanes dites « du foie » dans les pays d'Europe et dans différentes spécialités; la plante est inscrite à la Pharmacopée Française pour ses effets diurétiques et bénéfiques sur la digestion.

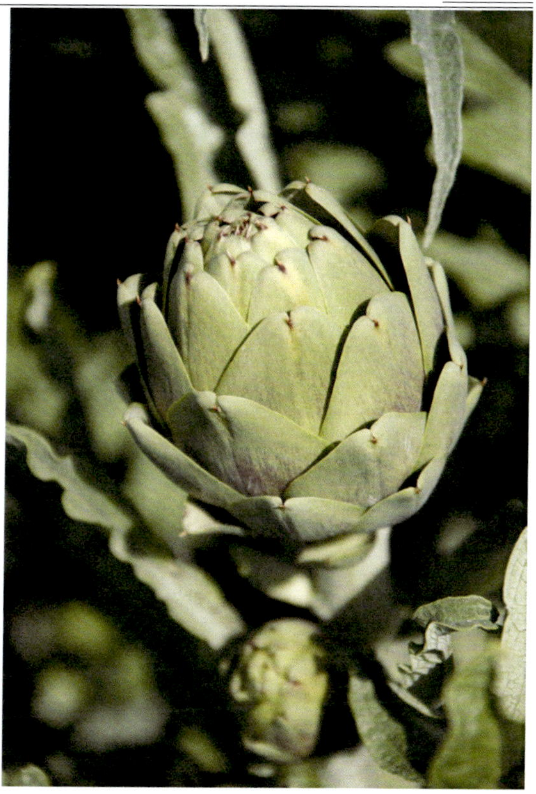

Usages en Haïti

- Contre les maladies du foie : feuille en décoction
- Contre l'hypertension: feuille en décoction
- Anti diabétique : feuilles en décoction
- Alimentaire (utilisation restreinte) : réceptacle (fond d'artichaut) et base des bractées

Usages ailleurs

- Contre les maladies du foie :
  - feuilles fraîches en infusion : Amérique Latine, Europe
  - capitule en décoction : Tunisie
- Diurétique, Régulateur de la sécrétion biliaire :
  - feuilles fraîches en infusion : Amérique Latine, Europe
  - extrait total de la plante : Amérique Latine, Europe
  - extrait dépourvu d'acide-phénols sous forme diverses : Europe
- Antidiabétique : feuilles en infusion ou décoction : Amérique Latine
- Contre le cholestérol et l'artériosclérose : feuilles en infusion ou décoction : Europe
- Anti-rhumatismal : bractées crues ou cuites : Amérique Latine, Europe
- Contre les calculs urinaires : feuilles en décoction : Tunisie
- Recommandé dans les régimes amaigrissants : Europe
- Contre les gastralgies : bractées bouillies : Tunisie
- Contre l'ingestion de clous ou d'épingles : consommation de bractées : Tunisie
- Alimentaire : réceptacle (fond d'artichaut) et base des bractées : consommation généralisée

Recommandations et posologie

Recommandations tirées de la pharmacopée française

Diurétique, Cholérétique, Contre les maladies du foie : Mettre 10 grammes de feuilles fraîches dans 1 litre d'eau bouillante. Laisser infuser 15 minutes, boire 1 litre par jour.

Asteraceae (Compositae)

Eupatorium odoratum L.

Syn.: _Chromolaena odorata (L.) King & H. Rob._

Langue de chat

Lang chat ; Languichat

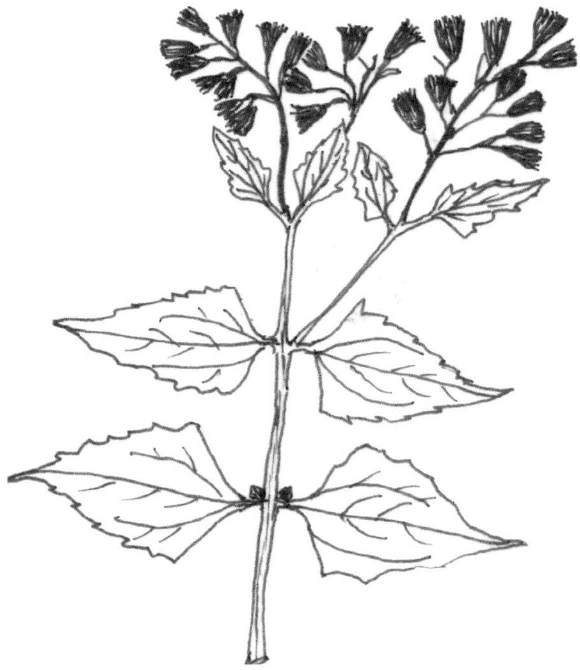

Description botanique

Arbrisseau assez commun à branches nombreuses et étalées, atteignant parfois 2 m de haut. Feuilles opposées, tri-nervées, rhomboïdes à ovées, à apex acuminé, base cunéaire et marge grossièrement dentée au-dessus de la base. Inflorescence : corymbe de capitules entourés de plusieurs rangées de bractées à marge membraneuse et portant des fleurons allant du blanchâtre au violacé. Fruit : petit akène anguleux garni d'une touffe de soies blanchâtres.

Chimie et propriétés

La langue de chat contient des acides aromatiques, une flavonone, une chalcone (l'odoratine), du β-sitostérol, des alcools sesquiterpéniques et terpéniques, une flavone rare, la salvigénine. La feuille renferme des triterpènes et une huile essentielle. La plante a une activité anti inflammatoire. Selon des travaux TRAMIL, l'extrait (sur un mélange d'eau et d'alcool) agit contre les bactéries E. coli, Staphylococcus et quelques champignons de la peau. La teinture de feuille agit contre le Neisseria gonorrheoe, bactérie responsable de la gonorrhée. Les extraits de la plante ont une activité contre les bactéries provoquant l'acné. Au Vietnam, une pommade à base de la plante a été commercialisée contre les brûlures et les blessures externes. Des études chez l'homme ont montré la capacité de ce produit à accélérer la cicatrisation de la peau. L'application externe des feuilles pourrait aussi éviter la formation de chéloides (excroissances apparaissant sur la peau après un traumatisme).

Usages en Haïti

- Anti-grippe, Anti-rhume : feuilles en décoction
- Anti-tussif : feuille en décoction
- Contre l'amygdalite, la laryngite, l'enrouement :
  - infusion des feuilles en gargarisme
  - feuilles pilées en application sur la gorge
- Fébrifuge : feuille en décoction

- Digestif : feuille en décoction
- Contre les meurtrissures et les inflammations : feuilles pilées en cataplasme
- Emménagogue
- Anti asthmatique : jus de feuille en association

Usages ailleurs

- Digestif, Contre les gaz intestinaux :
  - racine : Guatemala
  - feuilles en infusion : La Dominique
  - feuilles et fleurs en infusion : Porto Rico
- Anti-grippe, Anti-rhume : feuille en décoction : Barbade, Trinidad, Panama, Jamaïque
- Cicatrisant :
  - feuilles pilées en application externe : Guadeloupe, Barbade
  - feuilles tiédies, graissées, en application externe : République Dominicaine
- Contre les dermatoses et les ulcères cutanés :
  - feuilles en bain : Cuba
  - feuilles séchées au feu en application externe : République Dominicaine
- Anti-rhumatismal : feuilles et fleurs en bain : Porto Rico
- Diurétique : jus des feuilles : Mexique
- Anti-asthmatique : feuilles macérées dans du lait : La Dominique
- Contre les affections rénales : feuilles en décoction : Mexique
- Tonique : racine : Guatemala
- Emménagogue : racine en décoction : Mexique

Recommandations et posologie

Recommandations TRAMIL

Furoncles et ulcères cutanés : laver la lésion à l'eau bouillie et au savon ; laver les feuilles, les chauffer légèrement au feu, prendre 5 à 10 grammes de feuilles fraîches, les appliquer directement ou en les mélangeant à de la graisse animale sur la lésion, recouvrir d'une compresse ou d'un linge propre et changer 2 fois par jour.

Contre-indications et précautions d'emploi

Toute application locale doit se faire en respectant les règles d'hygiène les plus rigoureuses. Si l'état du patient se détériore ou si les lésons persistent pendant plus de 5 jours, consulter un médecin. Ne pas utiliser pour les enfants de moins de 5 ans, pour les femmes enceintes ou allaitantes.

Asteraceae (Compositae)

Gnaphalium viscosum H. B. K.

Syn : PseudoGnaphalium viscosum Anderb.

Camomille[4]

Kamomi

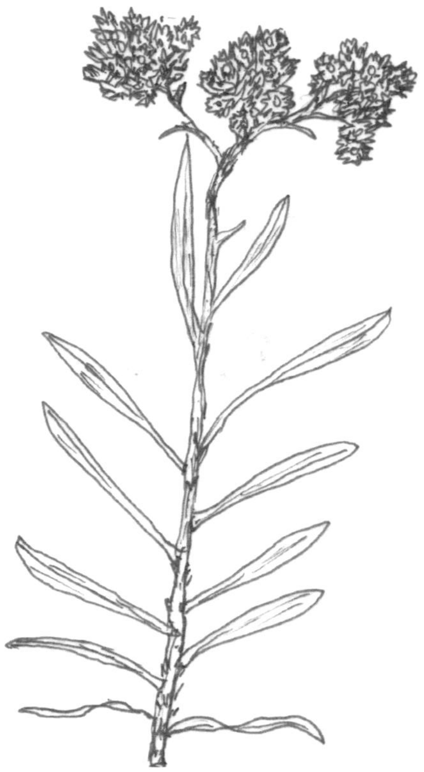

Description botanique

Herbe annuelle très aromatique, recouverte en toutes ses parties d'une pubescence laineuse et blanchâtre, poussant en montagne. Feuilles alternes, linéaires, lancéolées ou sagittées, atteignant 7 cm de long. Inflorescence : capitule en forme de disque entouré d'une seule rangée de bractées scarieuses et étalées à maturité; fleurons blanchâtres à jaunâtres. Fruit : petit akène muni d'une couronne de soies.

Chimie et propriétés

Selon des travaux TRAMIL, la plante contient des tanins, des saponines, des stéroides/terpènes et plusieurs flavonoides parmi lesquels l'apigénine et la lutéoline. Elle a une action antimicrobienne. La teinture de fleurs agit contre plusieurs bactéries pathogènes telles le Salmonella typhi responsable de la typhoide. Cette même teinture a inhibé la croissance du Vibrio cholerae responsable du choléra. La décoction de la plante entière administrée en expérimentation animale pendant 28 jours n'a entrainé aucun signe de toxicité selon des travaux TRAMIL.

Usages en Haïti

› Contre les tumeurs de l'estomac : plante en décoction
› Stomachique, Carminatif : fleurs en infusion
› Emménagogue : parties aériennes en décoction
› Anti-spasmodique : fleurs en infusion
› Dépuratif, Antianémique : parties aériennes en infusion ou en décoction
› Contre les chocs émotionnels

4 P.S. Cette plante n'est pas la camomille dite « romaine » en Europe (Anthemis nobilis) utilisée pour ses propriétés antispasmodiques. Il ne s'agit pas non plus de la camomille commune dite « allemande », Matricaria chamomilla, jouissant à peu près des mêmes propriétés que la camomille romaine.

Usages ailleurs

› Contre le cancer de l'estomac :
  • tige feuillée et fleurie en décoction : Guatemala
› Contre les tumeurs externes :
  • plante en bain : Guatemala

Recommandations et posologie

Recommandations TRAMIL

Crise de nerf : préparer une décoction avec 5-7 grammes de feuilles fraîches dans 1 tasse d'eau en les faisant bouillir dans un récipient couvert pendant au moins 10 minutes. Laisser refroidir, filtrer et boire 1 tasse 1 à 3 fois par jour.

Contre-indications et précautions d'emploi

Si l'état du patient se détériore ou si la crise de nerf dure plus de 7 jours, consulter un médecin. Ne pas utiliser pour les enfants de moins de 5 ans, pour les femmes enceintes ou allaitantes.

Asteraceae (Compositae)

Lactuca sativa L.

Laitue

Leti

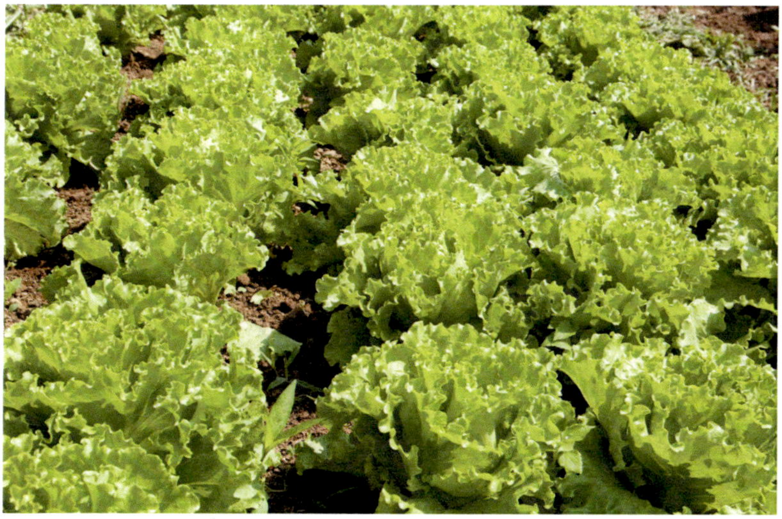

Description botanique

Herbe à racine pivotante et tige droite, atteignant 60 cm de haut, cultivée dans les zones fraîches du pays. Feuilles de la base en boule compacte; celles de la tige : alternes, sub-orbiculaires, à marge déchiquetée et ondulée. Inflorescence : panicule terminale formée de capitules à fleurons jaunes. Fruit : petit akène strié garni d'une touffe de poils blancs.

Chimie et propriétés

La laitue contient des vitamines (A, B, C, D, E) et des minéraux : fer, calcium, phosphore, magnésium, potassium, etc., mais en quantité plutôt modeste. La plante jouit de propriétés sédatives et calmantes attribuées par certains à la présence de lactucarium. La laitue est aussi apéritive, hypoglycémiante et légèrement laxative. Selon une étude iranienne, les graines ont un effet anti inflammatoire.

Usages en Haïti

› Calmant, contre l'insomnie : feuilles en infusion
› Contre la dysménorrhée : feuilles en infusion
› Collyre : feuilles en infusion
› Alimentaire : feuille

Usages ailleurs

La laitue est cultivée un peu partout à travers le monde comme aliment et pour ses nombreuses propriétés médicinales :

› Neuro-sédatif, Narcotique léger (surtout les variétés amères) : feuilles en salade ou en infusion
› Contre la dysménorrhée : feuilles en infusion
› Carminatif : feuilles en salade ou en infusion
› Diurétique : feuille
› Contre les abcès : feuilles cuites en cataplasme
› Anti-tussif, Contre la bronchite chronique : feuilles en décoction
› Contre la conjonctivite : décoction de semences en compresse et lavage des yeux
› Contre les troubles hépatiques : feuilles en décoction
› Contre les palpitations : feuilles en décoction
› Hypoglycémiant, Antidiabétique : feuilles en décoction
› Apéritif, Dépuratif : feuilles en salade
› Anaphrodisiaque : feuilles en décoction ou en salade
› Laxatif : eau de cuisson des feuilles
› Soins des cheveux : eau de cuisson des feuilles en rinçage des cheveux
› Alimentaire : feuille

Asteraceae (Compositae)

Mikania micrantha H. B. K.

Liane Françoise

Lyann Franswaz

Description botanique

Liane grimpante, grêle, assez courante en milieu rural. Feuilles opposées, glabres, ovées, à base cordée ou hastée, sommet acuminé et marge sub-entière à crénelé-dentée. Inflorescence : panicule de corymbes terminaux et axillaires portant des capitules à fleurs blanches. Fruit : akène noir à aigrette soigneuse.

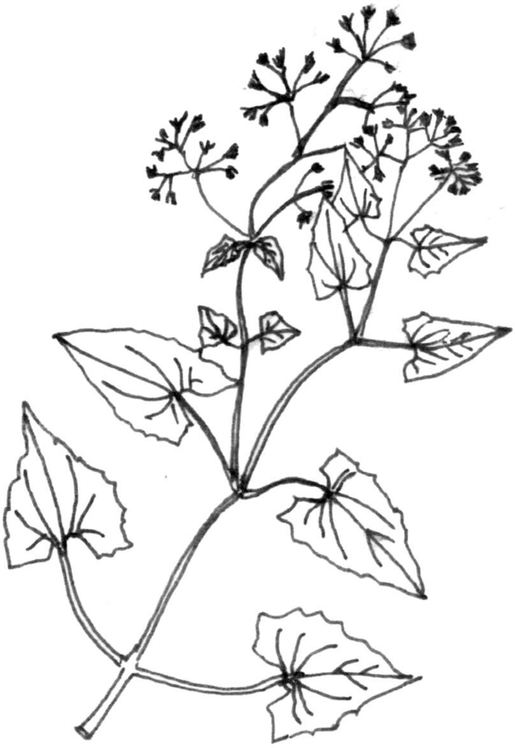

Chimie et propriétés

La plante renferme de la guacine, des tanins ainsi que deux lactones sesquiterpéniques, la dihydromikanolide et la mikanolide à activé anti-tumorale. Selon des travaux réalisés à la Jamaique, la plante a montré une forte activité anti bactérienne alors qu'une étude chinoise a mis en évidence une activité anti virale. En Argentine, la plante aurait aussi démontré des activités antispasmodiques et anti inflammatoires. Une récente étude parue dans "Cytotechnologie" suggère que la plante aurait un effet antitumoral intéressant.

Usages en Haïti

- Contre foulures et traumatisme : jus des feuilles, voie orale
- Fébrifuge : tige feuillée et fleurie en décoction
- Cicatrisant, Contre les plaies syphilitiques : plante en usage externe
- Anti-diarrhéique : feuille
- Vermifuge : feuille et tige
- Anti-parasitaire

Usages ailleurs

- Antivénéneux, Contre morsure de serpent : feuilles pilées en application locale : Trinidad, Guadeloupe, Martinique
- Contre les dermatoses : jus de la plante en application locale : Amérique Tropicale
- Tonique, Dépuratif : jus ou infusion des feuilles : Guyane
- Cholagogue : feuille en décoction salée : Guyane
- Contre la malaria : parties aériennes en décoction : Guyane
- Cicatrisant :
  - feuilles pilées en application externe : Mexique, Trinidad
  - décoction de la plante en lotionnement : Trinidad
- Contre les problèmes intestinaux : plante en décoction : Mexique
- Anti-eczémateux : jus des feuilles en application locale : Trinidad
- Laxatif : parties aériennes en décoction : Guyane

PS. Une espèce proche, la *Mikania cordifolia* (L.f.) Wild., aussi désignée en Haïti sous le nom de « liane Françoise », est utilisée aux mêmes fins thérapeutiques que la précédente.

Asteraceae (Compositae)

Parthenium hysterophorus L.

Absinthe marron

Absent mawon, bale amè

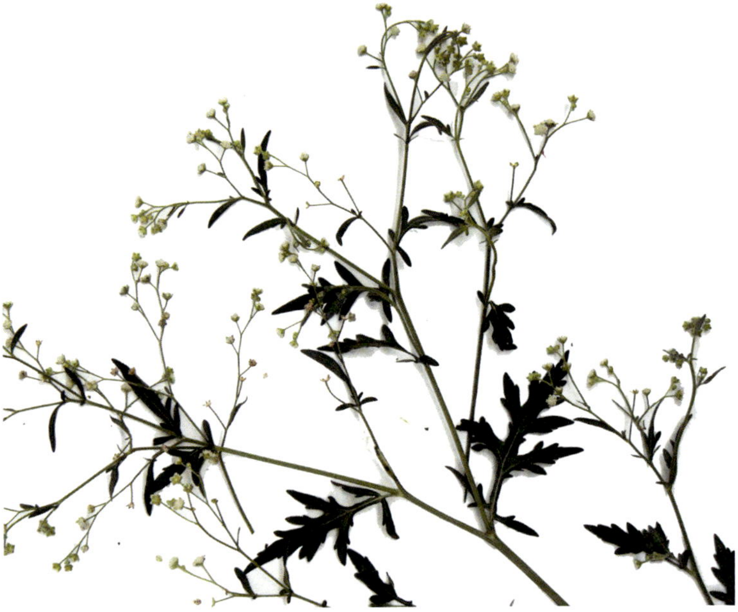

Description botanique

Herbe annuelle, ramifiée, à tiges cannelées, courante dans les décombres et les friches. Feuilles alternes, glauques, les supérieures, linéaires et entières ; les inférieures très découpées, atteignant 15 cm de long. Inflorescence : petit capitule pentagonal (diamètre 4 à 6 mm), pédonculé, entouré de 2 séries de bractées et formé de fleurons blancs. Fruit : akène de 2 mm de long garni de 2 soies recourbées.

Chimie et propriétés

L'absinthe marron contient 2 lactones, l'hystérine et la parthénine ; cette dernière est une substance carcinostatique à effet toxique agissant aussi comme dépresseur du système nerveux. Dans la racine ont été isolées deux nouvelles gaïènes. Une étude chimique préliminaire effectuée sur la feuille a révélé la présence de composés phénoliques et de flavonoïdes. Par voie externe, la plante a une bonne action contre les champignons responsables de dermatoses. Elle a aussi une activité analgésique, anti rhumatismale, vermifuge, anti microbienne et anti tumorale. Elle présente également une action anti oxydante et de protection des membranes lipidiques selon une très récente étude parue dans "BMC Complementary and Alternative Medicine". Elle a été décrite comme pesticide et ses extraits ont une action contre les anophèles selon une étude publiée dans la revue scientifique "Parasitology Research". Les fleurs sont parfois responsables d'allergies. L'usage interne de la plante n'est pas recommandé.

Usages en Haïti

- Contre les dermatoses et le prurit (gratelle) :
  - feuilles froissées en bain et friction
  - feuille en infusion
- Tonique, Vermifuge : fleurs en macération alcoolique
- Analgésique, Contre les douleurs faciales : feuilles écrasées en application externe
- Fébrifuge : feuilles et fleurs en infusion
- Contre la malaria : racine en macération
- Digestif : feuilles et fleurs en infusion
- Emménagogue : feuilles et fleurs en infusion
- Contre les affections oculaires : suc de la plante en instillation dans l'œil

Usages ailleurs

- Vermifuge : feuilles, usage interne : Curaçao, Cuba, Guadeloupe
- Contre les dermatoses et/ou les parasites cutanés :
  - décoction de la plante, application externe : Bahamas
  - poudre de la plante séchée en pate : Argentine, Cuba
  - feuilles pilées en application locale : Martinique, Guadeloupe
- Tonique : plante en infusion : Porto Rico, Argentine, Bahamas
- Carminatif : plante en infusion : Porto Rico, Argentine, Bahamas
- Emménagogue : feuilles et fleurs en infusion : Martinique, Guadeloupe, Mexique
- Anti-ulcéreux, Cicatrisant :
  - jus de la plante en application locale : quelque part en Amérique Tropicale
  - fleurs écrasées en application locale : Bahamas
- Contre les affections cardiaques : plante en décoction : Cuba, La Dominique
- Contre la malaria : racine en décoction : Cuba, Madagascar
- Prévention de la malaria : décoction de la racine en bain : Cuba
- Contre les névralgies : plante en décoction : Martinique, Guadeloupe
- Analgésique, Anti-rhumatismal :
  - extrait aqueux ou alcoolique de la plante, voie interne : Mexique
  - teinture de la plante en friction : Mexique
  - feuilles et fleurs en bains : Porto Rico
- Fébrifuge : plante en décoction : Cuba, Jamaïque
- Anti-eczémateux : poudre de la plante en usage externe : Cuba
- Anti-convulsif : racine en infusion : Argentine
- Anti-spasmodique : Madagascar
- Anti-diabétique : plante en décoction : Bahamas
- Stimulant nerveux : plante en infusion : Porto Rico
- Contre les problèmes du foie : Salvador
- Contre les calculs rénaux et la goutte : plante en infusion : Argentine
- Anti-tussif : plante en infusion : Bahamas
- Anti-diarrhéique : feuilles et fleurs en décoction : La Dominique

› Poussées dentaires : tige feuillée en bain, friction et décoction : La Dominique
› Soins post-partum : feuilles pilées en massage de l'utérus : La Dominique
› Contre la dysménorrhée : racine en macération alcoolique : Guadeloupe

Astereceae (Compositae)

Pluchea Symphytifolia (Mill.) Gillis
Syn : Pluchea Carolinensis G. Don.
La Chose – La Sauge – Tabac marron
La Chòy- Tabak mawon

Description botanique

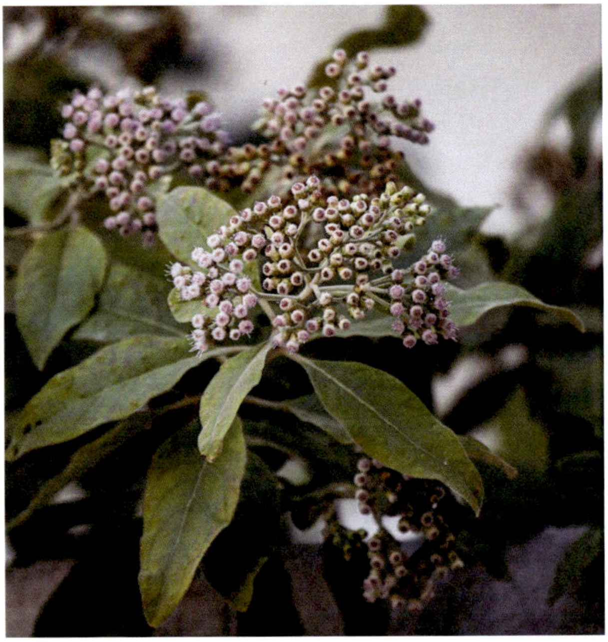

Arbrisseau branchu, très aromatique, à tiges blanchâtres ou rougeâtres, originaire d'Amérique. Feuilles alternes, ové-oblongues à elliptiques, entières à très irrégulièrement dentées, atteignant parfois 15 cm de long. Inflorescence : cyme de capitules à fleurons roses. Fruit : akène muni d'une aigrette de soie.

Chimie et propriétés

Les feuilles et les tiges renferment un alcaloïde non identifié. La plante contient de l'acétate de β-amyrine et du campestérol ; de l'acide chlorogénique et du nitrate de potassium auraient été trouvés dans toutes ses parties. En expérimentation animale, la plante a indiqué une activité anti-inflammatoire.

Usages en Haïti

› Digestif : plante en décoction
› Anti-rhumatismal : feuilles et fleurs en décoction
› Fébrifuge : feuilles et fleurs en décoction

Usages ailleurs

› Anti-grippe, Anti-rhume :
  - tige feuillée en décoction ou infusion : Bahamas, Panama, Iles Turques et Caicos, La Dominique, Guyane
  - décoction de feuilles en bain
› Anti-rhumatismal :
  - décoction de feuilles, en association, en bain : Bahamas

- feuilles fraîches ou cuites en massage local : Mexique, Vénézuela
- marc des feuilles infusées en emplâtre : La Dominique

› Ocytocique, Favorise l'accouchement : plante en décoction : Vénézuela, Mexique, Jamaïque
› Sudorifique :
  - feuilles et/ou fleurs en infusion : Vénézuela, Mexique
  - solution alcoolisée des feuilles en friction: Porto Rico
› Digestif :
  - plante en décoction : Barbade, Vénézuela, La Dominique, Guatemala
  - plante en infusion : Porto Rico
› Antiseptique, Cicatrisant : plante en décoction, application locale : Jamaïque, Vénézuela
› Anti-inflammatoire : tige feuillée en décoction, usage interne et externe : Iles Turques et Caicos
› Tonique intellectuel : plante en décoction : Vénézuela
› Anti-asthmatique, Antispasmodique :
  - feuilles séchées, en cigarette : La Dominique
  - feuilles en décoction : Mexique
› Expectorant : feuilles et fleurs en infusion : Vénézuela
› Emménagogue : feuilles en décoction : Mexique
› Anti-goutteux : feuilles en application locale : Mexique
› Contre les maux de tête : feuilles en application sur la tête : Cuba
› Analgésique : solution alcoolique des feuilles en friction : Porto Rico
› Contre l'hypertension : plante en décoction : Trinidad
› Collyre : plante en décoction : Trinidad
› Fébrifuge : feuilles : Mexique, Cuba
› Contre les maux de dent : décoction de feuilles en bain de bouche : Bahamas
› Antidiabétique : racine en décoction : La Dominique

* PS. Cette plante n'est pas la sauge Européenne, *Salvia officinalis* L., utilisée comme condiment et pour ses propriétés bactéricides et anti-sudorifiques.

Une espèce proche, la *Pluchea odorata* (L.) Cass. portant aussi le nom de lachoy ou de tabak mawon en Haïti est utilisée plus ou moins aux mêmes fins que la précédente.

Asteraceae (Compositae)

Pseudoelephantopus Spicatus (Juss.) Gleason

Langue de bœuf

Lang bèf

Description botanique

Herbe raide, érigée, à base ligneuse et tige striée, atteignant 1 m de haut. Feuilles inférieures obovées ou oblancéolées, les supérieurs linéaire-lancéolées, à base atténuée et sommet apiculé. Inflorescence : capitule axillaire, discoïde, sessile, entouré de plusieurs rangées de bractées sèches ; fleurs de couleur mauve pâle et à tube grêle. Fruit : akène côtelé, garni d'une couronne de soies.

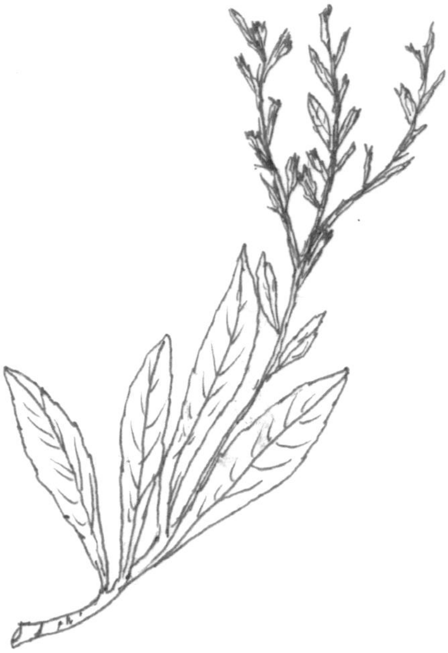

Chimie et propriétés

La plante renfermerait des saponines. L'extrait aqueux aurait un effet de régulation de la glycémie. La plante a aussi un effet de protection du foie. Chez une espèce voisine, une certaine activité anti-cancérigène a été mise en évidence.

Usages en Haïti

- Anti-vomitif : feuilles en décoction
- Anti-rhumatismal : feuilles bouillies en application locale
- Contre les foulures et les traumatismes : feuilles en décoction, voie orale ou feuilles bouillies en application locale

Usages ailleurs

- Anti-tussif : feuilles et fleurs en décoction : Amérique Centrale
- Analgésique : feuille : Bassin Caraïbe
- Anti-diarrhéique, Anti-dysentérique : racine en décoction : Salvador, Colombie, Trinidad
- Fébrifuge : plante en décoction : Trinidad
- Contre les troubles cardiaques : plante en décoction : Iles Vierges
- Collyre : jus des feuilles : Trinidad
- Tonique : décoction de la plante, en association : Jamaïque
- Anti-inflammatoire : feuilles en application locale : Panama
- Abortif : plante en association : Guadeloupe

Asteraceae (Compositae)

Senecioides cinerea (L.) O. Ktze

Syn : Vernonia cinerea (L.) Less.

Torchon sale

Tòchon sal

Description botanique

Herbe annuelle, dressée, ramifiée vers le haut, pouvant atteindre 1m de haut, poussant en milieux humides. Feuilles alternes, abovales à oblancéolées, à marge entière, ondulée ou crénelée-dentée, obtuses au sommet, rhomboïdes à atténuées à la base. Inflorescence : panicule constituée de petits capitules portant des fleurs à corolle mauve. Fruit : akène muni d'une aigrette blanche.

Chimie et propriétés

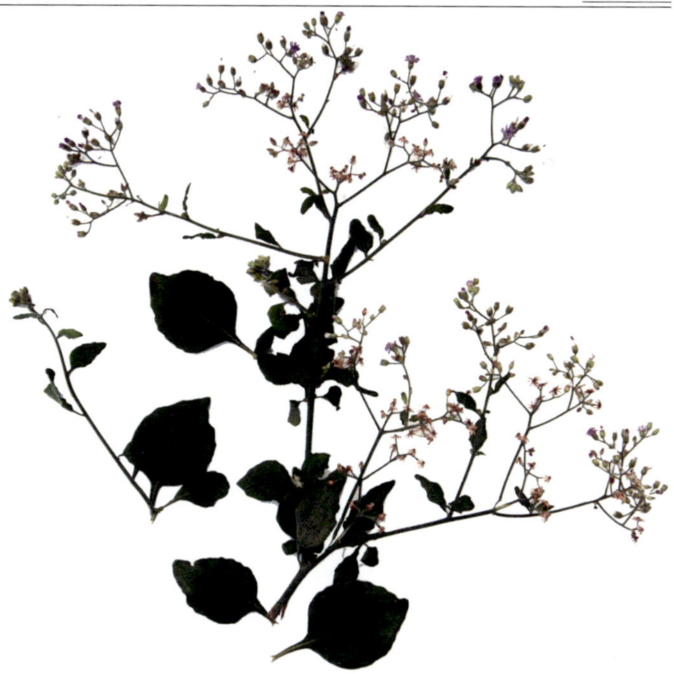

La plante contient du lupéol, du β-sitostérol et du stigmastérol. Elle renferme des composés à effet anti inflammatoire et a démontré une activité antibactérienne. Elle est pourvue de composés anti cancérigènes et anti tumoraux (vernolide A et lupéol entre autres) prometteurs et aurait un potentiel pour la gestion de nombreuses affections courantes. Les graines sont riches en acide linoléique. La plante agit contre la formation de calculs d'acide urique et l'extrait de plante entière a démontré une activité analgésique et dépressive du système nerveux central selon des travaux TRAMIL. Elle a été testée en Thailande avec des résultats assez intéressants selon les chercheurs ayant fait l'étude pour aider les fumeurs à se débarasser de la cigarette.

Usages en Haïti

› Anti-grippe, Anti-tussif : plante, voie orale

Usages ailleurs

› Vermifuge :
  - racine : Sénégal, Inde, Pakistan
  - graines en poudre ou infusion : Inde, Pakistan

› Anti-dysentérique : jus de feuilles, voie orale : Inde, Pakistan

› Digestif : graines en poudre ou en infusion : Inde, Pakistan

› Contre les dermatoses :
  - graines en poudre ou infusion, voie orale : Inde, Pakistan
  - graines en pâte, application locale : Inde, Pakistan

› Contre l'albuminurie :
  - plante en infusion, en association : Guyane[5]

› Diurétique : racine : Inde, Pakistan

› Fébrifuge : feuilles en friction ou racine : Sénégal

5 À la Guyane, cette plante porte le nom « radier l'albumine » à cause de son usage contre la présence d'albumine dans les urines.

Asteraceae (Compositae)

Synedrella nodiflora Gaertn

Feuille dépot

Fèy depo

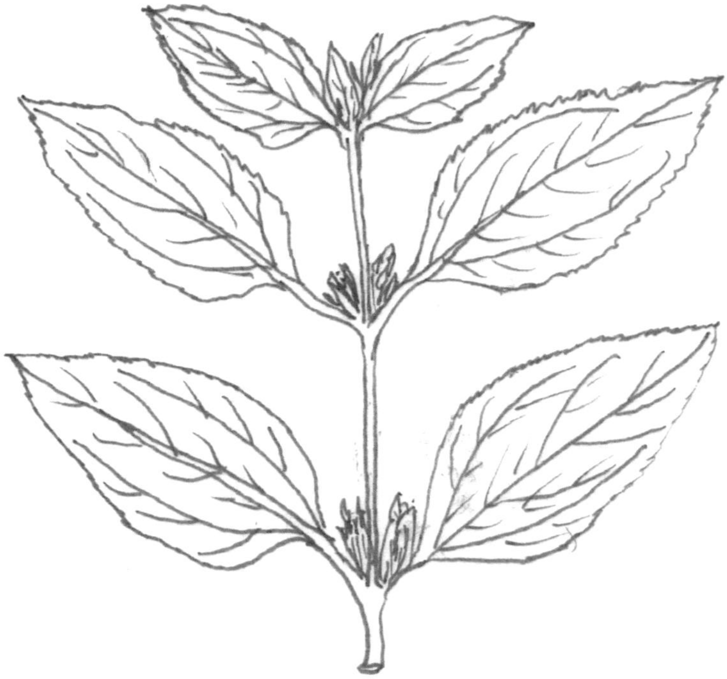

Description botanique

Herbe annuelle, érigée, branchue, un peu ligneuse à la base, atteignant 1m de haut. Feuilles opposées, courtement pétiolées, ovées, elliptiques ou lancéolées, à marge denticulée et base atténuée à cunéiforme. Inflorescence : capitules axillaires groupés par 2-3 aux aisselles des feuilles et formés de fleurons jaunes. Fruit : petit akène surmonté de 2 ou 3 arêtes rigides.

Chimie et propriétés

Les racines renferment un pigment polyacétylénique et de l'huile essentielle a été trouvée dans les feuilles, les tiges et les racines. La plante possède une bonne activité contre les bactéries et les champignons ; elle agit particulièrement sur le Candida albicans, champignon responsable de la candidose. Elle possède aussi une activité sédative, analgésique et anti convulsive. La plante devrait cependant être utilisée avec modération, son usage régulier par voie orale pouvant causer de l'anémie ainsi qu'une action toxique sur le foie selon de récentes publications.

Usages en Haïti

› Dépuratif : feuilles en infusion ou décoction
› Contre les traumatismes et les douleurs : jus des feuilles dans de l'eau, voie orale
› Contre les dermatoses : jus des feuilles dans de l'eau

Usages ailleurs

- Contre la grippe et le rhume : plante en décoction : Barbade
- Diurétique : feuilles en décoction : Guyane
- Anti douleur, Contre l'épilepsie : feuilles en application : Inde

La plante aurait plusieurs usages en Asie du Sud-Est (Morton, 1981).

Asteraceae (Compositae)

Tagetes patula L.

Souci

Sousi

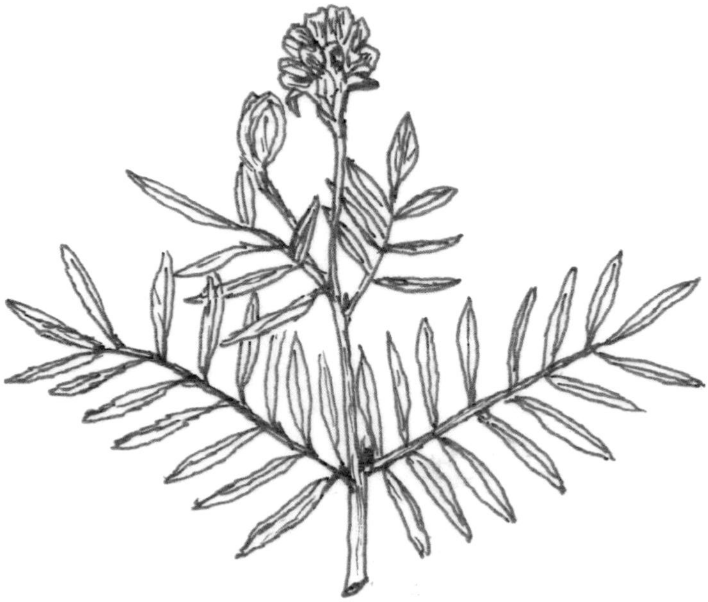

Description botanique

Plante herbacée, annuelle, ornementale, à odeur forte, originaire du Mexique. Feuilles opposées, composées, imparipennées, formées de 7 à 13 folioles lancéolées-linéaires, dentées, à points transparents dispersés sur la surface du limbe. Inflorescence : capitule de fleurs à pétales jaunes, oranges ou panachés, sous-tendu par des bractées soudées. Fruit : akène muni d'une touffe de soies.

Chimie et propriétés

Dans le genre présence d'esters xanthophylles et de substances agissant contre les vers et les insectes. D'après une étude réalisée au Surinam, la présence des constituants suivants est suspectée dans la plante : acide caféique, salicylates, coumarines, quercitine, anthocyanidines. La plante a une activité anti microbienne et anti inflammatoire. Ses extraits agissent sur plusieurs insectes nuisibles tels les anophèles, vecteurs de transmission de la malaria.

Usages en Haïti

› Emménagogue : fleurs en infusion ou en teinture
› Sudorifique : fleurs en infusion ou en teinture
› Contre les problèmes du foie : fleurs en infusion ou en teinture
› Cicatrisant : fleurs en usage externe

Usages ailleurs

› Sudorifique : préparation hydro-alcoolique des fleurs : Porto Rico
› Analgésique : préparation hydro-alcoolique des fleurs : Porto Rico
› Vermifuge : feuilles et fleurs en infusion : Porto Rico
› Stomachique : Surinam
› Contre les affections auriculaires et oculaires : Surinam
› Contre les douleurs abdominales : fleurs en décoction : La Dominique

En Amérique tropicale, 3 autres espèces de Tagetes sont utilisées : Tagetes erecta comme emménagogue et dans le traitement de la grippe; Tagetes lucida comme fébrifuge, digestif et laxatif; Tagetes florida comme analgésique et vermifuge.

Asteraceae (Compositae)

Taraxacum vulgare (Lam) Schrank

Syn: Taraxacum officinale G.H. Weber

Pissenlit

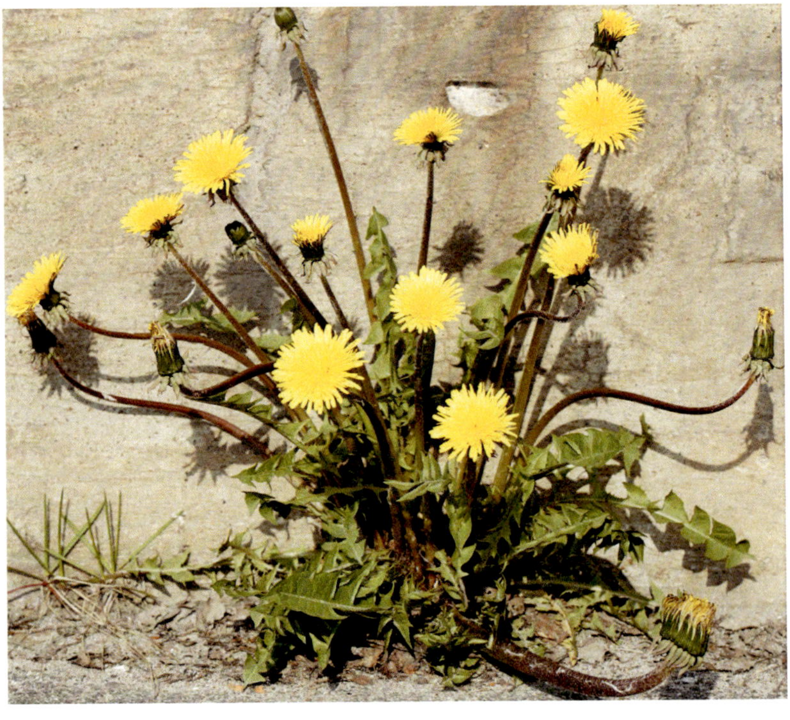

Description botanique

Petite herbe à feuilles disposées en rosette basale et à racine pivotante, poussant au bord des routes dans les zones fraîches du pays. Feuilles étalées, allongées, très découpées en lobes triangulaires à sommet aigu. Inflorescence : capitule solitaire, longuement pédonculé, regroupant des fleurons jaunes. Fruits : secs, munis d'une aigrette, groupés en une sorte de boule blanchâtre et s'envolant au moindre vent à maturité.

Chimie et propriétés

Les racines contiennent de la taraxacine, de la choline, des pectines, du lévulose et plusieurs autres sucres. La plante renferme aussi du taraxol, des tanins et des saponines. Le pollen contient du mannitol, substance utilisée dans le traitement de l'insuffisance coronarienne. Les feuilles sont riches en vitamines C. De récents travaux indiquent que la plante présente une action anti cancérigène et anti tumorale. Les feuilles et les racines font baisser les lipides du sang. La racine a une action de protection du foie. La plante fait partie d'une formulation anti diabétique en Inde (le Diasol) ayant été expérimentée avec des résultats intéressants. Le pissenlit est offert sous différentes formes dans les magasins de produits naturels dans de nombreux pays. On préconise souvent son usage pour faciliter l'élimination urinaire. En Ontario (Canada), il fait actuellement l'objet de recherches très pointues concernant son action anticancérigène. La plante est inscrite à plusieurs pharmacopées modernes : Inde, Angleterre, Allemagne, etc.

Usages en Haïti

Non répertoriés

Usages ailleurs

- Contre les affections du foie :
  - feuilles et racine en décoction : Mexique, Brésil, Europe
  - jus des feuilles et des racines : Europe, Chine
- Diurétique, Dépuratif :
  - feuilles et racines en décoction : Mexique, Brésil, Europe
  - jus des feuilles et des racines : Europe
- Tonique, Antianémique : plante en décoction : Guatemala, Mexique, Chine
- Antidiabétique : plante en décoction : Costa Rica, Europe
- Contre l'hypertension: jus des feuilles et des racines : Europe
- Laxatif : racine en décoction : Europe
- Dissolvant des calculs rénaux : feuilles en jus : Europe
- Cholérétique : racine en décoction : Europe
- Contre la constipation : feuille et racine en infusion : Europe
- Anti-rhumatismal, Anti goutteux, contre l'augmentation d'acide urique : plante en salade ou en décoction : Europe
- Contre les varices et les hémorroïdes : feuilles et racines en décoction ou décoction de la plante en bain de siège : Europe

- Anti-scorbutique : racine en décoction : Europe
- Rééquilibrant glandulaire : racine en décoction : Europe
- Contre l'obésité : Europe
- Stimulant des voies respiratoires : jus de feuilles et de racine
- Entretien du système artériel : feuilles et racine en décoction : Europe
- Contre le cholestérol et la cellulite : racine en décoction : Europe
- Cicatrisant : feuilles et fruit, application externe : Chine
- Stomachique : plante entière : Chine
- Contre les dermatoses : feuilles et racines en décoction : Mexique
- Contre les affections urinaires : racines en décoction : Brésil
- Anti cancérigène : racine surtout : Europe
- Soins de la peau : racine en décoction, voie orale : Europe
- Alimentaire : feuilles et fleurs en salade : Europe

Basellaceae

Anredera leptostachys (Moq.) Steenis

Vigne vierge

Viy vyèj – Yanm poul

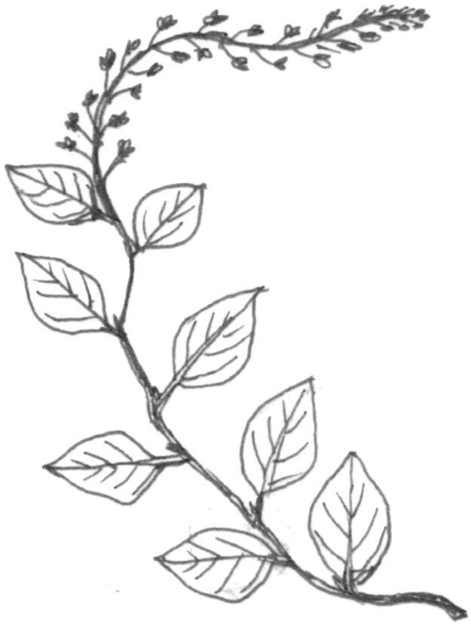

Description botanique

Liane vivace, grêle, à tiges lisses et rougeâtres et racines tubéreuses. Feuilles un peu épaisses, alternes, elliptiques à ovées, courtement pétiolées, à base atténuée ou cunéiforme et apex aigu ou acuminé. Inflorescence : grappe lâche et longue portant de petites fleurs à pétales blancs.

Chimie et propriétés

Une étude chimique pratiquée sur la plante haïtienne indique la présence de saponosides et de stéroïdes et/ou terpénoïdes. La plante est riche en mucilage. Une étude espagnole parue dans «Phytomedicine» indique que les racines agissent contre la douleur et l'inflammation et qu'elles ne présentent pas de toxicité. La plante est inscrite à la Pharmacopée française contre les boutons et comme adoucissant de la peau et des cheveux.

Usages en Haïti

- Contre les fractures osseuses : tubercules et feuilles écrasées, en application locale

Usages ailleurs

- Anti-inflammatoire :
  - macéré des feuilles en bain : Guadeloupe

- décoction des feuilles, voie orale : La Dominique
- tubercule : Cuba

› Contre les fractures et les dislocations : tubercules en cataplasme : Cuba, Porto Rico, Costa Rica
› Emollient : feuilles en bain : Guadeloupe, Martinique
› Analgésique : tubercule en application externe : Cuba
› Contre les maux de dent : jus des feuilles en application locale : Costa Rica
› Contre les hémorragies utérines : Porto Rico
› Antihémorragique : feuilles pilées en application locale : Porto Rico
› Antiasthmatique, Contre les affections des bronches : tiges et feuilles en infusion : Costa Rica
› Cicatrisant: tubercule en application externe : Costa Rica
› Soins des cheveux et de la peau : jus des feuilles en lavage externe : Guyane
› Contre les inflammations intestinales : feuilles mâchées : Guyane

Bignoniaceae

Catalpa longissima Jacq. Sim S.

Bois de chêne

Bwa dchenn

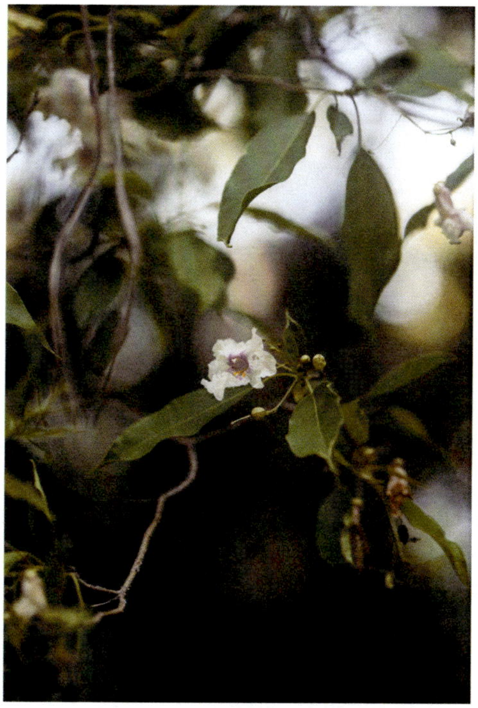

Description botanique

Grand arbre à tronc droit et nu, atteignant 30 m de haut, originaire des Antilles. Feuilles opposées ou groupées par 3, entières, ové-oblongues ou lancéolé-oblongues, glabres, longuement pétiolées. Inflorescence : panicule terminale portant des fleurs à pétales violet pâle, denticulés, à lobes inégaux. Fruit : très longue capsule filiforme, pendante, contenant de nombreuses graines comprimées munies de deux touffes de poils aux extrémités.

Chimie et propriétés

L'écorce est riche en tanin. Une étude chimique préliminaire effectuée sur la feuille a été positive pour les terpénoïdes, les polyphénols et les tanins. L'extrait (sur eau) des feuilles présente une activité de relaxation utérine chez le rat alors que la décoction de l'écorce a provoqué une augmentation de l'amplitude des contractions utérines. Les fractions aqueuses et organiques de l'écorce préparées à partir d'extraits bruts (alcool + eau) ont inhibé la formation de lésions gastriques selon des travaux TRAMIL et les essais pratiqués sur l'écorce n'ont rien révélé de toxique. L'usage de cette dernière doit cependant être évité par les femmes enceintes à cause de ses effets de stimulation sur l'utérus.

Usages en Haïti

› Fébrifuge : feuille ou écorce en décoction
› Antivénérien : écorce en décoction, voie orale : écorce en décoction, injections vaginales
› Contre la pneumopathie : feuilles en décoction
› Anti-diarrhéique, Anti-dysentérique : écorce en décoction, voie orale ; écorce en décoction, lavement
› Contre les maux de gorge, l'amygdalite et l'enrouement : infusion de la plante, en gargarisme
› Cicatrisant, Antiseptique : poudre de feuilles séchées, brulées, en application externe
› Contre les hémorroïdes : macération aqueuse de feuille, en lavement
› Antiasthmatique : graine

Usages ailleurs

› Fébrifuge : écorce : Antilles Française
› Antivénérien : écorce : Antilles Française
› Contre les douleurs d'estomac : écorce en décoction, en association : République Dominicaine
› Emménagogue : écorce en décoction, en association : République Dominicaine

Recommandations et posologie

Recommandations TRAMIL

› Fièvre : Faire bouillir 10 grammes de feuilles fraîches dans 4 tasses d'eau pendant au moins 10 minutes dans un récipient couvert ; boire 1 tasse toutes les 6 heures.
› Douleur d'estomac et aménorrhée (retard des règles) : faire bouillir 20 grammes de morceaux d'écorce dans 4 tasses d'eau pendant au moins 10 minutes dans un récipient couvert, laisser refroidir, boire 1 tasse toutes les 6 heures.

Contre-indications et précautions d'emploi

Si l'état du patient se détériore ou si les symptômes persistent pendant plus de 2 ou 3 jours, consulter un médecin. Ne pas employer chez les enfants de moins de 3 ans, chez les femmes allaitantes ou enceintes (peut provoquer l'avortement).

Bignoniaceae

Crescentia cujete L.

Calebassier

Pye kalbas

Description botanique

Petit arbre à écorce grise, à branches étalées ou pendantes, cultivé dans beaucoup de pays tropicaux. Feuilles groupées par 2-10 sur des protubérances, spatulées ou lancéolées, à sommet aigu ou arrondi, base atténuée et limbe traversé par de nombreuses nervures secondaires. Fleurs axillaires, solitaires, à calice charnu, bilobé et corolle tubuleuse jaune ou

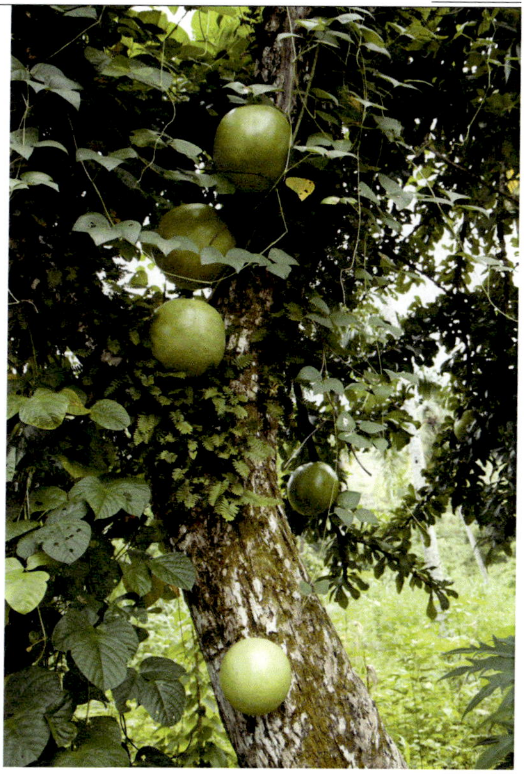

jaune-violacée. Fruit : grosse baie globuleuse ou elliptique à péricarpe dur et ligneux et pulpe abondante noirâtre, contenant de nombreuses graines ovales. Fruit : 20 à 30 cm de diamètre.

Chimie et propriétés

La pulpe du fruit renferme des tanins ainsi que les acides cyanhydrique, crescentique, tartarique, chlorogénique et citrique. Les graines contiennent une huile fixe ressemblant à l'huile d'olive et contenant les acides oléique, linoléique et linolénique. La pulpe du fruit a des propriétés purgatives et émétiques. La macération (sur mélange eau/alcool) de feuilles inhibe la croissance du Salmonella typhi responsable de la fièvre typhoide et montre une action antibactérienne contre plusieurs germes pathogènes pour l'homme (staphylocoque et E.coli.). Selon des travaux TRAMIL, l'extrait (sur mélange eau/alcool) de feuille présente une nette activité anti-inflammatoire par voie orale. Les fruits ont une activité antimicrobienne. La pulpe du fruit est cancérigène; elle peut d'autre part provoquer de graves diarrhées. Cependant, selon une étude réalisée en Afrique et publiée dans "International Journal of Phytomedicine", l'extrait alcoolique du fruit présente une très intéressante action contre le venin des serpents et selon une récente étude nigérienne, on pourrait tirer de la pulpe certains éléments intéressants pour la santé et l'alimentation humaine.

Usages en Haïti

- Contre l'urétrite : macération aqueuse dans la coque du fruit vide, voie orale
- Contre les inflammations ganglionnaires : pulpe du fruit, voie orale : macération aqueuse dans la coque du fruit vide, voie orale
- Contre les foulures et les traumatismes : pulpe du fruit en décoction, voie orale
- Anti-diarrhéique : pulpe du fruit, voie orale
- Expectorant : pulpe du fruit, voie orale
- Contre la formation d'abcès internes : pulpe du fruit, voie interne
- Utilitaire : fruit servant à la fabrication de produits artisananx et d'ustensile pour le transport de liquide

Usages ailleurs

- Cicatrisant : feuilles ou pulpe du fruit en application externe : Amérique Tropicale

› Analgésique, Anti-inflammatoire : pulpe du fruit en application externe : Amérique Tropicale
› Contre les dermatoses et les irritations de la peau : pulpe du fruit en application externe : Costa Rica
› Anti-tussif, Contre les maladies pulmonaires :
  • sirop du fruit vert : Curaçao
  • écorce en décoction : Cuba, Porto Rico
› Contre les hémorroïdes : écorce en décoction : Costa Rica, Porto Rico
› Purgatif :
  • pulpe du fruit cru : Porto Rico, Costa Rica
  • feuilles en décoction : Guyane
› Anti-diarrhéique :
  • écorce en décoction : Cuba, Porto Rico
  • jus des jeunes fruits : Guyane
› Emménagogue : jus de pulpe : Porto Rico
› Antihémorragique : feuilles en application locale : Porto Rico
  Antigrippe : feuilles en décoction en association : Cuba
› Contre les congestions de poitrine : feuilles en décoction : Aruba
› Contre les hématomes : pulpe du fruit, en association, voie orale : La Dominique
› Antidote :
  • pulpe en application externe : Costa Rica
  • pulpe, voie orale : Contrées d'Amérique Tropicale
› Contre les maux d'oreille : jus des feuilles, en instillation dans l'oreille : La Dominique
› Soins Post-partum : pulpe du fruit en massage sur le ventre : La Dominique
› Douche vaginales : feuilles en décoction : Cuba
› Tonique : feuilles en décoction : Cuba
› Ocytocique, Abortif : pulpe des jeunes fruits : Guyane, Indiens d'Amérique
› Anti-tumoral : pulpe du fruit : Vénézuela

Recommandations et posologie

Recommandations TRAMIL

Contre les douleurs d'oreille (après consultation médicale) : jus des feuilles chauffées, en instillation (gouttes) dans l'oreille.

Précautions d'emploi et contre-indications

Ne pas employer en cas de sécrétions dans l'oreille ou en cas de perforation éventuelle du tympan; si l'état du patient se détériore ou si les douleurs durent plus de 2 jours, revoir le médecin. Toute application dans l'oreille doit respecter les règles d'hygiène les plus strictes pour empêcher une contamination ou une surinfection. Il est recommandé de ne pas consommer le fruit à cause de sa toxicité et du risque d'avortement.

Bignoniaceae

Tecoma stans (L.) Juss

Chevalier

Chevalye, Bwa zen

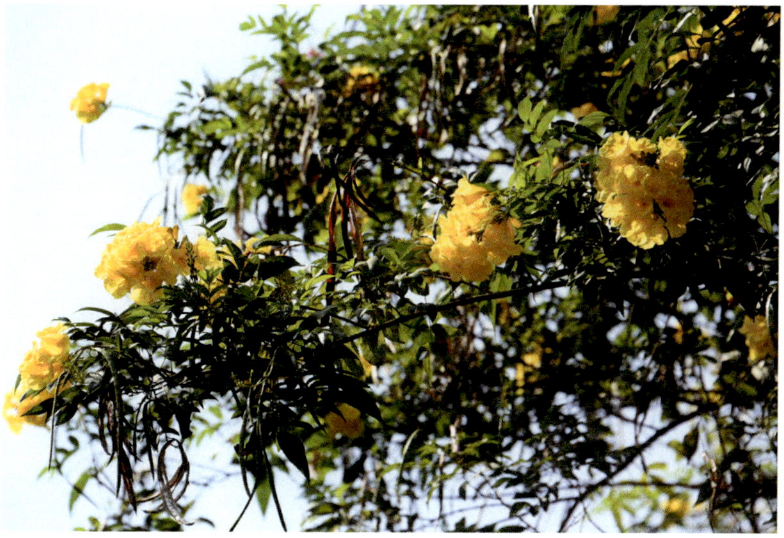

Description botanique

Arbuste branchu poussant en zones sèches et calcaires, originaire du Mexique. Feuilles composées, imparipennées, formées de 1 à 6 paires de folioles lancéolées ou elliptique-lancéolées, serretées, acuminées au sommet et cunéiformes à la base. Inflorescence : grappe pyramidale portant de belles fleurs à corolle tubuleuse jaune s'élargissant au sommet en 5 lobes inégaux et étalés. Fruit : capsule linéaire atteignant une vingtaine de centimètres de long contenant de nombreuses graines ailées.

Chimie et propriétés

Les feuilles renferment des alcaloïdes : técomine, técostidine et técostamine ; le bois, la técomine et la técomanine. Les graines contiennent un alcaloïde non identifié et de nombreux autres alcaloïdes sont rapportés pour la plante. Le chevalye contient aussi de la résine, des sels minéraux et des tanins. La plante fait baisser le taux de cholestérol et de triglycérides. Un effet anti diabétique a récemment été signalé par des chercheurs mexicains et une étude publiée dans "Journal of Ethnopharmacology" met cette action en évidence. La técomine et la técostamine seraient responsables de cette activité. La plante a aussi un effet antibactérien et antispasmodique. Une récente étude panaméenne parue dans "Pharmaceutical Biology" indique que les extraits de la plante agissent contre certains champignons de la peau.

Usages en Haïti

- Diurétique : écorce ou racine en décoction
- Antigoutteux : fleur et feuille

- Antisyphilitique : racine
- Tonique : fleur et feuille

Usages ailleurs

- Diurétique, contre l'oedème :
  - feuille en décoction : Guatemala, Vénézuela
  - racine en décoction ou fleurs et feuilles en bain : Argentine
- Antidiabétique : feuilles ou écorce en décoction ou infusion : Mexique, Porto Rico
- Contre les douleurs de l'estomac et la gastrite des alcooliques :
  - feuilles en décoction : Mexique
  - fleurs et écorce en infusion : Porto Rico
- Contre les maux de tête : feuilles en décoction : Guatemala
- Vermifuge : racine en infusion : Porto Rico
- Antisyphilitique : racine : Mexique
- Boisson : racine : Mexique

Bixaceae

Bixa orellana L.

Roucou

Woukou

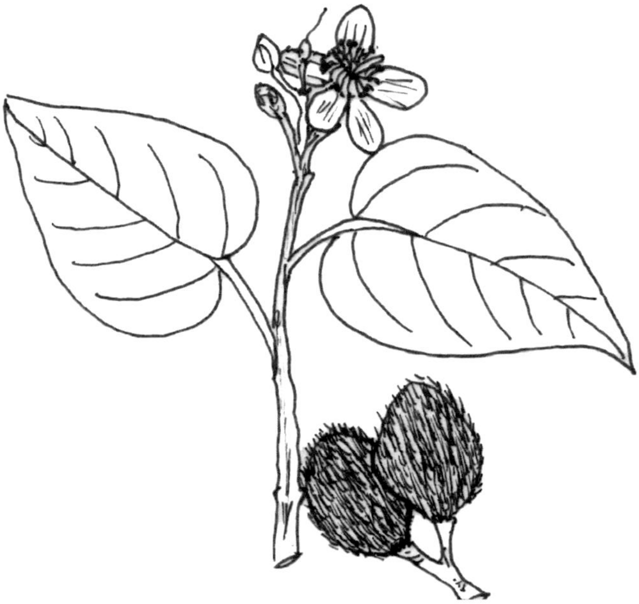

Description botanique

Arbuste ou petit arbre à écorce grise et rameaux écailleux, originaire d'Amazonie. Feuilles simples, alternes, pétiolées, entières, ovales, à sommet acuminé et base cordée. Inflorescence : panicule terminale regroupant de grandes fleurs roses à nombreuses étamines. Fruit : capsule ovoïde, bivalve, rouge sombre à maturité, recouverte d'épines et contenant des graines pyramidales.

Chimie et propriétés

La pulpe rouge du fruit contient de la vitamine A. Les graines renferment un alcaloïde toxique et les feuilles une huile contenant un hydrocarbone sesquiterpénique, l'ishwarane. La plante contient de la bixine, des ß-carotènes et des flavonoïdes. L'extrait (sur eau) de graines est anti inflammatoire. Les extraits alcooliques de fruit et de feuille sont doués de propriétés antibactériennes ; les extraits de graines ont indiqué une activité hypoglycémiante. Selon une récente étude brésilienne, les graines font baisser le taux de cholestérol. L'ingestion de l'huile provenant de la graine peut provoquer des réactions d'hypersensibilité et l'administration massive de graines est susceptible de provoquer une toxicité au niveau hépatique et pancréatique.

Usages en Haïti

- Antidote : feuille, écorce, tige et racine en décoction
- Antidiabétique : feuilles et graines
- Fébrifuge : fleurs et fruit en infusion

Usages ailleurs

- Diurétique :
  - jus des feuilles : Mexique
  - racine en décoction : Trinidad
  - graines en infusion : Porto Rico
- Anti-dysentérique, Anti-diarrhéique :
  - graines en infusion : Porto Rico
  - racine en décoction : Mexique
  - pulpe du fruit : quelque part en Amérique Tropicale
- Contre les affections du foie
  - racine en décoction : Trinidad
  - branche feuillée en décoction : Vénézuela
  - graines en décoction : contrée d'Amérique Tropicale
- Contre les inflammations de la bouche et de la gorge : décoction ou infusion des feuilles en gargarisme : Vénézuela, Porto Rico
- Antidote : graines : Vénézuela, Cuba
- Antiasthmatique : pulpe du fruit, en association : Vénézuela, Mexique
- Antivénérien :
  - racine en décoction : Trinidad
  - jus des feuilles : Mexique
- Contre les dermatoses et/ou les brûlures :
  - pulpe du fruit+ huile en application locale : quelque part en Amérique Tropicale
  - suspension des graines en application locale : Porto Rico
  - fruit pilé en application locale : République Dominicaine
- Contre les maux de tête : feuilles pilées, graissées, en application sur la tête : Porto Rico, Cuba
- Anti-lèpre : huile des graines : Amérique Centrale

› Aphrodisiaque :
  - graines en infusion : Porto Rico
  - feuilles en décoction : Surinam
› Purgatif : jus des feuilles : Mexique
› Anti-vomitif : feuilles en décoction : Surinam
› Contre les affections de l'utérus : feuilles en décoction : Surinam
› Antidiabétique : racine en décoction : Trinidad
› Contre les hémorroïdes : feuilles pilées, graissées en application anale : Porto Rico
› Contre la rougeole : pulpe des graines dans de l'eau : Contrée d'Amérique Tropicale
› Contre les secrétions oculaires : sève des pétioles dans les yeux : Guyane
› Contre l'asthénie et la faiblesse : fruit en macération, usage interne : République Dominicaine
› Contre foulures et traumatismes : décoction lactée du fruit, usage interne : République Dominicaine
› Insectifuge : pulpe du fruit ou graine : Amazonie, Nicaragua
› Colorant : pulpe du fruit : Amazonie
› Condiment : graine : Bassin Caraïbe

Recommandations et posologie

Recommandations TRAMIL

Brûlures : graines en application locale. Faire frire 10 grammes de graines écrasées dans 40 ml d'huile végétale et laisser refroidir. Laver la lésion avec de l'eau bouillie et du savon, appliquer la pate et recouvrir d'un linge propre. Changer toutes les 12 heures.

Contre-indications et précautions d'emploi

À utiliser uniquement sur les brûlures superficielles peu étendues (moins de 10 % de la surface du corps) et localisées en dehors des zones à grand risque de complication (tête, mains, pieds, organes génitaux). Cette application doit obéir à des règles d'hygiène rigoureuses pour éviter toute contamination ou une surinfection.

Boraginaceae

Heliotropium indicum L.

Crête de coq

Krèt kòk

Description botanique

Herbe dressée, branchue, à tige tétragonale et pubescence abondante. Feuilles ovales, gauffrées, sinuées-dentées, à base deltoïde, décurrente sur le pétiole et apex aigu (L = 4-18 cm ; l = 3-10 cm). Inflorescence : longue cyme scorpïoide portant de petites fleurs bleues, mauves ou blanches disposées d'un seul côté. Fruit : sec, glabre, ovoïde, côtelé.

Chimie et propriétés

Présence dans la plante de tanins et de plusieurs alcaloïdes dont l'indicine à action anti-cancérigène. Les extraits alcooliques de plante entière ont indiqué une activité anti-cancérigène. L'extrait éthanolique des feuilles présente un effet cicatrisant. Dans l'espèce ont été mis en évidence des alcaloïdes toxiques pour le foie, ce qui inviterait fortement à ne pas utiliser la plante par voie interne.

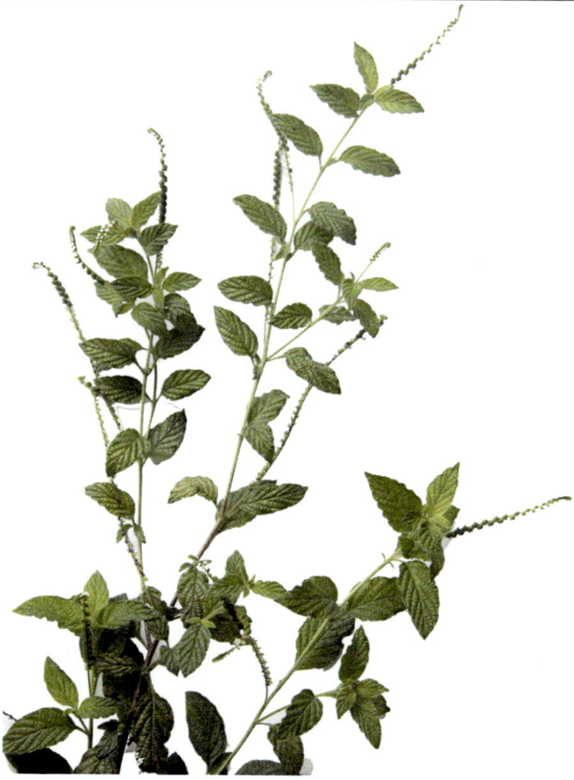

Usages en Haïti

- Contre les taies des yeux : jus des feuilles en application locale
- Cicatrisant : jus des feuilles en application externe
- Anti-cataracte : jus d'une tige feuillue et fleurie, en application locale
- Contre les maux de gorge : décoction d'une branche feuillue en gargarisme

Usages ailleurs

- Contre les maux de gorge et les angines :
  - préparation de la plante en gargarisme : Porto Rico, Guadeloupe, Martinique
  - décoction des feuilles en gargarisme : Brésil
  - infusion des fleurs en gargarisme : Costa Rica
- Cicatrisant : feuilles écrasées en application locale : Jamaïque, Guadeloupe, Martinique, La Réunion, La Dominique, Guyane
- Contre les affections oculaires :
  - suc de la tige et des feuilles en application locale : Martinique, Guadeloupe
  - jus ou décoction des feuilles en application locale : Trinidad, Jamaïque, Guyane, Inde
- Contre les dermatoses :
  - infusion des feuilles en bain : La Dominique
  - poudre des feuilles, voie externe : Sénégal
  - plante en décoction, voie externe : Cuba
- Antivénéneux : feuilles en infusion : Inde, Afrique
- Emménagogue : feuilles : Inde, Jamaïque, Madagascar
- Contre les hémorroïdes :
  - racine, feuille, tige : Cuba
  - plante en décoction : Brésil
  - plante, usage externe : Porto Rico

- Diurétique : feuilles en infusion : La Réunion, Madagascar
- Contre les calculs rénaux :
  - plante en infusion : Porto Rico
  - plante en décoction : Cuba
- Contre les inflammations rénales : feuilles en infusion : Ile Maurice
- Contre l'excès d'acide urique : plante en décoction : Cuba
- Contre la malaria : feuilles et fleurs en décoction : Cuba
- Antiasthmatique : feuilles, fleurs ou racine en décoction : Mexique, Guyane
- Anti-dysentérique : plante en décoction : Surinam
- Contre les maladies des bronches : plante en décoction : Surinam
- Contre les hémorragies internes : jus de la plante : Surinam
- Antigrippe, Anti-rhume : feuilles en décoction : Jamaïque
- Sudorifique : fleurs en infusion : Costa Rica
- Antirhumatismal : feuilles en cataplasme : Chine
- Dépuratif : tige feuillée en infusion lactée : La Dominique
- Contre les verrues : pâte de graines en application locale : quelque part en Amérique Tropicale
- Contre l'eczéma : plante en décoction, voie externe : Cuba

Boraginaceae

Tournefortia hirsutissima L.

Chique chique

Chik chik

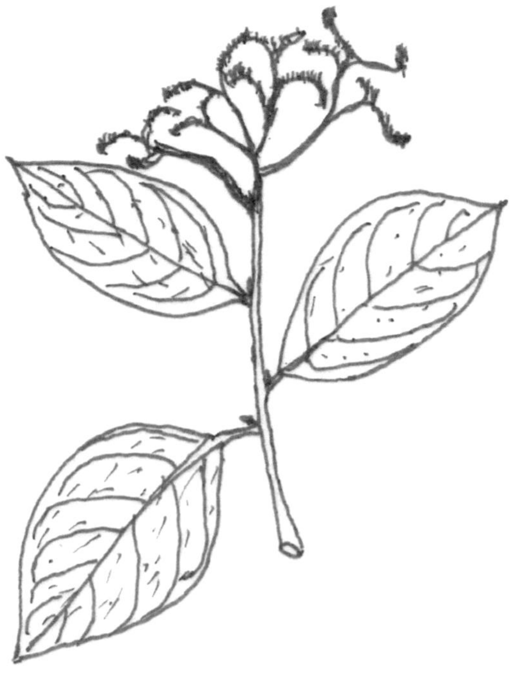

Description botanique

Arbrisseau sarmenteux à branches flexibles, atteignant 6 m de haut. Feuilles alternes, entières, elliptiques ou ové-elliptiques, très pubescentes. Inflorescence : corymbe d'épis enroulés, unilatéraux, regroupant de nombreuses petites fleurs tubuleuses. Fruit : drupe arrondie, blanchâtre, contenant des graines brunes.

Chimie et propriétés

Dans la famille plusieurs plantes émollientes, cicatrisantes, diurétiques. Selon une récente étude mexicaine, la plante a un effet hypoglycémiant.

Usages en Haïti

- Emménagogue : feuilles en décoction

› Parasiticide cutané, Contre les chiques (d'où le nom chik-chik) : feuilles pilées en cataplasme.
› Antianémique : feuilles en décoction

Usages ailleurs

› Diurétique : racine en décoction : Mexique, Guatemala ; feuille en décoction : Cuba ; jus de la plante : Porto Rico
› Contre les dermatoses : décoction de feuilles, voie externe : Mexique, Vénézuela ; feuilles pilées en application externe : Porto Rico
› Cicatrisant : décoction de feuilles, voie externe : Mexique, Guatemala ; feuilles pilées en application externe : Porto Rico
› Contre les troubles intestinaux : feuilles en décoction : Mexique
› Antivénérien : feuilles en décoction : Cuba
› Dépuratif : plante en boisson fermentée : Cuba
› Anti-diarrhéique : feuilles en décoction : Cuba
› Anti-vomitif : feuilles en décoction : Cuba
› Purgatif : plante en jus : Vénézuela
› Emménagogue : plante en jus : Vénézuela
› Fébrifuge, Antigrippe, Anti-rhume : tige feuillée en décoction : Jamaïque
› Contre maux d'estomac : tige feuillée en décoction : Jamaïque
› Antidiabétique : Jamaïque
› Contre les troubles nerveux : plante en association : Jamaïque

Une autre espèce de Tournefortia, le Tournefortia bicolor porte aussi le nom de chik chik et a les mêmes usages que le T.hirsutissima en Haïti. On ne différencie ces 2 espèces que par leur pubescence plus ou moins marquée.

Brassicaceae (Cruciferae)

Brassica oleracea L.

Chou

Chou

Description botanique

Herbacée à odeur forte cultivée comme légume dans plusieurs régions du pays. Feuilles : entières, glauques, épaisses, cireuses, imbriquées. Inflorescence : grappe allongée portant des fleurs à 4 pétales jaunes. Fruit : silique allongée, nervée, munie d'un bec.

Chimie et propriétés

Le chou est riche en vitamine C et en minéraux : calcium (sous une forme facilement absorbable), phosphore, soufre... Il a une action antiulcéreuse utile en cas de gastrite et de brûlure de l'estomac. Plusieurs études suggèrent que la consommation régulière de chou et d'autres légumes de la même famille (radis, navet, cresson...) aide à prévenir certains types de cancer.

Ceci est attribué aux isothiocyanates (sulforaphanes entre autres) trouvés dans ces plantes. Le brocoli, une variété de chou (variété italica) particulièrement riche en isothiocyanates, s'est taillé une réputation en tant que préventif du cancer. Ces mêmes substances aideraient aussi à lutter contre l'Helicobacter pylori, bactérie parasitant l'estomac et causant l'apparition d'ulcères à ce niveau. Le chou a également une action hypoglycémiante. Les résultats d'une très récente étude épidémiologique américano-chinoise publiée dans "American Journal of Clinical Nutrition" suggèrent que les grands consommateurs de légumes de la famille du chou pourraient vivre plus longtemps que ceux qui n'en consomment pas (% de décès, toutes causes confondues, réduit de 22 %) et être protégés du décès du aux maladies cardio-vasculaires (% de décès réduit de 31% selon l'étude). Dans les régions ou le chou constitue l'essentiel de l'alimentation, on note cependant une plus grande fréquence de goitres chez les gens déjà carencés en iode.

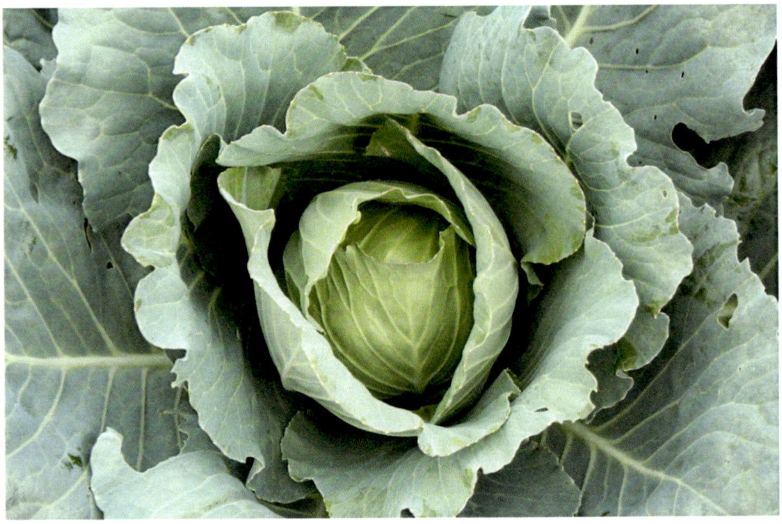

Usages en Haïti

- Contre l'asthénie et la faiblesse : feuilles en décoction ou en bouillon
- Antirhumatismal : feuilles cuites en cataplasme
- Anti-inflammatoire : feuilles cuites en cataplasme
- Contre les ulcères de l'estomac : jus de chou, voie interne
- Alimentaire : feuille

Usages ailleurs

Le chou est une plante connue et utilisée un peu partout comme aliment et pour de nombreux usages médicinaux :

- Vermifuge : jus des feuilles
- Contre les ulcères de l'estomac : jus de feuilles
- Contre les troubles de la vessie et des reins : feuilles, voie interne et cataplasme externe
- Cicatrisant, Antiseptique : feuilles en cataplasme externe
- Diurétique : feuilles, voie interne

- Tonifiant des voies respiratoires : feuilles en bouillon
- Contre rhumatisme et névralgie : feuilles chauffées en application locale
- Contre les dermatoses : jus de chou cru, en lotionnement de la partie
- Contre la constipation : feuilles en bouillon
- Antidiabétique : jus des feuilles
- Anti-diarrhéique : feuilles bouillies et eau de bouillon
- Contre la nervosité : feuilles crues en jus
- Contre les varices: feuilles en cataplasme
- Tonique, Antiscorbutique : feuilles crues
- Anti-inflammatoire, Analgésique : feuilles chauffées en application locale
- Alimentaire : feuille

Brassicaceae (Crusiferae)

Lepidium virginicum L.

Cresson danois

Kreson danwa, Kreson savann

Description botanique

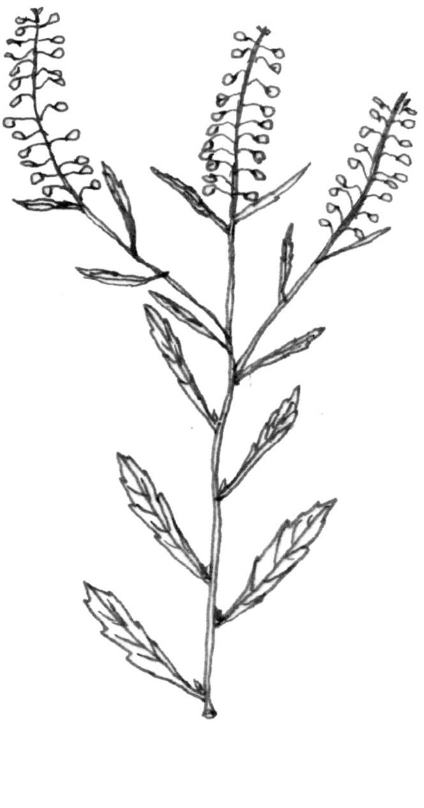

Herbe érigée, délicate, atteignant 50 cm de haut. Feuilles alternes, sessiles, les inférieures dentées à très découpées, les supérieures, plus petites et presqu'entières. Inflorescence : grappe terminale et axillaire portant des fleurs à pédoncules grêles et pétales blancs. Fruit : silicule oblongue à orbiculaire, ailée, de plus ou moins 3 mm de diamètre, à sommet échancré, contenant de petite graines aplaties.

Chimie et propriétés

Dans le genre, présence de glucosinolates générateurs d'essences soufrées volatiles (sévénols) à propriétés rubéfiantes. Une étude préliminaire pratiquée sur la feuille laisse suspecter la présence de stéroïdes et/ou terpènes et de composés phénoliques dans la plante. Les extraits de racine ont une action contre les amibes (*Entamoeba histolytica* entre autres, responsable de la dysenterie amibienne) et les bactéries.

Usages en Haïti

- Stomachique : jus des feuilles
- Cicatrisant : jus de racine dans du vinaigre en application externe
- Antiasthmatique, Contre la dyspnée : jus des feuilles
- Diurétique

› Contre les dermatoses : suc de la plante fraiche, en application externe
› Galactagogue : feuilles en infusion, en association

Usages ailleurs

› Stomachique : feuille : Mexique, Bahamas, Guatemala
› Diurétique :
  • feuille : Mexique, Porto Rico, Guatemala
  • racine : Cuba
› Anti-diarrhéique : feuille : Mexique, Guatemala : racine : Vénézuela
› Antiulcéreux : racine : Vénézuela
› Cicatrisant : feuille : Mexique
› Hypoglycémiant, Antidiabétique : feuille : Porto Rico, Cuba
› Dissolvant des calculs urinaires : feuilles : Porto Rico
› Anti-scorbutique : feuilles : Porto Rico
› Antidote : Indiens d'Amérique
› Alimentaire : feuille

Brassicaceae (Crusiferae)

Rorippa nasturtium - aquaticum L. Hayek

Syn : Nasturtium officinale R. Br.

Cresson

Kreson

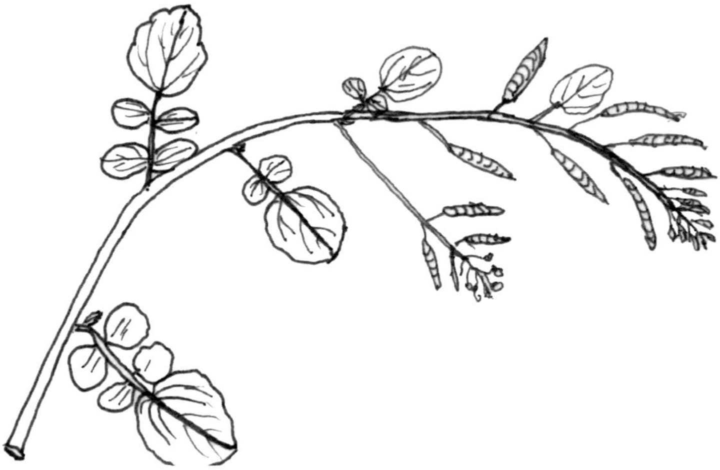

Description botanique

Herbe vivace à tiges couchées, charnues, recherchant les lieux humides, cultivée comme légume en Haïti. Feuilles alternes, découpées en segments oblongs, le terminal plus grand et à base légèrement cordée Inflorescence : grappe allongée portant de petites fleurs à corolle blanche. Fruit : silique linéaire s'ouvrant par 4 valves et contenant de nombreuses graines.

Chimie et propriétés

Le cresson est bien pourvu en iode, fer, vitamines (A, B, C, D), minéraux (calcium, phosphore, cuivre, soufre, etc.). Tout comme le brocoli, il est riche en isothiocyanates qui peuvent entraver les étapes vers la cancérisation des tissus. Une récente étude anglaise publiée dans "American Journal of Clinical Nutrition" supporte l'idée que la consommation régulière de cresson est liée à une réduction du risque de cancer chez l'homme en montrant que ce légume protège l'ADN des cellules. Le cresson renferme aussi de la nicotianamine agissant contre l'élévation de la tension artéreille. La plante jouit de propriétés antiscorbutique, diurétique, béchique, dépurative et reminéralisante. Plusieurs autres propriétés sont attribuées au cresson ou à ses constituants : expectorantes, anti-inflammatoires, antimicrobiennes, analgésiques, anti-tumorales. Le jus de feuilles agit aussi contre la bactérie responsable de la tuberculose et peut être utilisé parallèlement au traitement antibiotique contre cette affection. La plante peut agir positivement en cas de pneumopathie, de fatigue, de troubles du foie, mais il est demandé de bien laver les feuilles (les tremper par exemple pendant un moment dans de l'eau chlorée), d'éviter l'utilisation en période de floraison et de ne pas négliger le suivi médical en cas de troubles pulmonaires ou du foie.

Usages en Haïti

› Contre l'asthénie et la faiblesse : feuilles en décoction ou en bouillon
› Dépuratif : tige feuillee en jus ou en salade
› Contre la bronchite et le catarrhe pulmonaire : tiges feuillées en jus ou en salade
› Contre les maladies des gencives : tiges feuillées mâchées
› Diurétique : tiges feuillées mâchées
› Cicatrisant : feuilles fraîches pilées en cataplasme externe
› Alimentaire : tige feuillée

Usages ailleurs

La plante est très connue ailleurs et utilisée dans de nombreux pays, en particulier comme :
› Dépuratif : tige feuillée, voie interne
› Diurétique : tige feuillée, voie interne
› Antiscorbutique, Antianémique : tige feuillée, voie interne
› Béchique, Contre la coqueluche et les problèmes pulmonaires : tige feuillée, voie interne
› Antidiabétique : tige feuillée, voie interne
› Sudorifique : tige feuillée, voie interne
› Contre les abcès superficiels : feuilles hachées en cataplasme
› Contre les aphtes de la bouche : plante crue mâchée
› Stimulant de l'appétit : tige feuillée crue en salade ou jus
› Contre les troubles du foie : tige feuillée, voie interne
› Antirhumatismal : tige feuillée en salade ou en jus
› Alimentaire : tige feuillée

Bromeliaceae

Ananas comosus (L.) Merr.

Ananas

Zanana, Zannanna

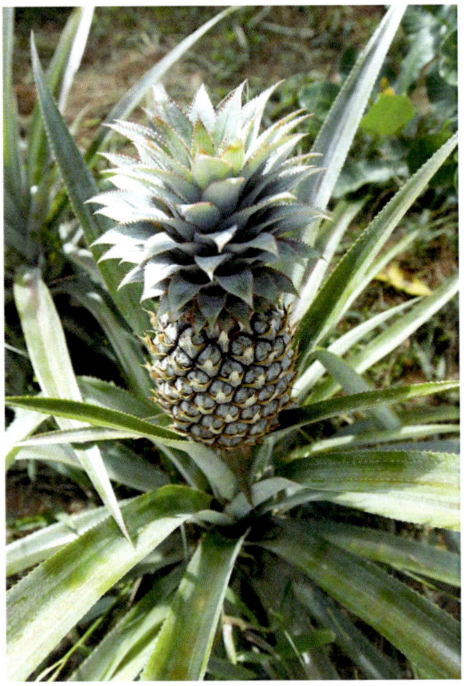

Description botanique

Herbacée à feuilles basales, originaire d'Amérique Tropicale. Feuilles nombreuses, glauques, linéaires, engainantes, rigides, à marge et apex épineux. Inflorescence ; épi dense regroupant des fleurs érigées à pétales violets. Fruit (il s'agit plutôt d'un ensemble de petits fruits rassemblés autour du pédoncule) : gros, charnu, aqueux, jaune-orange à maturité, à surface garnie de bractées épineuses.

Chimie et propriétés

La pulpe du fruit est riche en vitamines (A, B1, C, PP), en iode, en manganèse et en acide citrique. Elle contient des minéraux (calcium, phosphore, sodium, potassium), de la vanilline, les acides maliques, acrylique et valérianique. Du fruit on extrait la broméline, désignée aussi sous le nom de broméaïne, enzyme protéolytique dégradant les protéines en acide aminés. La broméline jouit de propriétés digestives et anti-inflammatoires ; cette substance exerce de nombreuses autres actions : elle combat les oedèmes et l'arthrite, elle régule le système immunitaire et protège le système cardiovasculaire. Elle aide à limiter la formation des brides lors du processus de cicatrisation des tissus. Elle est très utilisée en cas de lésions traumatiques par les sportifs. Elle peut causer des effets secondaires tels des irritations cutanées. L'extrait alcoolique de l'ananas a un effet hypoglycémiant. Le jus du fruit vert est un vermifuge et un violent purgatif. Le fruit mûr est diurétique, mais peut, en grandes quantités, causer des contractions utérines.

Usages en Haïti

› Digestif : jus du fruit mûr
› Diurétique : jus du fruit vert ou racine
› Antidote, Contre intoxication par viande ou crustacé : jus du fruit
› Vermifuge : jus du fruit vert
› Laxatif : jus du fruit mûr
› Emménagogue, Abortif : fleurs ou jus du fruit
› Contre l'angine : jus du fruit en gargarisme
› Alimentaire : fruit

Usages ailleurs

L'ananas est utilisé un peu partout à travers le monde comme aliment et pour de nombreux usages médicinaux.

- Diurétique : jus du fruit mûr
- Antiscorbutique : jus du fruit mûr
- Purgatif : jus du fruit vert
- Vermifuge : jus des feuilles ou du fruit vert
- Contre la constipation : jus des feuilles
- Contre les maladies du foie : jus du fruit mûr
- Antivénérien : feuilles en décoction
- Contre les insuffisances digestives : broméline tirée du fruit
- Anti-inflammatoire, Contre les lésions traumatiques et les suites d'interventions chirurgicales : broméline tirée du fruit
- Emménagogue : fruit
- Amaigrissant : fruit, tige au naturel ou sous forme de compléments alimentaires
- Contre maux de gorge ou angine : décoction du fruit en gargarisme
- Contre les hémorroïdes : décoction de l'écorce du fruit en lavage rectal
- Contre les empoisonnements et les intoxications alimentaires : jus du fruit
- Alimentaire : fruit
- Soins de la peau : jus du fruit en lotionnement

Burseraceae

Bursera simaruba (L.) Sarg.

Gommier

Pye gomye

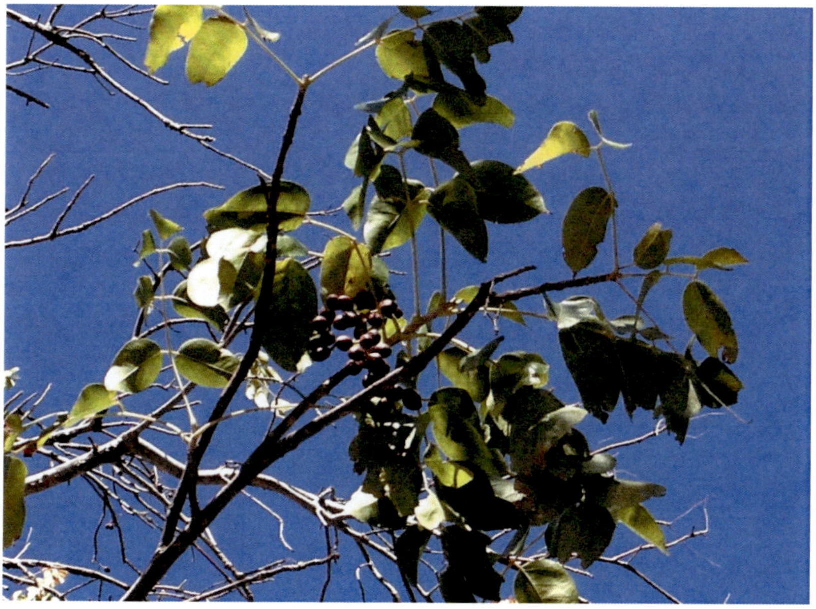

Description botanique

Arbre moyen à tronc brillant et écorce se détachant en fines plaques. Feuilles alternes, composées, imparipennées, formées de folioles ovées à base arrondie et apex acuminé. Inflorescence : panicule axillaire portant de petites fleurs à 5 pétales infléchis blancs-crème. Fruit : drupe ovale, assez coriace, rougeâtre à maturité, s'ouvrant par des valves et contenant une graine blanchâtre.

Chimie et propriétés

Dans la famille, présence de canaux sécréteurs à oléogommo-résines odorantes employées en pharmacie pour leurs propriétés balsamiques. La plante contiendrait des saponines, des composés phénoliques et des tanins. Du tronc exsude une résine contenant 5 % de camphène.

Usages en Haïti

› Contre les abcès et les inflammations ganglionnaires : résine du tronc, en application locale
› Contre l'urétrite : écorce et racine en macération
› Anti-diarrhéique : écorce en macération aqueuse
› Contre les calculs urinaires : résine dissoute dans l'eau
› Diurétique : écorce en infusion
› Contre les affections des reins : écorce en infusion
› Calmant : écorce en infusion, en association
› Cicatrisant, Antiseptique : suc de la racine ou feuilles, en application locale
› Fébrifuge
› Contre les hémorragies de l'estomac : feuilles en infusion
› Insecticide : résine

Usages ailleurs

› Fébrifuge : écorce : Bassin Caraïbe
› Antirhumatismal : écorce : Bassin Caraïbe
› Antivénérien : écorce : Bassin Caraïbe
› Cicatrisant : résine du tronc, usage externe : Mexique, Cuba, Bahamas
› Anti-diarrhéique : écorce en infusion : Mexique, Porto Rico, République Dominicaine
› Contre les affections pulmonaires : résine du tronc : Porto Rico
› Antidiabétique : écorce séchée en association : Guadeloupe
› Antidote : jus des feuilles ou de l'écorce, application externe : Bahamas
› Contre les morsures d'abeille : feuilles écrasées en cataplasme : Bahamas

Cactaceae

Opuntia ficus indica (L.) Mill

Raquette

Rakèt

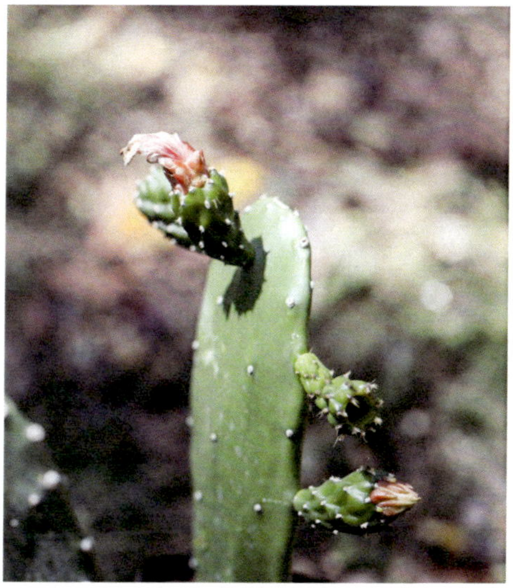

Description botanique

Plante charnue, très ramifiée, à tiges composées d'articles plats, ovales à elliptiques, quelques fois munies d'épines. Feuilles subulées ne dépassant pas 3 mm de long. Fleurs grandes, sessiles, à corolle jaune vif. Fruit : baie obovée à sommet déprimé, rouge ou jaune à maturité, contenant de nombreuses graines.

Chimie et propriétés

La pulpe du fruit renferme un polysaccharide formé d'arabinose et de galactose. La plante aurait des propriétés antispasmodiques. Les jeunes tiges sont assez bien pourvues en vitamines et en minéraux et peuvent être utilisées comme légume. La raquette est utilisée dans certains pays contre le diabète et aurait un effet hypoglycémiant du à ses fibres mucilagineuses et à d'autres constituants. Elle réduirait aussi le taux de cholestérol, aurait un effet contre l'apparition du syndrome métabolique ainsi qu'une action bénéfique sur le système digestif. En expérimentation, un supplément alimentaire à base de raquette pris avant la consommation d'alcool a significativement réduit les symptômes de la "gueule de bois" ("mal makak").

Usages en Haïti

- Contre les affections oculaires : tige en application sur la tête
- Cicatrisant : tige en emplâtre
- Contre les coliques et les dérangements intestinaux : tige pilée dans de l'eau, voie orale ou lavement
- Contre les céphalées : tige en application sur la tête
- Contre les hémorroïdes : tige écrasée en bain de siège
- Béchique : fruit en infusion
- Contre le diabète : tige, voie orale
- Purificateur d'eau : tige pelée placée dans l'eau

Usages ailleurs

- Anti-diarrhéique :
  - jus de la plante, voie interne : Bahamas, Porto Rico, Curacao
  - fleurs et fruits : Tunisie

- Stomachique : feuilles : Bahamas, Curaçao
- Contre les hématomes : tiges râpées en association, en cataplasme externe : La Dominique
- Contre les angines :
  - plante froissée dans de l'eau en application locale : La Dominique
  - jus de la plante, voie orale : La Dominique
- Contre la constipation : plante en infusion : La Dominique
- Anti-inflammatoire, Emollient : plante en cataplasme : Porto Rico
- Contre les affections oculaires : plante en lavage des yeux : Vénézuela
- Cicatrisant : plante en usage externe : Vénézuela
- Soins des cheveux : jus de la plante en shampoo : La Dominique
- Larvicide : tige broyée : Algérie
- Diurétique, Contre les calculs urinaires : fleurs : Tunisie
- Anti-diabétique : racine : Tunisie ; Tige : Mexique
- Contre les hémorroides : fruit : Tunisie
- Vermifuge : fleur : Tunisie

Caprifoliaceae

Sambuscus simpsonii Rehd.

Syn : Sambuscus canadensis L.

Sureau

Siwo

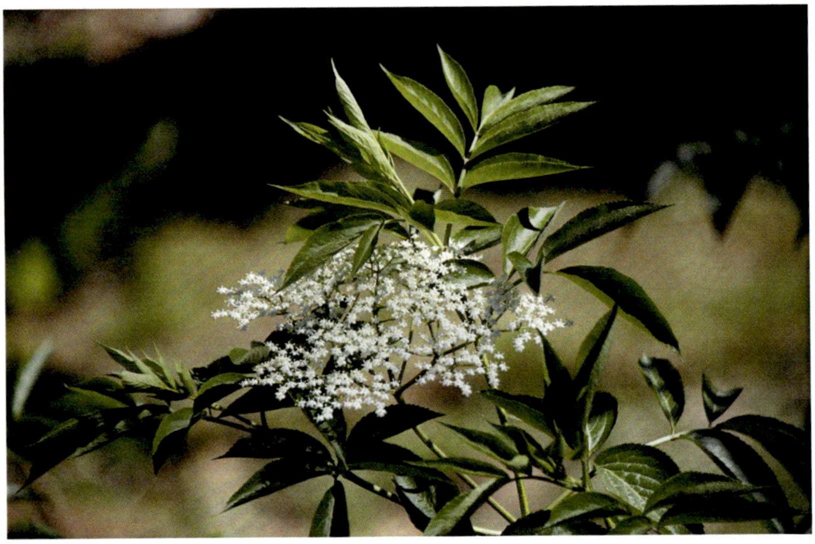

Description botanique

Arbuste ou petit arbre de 3 à 6 m de haut, à branches remplies de moelle. Feuilles composées, formées de 5-7 folioles étroitement elliptiques, à sommet acuminé, marge serretée et base cunéaire. Inflorescence : cyme en forme de corymbe regroupant de petites fleurs odorantes à corolle blanche. Fruit : drupe de plus ou moins 0,8 cm de diamètre, noire à maturité.

Chimie et propriétés

Les fruits sont riches en tanins. Ils soulageraient les symptômes de la grippe. Les feuilles, fleurs et fruits crus contiennent un glucoside cyanogénétique. Les fleurs ont une action anti inflammatoire, diurétique et sudorifique. Les fleurs des espèces de ce genre sont riches en sels minéraux, surtout en nitrate de potassium; elles renferment aussi du mucilage et des flavonoïdes. Une autre espèce de Sambuscus, le Sambuscus nigra est très utilisée en Europe pour ses propriétés diurétiques, sudorifiques, dépuratives et galactagogues. Plusieurs espèces du genre *Sambuscus* portent aussi en France le nom vernaculaire « Sureau ». La plante (fleurs et fruits) est inscrite à la Pharmacopée française contre la grippe, la toux et la fièvre.

Usages en Haïti

› Sudorifique : fleurs en infusion
› Diurétique : écorce en décoction
› Expectorant : feuilles en infusion, en association
› Contre la migraine : feuilles en compresse sur la tête

Usages ailleurs

› Antigrippe, Anti-rhume, Expectorant :
  - feuilles en décoction ou en infusion : La Dominique, Martinique, Guadeloupe
  - fleurs en décoction; Guatemala, Jamaïque, Trinidad, Porto Rico, Mexique, Guyane

› Sudorifique, Fébrifuge :
  - fleurs : Cuba, Jamaïque, Trinidad, Guatemala, Mexique
  - décoction des feuilles en bains : Guyane

› Contre la rougeole et la variole :
  - décoction des fleurs, en usage interne et externe : Bahamas
  - feuilles et/ou fleurs en décoction, voie interne : Mexique, Porto Rico, Guatemala

› Diurétique :
  - racines et fruits : Vénézuela
  - fleurs en décoction : Mexique

› Collyre : fleurs en infusion : Cuba, Vénézuela
› Contre les dermatoses et les éruptions cutanées : fleurs en friction ou décoction, application locale : Cuba, Porto Rico
› Antirhumatismal : fleurs en décoction, voie orale : Mexique
› Anti-diarrhéique : fruit en décoction : Vénézuela
› Antihémorragique : fruit en décoction : Vénézuela
› Contre les maux de tête : feuilles en application sur la tête : Guatemala
› Anti inflammatoire : décoction des fleurs en compresses : Guatemala
› Contre les problèmes digestifs :
  - fleurs en décoction : Vénézuela
  - jus des feuilles : La Dominique

› Emétique : feuilles et tiges en décoction forte : Vénézuela
› Purgatif : feuilles en décoction légère : Vénézuela

Carica papaya L.
Papayer
Pye papay

Description botanique

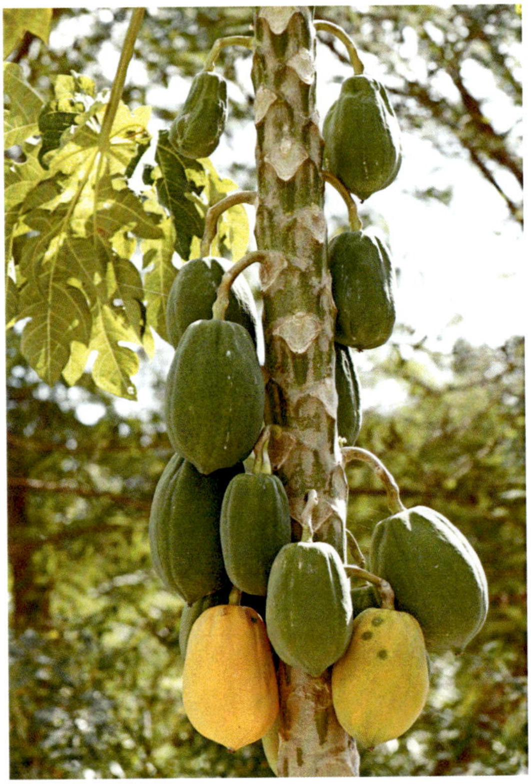

Arbuste à latex et tronc droit, originaire d'Amérique Centrale. Feuilles alternes, grandes, simples, palmées, très découpées en lobes dentés. Inflorescences mâles et femelles séparées : les mâles formant de grandes panicules lâches à fleurs jaunâtres ; les femelles plus courtes et également jaunâtres. Fruit : grosse baie de forme et de couleur variées, à pulpe jaune ou orangée, contenant de nombreuses graines arrondies noirâtres.

Chimie et propriétés

Le fruit renferme les vitamines A, B, C, E, des minéraux (potassium, calcium, fer, phosphore), du lycopène, pigment à effet bénéfique sur la santé. Le latex contient de la papaïne, enzyme aidant à digérer les protéines et indiqué en cas de troubles digestifs. La papaïne est aussi utilisée en cas d'ulcères, de plaies, de parasitose, comme anticoagulant et anti-inflammatoire. La papaye renferme du xylitol qui semble expliquer l'action anti-ictérique signalée pour la plante, un extrait de papaye ayant accéléré le déjaunissement des animaux chez lesquels une jaunisse avait été induite. La feuille renferme de la carpaïne à action cardiaque, diurétique et amoebicide. Le latex du fruit est vermifuge. La graine agit contre les bactéries et les amibes. Une récente étude américaine démontre que chez les femmes porteuses du virus du papillome humain responsable de la majorité des cancers du col de l'utérus, la prise régulière de papaye réduit le risque de souffrir de ce cancer. Un extrait de papaye a aussi réduit la déformation des globules rouges chez les personnes atteintes d'anémie falciforme à qui il peut être recommandé de consommer de la papaye. En essais cliniques, la pulpe du fruit appliquée sur des brûlures infectées a aidé à contrôler l'infection et à cicatriser les tissus. Le latex du fruit vert diminue l'acidité de l'estomac et protège des ulcères. La papaye est bénéfique aux hypertendus (en légume ou cru). La consommation du fruit facilite l'absorption du fer des végétaux et peut être utile en cas d'anémie.

Usages en Haïti

› Vermifuge, Taenifuge : suc du fruit vert, voie orale ; fruit mûr, voie orale

› Antirhumatismal : feuilles bouillies en cataplasme, racines en macération alcoolique, voie orale, graines, voie orale
› Galactagogue : feuille
› Diurétique : racine en infusion
› Contre l'hypertension : jus du fruit
› Contre les maux de dent : latex en application ou décoction de feuille en bain de bouche
› Ocytocique : feuilles en bains
› Contre l'urétrite : racine en macération aqueuse
› Contre les foulures et traumatismes : feuilles bouillies en application externe
› Dépuratif, Antianémique : feuilles en décoction
› Contre le diabète : feuilles et fruit, voie orale
› Attendrisseur de viande : viande enveloppée dans les feuilles
› Alimentaire : fruit

Usages ailleurs

› Vermifuge :
- latex : Guatemala, Vénézuela, Curaçao, Brésil, Jamaïque, Caicos
- graines séchées en poudre : Guatemala, Porto Rico, Guadeloupe
- graines pilées : Sénégal, Inde, Pakistan
- racine en infusion : Porto Rico
- graines croquées : Madagascar, Iles Maurice
- graines grillées : Guyane

› Digestif :
- papaïne : thérapeutique moderne ; fruit : Madagascar, Inde, Pakistan
- graine : Bahamas

› Antiulcéreux, Cicatrisant : papaïne : thérapeutique moderne : jus du fruit, usage externe : Inde, Pakistan
› Antiasthmatique :
- feuilles en décoction ou fleurs en sirop : Bassin Caraïbe :
- fumée de feuilles en inhalation : Afrique

› Contre les dermatoses : latex ou décoction de feuilles, usage externe : Bassin Caraïbe, Inde, Pakistan
› Diurétique :
- latex : Iles Caicos
- racine et feuille : Sénégal
- graine : Bahamas

› Contre la constipation :
- fruit très mûr avec ou sans les graines : Guadeloupe, Inde, Pakistan
- décoction de la feuille, en association : Benin

› Fébrifuge :
- fleurs en décoction : Bassin Caraïbe
- feuilles en infusion : Bénin, Côte d'Ivoire

- Galactagogue : écorce, feuille ou fruit : Sénégal, Inde, Pakistan
- Anti-dysentérique, Anti diarrhéique, Antiamibien :
  - fruit vert sans les graines : Cuba
  - feuilles : Inde, Pakistan
  - fruits mûrs séchés : Afrique
- Antitussif : fleurs en décoction : Bassin Caraïbe
- Contre la gonorrhée :
  - racine en décoction, voie orale ou lavement : Trinidad, République Centre Africaine, Sénégal, Congo
  - extrait aqueux des feuilles : Mali
- Antisyphilitique : racine en infusion : Afrique
- Abortif, Ocytocique :
  - préparation de racine, en douches vaginales : Inde, Pakistan
  - racine fraîche en association : Nigeria
  - fleurs ou feuilles : Guyane
- Emménagogue : fruit vert : Inde, Pakistan
- Contre les hémorroïdes : poudre de feuilles grillées, application locale : République Centre Africaine
- Antiscorbutique : fruit mûr ; Inde, Pakistan
- Contre les verrues et les excroissances de la peau : jus du fruit en application locale : Inde, Pakistan
- Hémostatique : écorce et feuille : Sénégal
- Anti-ictérique :
  - fruit vert : Sénégal, Congo
  - extrait ou macéré de feuilles : Mali, Togo
- Anti-malarique : feuille en décoction : Surinam
- Contre l'hypertension: fruit vert non pelé en décoction : Bermudes
- Purgatif : racine en décoction : Trinidad
- Prévention du rhumatisme : consommation du fruit : Java
- Anti-cancérigène : latex : Cuba
- Contre les tâches du visage : jus du fruit en application locale : Inde, Pakistan
- Attendrisseur de viande : papaïne ou feuilles
- Alimentaire : fruit : consommation généralisée

Recommandations et posologie

Recommandations TRAMIL

- Furoncles : laver la lésion à l'eau bouillie et au savon ; laver le fruit vert, le râper et couvrir la partie affectée. Recouvrir d'une compresse ou d'un linge propre et changer toutes les 12 heures.
- Urétrite (à faire en complément du traitement classique et après un avis médical) : racine en macération, voie orale

Contre-indications et précautions d'emploi

Si l'état du patient se détériore ou si les symptômes durent plus de 5 jours, consulter un médecin.Toute application externe doit respecter les règles d'hygiène les plus rigoureuses afin d'éviter une contamination ou une surinfection.

Autres recommandations

- Ictère (tiré de Pousset) : Faire cuire un fruit vert ou 10 grammes d'écorce de racines avec du poulet et prendre comme repas.
- Vermifuge (contre oxyures, tricocéphales et ascaris) (tiré de Pousset) : prendre 4 à 8 grammes de latex frais pour les enfants, le double pour les adultes. Prendre ensuite un laxatif pour éliminer les vers.

Caryophyllaceae

Drymaria cordata (L.) Wild.

Appétit marron

Apeti mawon

Description botanique

Petite herbe fragile, rampante, à tiges filiformes, poussant dans les friches humides. Feuilles opposées, petites, arrondies, à nervation palmée et base plus ou moins cordée. Inflorescence : cymes terminales et axillaires portant de petites fleurs à 5 pétales bifides blancs. Fruit : capsule à 3 valves contenant de très petites graines granuleuses.

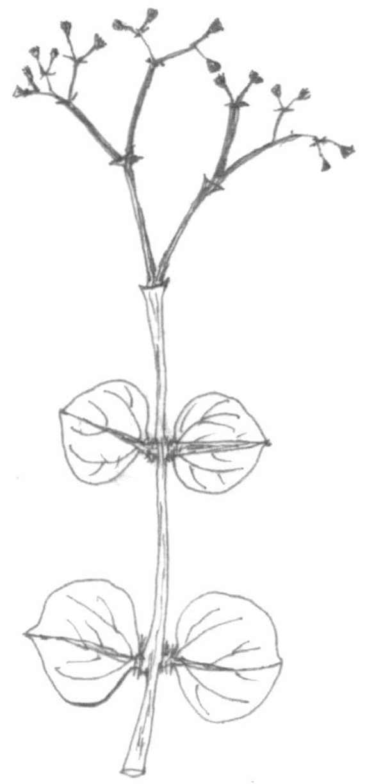

Chimie et propriétés

Plusieurs plantes de cette famille contiennent des saponosides triterpéniques leur conférant des propriétés diurétiques et dépuratives. Selon de récentes études menées en Inde, la plante a un effet anxiolytique (aide à gérer le stress) et analgésique.

Usages en Haïti

- Emmollient : tige feuillée en infusion
- Apéritif : tige feuillée en infusion ou macération alcoolique
- Stimulant : tige feuillée en infusion
- Anti-bilieux : tige feuillée en macération alcoolique
- Alimentaire : tige feuillée

Usages ailleurs

- Contre la candidose : jus de la plante entière en application locale : La Dominique
- Analgésique, Rubéfiant : feuille pilée en application locale : Porto Rico
- Sudorifique : Contrées d'Amérique Latine
- Antivénérien : Contrées d'Amérique Latine

Chenopodiaceae

Beta vulgaris L.

Betterave

Bètrav, Bètwouj

Description botanique

Herbe annuelle ou bisannuelle originaire de la Méditerranée, plantée comme légume dans les zones fraiches du pays. Feuilles grandes, ovées à ové-oblongues, à pétiole et limbe rougeâtres. Inflorescence : panicule diffuse à nombreuses petites fleurs. Fruit : sec, s'ouvrant par un petit couvercle. Racines des variétés potagères : arrondies, charnues, rouges.

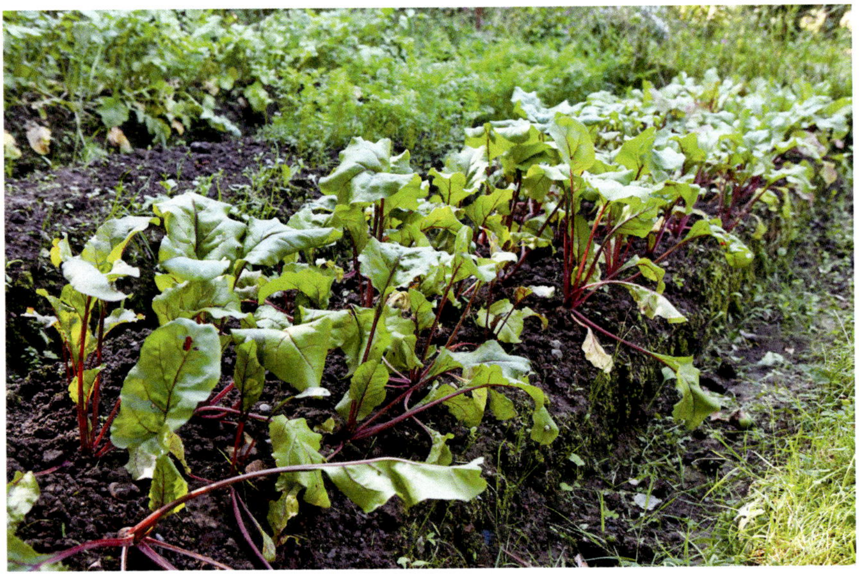

Chimie et propriétés

La racine des variétés potagères (ce qui est appelé « betterave » en Haïti) est riche en glucides. Elle contient environ 1,5 % de protéïnes, des minéraux (fer, calcium, magnésium, phosphore), des vitamines (A, B et C), de la bétanidine, de la choline et de la bétaïne à action contre la fatigue. La betterave est antibactérienne et anti-tumorale. Prise régulièrement, elle régénère le système nerveux et stimule l'immunité. Elle est souvent recommandée dans la diète des personnes atteintes de cancer ou en prévention de cette affection. Selon une récente étude anglaise, la consommation de jus de betterave favorise la dilatation des vaisseaux sanguins et abaisse la tension artérielle. Cette action serait due à la richesse de ce légume en nitrates : plus de vingt (20) fois plus de nitrates que la majorité des légumes. Selon les estimations de l'auteur d'une étude menée en Australie, la prise régulière de betterave pourrait réduire de 10 % la mortalité due aux maladies cardiovasculaires. La betterave agit aussi contre le mauvais cholestérol et a par ses carotènes (lutéine, zéaxanthine, β-carotène) un effet positif sur les yeux. Elle a également une action aphrodisiaque, elle améliore les performances sportives et facilite le fonctionnement de l'intestin. Les feuilles d'une variété de betterave (cicla) connue en Haïti sous le nom de *zepina etranje* sont riches en fer et en fibres ; leur consommation a une action favorable en cas de diabète.

Usages en Haïti

› Antianémique : jus de la racine
› Emménagogue : jus de la racine
› Sédatif : jus de la racine
› Pectoral : jus de la racine
› Antiasthmatique : jus de la racine
› Alimentaire : racine

Usages ailleurs

La betterave est une plante connue un peu partout comme légume, pour ses usages médicinaux et industriels :

› Antianémique : racine, voie orale
› Dépuratif : racine, voie orale
› Diurétique : racine et feuilles, voie orale
› Stimulant des secrétions digestives : racine, voie orale
› Régénérateur des globules rouges : racine, voie orale
› Contre troubles cardiaques et pulmonaires : racine, voie orale
› Antirhumatismal : racine, voie orale
› Laxatif : feuilles, voie orale
› Anti tumoral :racine
› Production industrielle de sucre : racine des variétés sucrières
› Alimentaire : racine

Recommandations et posologie

Recommandations TRAMIL

› Aménorrhée, asthénie, faiblesse (en complément du traitement médical, sauf contre-indication) : racine voie orale, avec ou sans ajout (sucre, lait). Ne pas employer chez la femme enceinte, car susceptible de provoquer un avortement. Si les symptômes persistent en cas d'aménorrhée et d'asthénie, consulter un médecin.

N.B. La consommation de betterave provoque une coloration rouge des urines et des selles. À cause de sa richesse en sucre, la betterave doit être consommée avec parcimonie par les diabétiques.

Chenopodiaceae

Chenopodium ambrosioides L.

Syn: Chenopodium anthelminthicum L.

Anserine

Semen kontra

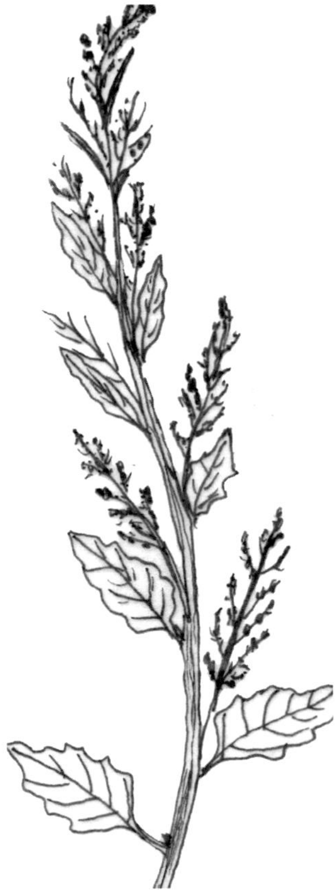

Description botanique

Herbe glauque, à odeur forte et tige striée, atteignant 1 m de haut, originaire d'Amérique Centrale. Feuilles : alternes, lancéolées, sinuées-dentées, beaucoup plus petites et presqu'entières vers le sommet. Inflorescence : panicule feuillue formée d'épis denses regroupant de petites fleurs vertes à sexes séparés. Fruit : petit, sec à graine lisse

Chimie et proriétés

Le *Semen kontra* jouit de propriétés vermifuges. Le principe actif est l'huile essentielle contenue surtout dans les fruits et principalement composée d'un péroxyde terpénique, l'ascaridol, substance particulièrement efficace contre les ascaris et les ankylostomes. Le *Semen kontra* contient aussi du salicylate de méthyle et une saponine. L'huile essentielle extraite par distillation est commercialisée dans plusieurs régions du globe contre les parasites de l'intestin. Elle est aussi douée de propriétés antibactériennes et antifongiques. Appliquée sur la peau, l'huile essentielle s'est révélée non toxique, mais par voie orale, elle peut provoquer des phénomènes d'intolérances tels que vertiges, céphalées, vomissement, troubles du foie et des reins, en particulier chez les personnes affaiblies; une dose de 5 ml d'huile essentielle pure peut même être mortelle chez l'adulte. Il ressort cependant d'une étude clinique que l'usage des parties aériennes (feuilles, fleurs, fruits) à des doses thérapeutiques et selon les préparations traditionnelles ne présente pas de danger. Par voie interne, il faut néanmoins éviter un usage trop fréquent de la plante.

Usages en Haïti

- Vermifuge : tige feuillée avec fruits en décoction
- Stomachique, Digestif : tige feuillée avec fruit en infusion
- Contre les parasites de la peau : tige feuillée en friction locale
- Contre la conjonctivite: infusion d'une tige feuillée en bain d'yeux
- Antiasthmatique

Usages ailleurs

- Vermifuge : huile essentielle :
  - thérapeutique moderne : poudre de la graine : Amérique Latine, Bassin Caraïbe
  - feuille : Japon, Madagascar, Mexique, La Dominique, Guadeloupe, Martinique, République Dominicaine
- Fébrifuge : décoction de feuilles, en bain : Amérique du Sud
- Contre les douleurs d'estomac : jus de feuille dans du lait : Tunisie, République Dominicaine
- Digestif : plante en décoction : Vénézuela, Bolivie, Madagascar, Trinidad, République Dominicaine, Guyane
- Antiasthmatique : Trinidad, Mexique, Cuba
- Anti-dysentérique : feuille : Trinidad
- Antidiabétique : Sénégal
- Antirhumatismal : racine fraiche : Chine
- Emménagogue, Abortif : racine fraiche : Mexique, USA
- Toni-cardiaque : tige feuillée : Madagascar
- Contre la malaria : feuille en massage externe : Philippines
- Contre les maux de dents : racine mâchée : Mexique
- Contre les palpitations : Trinidad
- Insecticide : Vietnam
- Contre excès de bile : petite branche en association : Guadeloupe
- Contre les maux de ventre post partum : pâte diluée de feuilles ou de rameaux en lavement : République Centre Africaine

Recommandations et posologie

Recommandations TRAMIL :

- Parasitose intestinale, diarrhée (en complément de la réhydratation orale), douleurs d'estomac dues aux parasites : parties aériennes (tiges, fleurs, fruits) en décoction ou infusion. Faire bouillir pendant au moins 10 minutes dans un récipient couvert 7 g de parties aériennes dans un peu plus d'une tasse d'eau ou verser l'eau bouillie sur la plante en laissant reposer pendant 10 minutes. Filtrer et boire 1 tasse (adulte de plus de 35 kg), 1/2 tasse (adulte de moins de 35 kg) ou 1/3 de tasse (enfant de plus de 5 ans). Boire 1 fois par jour pendant 3 jours suivis; prendre un laxatif (sulfate de magnésium par exemple) après la 1re prise.
- Ulcères cutanés : parties aériennes (tiges, fleurs, fruits) en application locale. Laver la lésion (eau bouillie et savon) et la plante ; écraser la plante et l'appliquer sur la zone ; recouvrir d'un linge propre et changer 2 fois par jour.

Contre-indications et précautions d'emploi

Le traitement contre la parasitose intestinale ne doit pas être renouvellé avant 6 mois. L'emploi contre les parasites, la diarrhée et les douleurs d'estomac n'est recommandé que pour les affections dues à des ascaris, des oxyures et des ankylostomes, mais pas pour d'autres types de parasites intestinaux ou pour d'autres types de diarrhée et de maux d'estomac. La forme de préparation et la posologie ne doivent en aucun cas être modifiées en usage interne. Si l'état du patient se détériore ou si les symptômes durent plus de 3 jours chez l'adulte, et de 2 jours chez l'enfant, consulter un médecin. L'usage de la plante est contre-indiqué en cas d'affections hépatiques, d'insuffisance rénales, chez les personnes affaiblies ou âgées, chez les enfants de moins de 5 ans, chez les femmes enceintes (risques d'avortement) ou allaitantes. Toute application locale doit respecter les règles d'hygiène les plus strictes.

Autres recommandations (tirées de Pousset)

Vermifuge (contre ascaris et ankylostomes) : Mettre 100 grammes de feuilles fraîches ou de sommités fleuries dans de l'eau bouillante. Laisser infuser, boire à 3 reprises pendant la journée. Après 3 jours, prendre un purgatif. Réduire la dose de moitié pour les enfants.

Clusiaceae

Mammea americana L.

Abricotier

Pye Zabriko

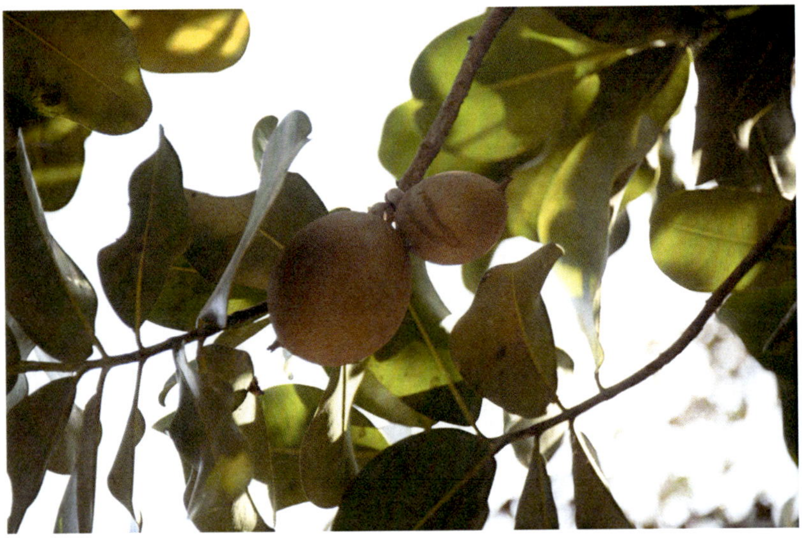

Description botanique

Très bel et grand arbre originaire d'Amérique tropicale. Feuilles grandes, entières, persistantes, elliptiques ou elliptique-obovées, à face supérieure brillante, vert foncé, à limbe parsemé de points translucides et pétiole court et épais. Fleurs axillaires, à pétales blancs, obovés, longs de 2 cm. Fruit : grosse drupe globuleuse à pulpe jaune orangée, comestible, contenant 2 à 4 graines

Chimie et propriétés

L'écorce contient des tanins à propriétés anti-diarrhéiques et bactéricides. La plante renferme de la mamméine, un principe insecticide dérivé de la coumarine. Toute la plante (résine, graine, écorce, feuille et fleur) est douée d'intéressantes propriétés insecticides. Les graines pilées constituent un insecticide corporel et l'infusion des feuilles peut être employée comme insecticide vétérinaire. Le fruit est riche en protéines, en glucides et surtout en carotène. Il contient aussi : calcium, phosphore, vitamines (B et C). De récentes études brésiliennes indiquent que l'extrait d'écorce exerce une action antiulcéreuse et de protection de l'estomac. Les feuilles agissent contre le microbe provoquant la tuberculose et peuvent être utilisées en complément du traitement antibiotique contre cette affection. Elles ont aussi montré une activité anti inflammatoire. Selon des travaux TRAMIL, en expérimentation animale, l'application locale de feuilles fraiches écrasées ou de préparations de feuilles n'a provoqué aucune irritation particulière.

Usages en Haïti

- Stomachique, Digestif : écorce et fleur
- Cicatrisant : pulpe du fruit en application externe
- Résolutif : résine ou latex du tronc en application externe
- Insecticide : graine grillée pulvérisée
- Alimentaire : fruit

Usages ailleurs

- Contre les parasites de la peau :
  - pelure du fruit en application externe : Brésil
  - teinture de la résine, application externe : Guatemala
  - résine en application externe : Porto Rico
  - graines pulvérisées en application externe : Surinam, Guyane
- Stomachique, Digestif : pelure du fruit en décoction : Trinidad
- Contre l'hypertension: feuilles en décoction : Trinidad
- Contre la malaria : feuilles en décoction : Equateur
- Pectoral : écorce en décoction : Trinidad
- Cicatrisant : résine du tronc en application externe : Brésil
- Fébrifuge : feuille : Porto Rico
- Vermifuge : graines en infusion : Brésil
- Alimentaire : fruit : Amérique Tropicale

Recommandations et posologie

Recommandations TRAMIL

Rhumatisme (en complément du traitement médical, sauf contre-indication) : feuilles au naturel, en application locale

Combretaceae

Conocarpus erecta L.

Manglier

Manglye

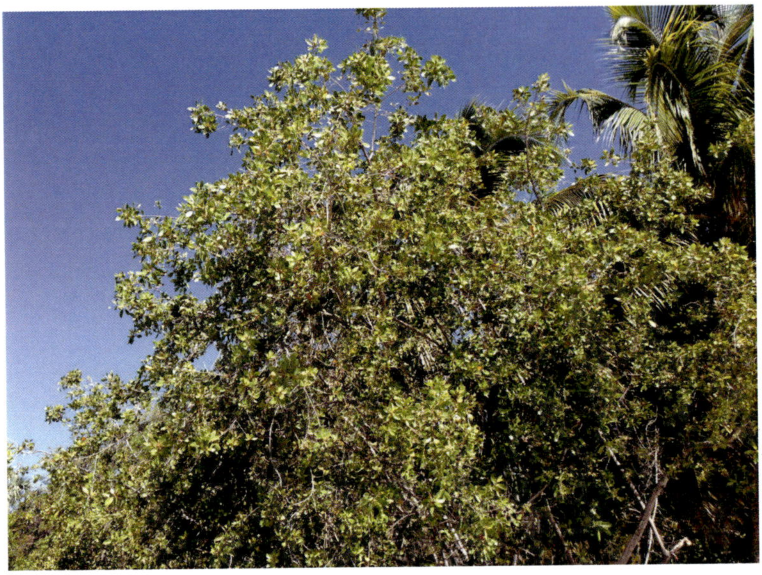

Description botanique

Arbuste ou petit arbre de la mangrove maritime atteignant parfois 8 m de haut. Feuilles alternes, entières, biglandulaires à la base, lancéolées à elliptiques, aigues ou arrondies au sommet. Inflorescence : panicule terminale regroupant de très petites fleurs uni ou bisexuées. Fruits : ailés, imbriqués, agglomérés en une structure ovoïde rappelant un cône de pin.

Chimie et propriétés

L'écorce contient 16 à 18 % de tanins.

Usages en Haïti

› Anti-diarrhéique : écorce en macération aqueuse
› Contre la faiblesse et l'asthénie : écorce en décoction
› Anti-pyorrhée : décoction de l'écorce en bain de bouche
› Hémostatique, Astringent : décoction de l'écorce en lavage de plaie ou en injections vaginales

Usages ailleurs

› Astringent, Tonique : écorce en décoction : Mexique
› Contre la faiblesse et l'asthénie : feuilles et écorce en décoction : Brésil
› Antivénérien : racine en décoction : Afrique de l'Ouest
› Contre les problèmes respiratoires : racine en décoction : Afrique de l'Ouest
› Contre les problèmes oculaires : décoction de l'écorce en bain d'yeux : Bahamas

Combretaceae

Quisqualis indica L.

Pois et riz

Pwa ak diri

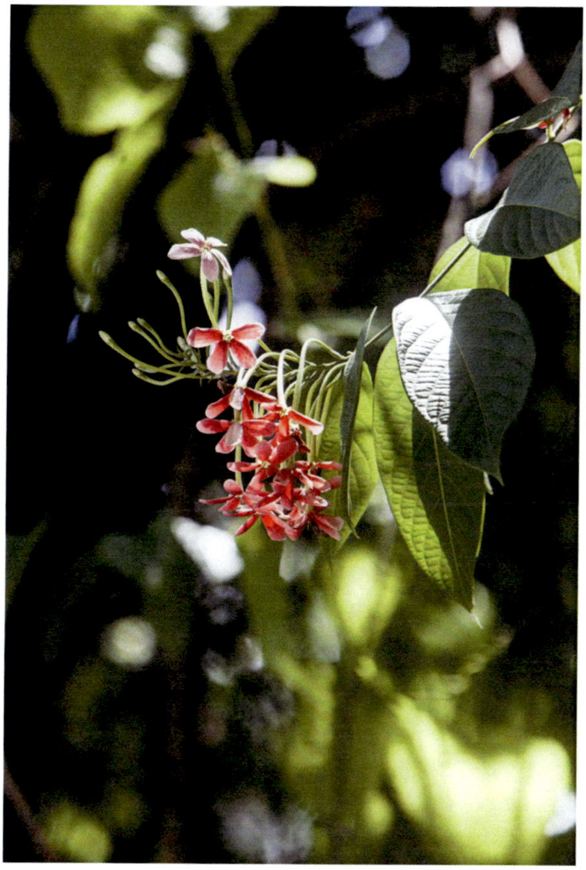

Description botanique

Arbuste ornemental sarmenteux originaire d'Asie. Feuilles opposées, un peu gauffrées, courtement pétiolées, oblongues, à base arrondie et sommet brusquement terminé en pointe. (L = 10 à 15 cm, l = 4 à 6 cm). Inflorescence : grappes axillaires et terminales portant de nombreuses fleurs à très long tube vert et à 5 lobes de couleur changeante (blanc tournant au rouge, d'où le nom *Pwa ak diri* donné à la plante étant donné qu'elle porte souvent à la fois des groupes de fleurs de couleurs différentes). Fruit : coriace, contenant une seule graine.

Chimie et propriétés

La plante est riche en tanins à propriétés bactéricides et anti-diarrhéiques. Elle renferme des saponosides et contiendrait un principe actif analogue à la santonine, substance vermifuge tirée de certaines plantes. Les Quisqualis jouissent de propriétés vermifuges.

Usages en Haïti

- Anti-diarrhéique, Anti-dysentérique : écorce en décoction
- Contre le relâchement des tissus : décoction de l'écorce en injections vaginales
- Contre les maladies des gencives : décoction de l'écorce en lavage de bouche ou écorce fraiche mâchée
- Cicatrisant : décoction de l'écorce, application locale
- Vermifuge : feuilles en infusion ou graines

Usages ailleurs

- Vermifuge : graines : Cuba, Inde, Pakistan
- Contre la fatigue des jambes et des pieds : infusion des feuilles, fleurs et racines, en bain : Cuba

Combretaceae

Terminalia catappa L.

Amandier[6]

Pye Zanmann

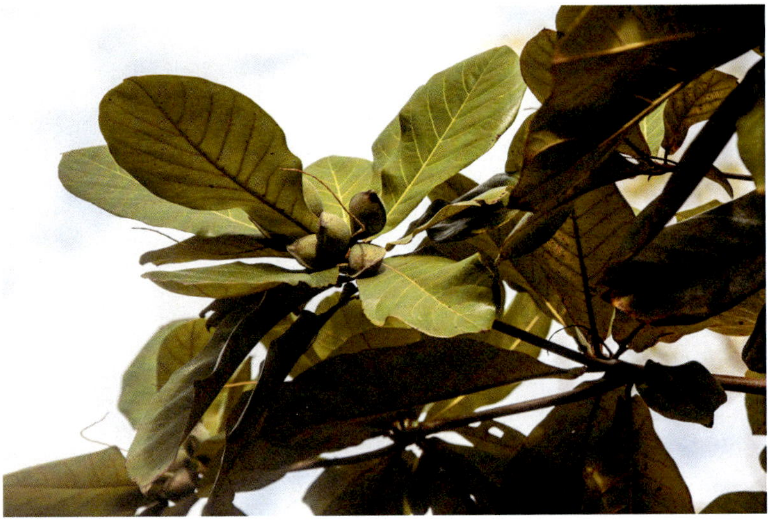

Description botanique

Arbre à branches horizontales, originaire de Malaisie, très courant en Haïti. Feuilles grandes, atteignant 30 cm de long, spatulées à obovées, à pétiole court et robuste. Inflorescence : épi axillaire grêle formé de fleurs mâles à l'apex, bisexuées à la base, à calice laineux et brunâtre. Fruit : drupe allongée, jaune-rougeâtre à maturité, à pulpe comestible, contenant une seule graine.

Chimie et propriétés

L'amandier est très riche en tanins (fruit immature, racine, écorce et feuille). Les graines contiennent 50 % d'huile et les feuilles du quercétol et du kaempférol à action anti-inflammatoire et anti-hypertensive. Des flavonoïdes ont été mis en évidence dans l'écorce. L'extrait alcoolique des feuilles présente une activité antibactérienne (selon plusieurs études dont une très récente parue dans "Pharmacology & Pharmacy") et provoque chez le rat une baisse de l'activité motrice et un effet analgésique. Les fruits et les feuilles ont montré une activité hypoglycémiante. Plusieurs études font état de la forte activité antioxydante des feuilles et d'autres actions intéressantes de la plante : anti inflammatoire, anti cancérigène (selon une étude réalisée à Taiwan et publiée dans "Food and Chemical Toxicology"), antitumorale, protectrice du foie. Selon des travaux brésiliens, les feuilles ont une action hypotensive, mais des études complémentaires concernant cette activité s'avèrent nécessaires. Des études nigériennes suggèrent que les préparations à base des feuilles rouges fraîchement tombées

6 PS. Cet arbre porte le nom de « badamier » dans d'autres pays francophones. Il ne s'agit pas de l'Amandier Européen (Amygdalus communis) dont la graine très appréciée est communnément appelé "amande" en France.

au sol (les feuilles passent du vert au jaune puis au rouge) stimuleraient la production des globules rouges et auraient une action bénéfique en cas d'anémie falciforme.

Usages en Haïti

› Contre l'hypertension : feuilles en décoction
› Contre la dyspnée : feuilles en décoction
› Pectoral : feuilles, voie orale
› Somnifère : feuilles jaunies en infusion
› Tonique, Fortifiant : feuilles vertes en bain et voie interne
› Antirhumatismal : feuilles chauffées, huilées, en cataplasme
› Contre les hémorroïdes : infusion des racines en bain
› Anti-diarrhéique : écorce de racine en décoction
› Contre les fièvres bilieuses : écorce en décoction
› Contre les maux de tête : feuille graissées en application sur la tête
› Alimentaire : fruit

Usages ailleurs

› Anti-diarrhéique :
  - feuilles en décoction : Mexique
  - feuilles et écorce en décoction : Brésil
  - fruit et écorce en décoction : Colombie, Brésil
› Contre l'hypertension : feuilles : plusieurs pays d'Amérique et d'Afrique
› Antiasthmatique : fruit et écorce en décoction : Colombie, Brésil
› Fébrifuge : fruit et écorce en décoction : Colombie, Brésil
› Contre les dermatoses : feuilles en bain ou décoction de l'écorce en application locale : Cuba
› Pectoral :
  - graines en émulsion : Colombie, Brésil, République Dominicaine
  - fleurs en infusion : République Dominicaine
› Contre les hémorragies utérines : Costa Rica
› Contre les gerçures des seins : Costa Rica
› Contre la gonorrhée : feuille : Madagascar
› Contre les traumatismes : feuilles en application externe : Madagascar
› Contre les maux de tête : feuilles graissées en application sur la tête : Guadeloupe
› Contre l'anémie falciforme : extrait de feuilles tombées au sol :Nigéria
› Tonique, Astringent : feuilles en décoction : Mexique
› Alimentaire : fruit
› Antiseptique pour désinfecter l'eau des aquariums : feuilles mises dans l'eau: technologie récemment introduite dans certains pays d'Asie

Commelinaceae

Rhoeo spathacea (Sw.) Steam – Syn : Tradescantia spathacea Sw.

Boule de mars, Manteau St Joseph

Boul di mas

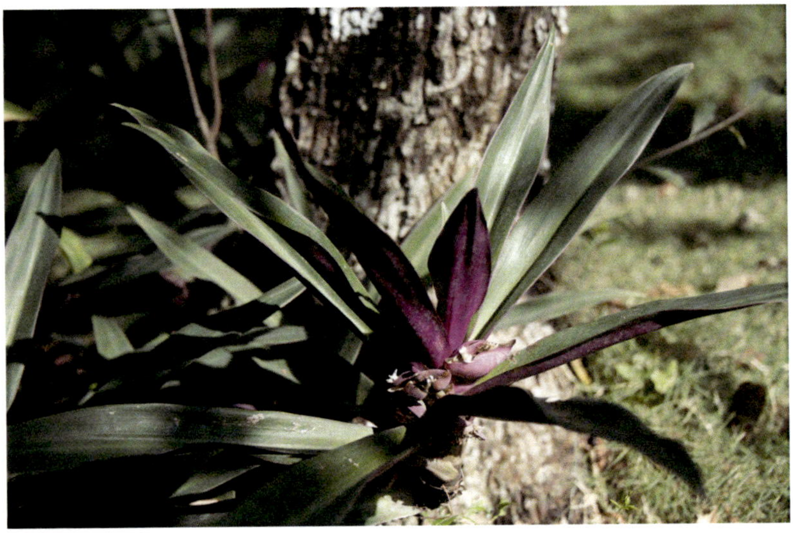

Description description

Herbacée assez charnue, à tiges épaisses, portant de nombreuses feuilles imbriquées. Feuilles érigées ou étalées, lancéolées, embrassantes à la base, acuminées au sommet, vertes à la face supérieure, rouge-vin à la face inférieure (L = 40 cm). Fleurs blanches paraissant encastrées parmi les feuilles et soutenues par des bractées pourpres et comprimées. Fruit : capsule ovoïde, triangulaire, contenant des graines à fossette longitudinale.

Chimie et propriétés

La boule de mars contient des anthocyanes. Une activité analgésique modérée mais significative a été observée chez la plante. L'extrait (eau/alcool) des feuilles a indiqué un effet calmant en expérimentation animale selon des travaux TRAMIL et l'extrait de feuilles séchées a montré un effet antiinflammatoire par voie orale et externe. Selon une récente étude menée au Guatemala, la plante produit une action hypoglycémiante à la dose de 700 mg/kilo et n'aurait pas d'effets toxiques à des doses allant jusqu'à 5grammes par kilo. Le jus de la plante possède une activité ocytocique et stimulante de l'utérus. En application cutanée, le jus des feuilles peut provoquer des irritations.

Usages en Haïti

› Emménagogue : feuilles en décoction
› Antianémique : feuilles en décoction
› Anti-grippe, Anti-rhume, Anti-tussif : feuilles en infusion
› Contre les chocs émotionnels : feuilles en infusion
› Contre les foulures : feuilles en infusion et en cataplasme

Usages ailleurs

- Pectoral, Contre les affections des bronches : feuilles, voie interne : Porto Rico, Cuba, Mexique
- Diurétique : feuille : Bassin Caraïbe
- Hémostatique : feuilles en application externe : Cuba, Porto Rico
- Astringent : feuille mâchée : Porto Rico
- Anti-diarrhéique : feuille, voie interne : Porto Rico
- Hypoglycémiant : Porto Rico
- Contre les céphalées : feuilles chauffées en application sur la tête : République Dominicaine

Recommandations et posologie

Recommandations TRAMIL

- Retard des règles (aménorrhée) : décoction des feuilles, voie orale. Le faire pendant 3 jours de suite.
- Entorse, traumatisme : décoction des feuilles, voie orale
- Maux de tête : feuilles chauffées en application

Contre-indication et précautions d'emploi

Ne pas utiliser pendant plus de 5 jours consécutifs par voie orale. Ne pas utiliser pour les enfants de moins de 5 ans, les femmes allaitantes ou enceintes car peut provoquer l'avortement. Si l'état du patient se détériore ou si les maux de tête et l'entorse durent plus de 3 jours, consulter un médecin. Le contact de la feuille avec la peau peut être irritant.

Convolvulaceae

Cuscuta americana L.

Amitié

Lamitye

Description botanique

Liane herbacée, parasite, sans chlorophylle, très envahissante, à tiges grêles, lisses filiformes, jaunes ou orangées. Feuilles réduites à des écailles ovées ne dépassant pas 1,5 mm ou absentes. Inflorescence : cyme globuleuse regroupant de petites fleurs à corolle blanc-verdâtre en forme de cloche. Fruit : capsule ovoïde d'environ 2 mm de diamètre renfermant 1à 2 graines.

Chimie et propriétés

Les plantes du genre Cuscuta renferment des résines à action purgative. Plusieurs espèces de ce genre (C. epithymum, C. reflexa, C. chinense) sont douées de propriétés laxatives, cholagogues, carminatives et cicatrisantes. Selon les observations de certains cliniciens haïtiens, le Cuscuta americana a cependant une action toxique sur le foie. Expérimentalement, l'extrait (sur un mélange eau/alcool) de la plante présente une toxicité pour les cellules hépatiques de souris, mais l'extrait sur eau n'aurait pas d'effet hépatotoxique. La plante a une action anthelminthique. En attendant d'autres travaux concernant la toxicité de l'amitié, il est vivement conseillé de ne pas l'utiliser par voie interne.

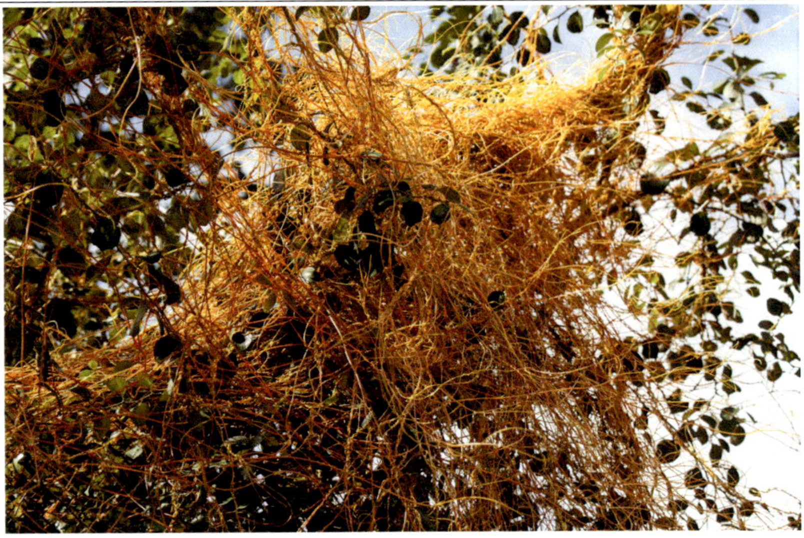

Usages en Haïti

› Anti-ictérique, Contre les troubles du foie : jus en macération de la plante entière
› Laxatif : plante en infusion
› Contre les dermatoses et le prurit : décoction de la plante en compresse
› Cicatrisant, Antiseptique : décoction de la plante en lavages des plaies
› Stimulant de l'appétit : plante entière en macération aqueuse
› Carminatif : plante en infusion
› Purgatif : tige

Usages ailleurs

› Anti-ictérique, Contre les troubles du foie : plante en infusion ou décoction : Cuba, Trinidad, La Dominique, Porto Rico
› Dépuratif, Anti-bilieux :
  • jus de la plante : Colombie
  • plante en infusion : Mexique
› Contre les troubles digestifs : plante en infusion : Mexique
› Anti-grippal : Jamaïque
› Emménagogue : plante en décoction, en association : Jamaïque
› Anti-dysentérique : plante en décoction : Surinam
› Contre les affections urinaires : plante en décoction : Surinam
› Contre les dermatoses et le prurit : plante en décoction, application externe : Bahamas
› Laxatif : plante en infusion : Porto Rico
› Purgatif :
  • plante en décoction : Cuba
  • plante en jus : Colombie

Convolvulaceae

Ipomoea batatas (L.) Lam.

Patate

Patat

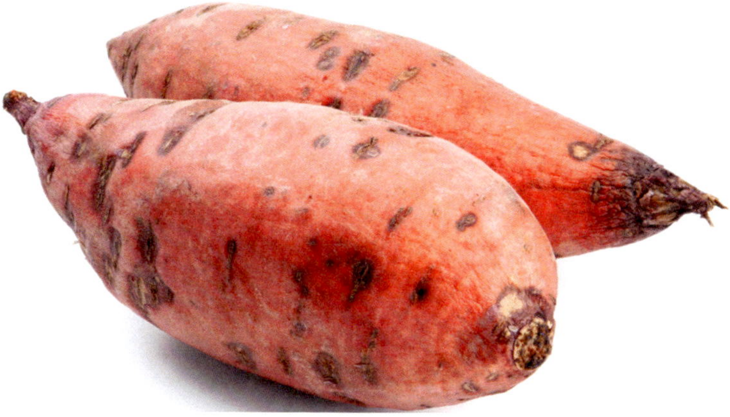

Description botanique

Liane rampante ou diffuse à tiges glabres cannelées et à gros tubercule souterrain de formes variables. Feuilles cordées à la base, longuement pétiolées, à marge généralement 3-5 lobée. Fleurs axillaires à grande corolle en forme d'entonnoir pourpre ou blanche, à gorge violine. Fruit : capsule contenant 4 graines.

Chimie et propriétés

La patate est riche en amidon et en fibres ; elle renferme des vitamines (B et C). Elle est bien pourvue en tryptophane et en phénylalanine, des acides aminés à effet antidépresseur et stimulant de l'immunité. La consommation de patate (surtout des jaunes et des pourpres) est liée à un faible risque de contracter des maladies cardio vasculaires et certains cancers. La patate ne provoque pas de pic glycémique important dans le sang ; elle est donc bienvenue dans la diète des diabétiques et certaines variétés ont donné lieu à des essais cliniques prometteurs au Japon en cas de diabète. Des études indiquent que la patate, tout en apportant des éléments importants au corps, apaise la faim et permet d'atteindre assez vite une sensation de satiété, ce qui peut être utile dans les régimes amaigrissants. Consommer de la patate le soir aiderait aussi en cas d'insomnie. Même en petite quantité, la patate jaune permet de lutter contre la carence en vitamine A. La feuille renferme de nombreuses vitamines (pro vitamine A surtout), des quantités intéressantes de calcium et de fer et est propre à la consommation humaine ; elle pourrait aussi aider à protéger contre le cancer du poumon selon des études menées à Taiwan et du cancer de la prostate selon des travaux publiés dans la revue « Carcinogenesis ». Grâce à ses éléments nutritifs associés à son adaptabilité écologique, la patate a sauvé des millions de gens de la famine (Afrique et Asie) à la suite de désastres écologiques ou de conflits armés ; elle est actuellement considérée comme un aliment de sécurité alimentaire. Des associations humanitaires font la promotion de sa culture à la place de l'aide alimentaire fournie aux pays à faibles moyens économiques.

Usages en Haïti

› Cicatrisant, Contre les brûlures et prurit : tubercule râpé en cataplasme
› Contre les empoisonnements aux fruits de mer : tubercule mélangé à de l'huile d'olive
› Alimentaire : tubercule
› Aphrodisiaque

Usages ailleurs

› Antivénéneux : feuille : Mexique
› Anti-inflammatoire : tubercule cuit+ huile en cataplasme : Mexique, République Dominicaine
› Cicatrisant : feuilles chauffées en cataplasme : Sénégal : tubercule cuit en cataplasme : République Dominicaine
› Antiulcéreux : tubercule cuit dans du vin+huile, voie orale : quelque part en Amérique Tropicale
› Antidiabétique : extrait de tubercule de certaines variétés de patate : Japon
› Alimentaire : tubercule : Amérique Tropicale, Afrique

Convolvulaceae

Ipomoea pes-Capreae L. Sweet

Patate de mer

Patat lanmè

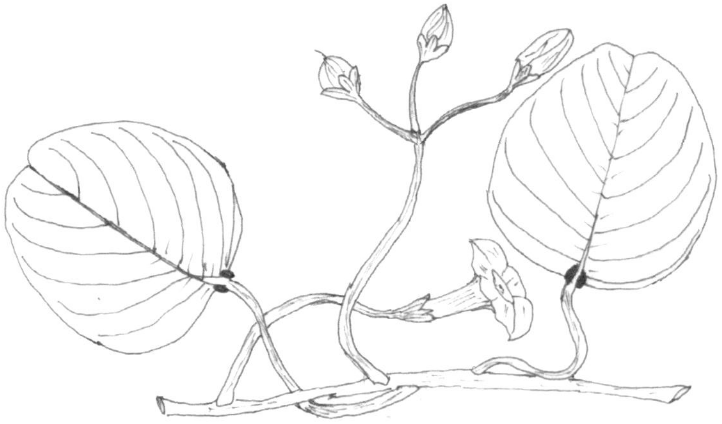

Description botanique

Liane vivace, envahissante, à tige un peu succulente, trainant sur le sol dans les zones cotières du pays. Feuilles sub-orbiculaires, longuement pétiolées, coriaces, à base rhomboïde et sommet bilobé, atteignant 12 cm de long. Inflorescence : cyme de fleurs à grande corolle tubuleuse mauve (L = 6 cm) et à sépales inégaux. Fruit : capsule à graines pubescentes.

Chimie et propriétés

Présence dans la plante de mucilage, d'une huile volatile, d'une résine complexe, de substances amères, de matières colorantes, d'éléments minéraux (fer, aluminium, magnésium, sodium, potassium), d'acides organiques (malique et citrique) et de triterpènes. Les essais pharmacologiques pratiqués ont indiqué une action favorable de la plante sur les escarres et une action anti-cancérigène assez marquée (extrait sur eau de tiges, feuilles et fleurs). La plante a aussi indiqué une action contre l'allergie.

Usages en Haïti

- Cicatrisant : feuilles ramollies en application externe
- Dépuratif : feuilles en bouillon ou en sirop
- Purgatif : feuilles en infusion
- Vomitif : feuilles en infusion
- Vermifuge

Usages ailleurs

- Anti-œdémateux :
  - plante en décoction, en bain : Martinique, Guadeloupe :
  - jus de racine bouillie : Inde, Pakistan
- Cicatrisant : feuilles en décoction ou cataplasme, en application externe : Jamaïque, Bahamas, Brésil, Sénégal
- Antirhumatismal : plante en décoction : Mexique, Inde, Pakistan
- Fébrifuge : plante en décoction : Guadeloupe, Martinique
- Contre les affections rénales : plante en décoction : Mexique
- Contre les abcès : feuilles en cataplasme : Brésil, Jamaïque
- Emollient : feuilles en cataplasme : Sénégal
- Tonique : feuilles en décoction : Bahamas

Crassulaceae

Kalanchoe pinnata (Lam.) Pers.

Syn : Bryophyllum pinnatum Kurz.

Loup garou

Lougawou – Chòche

Description botanique

Herbe vivace, charnue, atteignant un peu plus d'1 m de haut, originaire d'Asie et naturalisée dans les Antilles. Feuilles simples ou composées (3 à 5 folioles), glabres, à limbe ové-elliptique (L = 5 à 20 cm, l = 3 à 7 cm), grossièrement crénelées et portant des bulbilles sur la marge. Inflorescence : panicule érigée portant des fleurs tubuleuses, pendantes, à corolle rougeâtre dépassant légèrement le calice.

Chimie et propriétés

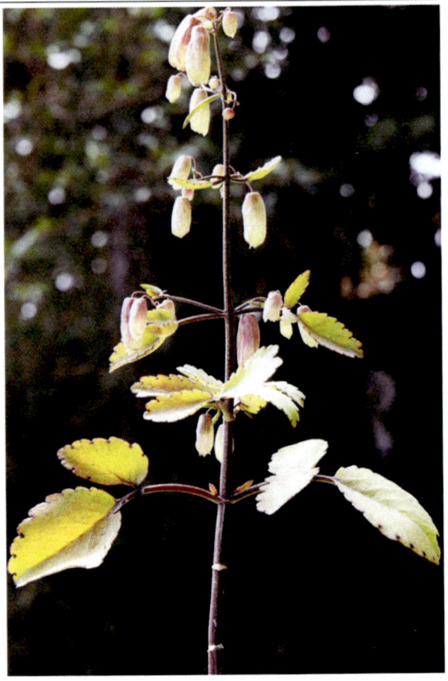

Le loup-garou est riche en acides organiques, en calcium et en chlore. Il contient en outre des phénols et des flavonoïdes tels la quercétine. Il possède une activité antibiotique contre certains bacilles (Bacillus aureus, Bacillus subtilis, Escherichia coli) et a une forte activité anti-inflammatoire; la présence de bryophylline à propriétés antibactériennes y a été décelée. La plante est diurétique et agit contre les pierres aux reins. L'extrait (sur eau) des feuilles a une activité vasoconstrictrice et antifongique. Le jus des feuilles a une action de protection sur le foie selon une étude indienne. Les extraits (sur eau) de la plante agissent contre l'allergie au niveau respiratoire et réduisent les réactions de shock dues aux allergies; ceci est entre autres attribué à la présence de quercétine. La plante a aussi une activité antiulcéreuse sur les ulcères externes mise en évidence par des essais chez l'homme ainsi qu'une activité cicatrisante prouvée. Son application locale est très bien tolérée. Par voie gastrique, la plante entière (à raison de 700 mg par kilo) n'a eu aucun effet nocif chez le rat, mais l'usage interne à moyen et long terme doit être évité, la plante étant susceptible de diminuer les défenses immunitaires. Une revue de littétature concernant les différentes possibilités thérapeutiques de la plante a récemment été publiée dans "African Journal of Pharmacy and Pharmacology".

Usages en Haïti

- Diurétique, contre les pierres aux reins et les coliques néphrétiques : feuilles en infusion
- Contre les palpitations cardiaques : feuilles en infusion
- Contre l'hypertension : feuilles en infusion
- Antispasmodique, Contre l'insomnie : feuilles, voie interne
- Contre les maux de tête : feuilles en cataplasme sur le front
- Cholagogue : feuilles en infusion
- Fébrifuge : feuilles, voie interne

Usages ailleurs

- Cicatrisant, Antiseptique : feuilles en application externe : Jamaïque, Colombie, Inde, Pakistan

- Antirhumatismal : feuilles en cataplasme local : Afrique
- Emollient, Anti-inflammatoire : feuilles ramollies à la flamme en application locale : Guyane
- Antivénérien :
  - feuilles en décoction : Côte d'Ivoire
  - feuille : Barbade, Bahamas
- Pectoral : feuille : Bermudes, Jamaïque
- Contre les pierres aux reins : jus de feuilles dans du beurre : Inde, Pakistan
- Contre les affections urinaires et rénales : feuilles en décoction ou infusion : La Dominique, Barbade, Bahamas
- Anti-diarrhéique, Anti-dysentérique : jus de feuilles dans du beurre : Inde, Pakistan
- Contre les céphalées et les maux de tête : feuilles en cataplasme sur le front : Guadeloupe, Martinique, Curaçao, Guyane, Chine, Inde
- Contre les douleurs de l'estomac : feuilles en décoction, en association : République Dominicaine
- Contre les affections des yeux : jus des feuilles : Trinidad
- Diurétique : feuille : Colombie
- Antivénéneux : feuilles en application externe : Inde, Pakistan
- Hémostatique : jus de feuilles en application locale : Inde, Pakistan
- Analgésique : feuille : Colombie
- Fébrifuge : plante fraîche ou séchée en infusion : Guyane
- Contre les douleurs auriculaires : jus des feuilles chauffées dans l'oreille : Guyane

Recommandations et posologie

Recommandations TRAMIL

- Maux de tête : feuilles écrasées, en application sur le front
- Rhume : jus des feuilles, voie orale
- Toux : feuilles en décoction, voie orale

Contre-indications et précautions d'emploi

Si l'état du patient se détériore ou si le rhume et la toux durent au-delà de 2 jours, consulter un médecin. Ne pas utiliser chez les enfants, les femmes enceintes ou allaitantes

Autres recommandations (tirées de Pousset)

- Otites : presser le jus d'une feuille directement dans l'oreille et laisser une nuit.
- Ulcères externes : appliquer les feuilles écrasées sur la partie ulcérée et la blessure.

Cucurbitaceae

Citrullus lanatus (Thumb.) Mansf.

Syn: *Colocynthis citrullus (L.) O. Ktze* ; Syn: *Citrullus Vulgaris Schrad*

Melon d'eau

Melon dlo

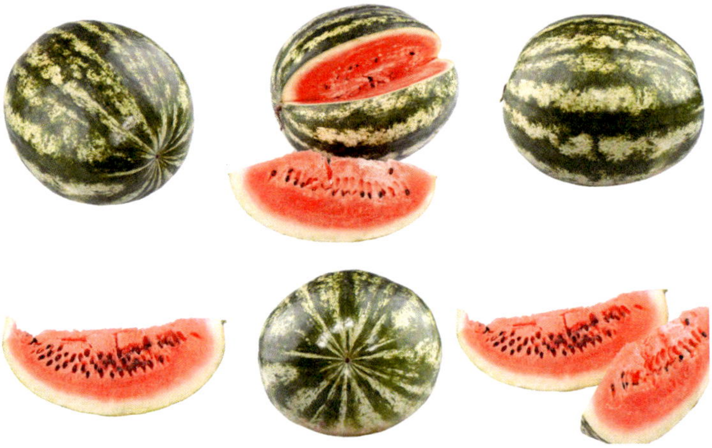

Description botanique

Plante annuelle à tiges grêles, rampantes, munies de vrilles et couvertes de poils, originaire d'Afrique. Feuilles alternes, pétiolées, profondément lobées, atteignant 20 cm de long. Fleurs solitaire, axillaires, monoïques, à corolle divisée en 5 lobes jaune pâle. Fruit : grosse baie globuleuse ou allongée à pulpe souvent rouge contenant de très nombreuses graines aplaties de couleur variable. Il existe des variétés amères à fruits plus petits.

Chimie et propriétés

La pulpe du fruit est riche en eau et renferme des vitamines (A, B6, C), des minéraux (potassium entre autres) et du lycopène, pigment ayant un effet favorable sur la santé cardiovasculaire. Elle est aussi très riche en citrulline, diurétique réduisant le taux d'ammoniac du sang ; dans le corps, la citrulline se convertit partiellement en arginine ayant la propriété de dilater les vaisseaux sanguins, d'abaisser la tension artérielle et d'améliorer la fonction érectile. Selon une récente étude de l'Université d'Etat de la Floride, un extrait de melon d'eau a fait baisser la tension artérielle chez un groupe de patients hypertendus. Selon une autre étude réalisée très récemment en Finlande, la consommation régulière de melon d'eau prévient le risque d'infarctus. Le melon d'eau est donc un aliment pouvant protéger le système cardiovasculaire. Les graines contiennent des vitamines de type B (niacine, riboflavine et thiamine), de nombreux acides aminés, du mannitol, des tanins, une huile volatile et une résine. Des propriétés diurétiques et vermifuges (contre les vers ronds) leur sont attribuées. Une autre substance à propriétés anti-hypertensives, la cucurbocitrine a été tirée de la plante et est spécialisée aux USA contre l'hypertension. Le jus du fruit est laxatif.

Usages en Haïti

- Diurétique : jus du fruit, voie interne
- Fébrifuge, Rafraichissant : jus du fruit, voie interne
- Contre les calculs rénaux : jus du fruit, voie interne
- Contre les problèmes pulmonaires : feuilles, voie interne
- Contre les vomissements : feuilles, voie interne - Alimentaire : fruit

Usages ailleurs

- Diurétique : pulpe du fruit ou huile des graines : Bahamas, Porto Rico, Sénégal
- Vermifuge : graines fraîches : Cuba, Porto Rico, Sénégal, Europe
- Purgatif : pulpe du fruit : Sénégal
- Contre les gaz intestinaux : pulpe du fruit : Porto Rico
- Contre la bronchite et les troubles pulmonaires : pulpe du fruit : Porto Rico
- Contre les maux de tête : pelure du fruit en application locale : Curaçao
- Contre les maladies du foie : pelure du fruit en application externe : Vénézuela
- Contre affections urinaires : graines pilées ou pelure séchée en macération aqueuse : Iles Caicos
- Contre la malaria : feuilles en décoction : Mexique
- Fébrifuge : feuille : Mexique
- Alimentaire : fruit : consommation généralisée
- Source d'uréase : farine des graines : thérapeutique moderne

Cucurbitaceae

Cucurbita moschata (Duch. Ex Lam.) Duch. Ex Poir.

Giraumon

Jouwoumou, Joumou

Description botanique

Plante annuelle, robuste, envahissante, rampante, à tiges anguleuses et vrilles opposées aux feuilles. Feuilles grandes, plus ou moins orbiculaires, pétiolées, palmées, assez profondément lobées, très poilues. Fleurs solitaires, unisexuées, grandes, à corolle jaune. Fruit : grosse baie ellipsoïde ou ovoïde, souvent côtelée, lisse ou verruqueuse, jaune à maturité, contenant de nombreuses graines plates.

Chimie et propriétés

La pulpe du fruit est riche en β-carotène, en lutéïne et zéaxanthine, trois (3) éléments qui protègent la vue. La plante contient de l'alcool p-hydroxy benzoïque et de nombreux acides organiques (citrique, malique, fumarique, etc.). Les graines sont très bien pourvues en calcium et constituent un des aliments les plus riches en phosphore; grillées, elles peuvent être utilisées dans l'alimentation. Elles sont douées d'une activité vermifuge-taenifuge due selon certains auteurs à la cucurbitine et agissent favorablement en cas d'hypertrophie de la prostate. Selon des travaux publiés récemment dans "Journal of Medicinal Food", l'huile

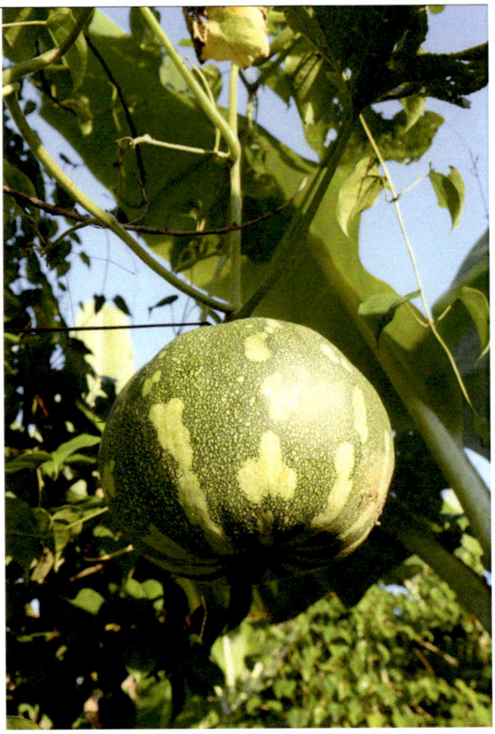

des graines d'une espèce voisine très utilisée en Allemagne contre l'hypertrophie bénigne de la prostate a réduit les symptômes urinaires et amélioré la qualité de vie chez un groupe de patients souffrant de cette affection. Cette huile fait baisser la tension artérielle et le cholestérol ; elle serait aussi bénéfique aux diabétiques et aux rhumatissants.

Usages en Haïti

- Contre les maladies du foie : fleurs en décoction
- Fortifiant : pulpe du fruit en soupe ou purée
- Antiasthmatique : jus des fleurs
- Alimentaire : fruit et jeunes feuilles

Usages ailleurs

- Vermifuge : graines
- Béchique : fleurs en décoction, en association : Guadeloupe
- Alimentaire, reminéralisant : fruit : Amérique Tropicale et Caraïbe

P.S- Les graines de 2 autres espèces de Cucurbita sont connues et utilisées un peu partout pour leurs propriétés vermifuge-taenifuges. Les essais pharmacologiques réalisés n'ont indiqué qu'une très faible toxicité pour ces 2 espèces aux doses utilisées (entre 30 et 60 g) même pour les enfants et les femmes enceintes.

Cucurbitaceae

Luffa aegyptiaca Mill.

Syn : Luffa cylindrica Roem.

Torchon

Tòchon

Description botanique

Herbacée annuelle, à tiges anguleuses, trainantes ou grimpantes, originaire d'Asie. Feuilles alternes, longuement pétiolées, à 5 ou 7 lobes acuminés et denticulés. Feurs grandes à sexes séparés et corolle jaune or. Fruit : capsule allongée, de couleur paille à maturité, atteignant 30 à 40 cm de long et contenant de nombreuses graines emprisonnées dans une enveloppe ligneuse (éponge ou torchon).

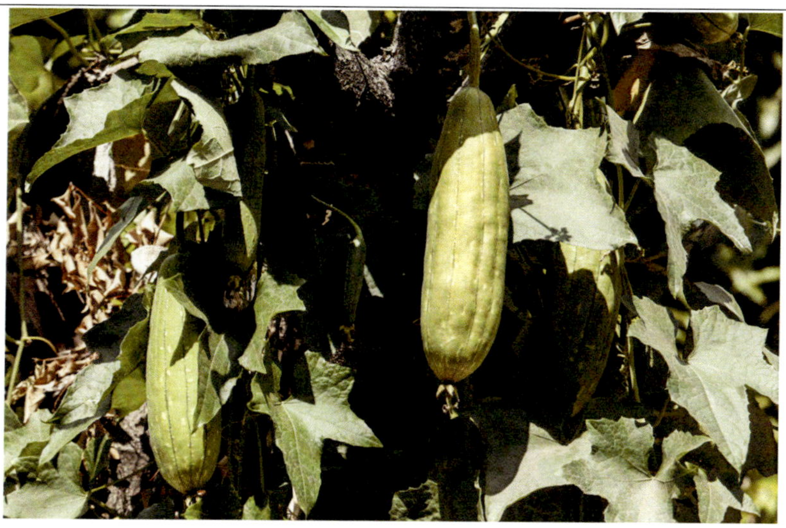

Chimie et propriétés

Le fruit contient des saponines, un principe amer toxique et beaucoup de mucine. Les tiges renferment une saponine amère qui est fortement hémolytique. Les graines sont riches en une huile fixe à acides palmitique, stéarique, linoléique et oléique. Le fruit des variétés amères est un purgatif drastique pouvant provoquer diarrhée et vomissement.

Usages en Haïti

- Purgatif : graines en décoction
- Vomitif : graines en décoction
- Diurétique : graines pilées en décoction
- Utilitaire : fruit séché pour friction, massage et récurage des ustensiles

Usages ailleurs

- Vermifuge : émulsion aqueuse ou alcoolique des graines : Amérique Tropicale, Afrique, Chine, Philippines
- Purgatif :
  - jus du fruit vert : Amérique Tropicale
  - racine : Sénégal
- Antiasthmatique : décoction concentrée du fruit vert : Amérique Tropicale
- Contre les maux de tête : feuilles pilées en application sur la tête : Amérique Tropicale
- Emétique : graines : Amérique Tropicale
- Emollient : fruit : Sénégal
- Parasiticide : pulpe du fruit vert en application locale : Porto Rico
- Diurétique : racine : Sénégal
- Utilitaire : fruit séché pour massage et soins de la peau : Amérique Tropicale, Afrique, Industrie cosmétique

Cucurbitaceae

Momordica charantia L.

Assorossi

Asowosi - Yesken

Description botanique

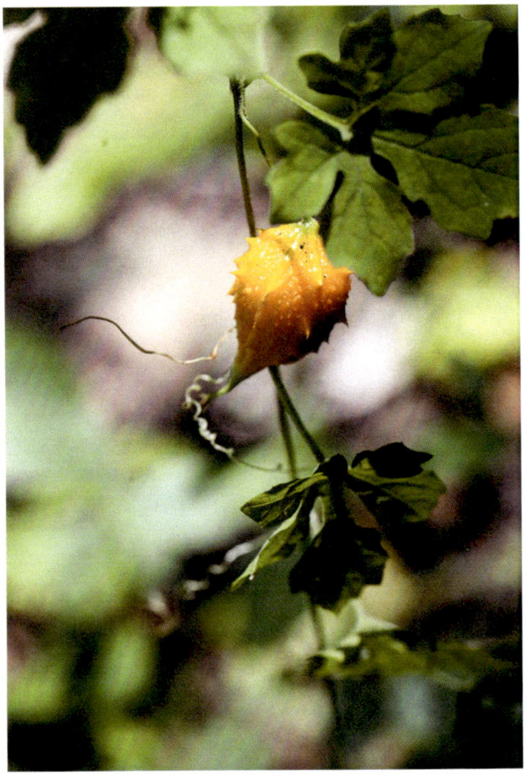

Liane grêle à vrilles et à tige côtelées, originaire d'Asie et naturalisée dans la Caraïbe. Feuilles alternes, longuement pétiolées, palmées-lobées, à 5-7 lobes dentés (L = 4 à 8 cm). Fleurs solitaires, longuement pédonculées, à corolle jaune et sexes séparés, les femelles portées par des pédoncules plus courts que les males. Fruit : baie orange vif à maturité, atténuée à la base, munie d'un rostre au sommet, à cotes tuberculées, contenant des graines comprimées et à taille variable selon les variétés.

Chimie et propriétés

La plante a donné lieu à des études ayant montré son potentiel thérapeutique. Selon plusieurs travaux (chez l'homme et l'animal), les fruits sont hypoglycémiants, action attribuée en partie à la présence d'une substance, le polypeptide P dont l'injection à des diabétiques a provoqué une baisse du glucose sanguin. Le fruit renferme aussi de la charantine, aussi hypoglycémiante, un principe amer (momordicine), des saponines, des minéraux: calcium, phosphore, silicium... Les graines sont vermifuges, purgatives et émétiques. L'extrait éthanolique du fruit mur a un effet antipyrétique et analgésique, agit contre les mauvaises graisses du sang et contre l'Helicobacter pylori, bactérie causant des ulcères à l'estomac. L'extrait du fruit réduit la croissance des cellules cancéreuses du sein et pourrait avoir un effet préventif contre ce cancer. Les feuilles ont aussi un effet anti cancérigène : selon une récente étude japonaise sortie dans "Cancer Science", elles ont un effet inhibiteur sur l'évolution du cancer de la prostate chez l'animal. Les feuilles et les racines sont antibactériennes. Les feuilles augmentent la résistance aux infections virales et stimulent l'immunité en général. La racine a une action ocytocique et la plante entière est insecticide. Le fruit est offert dans plusieurs pays en compléments alimentaires contre le diabète, les parasites et l'excès de lipides sanguins, entre autres. Il est déconseillé aux femmes enceintes et aux enfants diabétiques d'utiliser l'asowosi par voie interne. La graine a une action spermaticide et les hommes en âge de procréer devraient éviter sa consommation.

Usages en Haïti

- Antidiabétique : tige feuillée en décoction
- Fébrifuge : tige feuillée en décoction ou en jus
- Laxatif : fruits ou tige feuillée en décoction
- Contre les affections de la peau et le prurit (gratelle) : feuilles froissées en bain ou friction
- Stimulant de l'appétit : feuilles en jus, décoction ou macération
- Suite d'une colère : feuilles en décoction
- Contre les affections oculaires : jus ou macération aqueuse de la plante entière en bain d'yeux
- Dépuratif, Antianémique : jus ou décoction des feuilles
- Vermifuge : feuille et fruit

Usages ailleurs

- Fébrifuge : feuille : Martinique, Guadeloupe, Cuba, Jamaïque, Bahamas, Vénézuela, Sénégal, Guyane
- Vermifuge :
  - plante en décoction : Mexique, Pérou
  - feuilles en jus : Guyane, Madagascar, Inde, Pakistan, Sénégal
  - fruit : Sénégal, Inde, Pakistan
  - tige feuillée en infusion : La Dominique
  - graine : Madagascar, Zaïre
- Tonique :
  - tige feuillée en décoction : Jamaïque, Barbade, Vénézuela, Honduras
  - fruit : Inde, Pakistan
- Contre les dermatoses et/ou les parasites cutanés : Sénégal
  - feuilles en bain : La Dominique
  - décoction des feuilles, application externe : Cuba, Inde, Japon
- Galactagogue : feuilles en application locale : Martinique, Guadeloupe, Inde, Pakistan
- Emménagogue :
  - feuilles en décoction : Jamaïque, République Dominicaine
  - feuilles pilées : Sénégal, Madagascar
- Antidiabétique : feuille ou fruit : Porto Rico, Guyane, Brésil, Inde, Pakistan, Chine
- Antigrippal : plante en décoction : Jamaïque, Bahamas, Barbade, Vénézuela
- Antirhumatismal :
  - tige feuillée en décoction : Vénézuela
  - fruit : Inde, Pakistan
  - racine voie interne et externe : Sénégal
- Contre les affections du foie : feuilles en décoction : Cuba : fruit : Inde, Pakistan
- Contre l'hypertension :
  - plante en décoction : Curaçao, Aruba
  - plante en infusion : La Dominique

- Anti-cancérigène : plante en décoction : Bassin Caraïbe
- Contre les coliques : feuilles en décoction : Cuba, Pérou, Zaïre
- Cicatrisant :
  - graines macérées en application externe : Guyane
  - feuilles en application externe : Inde, Pakistan
- Anti-malarique : jus de la plante : Colombie, Panama
- Anti-diarrhéique, Anti-dysentérique : feuilles et/ou fruits en infusion : La Dominique, Martinique, Guadeloupe
- Stimulant de l'appétit : feuilles en décoction : Cuba
- Contre les calculs urinaires : racine en décoction : Cuba
- Diurétique : plante en infusion : Barbade
- Dépuratif : tige feuillée en infusion : La Dominique
- Antivénéneux :
  - plante entière : Sénégal
  - fruit : Inde, Pakistan
- Antivénérien : racine, voie interne et externe : Sénégal
- Anti-tumoral : fruit : Brésil
- Soins post-partum :
  - feuilles en association : Guadeloupe
  - feuilles en infusion : Iles Caicos
- Emétique : jus du fruit : Inde, Pakistan
- Aphrodisiaque : racine en décoction : Mexique
- Purgatif : fruit : Sénégal

Recommandations et posologie

Recommandations TRAMIL

- Affections cutanées, poux (pédiculose), démangeasons
- Laver soigneusement les parties aériennes, les écraser, appliquer 30 grammes (une poignée) sur la peau de la zone affectée ; le faire 3 fois par jour
- Cloques sur la peau : feuilles et tiges en bains et cataplasme
- Furoncles : parties aériennes écrasées en bains sur la partie
- Rhume : parties aériennes en décoction, voie orale

Contre-indications et précautions emploi

Si l'état du patient se détériore ou si les furoncles durent plus de 5 jours, consulter un médecin. Ne pas utiliser (par voie interne) chez la femme enceinte, car susceptible de provoquer l'avortement. Pas pour les enfants de moins de 3 ans et les femmes allaitantes.Toute application externe doit se faire en respectant les règles d'hygiène les plus strictes.

Cucurbitaceae

Sechium edule (Jacq.) Sw.

Mirliton

Militon

Description botanique

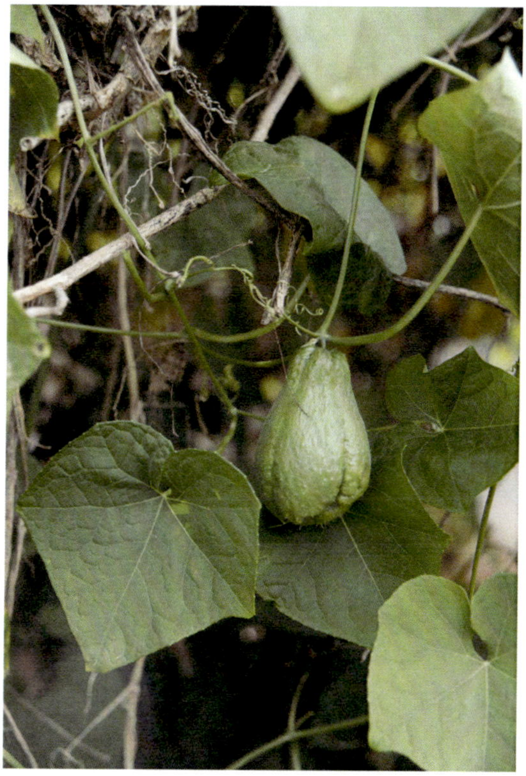

Liane herbacée à tiges sillonnées et grandes vrilles, originaire d'Amérique Centrale. Feuilles alternes, simples, longuement pétiolées, lobé-dentées, à base cordée et apex apiculé. Inflorescences axillaires, à fleurs mâles et femelles séparées; corolle rotacée verdâtre ou crème. Fruit : baie sillonnée à forme de poire, blanchâtre ou verdâtre, contenant une graine blanche et plate.

Chimie et propriétés

Les nouvelles tiges (*boujon militon*) contiennent du fer, des carotènes, de la vitamine B (thiamine, riboflavine, niacine). Le fruit renferme de la niacine et de vitamine C. Il est utilisé en médecine naturelle contre l'hypertension et un extrait (sur un mélange eau/alcool) de la plante a démontré une action hypotensive. La plante contiendrait de la nicotianamine qui permettrait d'expliquer son effet hypotenseur. D'autres travaux ont indiqué une forte activité diurétique du jus de la plante ainsi qu'une action antibactérienne de l'extrait alcoolique. Le fruit aurait la propriété de faire baisser le cholestérol. Par manipulation, il cause parfois des irritations de la peau.

Usages en Haïti

- Contre l'hypertension : fruit, voie interne
- Galactagogue : fruit en bouillon
- Diurétique : fruit, voie interne
- Sédatif : fruit, voie interne
- Contre la « cholérine » : fruit râpé
- Anti-inflammatoire : fruit en cataplasme
- Contre la coqueluche : jus du fruit en tisane froide
- Cicatrisant : pâte du fruit en application locale
- Contre les tâches du visage : jus du fruit en application locale
- Alimentaire : fruits et jeunes feuilles

Usages ailleurs

- Contre l'hypertension :
  - feuilles en décoction : Mexique
  - jus du fruit : Jamaïque, Guadeloupe
- Laxatif : plante en décoction : Amérique latine
- Contre les calculs urinaires : feuilles en décoction : Mexique, Cuba
- Diurétique : fruit et racine : Cuba
- Contre les affections pulmonaires : fruit et racine : Cuba
- Contre les inflammations cutanées : chair du fruit en application externe : Cuba
- Contre les inflammations intestinales : graines écrasées : Cuba
- Cicatrisant : fruit mur en application locale : Guatemala
- Contre les affections des reins et de la vessie : plante en décoction : Cuba
- Contre l'artériosclérose : feuilles en décoction : Amérique Latine
- Alimentaire : fruit et jeunes feuilles : consommation généralisée

Euphorbiaceae

Acalypha alopecuroides Jacq.

Petit pompon

Ti Ponpon, degonfle

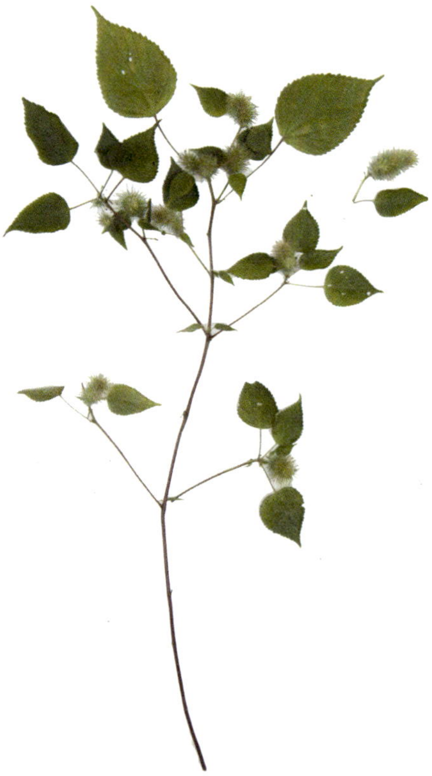

Description botanique

Petite herbe annuelle, pubescente, assez commune dans les zones sèches. Feuilles alternes, flasques, ovées, crenelé-dentées, à base tronquée et apex acuminé, longuement pétiolées. Inflorescence mâles et femelles séparées, les femelles en épis cylindriques à nombreuses bractées tridentées; les mâles, plus minces et sans bractée. Fruit : capsule contenant des graines ovoïdes de 1 mm de long.

Chimie et propriétés

Une étude chimique préliminaire pratiquée sur la plante haïtienne a été positive pour les flavonoïdes, les saponosides, les polyphénols et les tanins. De récents travaux indiquent une action anti inflammatoire de la plante. Des composés à effet antispasmodique y ont aussi été identifiés. La plante renferme des composés cyanogénétiques mais le fait de la bouillir dans un récipient ouvert permet l'élimination de ces substances. Certaines plantes du même genre montrent une activité antibiotique. À dose élevée, le petit ponpon est susceptible de provoquer une certaine somnolence.

Usages en Haïti

› Contre mauvaise digestion et gaz intestinaux : feuilles en décoction
› Contre dermatose et prurit : feuilles en décoction, voie orale
› Anti-inflammatoire, Contre foulure et contusion : plante entière, pilée, huilée, en cataplasme
› Antiasthmatique : plante en infusion

Usages ailleurs

› Contre lithiases rénales : racine, voie orale : Bassin Caraïbe, Amérique Latine
› Antivénérien : racine, voie orale : Bassin Caraïbe, Amérique Latine
› Diurétique : racine, voie orale : Cuba, Vénézuela
› Anti-diarrhéique : plante entière, voie orale : Mexique

Recommandations et posologie

Recommandations TRAMIL

Flatulence : préparer une décoction ; placer 30 grammes de feuilles dans 4 tasses d'eau, faire bouillir au moins pendant 10 minutes dans un récipient (sans couvercle) ; laisser refroidir, filtrer et boire 1 tasse après chaque repas

Contre-indications et précautions d'emploi

Ne pas administrer pendant la grossesse et aux enfants de moins de 5 ans. Ne pas consommer durant plus de 3 jours consécutifs

Euphorbiaceae

Croton linearis Jacq.

Romarin[7], Romarin pays

Omaren, Omaren peyi

Description botanique

Arbuste aromatique poussant en zones sèches et calcaires. Feuilles alternes, linéaires, entières, blanchâtre à la face inferieure, à une seule nervure apparente. Fleurs mâles et femelles séparées, petites, à pétales délicats blancs. Fruit : capsule arrondie, trilobée, de 0,3 à 0,4 cm de long, surmontée par les stigmates persistants.

Chimie et propriétés

Une étude chimique préliminaire réalisée sur la plante a été positive pour les alcaloïdes, les flavonoïdes et les composés phénoliques. La plante renferme de l'acide angélique à action sédative. En expérimentation animale, les extraits (sur eau) ont indiqué une activité hypotensive et stimulante des contractions du muscle utérin.

7 Cette plante n'est pas le romarin européen (Rosmarinus officinalis L.) de la famille des Lamiaceae utilisé comme cholagogue, antiseptique, pour les soins des cheveux, contre la tension nerveuse et les neuralgies.

Usages en Haïti

› Galactagogue : feuilles en infusion, voie orale et bain
› Fébrifuge : feuilles en infusion, voie orale et bain
› Contre les douleurs de taille : feuilles en infusion et bain
› Astringent : feuille
› Contre les douleurs de l'estomac : feuilles en infusion
› Antiasthmatique : poudre de feuilles séchées dans du miel
› Contre la colique et la diarrhée : feuille

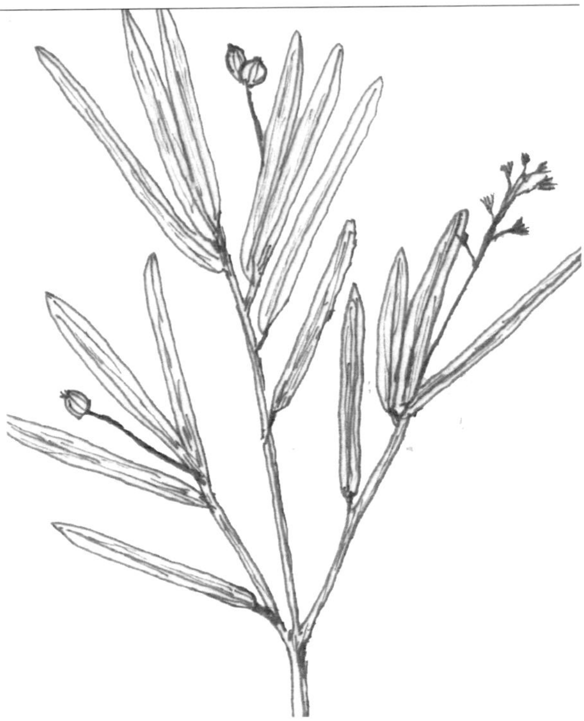

Usages ailleurs

› Soins post-partum : plante, voie interne : Bahamas
› Antirhumatismal : plante, voie interne : Salvador

Euphorbiaceae

Euphorbia hirta L. - Syn : Chamaesyce hirta (L.) Millsp

Mal nommé

Malomen, Ti lèt

Description botanique

Petite herbe annuelle, très commune, à tige rougeâtre et latex blanchâtre (d'où le nom : *ti lèt*) atteignant 40 cm de haut. Feuilles petites (L = 2-5 cm ; l = 0,5-1 cm), opposées, serretées, ovales à lancéolées, à apex aigu et base dissymétrique. Inflorescence : glomérules compactes axillaires et terminaux regroupant de petites fleurs allant du verdâtre au rougeâtre. Fruit : petite capsule poilue et jaunâtre.

Chimie et propriétés

La plante renferme des gommes-résines, de la cire, de l'oxalate de calcium, des sucres, des substances volatiles, une huile essentielle, une phyto-stéroline, des substances triterpéniques, des tanins. Ses extraits ont indiqué des propriétés antiamibiennes certaines selon toutes les études effectuées (*Journal of Complementary and Alternative Medicine*) ainsi que des actions antispasmodique, sédative, analgésique, anthelminthique, anti malarique et insecticide. Au cours d'un essai clinique mené en Afrique, la guérison liée au traitement des amibiases par cette plante a dépassé 80 % des cas traités. L'extrait (sur eau) des feuilles diminue la motilité gastro-intestinale et agit contre bon nombre de bactéries causant des infections intestinales. Le malonmen a aussi une action anti allergique et peut prévenir les chocs dues aux allergènes.

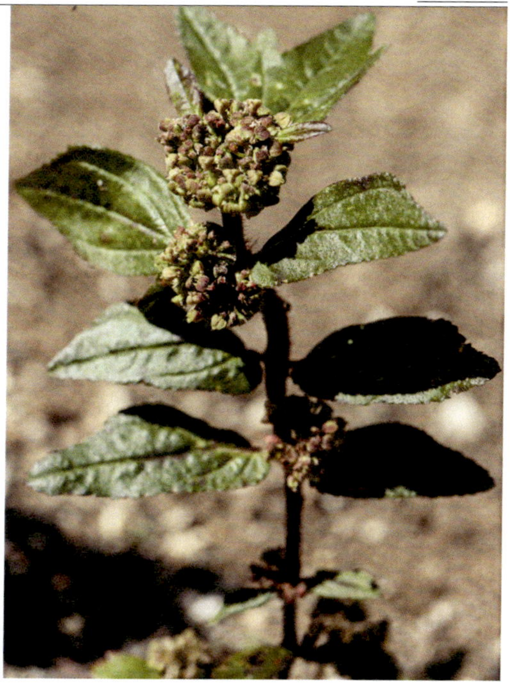

Selon une récente étude indienne publiée dans "Indian Journal of Pharmaceutical Sciences", les fleurs ont un effet anti diabétique et agiraient favorablement sur le profil lipidique. Un effet cicatrisant par voie externe est aussi signalé. La plante pourrait également aider à lutter contre les symptômes de l'intoxication aux poissons. Elle ne présente pas de toxicité par voie orale mais un effet anti fertilité chez l'homme est rapporté. Elle entre dans la composition de quelques spécialités dilatatrices des bronches et a été commercialisée en Europe puis en Afrique (sous le nom de "Dysenteral" au Mali) comme antiamibien.

Usages en Haïti

- Antiasthmatique : contre les troubles pulmonaires : jus des feuilles ou parties aériennes en décoction
- Galactagogue : parties aériennes en décoction
- Diurétique : parties aériennes en infusion
- Anti-dysentérique, Anti-diarrhéique : parties aériennes en infusion

Usages ailleurs

- Antiasthmatique :
  - plante en infusion : Porto Rico
  - plante en décoction : Asie
- Plante entière : Seychelles, Madagascar
- Anti-diarrhéique : plante entière en décoction : Guadeloupe, Comores, Congo, Mali, Sénégal, Togo, Ile Maurice, Seychelles
- Anti-dysentérique : plante entière en décoction : Mali, Ile Maurice, Côte d'Ivoire, Sénégal
- Diurétique :
  - parties aériennes : Martinique, Guadeloupe, Porto Rico, Mexique
  - plante entière en décoction : Sénégal, Mali
- Fébrifuge : parties aériennes : Martinique, Guadeloupe, République Dominicaine
- Antispasmodique : parties aériennes : Martinique, Guadeloupe, République Dominicaine, Trinidad
- Antivénérien :
  - plante entière en décoction : Sénégal
  - parties aériennes : Mexique, Guatemala
- Pectoral : parties aériennes : Mexique, Guatemala

- Cicatrisant :
  - latex, application locale : Sénégal
  - plante entière, application locale : Madagascar
- Aphrodisiaque : jus des parties aériennes : Sénégal, République Centre Africaine
- Antivénéneux : feuilles écrasées, en application locale : Porto Rico, Costa Rica, Guyane
- Vermifuge : parties aériennes : Bahamas, République Centre Africaine, Madagascar
- Galactagogue : plante entière en décoction : Sénégal, Mali
- Anti-ictérique feuilles en décoction : Nigeria
- Contre l'hypertension : parties aériennes : Trinidad
- Contre les lithiases rénales : parties aériennes : Mexique
- Contre la constipation : plante entière en décoction : La Dominique
- Tonique : parties aériennes : Bahamas
- Contre la candidose : plante entière en décoction : Bénin
- Contre les céphalées : plante entière calcinée en application locale : Bénin
- Contre l'urétrite : plante entière en décoction : Comores
- Contre les ulcères gastriques : plante entière en décoction : Bénin
- Contre les vaginites à Trichomonas : plante fraîche en décoction : Afrique

Recommandations et posologie

Recommandations (tirées de Pousset)

Amibe, Diarrhée, Asthme : Boire pendant 3 jours une décoction de 100 grammes de plante dans de l'eau.

Euphorbiaceae – Toxique

Hura crepitans L.

Sablier

Pye sabliye

Description botanique

Grand arbre lactescent, à tronc droit et très épineux, poussant en basse altitude. Feuilles : grandes, atteignant 20 cm de long, longuement pétiolées, à apex acuminé, base cordée et marge grossièrement dentée; face supérieure des feuilles lustrée et sombre, l'inférieure plus pâle. Inflorescences mâles et femelles séparées : les mâles en épis terminaux à nombreuses fleurs rouge sombre; les femelles solitaires, latérales, portées par des pédoncules épais. Fruit : capsule aplatie, sillonnée, éclatant bruyamment en laissant échapper des graines brunes en forme de disque.

Chimie et propriétés

Le latex renferme de l'hurine, de l'inositol, une huratoxine et une protéinase, l'huraïne. La feuille contient du kaempférol à propriétés anti-inflammatoires et diurétiques ainsi que les acides coumarique et férulique. Les graines renferment une huile, une toxalbumine (la crépitine) et plusieurs protéases très actives ; elle est émétique. Le latex et la graine sont toxiques. La plante est décrite comme pesticide.

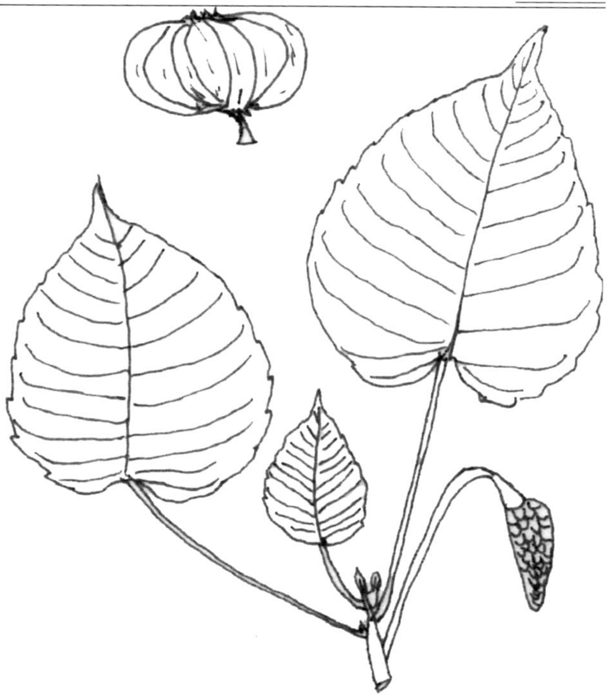

Usages en Haïti

- Anti-lèpre : latex en application locale
- Antirhumatismal : feuilles chauffées en application locale
- Purgatif : graines
- Contre les traumatismes et les foulures : feuilles bouillies en application locale
- Cicatrisant, Contre les abcès : feuilles ou latex en application locale
- Antimigraineux : feuilles en compresse sur la tête
- Emétique : graines

Usages ailleurs

- Purgatif : feuille en décoction : Guatemala ; graines : Costa Rica, Cuba, République Dominicaine, Madagascar ; écorce en décoction : quelque part dans la Caraïbe
- Antirhumatismal : feuilles pilées en application externe : Brésil, Colombie
- Contre les dermatoses : feuilles en application locale : Colombie
- Contre les neuralgies : feuilles en application locale : Vénézuela
- Vermifuge : feuille : Colombie
- Emétique : écorce en décoction : quelque part dans la Caraïbe ; feuilles : Cuba
- Contre les abcès : fleurs mâles fraîches en application locale : Brésil
- Contre les douleurs intestinales : parties aériennes : Madagascar
- Insecticide : bois brulé

Euphorbiaceae – Toxique

Jatropha curcas L.

Médicinier béni

Medsiyen beni

Description botanique

Arbuste de 3 à 4 m, à latex translucide et branches épaisses, originaire d'Amérique Tropicale. Feuilles glabres, alternes, longuement pétiolées, palmées, cordée à la base, acuminées au sommet, à 5 lobes ondulés. Inflorescence : panicule axillaire portant des fleurs verdâtres. Fruit : capsule ovoïde, plus ou moins anguleuse, noirâtre à maturité, renfermant 3 graines noires.

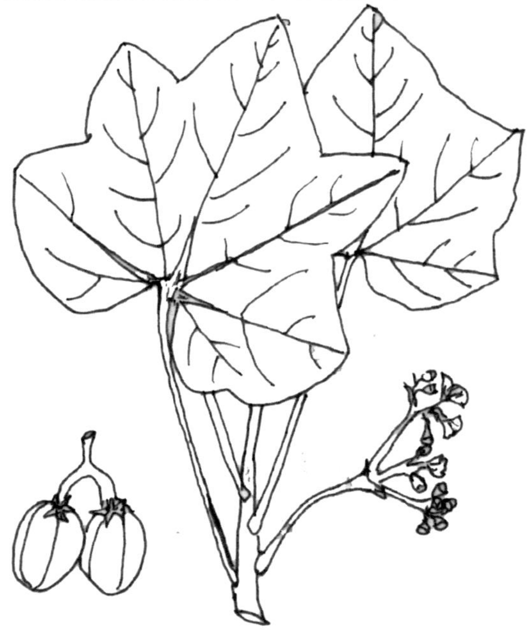

Chimie et propriétés

Les feuilles contiennent des phytostérols et l'écorce est riche en tanins. La racine fournit une huile jaune à action hémolytique et la plante contient de l'acide cyanhydrique. Les graines renferment des mucilages, une protéine toxique, la curcine, à action anti tumorale et un complexe résinostérolique. Le fruit est doué d'une certaine activité contraceptive et l'huile des graines est purgative à faible dose. Les graines ont révélé une activité insecticide. Le latex présente une activité antifongique et cicatrisante. Il agit contre le Candida albicans (responsable de la candidose) et le *Staphylococcus aureus*. La poudre de racine a un effet antiinflammatoire en application externe. Selon des travaux TRAMIL, en expérimentation animale, le jus de feuilles fraiches en application sur la peau et au niveau de la muqueuse buccale n'a pas produit de toxicité mais une légère irritation a été observée chez certains sujets. Le gros médicinier est résistant à la sécheresse et sa culture pourrait présenter un intérêt en milieu rural pour l'alimentation du bétail et la production de biogaz et de savon. Des essais sont effectués dans le pays pour la production de biogaz et l'alimentation animale.

Usages en Haïti

- Contre le muguet (candidose buccale) : latex en friction locale
- Contre les oedèmes et les inflammations : feuilles en décoction
- Contre les brûlures : latex en application locale
- Cicatrisant : feuilles chauffées, huilées, en application locale
- Contre les dermatoses et le prurit (gratelle) : latex en application locale
- Anti-grippe, Fébrifuge : feuilles jaunes en infusion ou décoction
- Hémostatique

Usages ailleurs

- Cicatrisant :
  - latex en application locale : Costa Rica, Colombie, Madagascar, Nouvelle Guinée, Inde, Pakistan, Bahamas
  - feuilles en application locale : La Dominique, Madagascar, Inde, Pakistan
  - huile des graines en application locale : Inde, Pakistan

- Purgatif : graines ou feuille : Martinique, Guadeloupe, Sénégal, Madagascar, Inde, Pakistan, Guyane
- Contre les dermatoses, l'eczéma et l'herpès :
  - feuille, appliccation locale : Costa Rica, Guadeloupe
  - huile des graines, application locale : La Dominique
- Galactagogue : feuilles en application sur les seins : Guatemala, Inde, Pakistan
- Anti-ulcéreux : latex en application locale : Colombie, Costa Rica
- Contre les hémorroides : latex en application locale : Colombie, Costa Rica
- Anti-rhumatismal : huile des graines en massage : Guadeloupe, Martinique, Inde, Pakistan
- Anti-névralgique : feuilles chauffées en cataplasme :Guadeloupe, Martinique, Guyane
- Anti-diarrhéique, Anti-dysentérique :
  - feuilles en décoction, en association : République Dominicaine
  - racine en décoction : Vénézuela
- Anti-ictérique : feuilles : Panama, Madagascar
- Fébrifuge : feuilles en décoction : Inde, Pakistan, Cuba, Trinidad
- Contre les affections des gencives : décoction des feuilles en bain de bouche : Inde, Pakistan
- Contre les maux de gorge et l'angine : latex : Madagascar
- Contre la malaria : latex : Madagascar
- Vermifuge : graines : Cuba
- Contre les maux de ventre : écorce en macération : Sénégal
- Contre gaz intestinaux et douleurs abdominales : feuilles en décoction : République Dominicaine
- Contre la candidose : latex en application locale : Bahamas, République Dominicaine
- Contraceptif : graine : Soudan
- Hémostatique : jus ou pate de feuille : Inde, Pakistan
- Anti-vénérien : feuilles en décoction : Colombie
- Contre les maux de dent : latex en application locale : Cuba, Guyane
- Anti-arthritique : décoction des feuilles en massage local : Cameroun
- Stomachique : feuille : Bahamas
- Diurétique : Sénégal
- Laxatif : graine : Yemen
- Tonique : feuille : Barbade
- Vomitif : racine : Madagascar

Recommandations et posologie

Recommandations TRAMIL

- Contre la candidose de la muqueuse buccale (chanklèt) : sève (latex) en application locale
- Contre-indications et précautions d'emploi : pas pour les enfants de moins de 5 ans, pour les femmes enceintes ou allaitantes. Eviter l'ingestion de la graine à cause du risque de toxicité. En cas d'intoxication par ingestion, consulter un médecin

Euphorbiaceae – Toxique

Jatropha gossypiifolia L.

Médicinier barachin

Medsiyen barachen ; Ti medsiyen ; Ti mapou

Description botanique

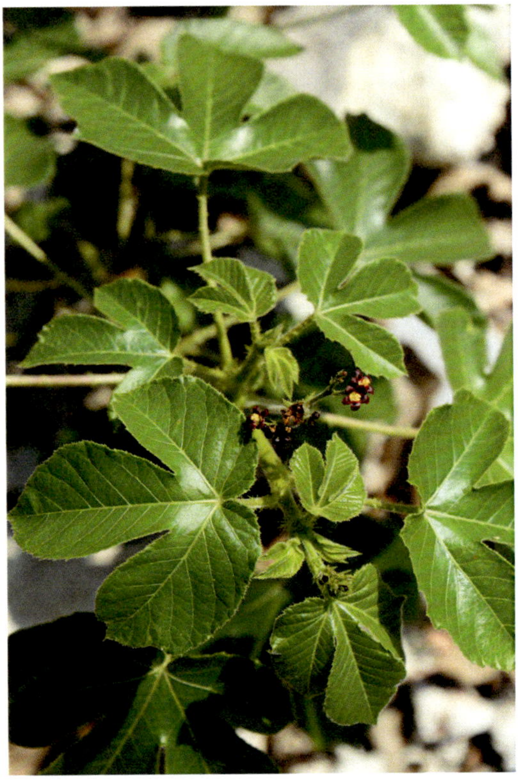

Arbrisseau tortueux, peu lignifié, à poils glanduleux visqueux et rameaux pourpres. Feuilles alternes, palmées, à 3-5 lobes ovés, acuminés, plus ou moins denticulés. Inflorescence : cyme corymbiforme latérale regroupant des fleurs à pétales obovés, étalés, rouges. Fruit : capsule trilobée, tronquée aux extrémités, contenant 3 graines.

Chimie et propriétés

L'écorce renferme un alcaloïde, la jatrophine et les graines une huile purgative et émétique. L'écorce contient aussi des résines, de l'isophytostérol et des tanins. Le latex est toxique. Dans les feuilles a été mis en évidence un glycoside de cyanidine ainsi que de l'apigénine, de l'histamine, de l'isovitéxine, de la vitéxine et des tanins. L'extrait éthanolique de la plante a un effet hypotenseur. Les graines contiennent une protéine toxique, la curcine à action antitumorale ainsi que des esters à action irritante. Les extraits de racine ont montré une activité anti-cancérigène. L'usage de la plante n'est pas recommandé en médecine familiale à cause de sa toxicité mais le *ti medsiyen* renferme des substances qui pourraient être exploitées en thérapeutique moderne.

Usages en Haïti

- Diurétique : feuilles en jus ou en décoction, voie orale
- Purgatif : graines
- Cicatrisant : décoction de feuilles, application locale
- Anti-eczémateux : décoction de feuilles et de fleurs, en compresse locale
- Contre les douleurs abdominales : décoction des feuilles, voie orale

Usages ailleurs

- Antivénérien : feuilles en décoction : Colombie, Trinidad, Mexique, Costa Rica, Curaçao
- Purgatif :

  - feuille : Colombie, Guyane, Jamaïque, Mexique, Cuba
  - huiles des graines : Guyane
- Cicatrisant : feuille : Trinidad, Vénézuela, Curaçao, République Dominicaine
- Digestif : feuille : Bassin Caraïbe et Amérique Latine
- Emétique : feuille : Colombie, Jamaïque, Mexique, Cuba
- Diurétique : feuille ou racine : Amérique Latine
- Stomachique : racine : Curaçao
- Contre les brûlures : latex en application locale : Colombie
- Contre les maladies uro-génitales : Inde
- Contre les dermatoses : racine en application externe : Mexique
- Anti-lèpre : racine : Vénézuela
- Antispasmodique : feuille : Cuba
- Contre les ulcères gastriques : feuilles : Porto Rico
- Anti-inflammatoire : feuilles en cataplasme : Philippines
- Anti-cancérigène, Anti-tumoral : racine : Costa Rica
- Anti-diarrhéique : bourgeons foliaires en décoction, voie orale : République Dominicaine
- Antidote : racine en application locale : Mexique
- Antidiabétique : feuille : Curaçao
- Anti-ictérique : feuille : Costa Rica
- Contre l'anorexie : feuille en décoction, voie orale : République Dominicaine
- Emménagogue : feuille : Vénézuela
- Laxatif : Curaçao

Euphorbiaceae

Manihot esculenta Crantz

Manioc

Manyòk - Mannyòk

Description botanique

Arbuste à branches dressées, garni de larges cicatrices foliaires, vivace par des racines tubérisées et fusiformes. Feuilles longuement pétiolées, palmées, profondément découpées en 5-9 segments obovales. Inflorescence : grappe portant des fleurs unisexuées à grand calice tubuleux verdâtre. Fruit : capsule sphérique à six (6) côtes, un peu ailée, de plus ou moins 2,5 cm de diamètre et contenant 3 graines. Il existe 2 variétés de l'espèce, la douce et l'amère.

Chimie et propriétés

Le jus de tubercule renferme une huile volatile, des substances gommeuses, des saponosides, des matières colorantes, de l'acide oxalique et un glucoside cyanogénétique, la linamarine qui par hydrolyse donne de l'acide cyanhydrique. La variété amère (var. amara) contient d'avantage de linamarine que la variété douce (var. dulcis). Une cuisson insuffisante des tubercules peut entrainer des intoxications nerveuses à l'acide cyanhydrique. Les feuilles de manioc renferment également de l'acide cyanhydrique, de la rutine et sont riches en calcium,

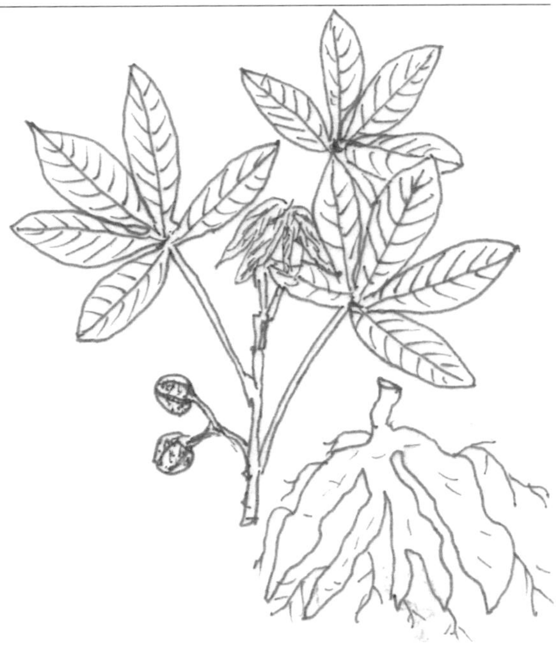

phosphore, vitamines C et A ainsi qu'en protéines de bonne qualité; bien cuites dans un contenant sans couvercle afin d'éliminer l'acide cyanhydrique, elles sont utilisables dans l'alimentation humaine. Elles ont une action antiinflammatoire et analgésique pouvant être mise à profit par voie orale ou externe. Elles possèdent en outre une légère activité anti-malarique et anti-cancérigène. L'extrait (sur eau) de racine séchée a une activité anti tumorale en expérimentation animale alors que l'extrait éthanolique des feuilles agit contre certaines souches de staphylocoques et contre plusieurs champignons pathogènes de la peau (travaux TRAMIL).

Usages en Haïti

- Contre les céphalées : feuilles froissées en bain ou en application sur la tête
- Anti-diarrhéique : tubercule bouilli, voie orale
- Contre les affections cutanées et le prurit (gratelle) : feuilles froissées en bain
- Contre l'asthénie : farine de tubercule en galettes
- Anti-inflammatoire : cataplasme de tubercule en application externe
- Alimentaire : tubercule cuit tel quel, en jus ou pour la fabrication de cassave

Usages ailleurs

- Anti-douleur :
  - feuille en application externe : Amérique Centrale et Latine
  - tubercule en application externe : Indonésie
- Cicatrisant : feuilles ou tubercule en emplâtre : Guadeloupe, Sénégal
- Contre les dermatoses et l'eczéma :
  - tubercule en cataplasme : Trinidad
  - jus de tubercule, application externe : Brésil
  - amidon de tubercule mélangé à du rhum, en application locale : Guyane
- Contre les caries dentaires : tubercule : Vénézuela
- Antidote, contre les morsure de serpent : tubercule en application locale : Trinidad
- Vermifuge : bourgeons en décoction, en association : Guadeloupe
- Antirhumatismal : écorce en décoction : Philippines
- Hémostatique : feuilles en emplâtre : Guyane
- Alimentaire : tubercule : Amérique Tropicale, Afrique, Indonésie

Recommandations et posologie

Recommandations TRAMIL

Maux de tête et champignons entre les doigts : laver soigneusement la feuille, l'écraser, prendre 5 à 10 grammes de la plante et l'appliquer sur la partie atteinte, 2 fois par jour.

Contre-indications et précautions d'emploi

Toute application externe doit se conformer aux mesures d'hygiène les plus strictes. Le manioc ne doit pas être consommé par les personnes qui souffrent de la thyroïde.

Euphorbiaceae

Phyllanthus niruri L.[8]

Derrière dos

Dèyè do

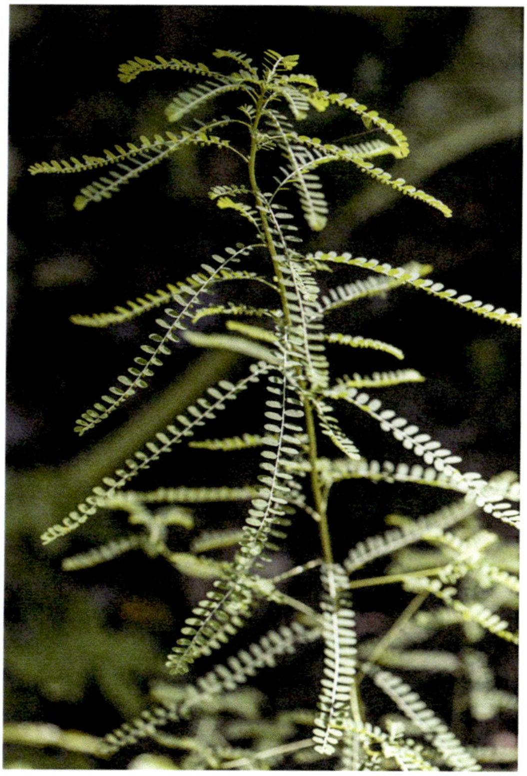

Description botanique

Petite herbe annuelle à rameaux anguleux, ne dépassant généralement pas 60 cm de haut. Feuilles petites, alternes, elliptiques ou obovées-oblongues, à base oblique. Fleurs très petites, verdâtres, à sexes séparés. Fruit : capsule globuleuse verte de 2 à 3 mm de diamètre.

Chimie et propriétés

Présence dans les parties aériennes de plusieurs lignanes, de flavonoïdes (quercitine et rutine entre autres) et d'alcaloïdes. La consommation de dèyè do fait baisser le taux de cholestérol et de lipides du sang. Une action contre le diabète via l'inhibition d'une enzyme (l'alpha-amylase) a été mise en évidence. La plante agit aussi très favorablement contre les pierres aux reins avec des résultats positifs dépassant les 80 % lors d'essais thérapeutiques réalisés en Allemagne. Elle contient des substances protectrices du foie et exerce une action de protection de l'estomac quand ce dernier est agressé. Selon une très récente publication parue dans la revue "Phytotherapy Research", la plante inhibe la croissance de l'Helicobacter pylori (bactérie parasitant parfois l'estomac et causant des ulcères à ce niveau) sans affecter celle des bactéries utiles du

8 Une espèce très voisine, le Phyllanthus amarus porte le même nom vernaculaire et a les mêmes usages en Haïti que le Phyllanthus niruri.

système digestif. L'extrait de la plante montre une activité anticancéreuse. Les extraits (eau/éthanol à 50 %) de la plante ont une activité antibactérienne, antifongique et antivirale. Ils agissent aussi sur l'Entamoeba histolytica responsable de la dysenterie amibienne. Le dèyè do fait partie d'une spécialité pharmaceutique française (Pilosuryl) utilisée pour faciliter l'élimination de liquide par les reins ; sous forme de compléments alimentaires, il est proposé à l'extérieur comme antidiabétique ou contre les pierres aux reins dans certains magasins de produits naturels.

Usages en Haïti

- Diurétique
- Fébrifuge, Contre la malaria : feuilles froissées en bain ou feuilles en décoction, voie orale
- Stomachique, Digestif, Contre les gaz intestinaux : plante entière en décoction
- Tonique : plante entière pilée, en macération, en association

Usages ailleurs

- Anti-dysentérique : Afrique . plante en décoction : Inde, Pakistan
- Diurétique : plante entière : Amérique Centrale, Inde, Pakistan
- Antidiabétique : plante entière : Amérique Centrale, Antilles ; compléments alimentaires
- Dépuratif : plante entière : Amérique Centrale
- Tonique, Apéritif : Bahamas, Inde, Pakistan
- Antivénérien : feuilles en décoction aqueuse ou lactée : Inde, Pakistan
- Galactagogue : racine dans du lait : Inde, Pakistan
- Cicatrisant : feuilles en cataplasme : Inde, Pakistan
- Contre les ophtalmies : jus de la plante : Inde, Pakistan
- Antiulcéreux : feuilles en cataplasme externe : Inde, Pakistan
- Stomachique, Digestif : feuille : Inde, Pakistan
- Fébrifuge :
    - plante entière : Martinique
    - feuille : Inde, Pakistan, Bahamas
- Contre les affections de l'ovaire, et des reins : plante en décoction : Cuba, Inde, Pakistan
- Contre les coliques spasmodiques : Afrique
- Contre la jaunisse : racine: Inde, Pakistan
- Antiasthmatique : tiges feuillées : Madagascar
- Contre les parasites de la peau : tiges feuillées : Madagascar
- Astringent : écorce : Madagascar

Euphorbiaceae

Ricinus communis L.

Palma-Christi ; Ricin

Palma kristi ; Risen

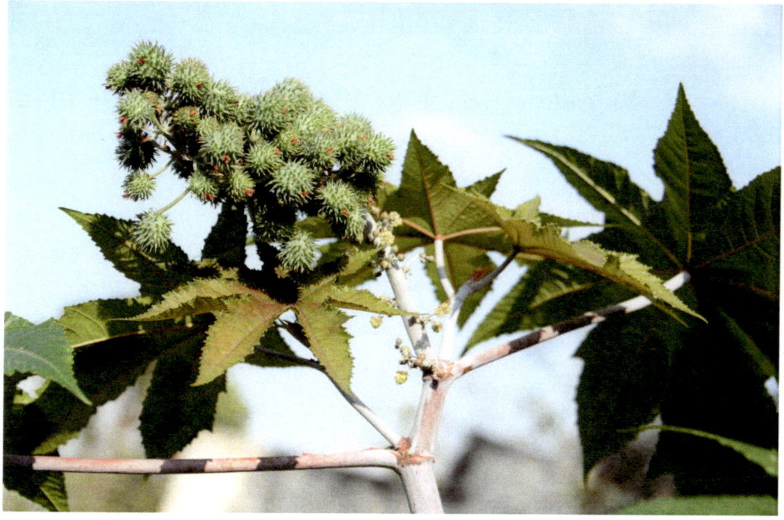

Description botanique

Arbuste de 2 à 3 m de haut, à branches évasées, originaire d'Abyssinie, actuellement subspontané dans le pays et cultivé dans de nombreuses régions tropicale et tempérées. Feuilles alternes, orbiculaires, peltées, longuement pétiolées, à plusieurs lobes dentés. Inflorescence : panicule dressée terminale ou axillaire portant des fleurs jaunes à sexes séparés, les mâles à la base, les femelles au sommet. Fruit : capsule souvent épineuse, ovoïde, de plus ou moins 2 cm de diamètre, contenant des graines lisses à tégument brillant.

Chimie et propriétés

Les feuilles ont une très forte teneur en nitrate de potassium et renferment de la ricinine et de l'acide cyanhydrique. Les graines sont riches en lipides et en vitamine E; elles contiennent des protides avec de la ricine, de la ricinine, des stérols, des vitamines et des enzymes. La ricine agglutine les globules rouges et provoque de graves intoxications: une ingestion de 5 à 6 graines peut être mortelle chez l'enfant. L'huile extraite par pression de façon artisanale ne contient plus de ricine et est douée de propriétés purgatives. Certaines fractions de l'huile sont douées de propriétés bactéricides et fongicides. L'extrait (sur eau) de feuilles séchées a une action antibactérienne (contre E. coli et *Staphylococcus aureus* notamment). Une action analgésique est aussi attribuée aux feuilles. Par voie orale et à raison de 0,9 ml (moins d'une cuillérée à café) deux fois par jour pendant 4 semaines, l'huile des graines a eu des effets intéressants contre les douleurs rhumatismales du genou. En application externe, la graine et les feuilles (sèches ou fraîches) broyées ne provoquent pas d'irritation. Par voie orale, l'extrait (sur eau) des graines ainsi que l'huile de graines rancies sont très toxiques. L'abus de l'huile des graines par voie orale provoque des dérangements digestifs, des lésions intestinales ainsi qu'une malabsorption pouvant causer la mort. Les graines ne doivent pas être laissées à la portée des enfants. En cas d'ingestion, un traitement d'urgence doit être appliqué.

Usages en Haïti

› Purgatif : huile des graines
› Contre les problèmes pulmonaires : huile des graines en friction du thorax ou par voie orale
› Contre les brûlures : huile ou feuilles séchées pulvérisées, en application locale
› Contre les chocs émotionnels : huile, voie orale
› Lactagogue : feuilles en cataplasme sur les seins
› Vermifuge : huile des graines, voie orale
› Anti-rhumatismal : feuilles chauffées en application ou huile en massage
› Contre les affections cutanées et le prurit : huile en friction ou feuilles en bain
› Contre traumatisme et tuméfaction : feuilles bouillies en application locale
› Stimulant du cuir chevelu : huile des graines en application locale

Usages ailleurs

› Purgatif : huiles des graines : usage généralisé
› Antirhumatismal :
  - graines écrasées en cataplasme : Inde, Pakistan
  - feuilles écrasées en cataplasme : Tunisie, Madagascar
  - racine en décoction, voie orale : Inde, Pakistan
› Cicatrisant, Antiseptique : feuilles en application externe et/ou en massage : Trinidad, Mexique, Sénégal, Inde
› Analgésique : feuille, voie externe : Bermudes, Jamaïque, Panama, Mexique
› Lactagogue :
  - feuille en décoction : Madagascar
  - feuilles en cataplasme sur les seins : Inde, Pakistan
› Emménagogue : feuille en décoction : Madagascar, Inde, Pakistan
› Vermifuge : huile des graines : Guatemala, Guadeloupe
› Contre les affections cutanées : huile des graines : Panama
› Fébrifuge : feuille : Mexique
› Antidiabétique : feuille : Tunisie
› Contre les masques de grossesse : feuille écrasée en cataplasme : Tunisie
› Contre les angines : feuille : Madagascar
› Béchique : feuilles perfoliées, huilées en application sur le dos et la poitrine : Tunisie
› Contre les céphalées : feuille écrasée en cataplasme sur la tête : Tunisie, Cuba
› Contre la stérilité féminine : poudre de tige feuillée dans de l'eau : Nigéria
› Contre la bilharziose : feuille en fumigation du bas du ventre et en décoction : Sénégal
› Contre les maux de dents :
  - feuilles en décoction, application locale : République Dominicaine
  - pâte de racine, application locale : Inde, Pakistan

- Contre les maux d'oreille : huile des graines en instillation locale : République Dominicaine
- Contre les problèmes pulmonaires : huile des graines en friction du thorax : République Dominicaine
- Stimulant du cuir chevelu : huile des graines, en application locale : Amérique Latine, Tunisie

Recommandations et posologie

Recommandations TRAMIL

- Constipation : prendre l'huile de la graine (préparée de façon artisanale, achetée en pharmacie ou dans un établissemnt de santé autorisé) à raison de 1 à 3 grandes cuillérées (15 à 45 mL) pour un adulte, 1 à 3 petites cuillérées (5 à 15 ml) pour un enfant de plus de 2 ans et d'une petite cuillérée (1,5 ml) pour un enfant de moins de 2 ans. Donner en une seule prise par voie orale et à jeun. Accompagner éventuellement de lait ou de jus de fruit.
- Affections ganglionnaires : huile de la graine, application locale
- Mal de tête : huile de la graine, feuilles au naturel écrasées dans l'huile, application locale
- Douleur d'oreille (après consultation médicale et en complément du traitement classique, sauf en cas de contre-indication) : huile en instillation (en gouttes) dans l'oreille
- Pneumopathie et asthme (après consultation médicale et en complément du traitement médical, sauf si contre-indication) : huile de la graine, voie orale et friction du thorax ou en sirop, voie orale
- Brûlure : huile de la graine en application ou feuilles séchées et pulvérisées, en application locale
- Rhumatisme : feuilles chauffées, application locale et/ou huile en friction locale
- Entorse, traumatismes : feuilles ou huile de la graine, en application locale

Contre-indications et précautions d'emploi

En cas d'emploi de l'huile par voie interne, n'employer qu'à dose unique et que celle préparée de façon artisanale, achetée en pharmacie ou dans un établissemnt de santé autorisé. L'ingestion de la graine peut être mortelle. En cas d'intoxication par ingestion, consulter un médecin En cas de brûlures, limiter l'usage à des brûlures superficielles ne dépassant pas 10 % de la surface du corps et ne concernant pas la tête, les mains et les organes génitaux. En cas de douleur d'oreille, ne pas utiliser s'il y a présence de sécrétions à l'intérieur de l'oreille et/ou perforation éventuelle du tympan. Toute application externe doit se conformer aux mesures d'hygiène les plus strictes. Dans tous les cas, si l'état du patient se détériore, ou si l'asthme dure plus de 2 jours, les maux de tête et l'entorse plus de 3 jours et la pneumopathie plus de 5 jours, consulter un médecin.

Flacourtiaceae

Samyda pubescens L.

Syn : Samyda rosea Sims ; Samyda dodecandra Jacq.

Casser sec, Rose marron

Kase sèk ; woz mawon

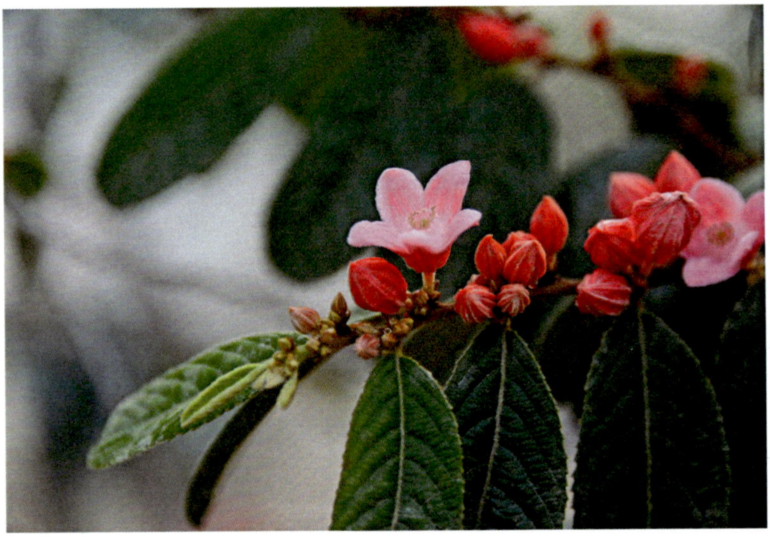

Description botanique

Arbuste à tige garnie d'une pubescence rougeâtre, poussant en zones sèches. Feuilles alternes, veloutées, oblongues, à rebord crénelé-denté, arrondies au sommet, aigues et légèrement dissymétriques à la base. Fleurs axillaires ou terminales, groupées par 2-3, à sépales veinés, d'un beau rose (diamètre = 1 à 2 cm). Fruit : capsule coriace, à valves, contenant de nombreuses graines.

Chimie et propriétés

La plante renfermerait des flavonoïdes, des terpénoïdes et des composés phénoliques. Les graines de plusieurs espèces appartenant à la famille des Flacourtiacées renferment des acides gras spéciaux à propriétés anti-lépreuses.

Usages en Haïti

› Antigrippe, Anti-rhume : feuilles en décoction
› Antitussif : feuilles en décoction
› Emménagogue : feuille

Usages ailleurs

Aucun dans la littérature consultée

Hypericaceae

Hypericum perforatum L.

Millepertuis

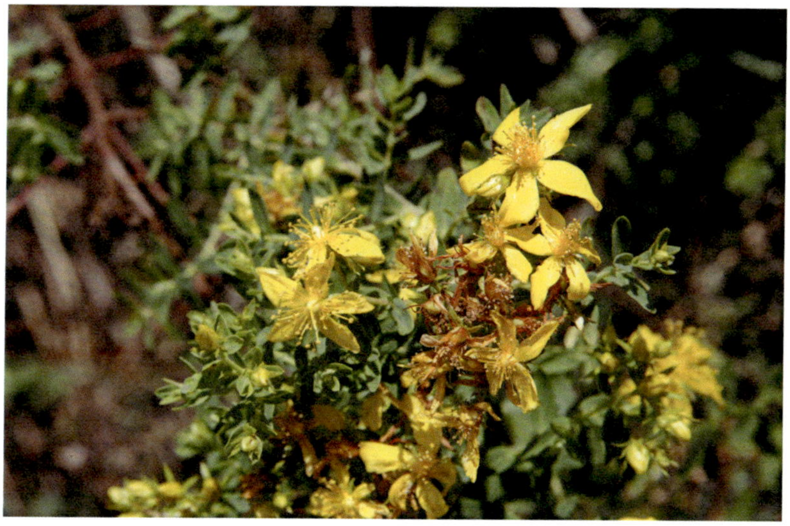

Description botanique

Plante à tige dressée poussant au bord des routes dans les zones fraiches du pays (Kenscoff, Furcy). Feuilles petites, opposées, sessiles, oblongues, à limbe traversé par de très petites poches translucides visibles à l'œil. Inflorescence : panicule érigée portant des fleurs à pétales jaunes bordés de poils glanduleux noirs. Fruit : capsule ovoïde renfermant de nombreuses petites graines allongées.

Chimie et propriétés

La plante contient une huile essentielle renfermant du pinène et des carbures sesquiterpéniques. Elle renferme aussi de nombreux composés phénoliques, de l'hypéricine entre autres. Plusieurs métaanalyses et études (dont deux parues très récemment dans les revues "Journal of Affective Disorders" et "Progress in Neuro-psychopharmacology and Biology Psychiatry") sont parvenues à la conclusion que le millepertuis est aussi efficace que les antidépresseurs classiques pour le traitement des dépressions légères à modérées. Un net avantage du millepertuis par rapport aux antidépresseurs courants a été noté en ce qui a trait aux effets indésirables, à la compliance et au coût des traitements. La plante a aussi une action antidiarrhéique, neuroprotectrice et broncho dilatatrice. Les applications locales de la plante facilitent la cicatrisation et diminuent la formation de chéloïdes. Le millepertuis est très apprécié comme anti dépresseur dans les pays occidentaux où de nombreuses firmes pharmaceutiques offrent des préparations standardisées utilisées par des millions de gens. En France, la plante entre aussi dans la composition de « l'alcoolat vulnéraire ». Quoique les effets secondaires signalés pour le millepertuis soient rares, la plante inter-agit avec de nombreux médicaments et par voie interne, il est conseillé d'éviter la prise d'autres remèdes en association avec le millepertuis. Il faut aussi éviter de s'exposer au soleil lors d'applications externes de la plante à cause d'éventuelles réactions de photosensibilisation dues à la présence de l'hypéricine.

Usages en Haïti

Non répertoriés.

Usages ailleurs

- Contre ulcères cutanés et brûlures : sommités fleuries en macération huileuse, application locale : Europe : alcoolat ; vulnéraire en application locale : Europe
- Cicatrisant : extrait de fleurs en solution huileuse ou alcoolat vulnéraire, application locale : Europe
- Antispasmodique : sommités fleuries en infusion, voie orale : Europe
- Anti-diarrhéique, Astringent : sommités fleuries en infusion, voie orale : Europe
- Antiasthmatique : sommités fleuries en infusion, voie orale : Europe
- Contre le vitiligo : extrait de la plante, voie interne et externe : Europe
- Antirhumatismal : fleurs en infusion, voie orale ou sommités fleuries en macération huileuse, usage externe : Europe
- Antivénérien, Contre la leucorrhée : fleurs en infusion : Europe
- Contre les hémorroïdes : extrait huileux en massage local : Europe
- Contre la dyspepsie : fleurs en infusion : Europe
- Contre l'artériosclérose : macération alcoolique des fleurs : Europe
- Fébrifuge : fleurs en infusion : Europe
- Contre la bronchite aigue : sommités fleuries en infusion : Europe
- Contre les troubles hépatiques : sommités fleuries en infusion : Europe
- Anti-cancérigène : plante, voie interne et externe : Europe
- Contre la dépression et l'anxiété : extrait de fleurs en solution huileuse ou préparation standardisées de fleurs et de feuilles : Europe, thérapeutique moderne
- Contre les entorses : sommités fleuries en macération huileuse, en massage : Europe
- Stimulant de l'activité sexuelle : sommités fleuries en infusion : Europe

Recommandations et posologie

Recommandations de la Pharmacopée française

- Cicatrisant des brûlures légères : laisser macérer une partie de sommité fleurie sèche dans 10 parties d'huile d'olive pendant 2 heures. Appliquer sur la brûlure en évitant de s'exposer au soleil.
- Antispasmodique, Antidiarrhéique : Mettre 15 à 30 grammes de sommité fleurie dans 1 litre d'eau bouillante. Laisser infuser 15 minutes, boire 1 litre par jour.

Autres recommandations

Antidépresseur : en général, les quantités proposées sur les flacons de millepertuis du commerce sont de 250 mg d'extrait total de la plante 2 ou 3 fois par jour

Lamiaceae (Labiatae)

Leonotis nepetaefolia (L.) R. Br.

Grosse tête

Gwo tèt, Ponpon, Twa zetaj

Description botanique

Herbe érigée à tige quadrangulaire, pouvant atteindre 1,5 m de haut. Feuilles opposées (rarement verticillées), pétiolées, triangulaires, dentées, à sommet aigu et base décurrente. Inflorescence : glomérules sessiles, en moyenne de 4 cm de diamètre, disposés aux nœuds supérieurs ; fleurs zygomorphes à calice à dents aigues et corolle orange. Fruit : petit, sec, inclus dans le calice

Chimie et propriétés

Les graines renferment une huile essentielle, de l'inositol, les acides linoléique, oléique, palmitique et stéarique. Des traces d'alcaloïdes et de fructose ont été trouvées dans différentes parties de la plante. L'extrait ethanolique présente une activité anti-tumorale et antimicrobienne. De récentes publications vont dans le sens d'une activité anti diarrhéique et antiasthmatique de la plante. L'extrait (sur mélange eau/alcool) de la plante montre une action analgésique, anti-inflammatoire et relâchante du muscle lisse selon des travaux TRAMIL. La variété africaine a été signalée comme toxique mais d'autres publications ne semblent pas corroborer le fait.

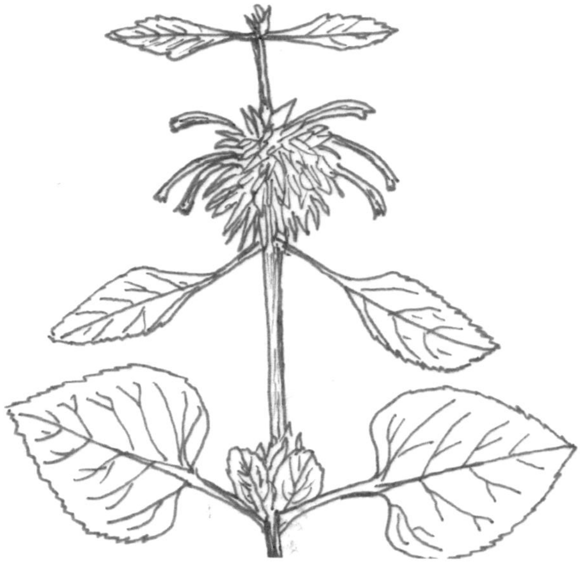

Usages en Haïti

› Anti-diarrhéique : feuilles en infusion
› Fébrifuge : feuilles en infusion
› Contre les gaz intestinaux : plante, usage interne
› Contre les hémorroïdes : tige feuillée en décoction, voie interne

Usages ailleurs

› Vermifuge :
  - feuilles en infusion : La Dominique, Martinique, Guadeloupe
  - feuille en décoction : Barbade

- Antiasthmatique :
  - tige fleurie : La Dominique, Porto Rico
  - plante en infusion : Brésil
- Tonique : Porto Rico, Guadeloupe, Martinique, Vénézuela
- Contre la malaria : feuille : Cuba, Guadeloupe, Martinique
- Fébrifuge : feuilles ou fleurs en infusion ou décoction : Cuba, La Dominique, Porto Rico, Vénézuela, Ile Caicos
- Contre les dermatoses :
  - feuilles séchées en décoction, voie orale : Surinam
  - fleur : Cuba, Madagascar
- Anti-typhoïde : Martinique, Guadeloupe
- Parasiticide : graines pulvérisées : Porto Rico
- Antiémétique : feuilles en infusion : La Dominique
- Antispasmodique, Narcotique : tige feuillée : Madagascar
- Contre la coqueluche : tige feuillée en infusion : La Dominique
- Contre les troubles gastro-intestinaux : plante en décoction : Mali, Surinam
- Purgatif : Madagascar
- Antimigraineux : tige feuillée en infusion : La Dominique
- Contre l'hypertension : tige feuillée : Cuba
- Antigrippe : racine en décoction : Cuba
- Diurétique : feuille et/ou fleur en décoction : Vénézuela
- Contre les hémorragies utérines : infusion de la plante en douches vaginales : Brésil
- Contre les maladies du foie : Curaçao
- Antitussif : tige feuillée en décoction forte : Ile Caicos
- Anti-diarrhéique : feuilles en décoction : Surinam
- Antituberculeux : feuille en sirop : Barbade
- Cicatrisant : feuille en application externe : Barbade
- Ocytocique : fleurs en décoction : Sénégal
- Emménagogue : Madagascar
- Abortif : décoction des feuilles, voie orale ou en application vaginale

Lamiaceae (Labiatae)

Leonurus sibiricus L.

Description botanique

Herbe à tige feuillue et quadrangulaire poussant au bord des routes dans les zones fraîches du pays. Feuilles de la base arrondies-ovées, plus ou moins trilobées; celles du milieu très incisées; celles qui sous-tendent les fleurs presqu'entières et linéaires. Inflorescence : glomérule axillaire regroupant des fleurs à corolle irrégulière, tubuleuse, rose ou mauve veinée de blanc. Fruit : petit, sec, inclus dans le calice.

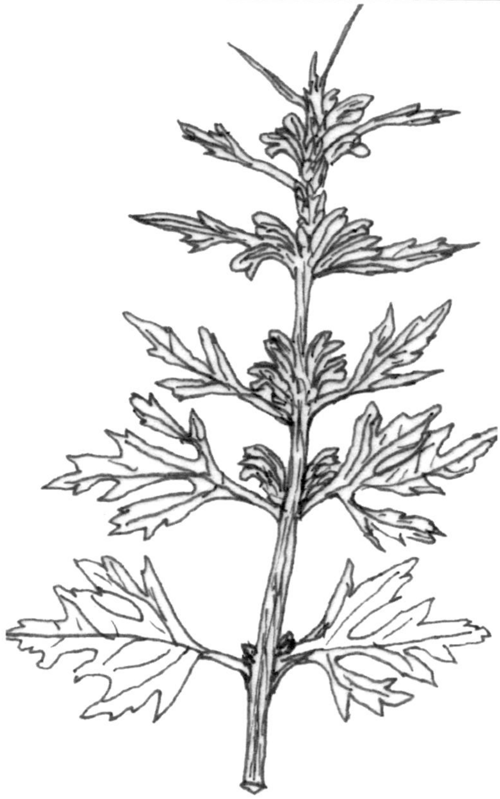

Chimie et propriétés

La plante renferme plusieurs alcaloïdes entre autres de la léonurine et de la léonuridine. Les feuilles contiennent des sels de potassium et les fleurs une essence aromatique. La plante a un effet anti inflammatoire, diurétique, analgésique et anti tumoral. Elle améliore le profil lipidique et active la circulation sanguine. Elle est disponible sous diffétentes formes, particulièrement en Asie où elle est préconisée comme emménagogue, vasodilatateur, contre la dysménorrhée, les palpitations et les problèmes associées à la ménopause. Elle n'est pas recommandée en cas de grossesse. Une autre espèce de *Leonurus*[9] utilisée pour faciliter l'accouchement a causé expérimentalement des contractions utérines.

Usages en Haïti

› Contre la fatigue : feuilles en décoction
› Calmant nerveux : feuille en décoction

Usages ailleurs

› Contre les coliques :
  - décoction des feuilles, voie orale et feuilles en cataplasme sur l'abdomen : Bahamas
  - branche en thé : Guadeloupe
› Diurétique : plante entière en décoction : Brésil, Asie
› Sédatif, Anti-hystérique : plante entière en décoction : Brésil
› Stomachique : plante entière en décoction : Brésil
› Fébrifuge : plante entière en décoction : Brésil
› Anti-diarrhéique : plante entière en décoction : Brésil
› Anti-vomitif : plante entière en décoction : Brésil
› Analgésique : feuilles et fleurs en infusion : Costa Rica
› Emménagogue, contre la dysménorrhée : Asie
› Contre les parasites intestinaux : branche en thé : Guadeloupe

9 Une espèce très voisine, le *Leonurus cardiaca* L, est utilisée en Europe dans les cas d'affections cardiaques et nerveuses.

Lamiaceae (Labiatae)

Mentha nemorosa Wild.[10]

Petit baume ; menthe

Ti bonm ; mant

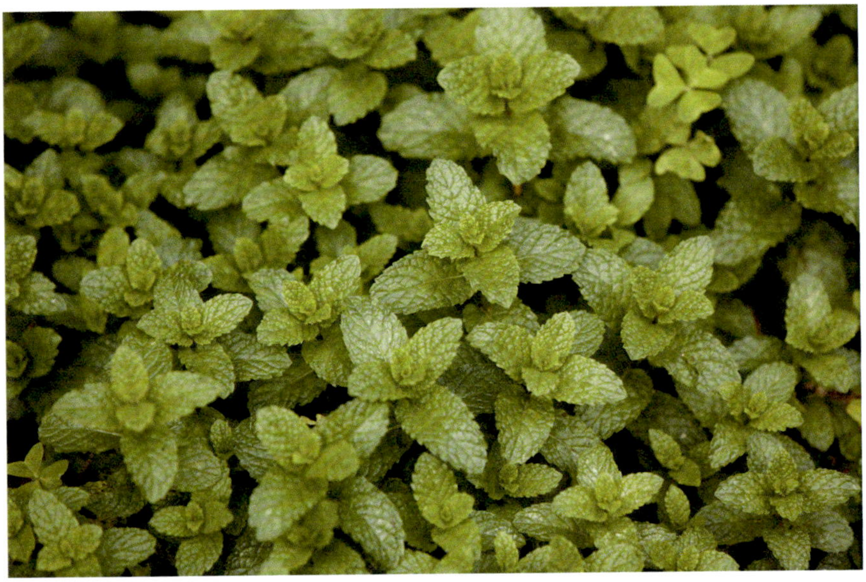

Description botanique

Herbacée aromatique à tiges rougeâtres et quadrangulaires, atteignant 60cm de haut, poussant dans les lieux frais et humides. Feuilles opposées, courtement pétiolées, gauffrées, dentées, ovales à oblongues, arrondies à sub-cordées à la base. Inflorescence : épi terminal portant de petites fleurs à corolle à lobes inégaux. Fruit : petit, sec, inclus dans le calice.

Chimie et propriétés

Dans le genre présence d'huile essentielle à menthol, limonène et β-pinène. Les plantes du genre Mentha jouissent de propriétés stomachiques, digestives, antispasmodiques et antibactériennes. Une autre espèce de Mentha, la Mentha arvensis dénommée *mant* en Haïti a montré un effet de protection de l'estomac contre les ulcères. L'extrait (sur mélange eau/alcool) de feuilles fraîches de menthe a présenté un effet analgésique en expérimentation animale et l'huile essentielle accélère l'évacuation gastrique. Les tests de toxicité pratiqués pour la décoction de feuilles fraîches de *ti bonm* n'ont pas indiqué d'effets nocifs et les plantes appartenant au genre Mentha sont classées par la Food and Drug Administration (FDA) aux USA dans la catégorie taxée de « généralement sures ».

Usages en Haïti

› Digestif, Carminatif : tige feuillée en décoction ou infusion

10 Une autre espèce de Mentha, la Mentha arvensis, appelée généralement « menthe » en Haïti, a des feuilles plus fines et plus allongées que la M. nemorosa.

- Contre les maux de tête et la nervosité : feuilles en application locale
- Contre grippe et refroidissement : tige feuillée en infusion chaude
- Anti-inflammatoire : décoction de la tige feuillée en bain
- Contre l'eczéma et les dermatoses : décoction de la feuille en lotionnement et bain
- Soins post-partum et post-menstruels : décoction de la tige feuillée en injections et lavages vaginaux
- Contre la colère et les émotions fortes : feuilles en décoction vinaigrée
- Cicatrisant, Désinfectant : décoction des feuilles en bains et lavages externes

Usages ailleurs

- Stomachique, Carminatif : plante en décoction : Cuba, Porto Rico, Vénézuela, Curaçao
- Vermifuge : plante en décoction forte, en association : Vénézuela, Curaçao
- Antivénérien : Vénézuela, Curaçao
- Contre les maux de tête : feuilles en application locale : Vénézuela, Curaçao
- Antirhumatismal : plante en association, en bain : Vénézuela, Curaçao
- Contre le cancer de l'estomac : plante en décoction, en association : Vénézuela, Curaçao
- Antigrippe : plante en décoction : Cuba
- Contre la constipation : plante en décoction : Cuba
- Anti-diarrhéique : plante en décoction : Cuba
- Antispasmodique gastro-intestinal : plante en décoction : Porto Rico
- Contre les maux de dent : extrait alcoolique des feuilles, application locale : Porto Rico
- Anti-vomitif : plante en décoction : Cuba

Recommandations et posologie

Recommandations TRAMIL (pour les espèces du genre Mentha)

- Douleurs d'estomac : préparer une infusion en versant 1 tasse d'eau bouillante sur 1,5 à 3 grammes de feuilles (1 cuillérée de feuilles séchées), couvrir le récipient, laisser reposer 5 à 10 minutes, filtrer et boire 2 à 4 tasses par jour ou selon les symptômes.
- Diarrhée (en complément du sérum oral), flatulence, indigestion, grippe, rhume, vomissements : préparer une infusion ou une décoction avec les feuilles. Pour la décoction, faire bouillir 1,5 à 3 grammes de feuilles séchées (1 cuillérée de feuilles séchées) dans une tasse d'eau pendant au moins 10 minutes dans un récipient couvert. Pour l'infusion, verser l'eau bouillante sur 3 grammes de feuilles séchées, laisser reposer 5 à 10 minutes, boire 2 à 4 tasses par jour ou selon les symptômes.

Contre-indications et précautions d'emploi

Si l'état du patient se détériore ou si la diarrhée ou les maux d'estomac durent plus de 3 jours chez un adulte ou de 2 jours chez un enfant, ou si encore les vomissements persitent plus de 2 jours, consulter un médecin. Eviter en cas d'affections de la vésicule biliaire ou de calculs. Pas pour les enfants de moins de 5 ans, ni pour les femmes enceintes ou allaitantes.

Lamiaceae (Labiatae)

Ocimum basilicum L.

Basilic

Bazilik

Description botanique

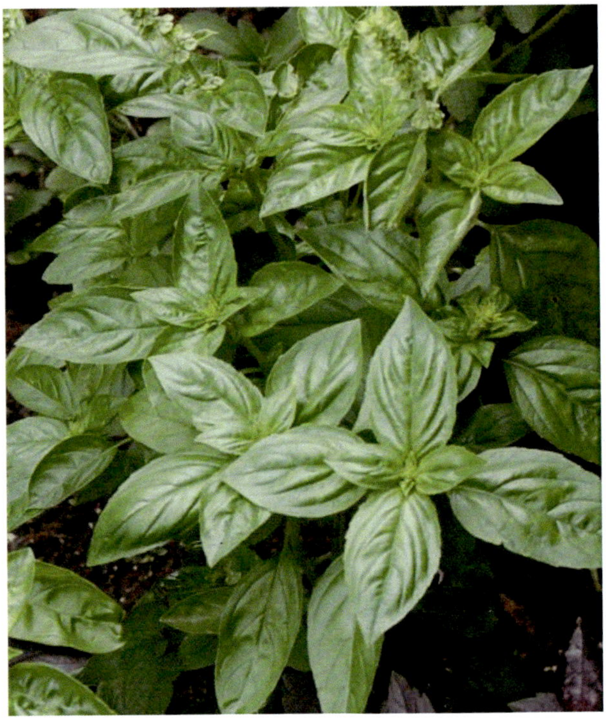

Herbacée annuelle, un peu ligneuse à la base, à tiges quadrangulaires, atteignant 60 cm de haut. Feuilles opposées, denticulées, pétiolées, minces, ovales à obovales, à base cunéaire et sommet acuminé, très odorantes. Inflorescence : grappe lâche portant des fleurs à corolle irrégulière blanche ou blanc rosé et calice à dents épineuses. Fruit : petit, sec, enfermé dans le calice.

Chimie et propriétés

La plante contient une essence ou domine l'estragol à coté d'eugénol, de linalol, de cinéol et de pinène. Dans l'écorce on a décelé la présence d'alcaloïdes, de glucosides et de saponosides. Du sitostérol a été trouvé dans tous les organes, particulièrement dans les feuilles et les fleurs. Le basilic est doué de propriétés antispasmodiques, stomachiques, carminatives, antimicrobiennes et insecticides. Les extraits (sur eau) des graines sont actifs contre les bactéries gram positif. L'extrait (sur eau) de feuilles a montré un effet antiulcéreux au niveau de l'estomac en expérimentation animale. De récentes études suggèrent que le basilic pourrait présenter un intérêt en cas de diabète. La plante agit aussi favorablement sur le profil lipidique et l'hypertension artérielle selon un récent article publié dans "Hypertension Research" et son usage est préconisé par des chercheurs indiens pour la protection du système cardio vasculaire en général. Selon de récentes données publiées dans "Letters in Drug Design and Discovery", en dépit de la présence de certains composés à effet cancérigène dans le basilic, par l'ensemble de ses composés et surtout par la présence d'acide ursolique, la plante a globalement un effet anticancérigène démontré sur des cellules cancéreuses humaines. En France, les feuilles fraîches entrent dans la composition de « l'alcoolat vulnéraire ».

Usages en Haïti

- Antispasmodique : feuilles en infusion ou prisées
- Antigrippe, Anti-rhume : feuilles en décoction ou froissées, en bain

- Stomachique : feuilles en infusion ou prisées
- Expectorant : feuilles en décoction
- Contre les maux de tête : feuilles froissées, en bain de tête
- Anti-dysentérique, Anti-diarrhéique : feuille

Usages ailleurs

- Stomachique, Contre les gaz intestinaux : feuilles en décoction ou infusion : Guatemala, Guadeloupe, Vénézuela, Mexique, Ile Maurice, Inde, Pakistan, Europe
- Expectorant : feuille : Bassin Caraïbe, Inde, Pakistan
- Antispasmodique : feuilles en infusion : Europe
- Contre les affections auriculaires : feuille ou jus des feuilles en application dans l'oreille : Salvador, Mexique, Inde, Pakistan
- Vermifuge : jus ou infusion de feuilles : Guatemala, Inde, Pakistan
- Antiseptique : huile essentielle, voie orale : Europe
- Contre les affections oculaires : décoction des feuilles en lavage des yeux : Inde, Pakistan
- Contre les maux de tête :
  - feuilles pilées en cataplasme : Colombie
  - feuilles en décoction ou infusion : Europe, Inde, Pakistan, Tunisie
- Fébrifuge : feuilles en décoction ou infusion : République Dominicaine, Inde, Pakistan
- Sudorifique : feuilles en infusion : Mexique, Inde, Pakistan
- Contre l'insomnie : tige feuillée en infusion : La Dominique, Europe
- Cicatrisant :
  - feuilles sous forme « d'alcoolat vulnéraire » : Europe
  - graines en cataplasme : Philippines, Inde, Pakistan
- Contre anxiété, angoisse, neurasthénie : feuilles et sommités fleuries en infusion : Europe
- Contre la goutte et l'augmentation du taux d'acide urique dans le sang : plante en infusion : Europe, Inde, Pakistan
- Contre la constipation :
  - feuilles en macération alcoolique + huile : Europe
  - graines en infusion : Inde, Pakistan
- Tonique des glandes corticosurrénales : sommités fleuries en infusion : Europe
- Contre la stérilité féminine : décoction de la plante en douches vaginales : Tunisie
- Contre les troubles de la mémoire : sommités fleuries en infusion : Europe
- Contre les problèmes cardiaques : Inde, Pakistan
- Contre les affections rénales : graines en solution aqueuse : Inde, Pakistan
- Anti-diarrhéique, Anti-dysentérique : graines en infusion : Inde, Pakistan
- Contre les ulcères buccaux et les aphtes : feuilles en décoction : Mexique
- Contre les champignons de la peau : feuilles en application externe : Philippines
- Laxatif : Philippines, Thaïlande
- Analgésique : feuille : Vénézuela, Colombie
- Condiment : tige feuillée : Europe
- Aphrodisiaque : plante usage interne : Tunisie

Recommandation et posologie

Recommandations TRAMIL

- Maux d'estomac et vomissements : préparer une infusion en versant 500 ml d'eau bouillante (2 tasses) sur 5-7 grammes (2 petites cuillérées) de feuilles fraîches ; couvrir le récipient et laisser refroidir ; boire 1 tasse trois fois par jour ou lors des symptômes.
- Douleurs d'oreille : pâte avec les feuilles écrasées, en application dans l'oreille.

Contre-indications et précautions d'emploi

En cas de douleurs d'oreille, cet emploi est contre-indiqué en présence de sécrétions à l'intérieur de l'oreille et/ou de perforation éventuelle du tympan.Toute application dans l'oreille doit se faire selon les règles d'hygiène les plus strictes. Si l'état du patient se détériore ou si les douleurs d'oreille et les vomissements durent plus de 2 jours ou si les maux d'estomac durent plus de 3 jours, consulter un médecin. Ne pas utiliser chez les enfants de moins de 5 ans, chez les femmes enceintes ou allaitantes.

Autres recommandations (tirées de la Pharmacopée française et de Pousset)

Stimulant de la digestion : Mettre 10 grammes de sommité fleurie dans 1litre d'eau bouillante. Laisser infuser 15 minutes ; boire 1/2 à 1 litre par jour. Ou, faire une infusion de 15 grammes de plante fraîche dans 1litre d'eau et boire avant de se coucher.

Lamiaceae (Labiatae)

Ocimum gratissimum L.

Atiyayo

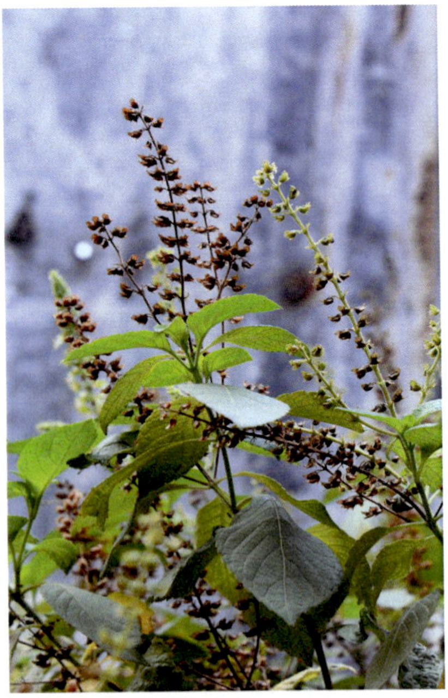

Description botanique

Sous-arbrisseau aromatique à tiges sillonnées. Feuilles opposées, lancéolées à oblongues, serretées, à base cunéiforme se prolongeant sur le pétiole. Inflorescence : épi dense regroupant de nombreuses fleurs à corolle irrégulière blanche. Fruit : petit, sec, enfermé dans un calice persistant à dents épineuses.

Chimie et propriétés

L'atiyayo est riche en huile essentielle. Il existe des variations quant à la composition chimique de la plante. Selon les variétés, on y décèle du thymol, du citral et de l'eugénol, en proportion variable. La plante a des propriétés vermifuges, stimulantes et anesthésiques. L'extrait (sur eau) des feuilles fait baisser le taux de sucre du sang. L'atiyayo a un effet antimicrobien contre plusieurs bactéries responsables d'infections chez l'homme, entre autres, contre les Salmonella provoquant parfois des diarrhées sévères. Elle aurait aussi une activité calmante, anti convulsive. Une très récente étude parue dans "Cancer Biology and Therapy" indique que la plante retarde la croissance des cellules cancéreuses du sein. Quoique cette plante soit couramment utilisée dans l'alimentation en Afrique et que la décoction de feuilles fraîches n'ait pas révélé de toxicité, des travaux menés par TRAMIL en expérimentation animale font état d'une action négative de l'extrait (sur un mélange d'eau et d'alcool) de la plante séchée au niveau du foie et des reins, ce qui inviterait à une certaine prudence en ce qui a trait à l'usage à long terme.

Usages en Haïti

› Contre les gaz intestinaux : feuilles en décoction
› Contre les douleurs abdominales : feuilles en décoction
› Pectoral : sirop de la plante entière
› Cicatrisant : feuilles en application locale
› Antirhumatismal : feuilles en macération alcoolique, usage externe
› Fébrifuge : feuilles en décoction
› Contre les maux de tête et le vertige : feuilles pilées dans de l'alcool, en application sur le front

Usages ailleurs

› Anti-diarrhéique :
  • graines : Madagascar
  • plante en décoction ou infusion : Aruba, Nigeria
› Digestif, Contre les gaz intestinaux :
  • graines : Madagascar
  • feuilles en infusion : La Dominique
› Antigrippal : feuilles en décoction : Trinidad, Curaçao
› Contre les affections oculaires : graines en application locale : Martinique, Guadeloupe
› Contre les affections auriculaires : jus des feuilles en instillation dans l'oreille : Guyane
› Contre toux, coqueluche, pneumonie : plante entière : Madagascar
› Contre les angines : feuilles : Madagascar
› Antirhumatismal : feuilles en bain : Brésil
› Antispasmodique : jus ou décoction des feuilles : Brésil, Madagascar
› Vermifuge : feuilles séchées en infusion : Trinidad
› Contre la dysménorrhée : feuilles en décoction : Trinidad
› Anti-vomitif : graines : Madagascar : jus ou décoction de feuilles : Brésil
› Fébrifuge : feuilles en décoction : Trinidad
› Contre les douleurs utérines : feuilles : Madagascar
› Contre les douleurs abdominales : jus ou décoction des feuilles, voie orale : République Dominicaine
› Insectifuge

Recommandation et posologie

Recommandations TRAMIL

› Douleurs abdominales et flatulence : préparer une décoction ou une infusion avec les feuilles. Pour la décoction, faites bouillir pendant au moins 10 minutes 5-7 grammes (2 petites cuillèrées) de feuilles hachées dans 500 ml (2 tasses) d'eau. Pour l'infusion, verser l'eau bouillante sur les feuilles, couvrir et laisser refroidir; boire 1 tasse trois fois par jour.
› Parasites de la peau (myasis ou insertion cutanée de larves de diptères) : feuilles fraîches broyées, en application dans le nez

Contre-indications et précautions d'emploi

Toute application locale doit se faire selon les règles d'hygiène les plus strictes. Si l'état du patient se détériore ou si les douleurs abdominales durent plus de 3 jours, consulter un médecin. Ne pas utiliser chez les enfants de moins de 5 ans, chez les femmes enceintes ou allaitantes.

Lamiaceae (Labiatae)

Ocimum micranthum Wild.

Frambasin ; Herbe à clou

Fonbazen ; Zèb a klou ; Atiyayo

Description botanique

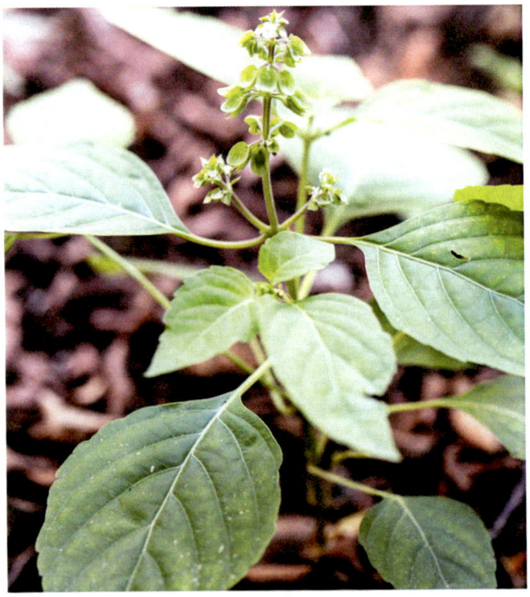

Herbe annuelle, aromatique, à base un peu ligneuse. Feuilles membraneuses, opposées, pétiolées, elliptique-ovées à oblongues, à marge dentée-serretée et base cunéiforme. Inflorescence : épi dense, terminal, portant de nombreuses fleurs à corolle irrégulière blanche et calice à dents épineuses. Fruit : petit, sec, enfermé dans le calice persistant.

Chimie et propriétés

La plante renferme une huile essentielle contenant du cinnamate de méthyle. Elle est douée de propriétés analgésiques et renferme de l'acide ursolique à activivé anticancérigène. Elle présente des propriétés insectifuges.

Usages en Haïti

› Fébrifuge : feuilles en infusion
› Contre les problèmes pulmonaires : jus des feuilles

- Antirhumatismal : feuilles en macération alcoolique, application externe
- Contre les céphalées : feuilles froissées en bain de tête
- Digestif : feuilles en infusion

Usages ailleurs

- Antigrippal : feuilles en décoction : Guatemala, Trinidad, Barbade, Surinam, Guyane
- Stomachique : feuilles en décoction : Guatemala, Mexique, Honduras
- Stimulant : plante en bain et cataplasme : Salvador, Bolivie, Guatemala
- Anti-convulsifiant, Antiépileptique : plante en décoction : Antigua, Vénézuela
- Collyre :
  - feuilles en infusion : Trinidad
  - jus des feuilles : Jamaïque, Guyane
- Contre la dysménorrhée : plante en décoction : Cuba, Barbade
- Fébrifuge :
  - plante en décoction : Surinam, Jamaïque
  - feuilles macérées en application sur le corps : Guyane
- Emménagogue : plante en décoction: Jamaïque
- Contre les otites : feuilles en application externe : Salvador
- Anti-dysentérique : plante en décoction : Mexique
- Antirhumatismal : teinture alcoolique de la plante en application locale : Mexique
- Contre les orgelets des yeux : jus des feuilles en application dans l'œil : Cuba
- Contre la bronchite : Antigua
- Contre les maux de tête : plante en décoction : Surinam

Lamiaceae (Labiatae)

Origanum Majorana L.

Syn : Majorana Hortensis Moench

Marjolaine

Majolenn

Description botanique

Herbe pérenne, aromatique, originaire d'Europe et cultivée en Haïti. Feuilles pétiolées, opposées, petites, ovales, entières, obtuses au sommet. Inflorescence : glomérule, regroupant des fleurs à corolle irrégulière pourprée ou blanche soutenues par des bractées arrondies. Fruit : petit, sec, enfermé dans le calice.

Chimie et propriétés

La plante séchée contient 3,5 % d'huile volatile, des tanins, des substances amères et des pentosanes. L'huile volatile est très riche en terpènes et en terpinéol à action antiallergique, bactériostatique et antiasthmatique. La plante jouit de propriétés antispasmodiques, carminatives (elle chasse les gaz intestinaux) et agit comme antiagrégant plaquettaire. La marjolaine a aussi démontré des effets antitumoraux et stimulants de l'immunité. L'essence

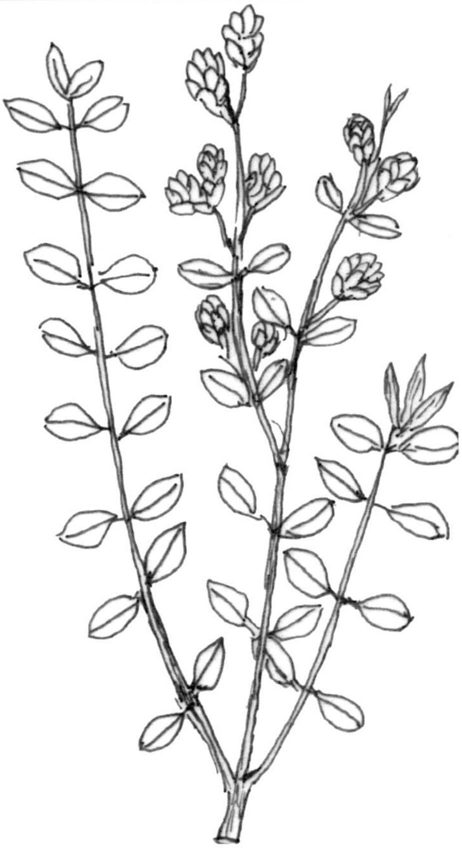

de marjolaine est bactéricide, diurétique et hypotensive. En France, elle entre dans la composition de « l'alcoolat vulnéraire ». La plante est inscrite à la Pharmacopée française contre les troubles digestifs et respiratoires.

Usages en Haïti

› Contre les coliques infantiles : feuilles et fleurs en infusion
› Digestif : feuilles et fleurs en infusion
› Expectorant : fleurs en infusion
› Cicatrisant : plante en usage externe
› Contre l'insomnie : feuilles et fleurs en infusion
› Contre la migraine : feuilles et fleurs en infusion
› Antirhumatismal : huile de la plante ou tige feuillée, en application locale

Usages ailleurs

La marjolaine est connue partout et surtout en Europe pour de nombreux usages :

› Digestif, Contre les gaz intestinaux : tige feuillée et fleurie en infusion
› Contre la dysménorrhée : tige feuillée et fleurie en infusion
› Emménagogue : tige feuillée et fleurie en infusion
› Analgésique : huile de la plante en application externe
› Somnifère : tige feuillée et fleurie en infusion ou huile ajoutée au bain
› Antirhumatismal : tige feuillée et fleurie en cataplasme ou huile en massage externe sommités fleuries en infusion
› Antitussif, Antigrippe : tige feuillée et fleurie en infusion
› Antispasmodique : tige feuillée et fleurie en infusion
› Contre les maux de dents : huile en application locale
› Contre la neurasthénie : tige feuillée et fleurie en infusion
› Contre les maux de tête : tige feuillée et fleurie en infusion ou pate en application sur la tête
› Contre la rhinite allergique : plante préparée en pommade, en application nasale
› Cicatrisant : plante en usage externe
› Contre les troubles de la mémoire : sommités fleuries, voie interne
› Contre les affections oculaires et auriculaires : jus de la plante en instillation locale
› Contre le mal de mer : tige feuillée et fleurie en infusion
› Condiment : tige feuillée et fleurie

Lamiaceae (Labiatae)

Plectranthus amboinicus (Lour.) Spreng.

Syn : Coleus Amboinicus Lour.

Gros Thym

Gwo Ten

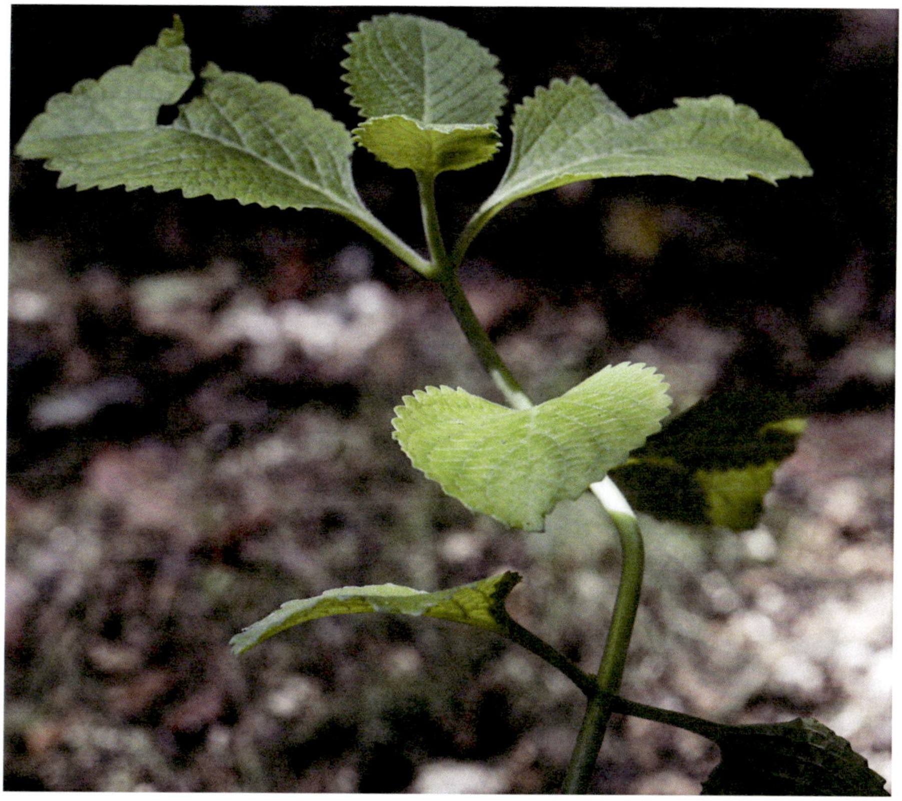

Description botanique

Herbe grasse, cassante, à tiges quadrangulaires et forte odeur de thym, originaire d'Asie. Feuilles épaisses, opposées, ovées, dentées-crénelées, à base tronquée et apex aigu, traversées par des nervures saillantes à la face inférieure. Inflorescence : grappe dressée portant des fleurs à corolle violette (floraison très rare en Haïti).

Chimie et propriétés

Le gros thym renferme une huile essentielle riche en carvacrol, en thymol et en acide rosmarinique. Les feuilles contiennent de nombreux flavonoïdes et des triterpènes. L'huile essentielle a un effet antibactérien et antifongique. La plante est antitumorale, antimalarique, antiallergénique, expectorante et analgésique. Elle a par ailleurs un effet protecteur sur les reins et le foie et agit contre les convulsions.Une récente étude faite à Taiwan démontre l'effet positif de la plante par voie interne en cas de rhumatisme, avec notamment diminution des lésions inflammatoires. Cette même étude indique que le gros thym peut avoir un effet de protection des os en cas de rhumatisme articulaire. L'extrait alcoolique de la plante a un effet antidiabétique. L'huile essentielle a un effet insectifuge et agit spécifiquement contre les anophèles, vecteurs de transmission de la malaria. Selon les tests pratiqués par des chercheurs du réseau TRAMIL, la décoction des feuilles de gros thym administrée par voie orale ne s'est pas révélée toxique en expérimentation animale. Le gros thym est très exploité à Cuba et fait partie de plusieurs phyto-médicaments proposés contre la grippe et la toux. La plante est inscrite à la Pharmacopée française.

Usages en Haïti

- Digestif, Contre les gaz intestinaux: feuilles en infusion ou décoction
- Emménagogue : feuilles en infusion ou décoction
- Contre le vertige et les maux de tête : feuilles en décoction ou en inhalation
- Antigrippal : feuilles en infusion

Usages ailleurs

- Digestif, Contre les maux d'estomac : feuilles en décoction : Curaçao, Aruba, Guyane
- Contre la nervosité : feuilles en décoction : Curaçao, Aruba
- Contre les troubles de la circulation veineuse : feuilles en infusion : La Dominique
- Emménagogue : feuilles en infusion : La Dominique
- Contre les hématomes : feuilles en infusion, en association : La Dominique
- Dépuratif, Rafraichissant : feuilles en infusion : La Dominique
- Contre les maux de tête : feuilles en cataplasme sur la tête ou en décoction : Curaçao
- Cicatrisant, Antiseptique : feuilles écrasées en application externe : La Dominique
- Soins post-partum : feuilles en infusion : La Dominique
- Contre la coqueluche : feuilles et fleurs en infusion : La Dominique
- Antigrippe : feuilles et fleurs en infusion : La Dominique ; plante préparée en sirop : Cuba
- Contre les chocs émotionnels : feuilles en infusion, en association : La Dominique
- Condiment : Amérique Centrale

Recommandations et posologie

Recommandations TRAMIL

Asthme (après consultation médicale et en complément du traitement classique) : préparer une infusion en versant 1 litre (4 tasses) d'eau bouillante sur 35 grammes (5 à 7 feuilles), couvrir le récipient, laisser reposer 5 à 10 minutes et boire une tasse au moment des premiers symptômes et ce, jusqu'à 3 fois par jour.

Contre-indications et précautions d'usage

Si l'état du patient se détériore ou si la crise d'asthme dure plus de 2 jours, consulter un médecin. Pas pour les enfants de moins de 3 ans, les femmes enceints ou allaitantes.

Lamiaceae (Labiatae)

***Salvia occidentalis* Sw.**

Petit baume marron

Ti Bonm mawon – Vilnerè

Description botanique

Petite plante annuelle, diffuse, grêle, à tige striée et carrée, formant des tapis. Feuilles opposées ou verticillées, ovées, serreté-dentées, à base cunéiforme et apex aigu. Inflorescence : grappes interrompues, terminales ou axillaires, composées de fleurs mauves groupées par 5-6 aux différentes intersections. Fruit : petit, sec, enfermé dans le calice accrescent et pubescent.

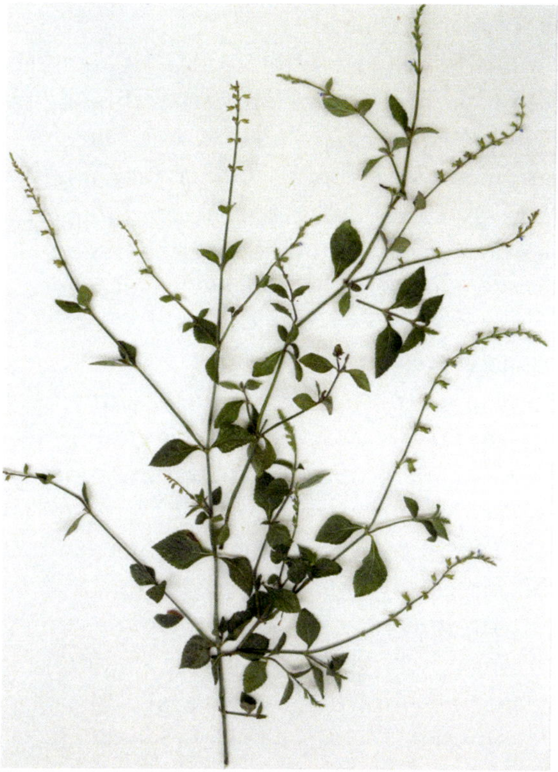

Chimie et propriétés

La feuille contient une huile essentielle riche en camphre, en cinéol, en bornéol, ainsi que de l'acide fumarique. Le cinéol jouit de propriétés expectorantes, antiseptiques et insectifuges. La plante appartient à la même famille et au même genre que la sauge officinale, *Salvia officinalis* L., connue entre autres pour ses propriétés antibactériennes, antifongiques, antitumorales et antisudoripares.

Usages en Haïti

- Emménagogue : feuilles et fleurs en infusion
- Collyre : jus de la tige feuillée
- Vermifuge : feuilles et tiges en infusion
- Contre les gaz intestinaux et les douleurs abdominales : feuilles en décoction
- Fébrifuge : feuilles en infusion

Usages ailleurs

- Anti-diarrhéique, Anti-dysentérique : jus de la plante : Trinidad, Guadeloupe, Bahamas
- Antigrippal : plante en décoction : Trinidad, Bahamas
- Vermifuge : plante en décoction : Trinidad, Bahamas
- Stimulant : plante en décoction : Cuba
- Emménagogue : plante en décoction : Jamaïque
- Collyre : plante en décoction : Jamaïque

Lamiaceae (Labiatae)

Thymus vulgaris L.

Thym

Ten

Description botanique

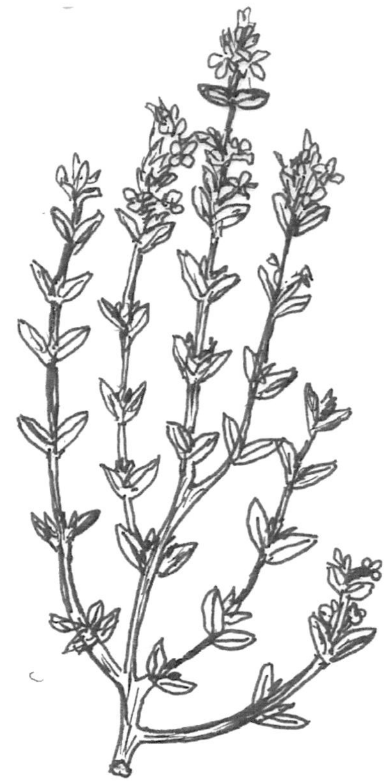

Sous-arbrisseau aromatique à tige carrée, originaire d'Europe et cultivé comme condiment dans le pays. Feuilles opposées, entières, petites, lancéolées à linéaires, enroulées sur les bords, blanchâtres à la face inférieure (L = 4 à 12 mm). Inflorescence : épi allongé, mince, portant des fleurs à corolle tubuleuse, irrégulière, rose ou violacée. Fruit : petit, sec, enfermé dans le calice.

Chimie et propriétés

La plante renferme une huile essentielle contenant du thymol, du carvacrol, du camphène, du citral et du bornéol. Elle jouit de propriétés antispasmodiques, vermifuges, cholérétiques, cicatrisantes, antiseptiques, antitussives et antibactériennes. Le thym aurait une action de protection du foie et du cerveau en cas d'abus d'alcool selon une récente étude égyptienne parue dans la revue "Food and chemical Toxicology". À cause de ses propriétés antimicrobiennes et antitussives, le thym est actuellement très utilisé dans les sirops contre la toux. Les usages de la feuille et des fleurs ont été validés par l'OMS (Organisation Mondiale de la Santé) contre la dyspepsie, les dérangements intestinaux et contre la toux due au rhume, à la bronchite et à la coqueluche. Il en est de même de la décoction des parties aériennes en gargarisme contre les amygdalites et la laryngite. Le thym fait partie des « espèces vulnéraires » de France et est inscrit à la Pharmacopée française. Par voie interne, l'huile essentielle de thym peut provoquer de fortes irritations du tube digestif ainsi que d'autres troubles sévères. Le thym lui-même a été classé par la FDA (Food and Drug Administration) aux USA parmi les aliments considérés comme « sans danger ».

Usages en Haïti

- Contre choc émotionnel : partie aériennes en décoction
- Antirhumatismal
- Diurétique
- Antispasmodique
- Digestif
- Condiment

Usages ailleurs

Le thym est devenu une plante cosmopolite utilisée partout comme condiment et pour de nombreux usages médicinaux :

- Antigrippe, Anti-rhume : tiges feuillées en infusion ou décoction
- Contre les maux de gorge et les aphtes de la bouche : infusion de tige feuillée en gargarisme
- Antirhumatismal : plante hachée en cataplasme et voie orale
- Digestif : tige feuillée en infusion, décoction ou condiment
- Cicatrisant : décoction de la tige feuillée en lavage des plaies.
- Contre les maux de tête : tige feuillée en infusion
- Antiseptique, Fongicide : thymol ou huile essentielle en application externe
- Antispasmodique : thymol, huile essentielle ou tige feuillée en usage interne
- Contre les troubles de la circulation : tige feuillée en infusion
- Vermifuge (contre ascaris surtout) : huile essentielle ou tige feuillée en infusion
- Contre la dysménorrhée : plante entière en infusion
- Emménagogue : tige feuillée en infusion
- Hypertenseur : tige feuillée en décoction
- Contre l'augmentation du taux d'acide urique dans le sang : tige feuillée en décoction
- Contre la neurasthénie et les états dépressifs : tige feuillée en infusion
- Contre la sinusite : infusion de la plante entière en inhalation
- Contre les troubles de la mémoire : tige feuillée en infusion
- Stimulant, Tonique : tige feuillée en infusion
- Tonique du cuir chevelu : décoction de la tige feuillée, en bain de tête
- Insecticide : tiges feuillées brulées
- Contre la pédiculose (poux) : décoction de la plante entière en friction du cuir chevelu
- Soins de la peau : tige feuillée en décoction
- Condiment : tige feuillée

Recommandation et posologie

Recommandations TRAMIL

Crise d'angoisse : préparer une infusion en versant 250 ml (1 tasse) d'eau bouillante sur 1-2 grammes de feuilles, couvrir le récipient , laisser reposer 5 à 10 minutes, filtrer et boire 1 tasse 3 fois par jour.

Contre-indications et précautions d'emploi

Si l'état du patient se détériore ou si les symptômes durent plus de 7 jours, consulter un médecin. Ne pas utiliser pour les enfants de moins d'un an, pour les femmes enceintes ou allaitante.

Autres recommandations (tirées de la Pharmacopée française)

Stimulant digestif, Antitussif : mettre 5 à 10 grammes de feuilles dans 1litre d'eau bouillante. Laisser infuser 5 minutes; boire 1/2 à 1 litre par jour.

Lauraceae

Cinnamomum zeylanicum Blume ;
Syn: Cinnamomum verum J.S. Presl

Cannelle

Kanèl – Kannèl

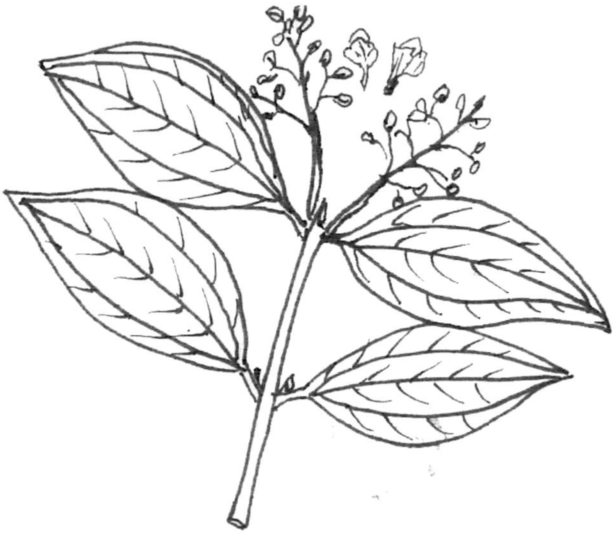

Description botanique

Arbuste ou petit arbre à écorce aromatique, originaire de Ceylan. Feuille opposées, pétiolées, coriaces, oblongues-ovales, vert foncé à la face supérieure, à 3 ou 5 nervures basales. Inflorescence : panicules terminales et axillaires portant des fleurs pédonculées à périanthe blanchâtre. Fruit : elliptique, de plus ou moins 1 cm de diamètre, muni d'une cupule basale.

Chimie et propriétés

L'écorce est riche en huile essentielle contenant 65 à 75 % d'aldéhyde cinnamique, 4 à 10 % d'eugénol, des carbures, des alcools terpéniques, du cinéol, du furfurol, des mucilages et des tanins. L'extrait alcoolique d'écorce est actif contre l'ascaris. L'écorce stimule les fonctions digestives, respiratoires et circulatoires. Elle jouit aussi de propriétés antibactériennes et antifongiques. Elle agirait en cas d'hypertension et aurait un effet coupe-faim intéressant pour ceux voulant perdre du poids. Selon plusieurs études, l'écorce de cannelle a aussi un effet hypoglycémiant et donnerait une certaine protection contre les dommages rénaux chez les diabétiques. Une méta analyse récente concernant 435 patients menée par le Collège Impérial de Londre et publiée dans "Clinical Nutrition" semble confirmer l'intérêt de la cannelle en cas de diabète. D'autres essais cliniques devraient avoir lieu pour confirmer ces propriétés qui n'ont pas été mises en évidence par toutes les études réalisées. La cannelle est cependant déjà présentée dans bon nombre de magasins de produits naturels à l'extérieur en tant que plante pouvant aider à prévenir ou à gérer le diabète de type 2 et à combattre l'accumulation de masse grasse dans le corps. Selon une très récente étude effectuée à l'Université de Californie et publiée dans "Journal of Alzheimer's Disease", par la présence de 2 substances (aldéhyde cinnamique et épicatéchine) agissant contre l'agrégation des protéines au niveau du cerveau, la cannelle pourrait présenter un potentiel pour lutter contre la maladie d'Alzheimer. La cannelle est susceptible de provoquer des dermatites de contact.

Usages en Haïti

› Digestif, Carminatif : écorce en décoction
› Contre la dysménorrhée : écorce en décoction
› Antigrippe, Fébrifuge : écorce en décoction
› Réchauffant : écorce en décoction
› Condiment : écorce

Usages ailleurs

La cannelle est connue et utilisée dans de nombreux pays comme condiment et pour des usages médicinaux. L'écorce est la partie généralement utilisée sous forme de teinture, eau distillée, huile essentielle ou en décoction, par voie interne ou externe, comme :

› Stomachique, Carminatif, Antiputride
› Antigrippe, Anti-rhume
› Fébrifuge
› Stimulant cardiaque
› Anti-diarrhéique, Contre les infections intestinales
› Contre les troubles de la ménopause
› Contre les pertes blanches et les infections urinaires
› Vermifuge
› Antidiabétique
› Hémostatique
› Emménagogue
› Cicatrisant
› Bactéricide, Antiseptique
› Parasiticide
› Aphrodisiaque
› Condiment

Recommandation et posologie

Recommandations TRAMIL

› Diarrhée et vomissement : (en complément de la réhydratation orale) : préparer une décoction avec 3 grammes d'écorce dans 2 tasses d'eau. Faire bouillir pendant au moins 10 minutes dans un récipient couvert. Laisser refroidir et boire 1 tasse 2 fois par jour.

Contre-indications et précautions d'usage

Si l'état du patient se détériore ou si la diarrhée persiste plus de 3 jours chez un adulte et 2 jours chez un enfant, consulter un médecin. Eviter en cas de gastrite, d'ulcère gastro-intestinal ou d'allergie à la cannelle.

Lauraceae

Persea americana Mill.

Avocatier

Pye Zaboka

Description botanique

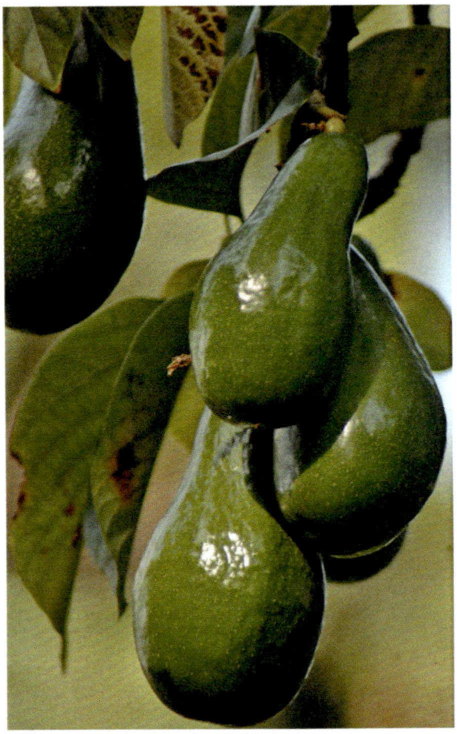

Arbre originaire d'Amérique du Sud introduit dans diverses régions tropicales. Feuilles coriaces, elliptiques à obovées, plus ou moins groupées aux extrémités des rameaux, à base arrondie à cunéiforme et apex aigu à acuminé. Inflorescence : panicule axillaire regroupant de nombreuses petites fleurs poilues jaunâtres à verdâtres. Fruit : baie à forme de poire ou globuleuse, à pulpe comestible jaune et pelure verte, contenant une graine souvent sphérique.

Chimie et propriétés

La pulpe du fruit est riche en vitamines : pro vitamine A, vitamines B et E ; c'est une bonne source de fibres, de potassium, de graisses monoinsaturées et de phytostérols bénéfiques au système cardiovasculaire. Chez un groupe de patients, le remplaçement des graisses alimentaires par de l'avocat pendant 3 semaines a amélioré le profil lipidique. La consommation d'avocat permet également une meilleure absorption des caroténoïdes de l'alimentation. Une étude chez l'animal a montré que parmi vingt deux fruits, l'avocat a la plus forte capacité à réparer les dommages causés au foie. Des études suggèrent que ce fruit pourrait aider à la prévention du cancer. Il renferme un sucre particulier qui aiderait au contrôle du poids et serait bénéfique aux diabétiques. L'huile de la pulpe est hydratante et bien absorbée par la peau ; mélangée à de la vitamine B, elle aurait donné des résultats prometteurs en cas de psoriasis. Une étude mexicaine indique que cette huile agit contre les maladies dégénératives de type chronique. Un extrait de cette huile agit favorablement en cas d'arthrite. Une autre étude mexicaine indique que la poudre de graine fait baisser le taux de cholestérol et n'est pas toxique alors que des travaux nigériens démontrent l'effet hypotenseur d'un extrait de graine. La feuille renferme des flavonoïdes et beaucoup de potassium ; diurétique, elle ferait baisser le taux d'acide urique du sang et la tension artérielle. La feuille ne devrait cependant pas être utilisée sur le long terme.

Usages en Haïti

- Contre l'hypertension : feuilles en décoction
- Anti-diarrhéique, Anti-dysentérique : feuilles et graines, voie orale

- Emménagogue : feuilles en infusion : écorce et graines en décoction ou en macération aqueuse
- Contre les affections oculaires : jus des feuilles en instillation dans l'œil
- Pectoral : feuilles et fleurs en infusion
- Contre les gaz intestinaux : feuilles en infusion
- Anti-ictérique, Cholagogue, Contre troubles du foie : graines en macération aqueuse : feuilles en infusion : consommation du fruit
- Soins post-partum : décoction de feuilles en bain
- Aphrodisiaque : pulpe du fruit
- Fortifiant des cheveux : pulpe du fruit

Usages ailleurs

- Contre l'hypertension : feuille : Jamaïque, Martinique, Guadeloupe, Cap-vert
- Anti-dysentérique, Anti-diarrhéique :
  - feuille : Porto Rico, Mexique, Costa Rica
  - graine : République Dominicaine
- Antidiabétique : feuille : Guadeloupe, Martinique, Cap-Vert
- Analgésique : feuilles en cataplasme externe : Jamaïque, Costa-Rica
- Emménagogue : feuilles ou fruits en décoction : Mexique, République Dominicaine
- Contre l'angoisse et l'anxiété : consommation du fruit : diététique moderne
- Contre la dysménorrhée : feuille : Porto Rico
- Diurétique : feuille : Sénégal
- Antitussif : feuille : Mexique
- Anti-grippe : feuille : Jamaïque
- Béchique : feuille : Sénégal
- Cholagogue : feuille : Sénégal
- Contre les intoxications alimentaires : feuilles en infusion : La Dominique
- Anti-hématome : feuilles pilées en cataplasme : La Dominique
- Fortifiant des cheveux : pulpe du fruit en application locale ou en shampoo : Porto Rico, thérapeutique moderne
- Soins du visage, Tonifiant des peaux sèches : pulpe du fruit, nature, sous forme de crème ou de lotion : cosmétologie moderne
- Alimentaire : fruit : consommation généralisée

Recommandation et posologie

Recommandations TRAMIL

Aménorrhée, toux, flatulence, asthme, bronchite, infection urinaire (dans les 3 derniers cas, après consultation médicale et en complément du traitement classique) : préparer une décoction avec 20 grammes de feuilles (3 cuillérées) hachées menues dans 4 tasses d'eau, faire bouillir pendant au moins 10 minutes dans un récipient couvert ; filtrer, laisser refroidir et boire 1 tasse 3 à 4 fois par jour.

Contre-indications et précautions d'emploi

Si l'état du patient se détériore, si l'asthme, la bronchite ou la toux persiste plus de 5 jours ou si l'infection urinaire dure plus de 3 jours, consulter un médecin. Ne pas utiliser chez la femme enceinte pour éviter tout risque d'avortement. Ne pas utiliser chez les enfants de moins de 3 ans et chez la femme allaitante. Les patients sous anticoagulants (du type warfarin) ou sous inhibiteurs de monoaminoxydase doivent éviter l'ingestion de la décoction du fruit.

Légumineuse – Fabaceae – Toxique

Abrus precatorius L.

Liane d'église, Réglisse

Lyann legliz

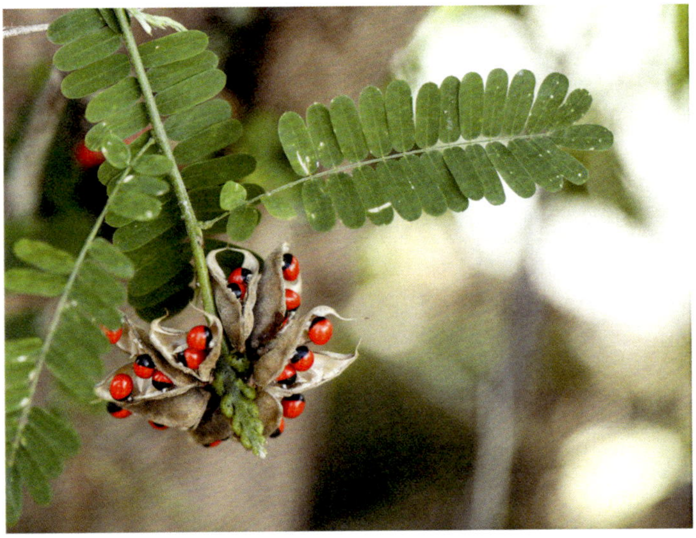

Description botanique

Liane ligneuse à rameaux grêles s'enroulant autour des arbustes. Feuilles composées, alternes, paripennées, à 7-10 paires de folioles oblongues, arrondies à l'apex et à la base, finement pubescentes. Inflorescence : grappe axillaire portant des fleurs à corolle irréguliere rose. Fruit : gousse tomenteuse, longue de 1 à 3 cm, contenant 5 à 6 graines ovoides, rouge vif avec une tache noire.

Chimie et propriétés

La graine renferme une toxine de nature protéique, l'abrin (ou abrine), un amino-acide dérivé du tryptophane, de l'acide abrique, un glucoside et une hémaglutinine. Les feuilles, les racines et les tiges contiennent de la glycyrrhizine qui par hydrolyse libère de l'acide glycyrrhétique. La glycyrrhizine est un principe sucré, rattaché aux saponosides, à propriétés expectorantes, antiinflammatoires, anti-spasmodiques et anbactériennes ; elle exerce notamment une certaine action contre le virus de l'herpès, le virus de l'immunudéficience humaine (VIH) et l'Helicobacter pylori, bactérie causant des ulcères au niveau de l'estomac. L'extrait éthanolique des graines est anti-microbien et l'huile qui en est tirée est contraceptive. Les graines immatures ou privées de leur tégument externe sont très toxiques pour l'homme. Cette toxicité est attribuée à la présence de l'abrin. L'extrait alcoolique des graines serait non toxique. Les feuilles renferment des substances pouvant faire monter la tension artérielle et de ce fait, il ne faudrait pas en abuser.

Usages en Haïti

- Contre la conjonctivite : graines en application locale
- Anti-grippe, Anti-rhume : feuilles en décoction
- Pectoral : feuille et tige
- Anti-vénérien : feuille

Usages ailleurs

- Contre les affections oculaires :
  - feuilles en décoction ou macération, en lavages des yeux : Brésil, Sénégal
  - infusion de graines décortiquées, en instillation dans l'œil : Inde, Pakistan
  - graine: République Centre Africaine, Vietnam
- Aphrodisiaque :
  - graine : Panama
  - graines en décoction : Inde, Pakistan
  - poudre des feuilles : Mali
  - racine: Afrique de l'Est
- Vermifuge : graine : Chine, Cambodge, Inde, Pakistan, République Centre Africaine
- Fébrifuge :
  - feuille : Bahamas, Trinidad
  - graine : Chine, Cambodge
- Contre les maux de tête : graine : Amérique Latine, Chine, Cambogde
- Contre la malaria :
  - graine : Chine, Vietnam, Cambogde
  - feuille : Madagascar
- Contre les maux de gorge et l'angine :
  - feuille : Indonésie, Inde, Pakistan
  - racine: Amérique Latine, Afrique de l'Ouest
- Anti-tussif : Amérique Latine
  - feuilles en décoction : Afrique de l'Ouest, Mali
  - racine : Madagascar, Cambogde
  - feuilles machées : Sénégal
- Anti-grippe, Anti-rhume :
  - feuille : Trinidad, Curaçao, Costa Rica, Barbade
  - racine : Cambogde
- Anti-rhumatismal : Amérique Latine
  - cataplasme de feuilles en application externe : Inde, Pakistan, Afrique de l'Ouest

- extrait de racines, voie orale : Inde, Pakistan

› Contraceptif : graines : République Centre Africaine, Inde, Pakistan
› Contre les morsures de serpent, Antidote :
- racine : Afrique de l'Ouest et de l'Est
- graines : Afrique Centrale

› Anti-cancérigène : feuille : Afrique de l'Ouest, Cambogde
› Anti-vénérien :
- graine : Afrique de l'Est
- racine et feuille : Afrique de l'Ouest

› Emétique : graine et racine : Inde, Pakistan
› Cicatrisant : pate de graines en application externe : Inde, Pakistan
› Contre l'hypertension : graines en association : Guadeloupe
› Dépuratif : graines en association : Guadeloupe : jus de feuilles : Inde, Pakistan
› Anti-asthmatique : Amérique Latine : racine : Madagascar
› Anti-coqueluche : racine : Madagascar
› Contre les palpitations cardiaques :
- jus des feuilles : République Centre Africaine
- pate de feuilles : Côte d'Ivoire

› Abortif : graine : Asie

Légumineuse – Mimosaceae
Albizia Lebbeck (L.) Benth
Tcha Tcha

Description botanique

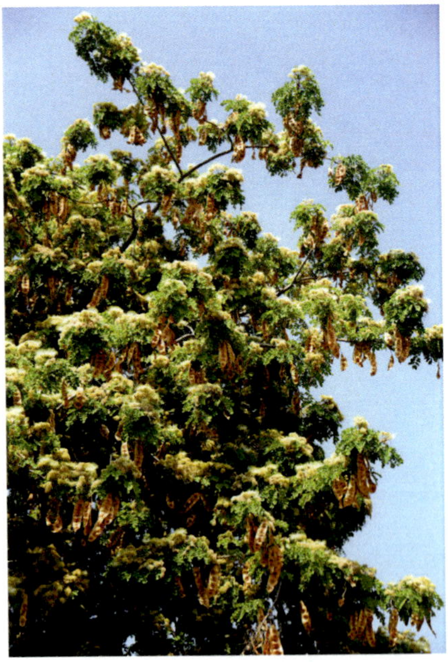

Arbre à cime étalée atteignant 25 m de haut, originaire de l'Inde. Feuilles composées, bipennées, à nombreuses folioles opposées, ovales, arrondies aux deux extrémités. Inflorescence : glomérule longuement pédonculé formé de fleurs à calice verdâtre et à longues et nombreuses étamines. Fruit : gousse longue, plate, cassante, de couleur paille, contenant 7 à 10 graines brunes et comprimées avec une petite dépression centrale.

Chimie et propriétés

La plante renferme de nombreuses substances actives parmi lesquelles des saponosides, des flavonoides, des alcaloides et des glycosides. Une étude clinique réalisée récemment en Inde indique que la décoction de l'écorce a amélioré les symptômes de l'asthme chez un groupe de patients. L'usage de la plante, en particulier de l'écorce, semble aussi diminuer l'écoulement nasal en cas de rhinite allergique. Une étude réalisée au Bengladesh a démontré les effets analgésiques et antiinflammatoires d'un extrait d'écorce alors que des travaux indiens publiés récemment dans "International Journal of Pharmaceutical Sciences and Drug Research" suggèrent que l'écorce peut agir contre l'arthrite et diminuer l'effritement des articulations chez les personnes atteintes de cette affection.

Usages en Haïti

› Pectoral : fleur en sirop
› Fébrifuge : poudre d'écorce de tige desséchée, en macération alcoolique
› Tonique, Reconstituant

Usages ailleurs

› Anti-diarrhéique, Anti-dysentérique : écorce et/ou graine : Inde, Pakistan, Sénégal
› Contre la pyorrhée : poudre de la racine et d'écorce, en application locale : Inde, Pakistan
› Emollient : fleurs en application externe : Inde, Pakistan
› Contre les affections oculaires : pate de graines, en application locale : Inde, Pakistan
› Contre les angines : Madagascar
› Contre les tumeurs syphilitiques : Madagascar

Legumineuse

Arachis hypogaea L.

Arachide

Pistach

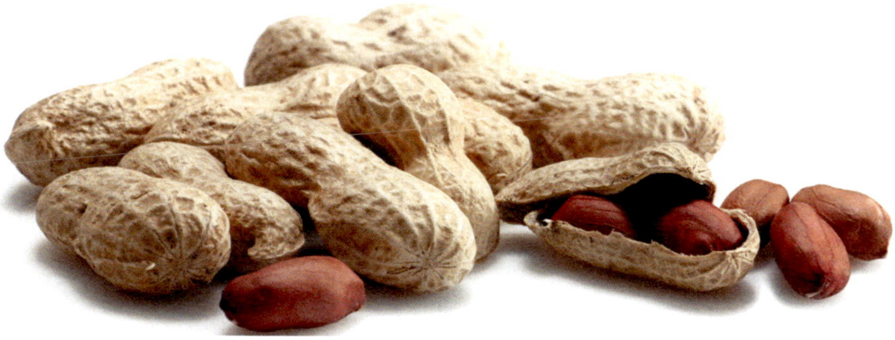

Description botanique

Herbacée annuelle d'environ 50 cm de haut, cultivée dans de très nombreux pays. Feuilles composées, paripennées, à 2 paires de folioles opposées et courtement pétiolées. Fleurs irrégulières, jaunes, dont le support s'enfonce en terre après la fécondation. Fruit : gousse assez coriace, réticulée, naissant dans le sol, contenant 2 à 3 graines comestibles, ovoides, recouvertes d'une pellicule rougeatre.

Chimie et propriétés

Les arachides sont très riches en protéines, fibres, potassium, magnésium, phosphore, zinc, manganèse et vitamines de type B. Elles constituent une source de bons lipides mono et polyinsaturés (acide oléique et linoléique), de vitamine E et de resvératrol, substance aussi contenue dans le raisin et le vin à effet bénéfique au système cardiovasculaire et à la santé en général. Selon une étude nutritionnelle, la prise régulière d'arachides par un groupe de volontaires pendant un (1) mois a fait augmenter la teneur de l'organisme en plusieurs éléments favorables à la santé cardio vasculaire. La consommation d'arachide produit également une baisse du taux de cholestérol sanguin d'après une publication de la "American Society for Nutritional Science". Selon une étude espagnole parue dans "Nutrients", la tension artérielle, l'adiposité viscérale et le syndrome métabolique sont positivement influencés par la consommation d'arachides et la conclusion de toutes les études cliniques et épidémiologiques concernant cet aliment est qu'il peut aider à minimiser les risques cardiovasculaires. Selon plusieurs observations, l'arachide ne provoque généralement pas de gain de poids et une étude publiée dans la revue « JAMA » indique que la consommation de cinq grandes cuillerées de beurre d'arachides (manba) par semaine est associée à un risque plus faible de développer le diabète de type deux (2). L'arachide pourrait donc aider à prévenir ce type de diabète lié généralement au surpoids. De plus, l'arachide a un indice glycémique très bas, c'est-à-dire idéal pour l'alimentation d'un diabétique. Les arachides renferment une huile comestible très utilisée dans les pays d'Afrique. La culture de l'arachide enrichit le sol en azote.

Usages en Haïti

› Pour favoriser l'acouchement : gousses en décoction, voie orale
› Contre les infections génito-urinaires : fruits pilés, voie orale
› Alimentaire : graines

Usages ailleurs

› Contre la gonorrhée : huile des graines, voie orale : Chine
› Contre le rhumatisme : huile des graines, voie externe : Chine
› Pectoral : graines : Chine
› Emollient : huile des graines : Chine
› Alimentaire : graines, huile : usage généralisé

Légumineuse – Caesalpiniaceae

Bauhinia divaricata L.

Petit caleçon

Ti Kanson

Description botanique

Arbrisseau à branches étalées poussant en zones sèches. Feuilles simples, alternes, à base cordée et sommet profondément bilobé (feuilles ressemblant aux ailes d'un papillon ou aux jambes d'un pantalon, d'où le nom). Inflorescence : grappes terminales et axillaires de fleurs à 5 pétales délicats, d'un blanc très pur. Fruit : gousse plate, acuminée au sommet, brune à maturité, s'ouvrant par torsion pour laisser échapper plusieurs graines.

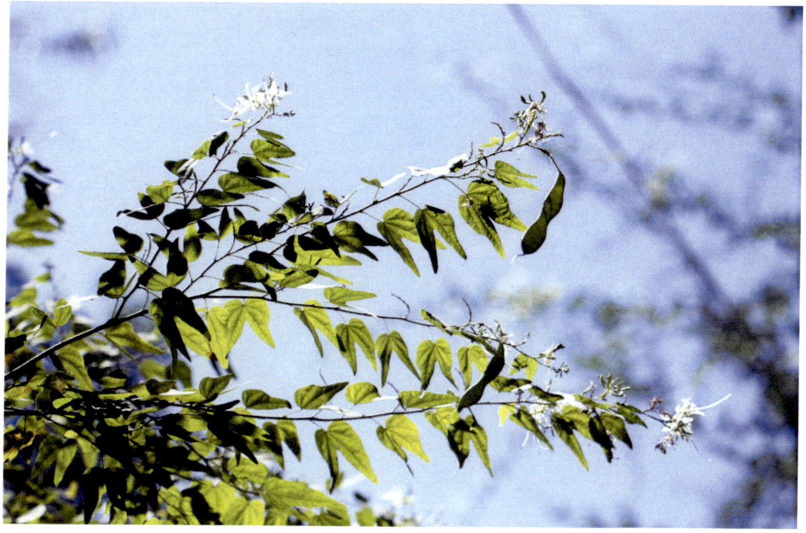

Chimie et propriétés

Une étude chimique préliminaire réalisée sur la plante haïtienne a été positive pour les alcaloïdes, les flavonoïdes, les saponosides et les composés phénoliques. L'extrait aqueux a une bonne activité antioxydante ainsi qu'une activité hypoglycémiante. Plusieurs plantes du même genre ont une activité hypoglycémiante et certaines sont exploitées en Inde et au Brésil en cas de diabète.

Usages en Haïti

› Contre le diabète : feuilles en décoction
› Contre les palpitations : feuilles froissées en macération aqueuse : jus de feuilles + huile
› Anti-diarrhéique, Anti-dysentérique : racine en décoction
› Contre la dyspepsie et les maux d'estomac : feuilles en infusion
› Contre les ulcères d'estomac : feuilles en infusion
› Contre l'hypertension : feuilles en infusion

Usages ailleurs

› Contre le diabète : feuilles en décoction : contrées d'Amérique tropicale
› Anti-rhume, Antigrippe : contrées d'Amérique tropicale
› Contre les maladies du foie : contrées d'Amérique tropicale
› Contre les affections urinaires : contrées d'Amérique tropicale

Une autre espèce, le Bauhinia variegata est utilisée en Inde et au Pakistan comme antiulcéreux, anti-diarrhéique et contre les dermatoses. La Bauhinia rufescens est réputé stomachique, cholagogue, fébrifuge, diurétique, anti-diarrhéique et anti-dysentérique en Afrique.

Légumineuse – Caesalpiniaceae

Caesalpinia pulcherrima Sw.

Francillade

Fransiyad, Ti Flanbwayan

Description botanique

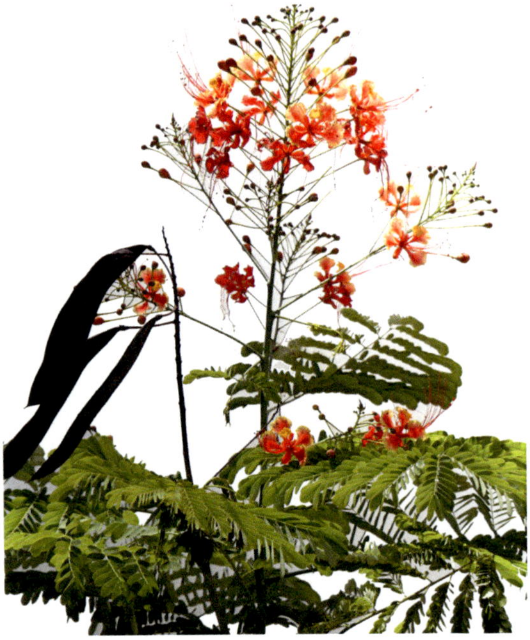

Arbrisseau épineux à rameaux vert clair, assez répandu, surtout utilisé pour l'ornement. Feuilles composées formées de petites folioles à pétiolule court, base arrondie, apex acuminé et face inférieure pale. Inflorescence : grappes axillaires et terminales érigées, pyramidales atteignant 50 cm de long; fleurs à pétales frangés rouges, jaunes ou oranges. Fruit : gousse aplatie, oblique aux extrémités, brun-rouge à maturité, atteignant 12 cm de long et contenant 8 à 10 graines.

Chimie et propriétés

Les plantes du genre Caesalpinia (les gousses surtout) contiennent beaucoup de tanins et sont utilisées dans l'industrie de tannage du cuir. Les feuilles de francillade renferment un hétéroside flavonique, le myricitroside. Elles auraient des propriétés antiinflammatoires et abortives. L'extrait alcoolique de la plante présente une activité antivirale, antibactérienne et antifongique. L'extrait éthanolique des feuilles aurait une action anticonvulsive. Les fleurs contiennent des flavonoïdes (rutine entre autres), des triterpènes tels le lupéol, du β-sitostérol et de l'acide gallique à propriétés diurétiques, antiseptiques et astringentes. Selon une récente étude indienne parue dans «Fitoterapia», les graines séchées exercent une bonne action antimicrobienne contre des bactéries responsables d'infections chez l'homme.

Usages en Haïti

- Emménagogue : feuilles et fleurs en décoction forte
- Purgatif : feuilles et fleurs en décoction forte
- Fébrifuge : fleurs en décoction
- Sudorifique, Béchique : fleurs en infusion
- Anti-bilieux : fleurs des variétés jaunes en association

Usages ailleurs

- Emménagogue : écorce en infusion : Costa Rica ; fleurs : Guadeloupe, Martinique
- Abortif : feuilles en infusion forte : Guadeloupe, Costa Rica

› Purgatif : feuilles en infusion : Costa Rica
› Expectorant : fleurs en sirop : Costa Rica
› Digestif, Contre les gaz intestinaux : contrées d'Amérique tropicale
› Contre l'érysipèle : contrées d'Amérique tropicale
› Fébrifuge : fleurs en sirop : Costa Rica
› Diurétique : feuilles et fleurs en infusion : Guyane

De nombreux usages sont rapportés pour la plante en Asie qui serait utilisée comme fébrifuge, stomachique, diurétique et astringent.

Légumineuse – Fabaceae

Cajanus cajan (L.) Millsp.
Syn: Cajanus bicolor D.c.
Pois Congo
Pwa Kongo

Description botanique

Arbuste annuel atteignant 2 m de haut originaire de l'ancien Monde et actuellement cultivé dans les zones tropicales. Feuilles alternes, composées de 3 folioles pubescentes, oblongues-lancéolées, à apex acuminé et base aigue. Inflorescence : grappe de fleurs à corolle irrégulière jaune ou brun-jaune garnie de stries. Fruit : gousse de 4 à 7 cm de long, constrictée, terminée par une longue pointe aigue et contenant 3 à 6 graines arrondies.

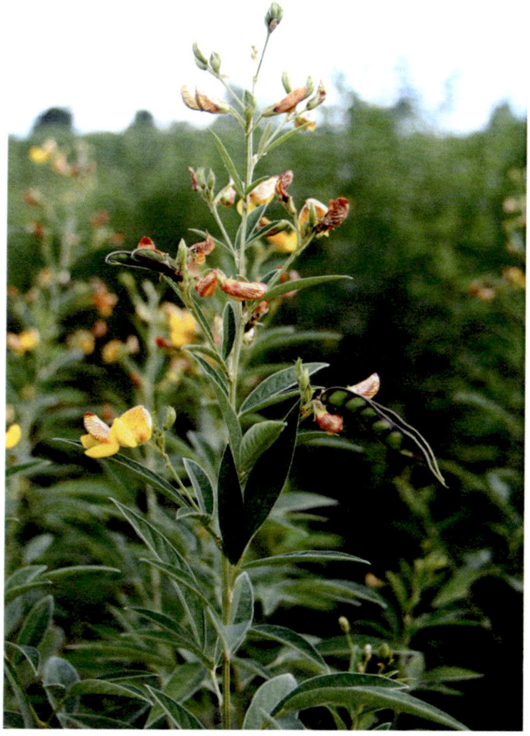

Chimie et propriétés

La plante est riche en tanins et contient de la cajanone, isoflavone douée de propriétés antifongiques, antiseptiques et anticancérigènes. Les feuilles sont riches en flavonoides. La graine est une bonne source de protéines (21 %) et d'importants acides aminés tels l'arginine, la lysine et le tryptophane. Elle est aussi riche en potassium et en phosphore avec un contenu moyen en calcium et en magnésium. Les extraits de feuilles et de racine ont indiqué une action anticancérigène. Une étude montre qu'en laboratoire, l'extrait éthanolique des graines inhibe la déformation des globules rouges des patients atteints d'anémie falciforme. De plus, ces extraits ont permis aux globules déformés de retrouver leur constitution normale très rapidement. En essais cliniques, la consommation d'un extrait de pois congo a réduit le nombre de crises et amélioré l'état du foie des patients (étude publiée dans "Journal of Royal Society of Tropical Medicine and Hygiene"). La consommation régulière de pois congo est donc susceptible d'améliorer la qualité de vie des gens soufrant d'anémie falciforme. Des essais concernant les propriétés antidiabétiques des graines ont été réalisés en Inde : les graines crues semblent avoir un effet hypoglycémiant alors que les cuites produiraient l'effet inverse. La plante (feuille) est inscrite à la Pharmacopée française contre les coliques, la toux et les dermatoses.

Usages en Haïti

- Pectoral : feuille et fleur
- Anti diabétique : feuilles en décoction, graines
- Anti-asthmatique : jus ou décoction des feuilles
- Contre les maux de dent : feuilles froissées ou en décoction, application locale
- Cicatrisant, Antiseptique : décoction de feuille, application locale
- Laxatif : feuille
- Contre maux de gorge : décoction ou jus de feuilles, en gargarisme
- Contre les congestions cérébrales : jus des feuilles, en association
- Hémostatique : feuilles en application locale
- Contre les douleurs de l'estomac : jus des feuilles
- Antidote contre l'empoisonnement au manioc amer : plante entière
- Contre le hoquet
- Alimentaire : graine

Usages ailleurs

- Contre les maux de dent : feuilles et tiges mâchées ou en décoction : Jamaïque, Guatemala, Ile Maurice, West Indies
- Anti-inflammatoire : feuille : Amérique Centrale
- Diurétique :
  - racine : Bassin Caraïbe, Madagascar
  - graines en infusion : Guyane
- Tonicardiaque : tige feuillée : West Indies, Madagascar
- Cicatrisant : cendre des feuilles en application locale : West Indies
- Antidote :
  - jus des feuilles : Trinidad
  - feuille en décoction : La Dominique
- Contre les dermatoses : feuilles en décoction, usage externe : La Dominique
- Antigrippe, Anti-rhume : jus des feuilles : Trinidad
- Contre la stérilité féminine : feuille : Rwanda, Curaçao
- Contre la pneumonie : feuille : Rwanda
- Contre la gonorrhée : feuille : Rwanda
- Contre les calculs rénaux : racine en décoction : Ile Maurice
- Antihémorragique : décoction de feuilles, usage externe : Ile Maurice

- Anti-malarique : jus des feuilles : Rwanda
- Anti-dysentérique et/ou Anti-diarrhéique : feuilles en décoction : La Dominique, Afrique
- Alimentaire : graine : Amérique tropicale, Afrique

Recommandations et posologie

Recommandations tirées de Pousset

- Anti-diarrhéique : Faire une décoction de 15 grammes de feuilles dans 1 litre d'eau et boire dans la journée.

Légumineuse – Caesalpiniaceae

Cassia alata L. - Syn: Senna alata(L.) Roxb.

Fleur dartre, Dartre

Flè dat, Dat

Description botanique

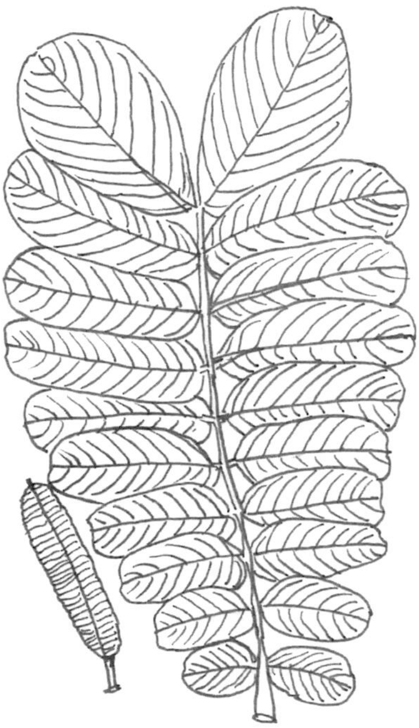

Arbuste à odeur désagréable atteignant parfois 3 à 4 m de haut, poussant en zones humides. Feuilles grandes, composées, formées de 6 à 14 paires de folioles oblancéolées, arrondies au sommet, sub-tronquées à la base, celles de la paire inférieure plus petites et un peu en retrait par rapport aux autres. Inflorescence : grappe terminale ou axillaire dressée, portant des fleurs très décoratives à corolle jaune. Fruit : gousse noire, droite, tétragonale, ailée, à sommet mucroné, atteignant 15 cm de long et contenant de nombreuses graines brunes comprimées.

Chimie et propriétés

La plante renferme d'importantes quantités d'acide chrysophanique et d'anthraquinones ainsi que des saponosides et du kaempférol. Les feuilles renferment de l'acide salicylique à action analgésique, fébrifuge et antirhumatismale. Les extraits de fleurs et de feuilles ont indiqué une action antibiotique vis-à-vis de certaines bactéries (Staphylococcus aureus, Bacillus subtilis, etc.). La dartre est un remède universel contre les dermatoses et toutes les études concernant cette plante confirment ses excellentes propriétés antifongiques. Un savon élaboré au Nigéria avec la poudre des feuilles a permis la guérison de plus de 90 % des patients atteints de dermatoses dues aux champignons (dermatoses du type tinea versicolor et corporis). La plante a aussi une activité anti-inflammatoire, anti allergique et antiparasitaire. La teneur en anthraquinone des feuilles pourrait justifier leur usage comme purgatif ; les fruits auraient aussi la même action. L'extrait (sur eau) des fleurs a une action démontrée contre le Candida albicans responsable de la candidose ; les fruits auraient aussi la même action. Selon des travaux TRAMIL, l'application sur la peau d'une macération de feuilles fraîches dans de l'eau pendant 1 heure n'a provoqué aucun signe clinique défavorable. L'extrait (sur un mélange d'eau et d'alcool) de feuilles administré par voie orale et sous cutanée à des animaux n'a pas montré de signes de toxicité. A la demande des territoires français d'outre-mer, la plante a récemment été introduite à la Pharmacopée Française pour le traitement des maladies de la peau.

Usages en Haïti

- Contre les dermatoses, dartre, gale, herpès, etc. : feuilles et fleurs froissées en application externe fleurs en macération, voie interne
- Contre maux de gorge et enrouement : jus des feuilles en gargarisme
- Contre les émotions fortes : fleurs en infusion

Usages ailleurs

- Contre les dermatoses et les parasites cutanés : feuilles et fleurs en usages externe : Martinique, Guadeloupe, Porto Rico, Guyane, Nigeria, Madagascar, Inde, Pakistan
- Purgatif : feuilles et/ou fleurs en infusion : Porto-Rico, Costa Rica, Sénégal, Inde, Pakistan
- Contre les douleurs articulaires : feuilles en décoction : Martinique, Guadeloupe, Costa Rica, Sénégal
- Anti-ictérique : feuilles en infusion : Martinique, Guadeloupe, Costa Rica
- Vermifuge :
  - jus des feuilles : République Dominicaine, Inde, Pakistan
  - feuilles en décoction : Guyane
- Contre les affections oculaires : jus des feuilles en instillation dans l'œil : Corée, Ghana
- Abortif, Ocytocique : feuilles en décoction forte : Inde, Pakistan
- Contre les maux de gorge et l'angine : jus des feuilles : Martinique, Guadeloupe
- Contre les abcès superficiels : feuilles écrasées en cataplasme : Inde, Pakistan
- Antiasthmatique : feuilles en décoction : Inde, Pakistan
- Contre l'eczéma : feuilles et fleurs en pommade : Porto Rico
- Anti-diarrhéique : feuilles en décoction ou poudres de feuilles séchées dans de l'eau : Nigeria
- Antivénérien : feuilles en décoction : Costa Rica
- Contre les céphalées : feuilles et écorce pilées en application sur la tête : Sénégal
- Sudorifique : feuilles et fleurs en infusion : Porto Rico
- Diurétique : feuilles et fleurs en infusion : Porto Rico
- Fébrifuge : décoction des feuilles, en compresses sur le corps : Guyane, Corée
- Antidote contre les morsure de serpent : feuilles en décoction : Costa Rica

Recommandation et posologie

Recommandations TRAMIL

- Affections cutanées et boutons : hacher finement 50 grammes de feuilles (15 à 20 folioles) et les ajouter à 1 litre (4 tasses) d'eau bouillante. Laisser reposer 12 heures. Laver la zone avec la préparation 2 à 3 fois par jour. La préparation doit être conservée au réfrigérateur (ou bien au frais) et pas au delà de 24 heures.

- Teigne et champignons (mycose interdigitale) : nettoyer la lésion à l'eau bouillie et au savon. Laver soigneusement la feuille avant de l'écraser et d'appliquer 5 grammes (une petite cuillérée) sur la zone affectée. Recouvrir avec une compresse ou un linge propre et changer 3 à 4 fois par jour.
- Lota (tâches marrons sur la peau) : infusion ou décoction des feuilles, en application locale
- Tâches sur la peau (pityriasis versicolor) : jus des feuilles, en application locale.

Contre-indications et précautions d'emploi

Si l'état du patient se détériore ou si les symptômes durent au-delà de 5 jours, consulter un médecin.Toute application locale doit se faire selon les règles d'hygiène les plus strictes pour éviter une surinfection ou une contamination supplémentaire.

Autres recommandations (tirées de Pousset)

Contre dermatoses et mycoses : Appliquer le jus des feuilles fraîches obtenu par broyage sur les parties atteintes.

Légumineuse – Caesalpiniaceae

Cassia emarginata L. - Syn : Senna emarginata

Bois Cabri

Bwa kabrit

Description botanique

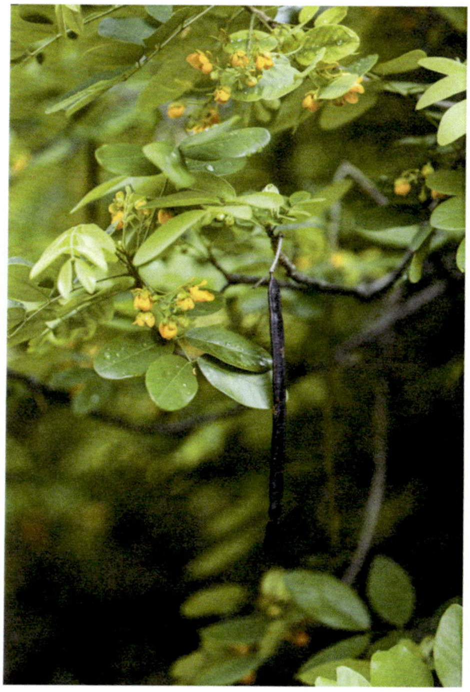

Petit arbre atteignant 3 à 4 m de haut, poussant en zones sèches. Feuilles alternes, composées, paripennées, formées de 2 à 5 paires de folioles ovées, pubescentes, à sommet émarginé ou apiculé. Inflorescence : grappes terminales et axillaires de fleurs à calice veiné et corolle jaune foncé. Fruit : gousse allongée, très plate, pendante, noire à maturité, atteignant 30 cm de long, contenant de nombreuses graines brunes et luisantes.

Chimie et propriétés

Des alcaloïdes à propriétés insecticides ont été mis en évidence dans les feuilles.

Usages en Haïti

- Contre le prurit et les affections cutanées : feuilles en bain et en friction
- Contre le vitiligo : feuilles pilées + maïs moulu en massage externe
- Laxatif : feuilles

Usages ailleurs

- Laxatif : feuille : Mexique
- Cicatrisant : feuille : Mexique
- Vermifuge : Guadeloupe

Légumineuse – Caesalpiniaceae

Cassia fistula L. - Syn: Senna fistula

Casse

Kas

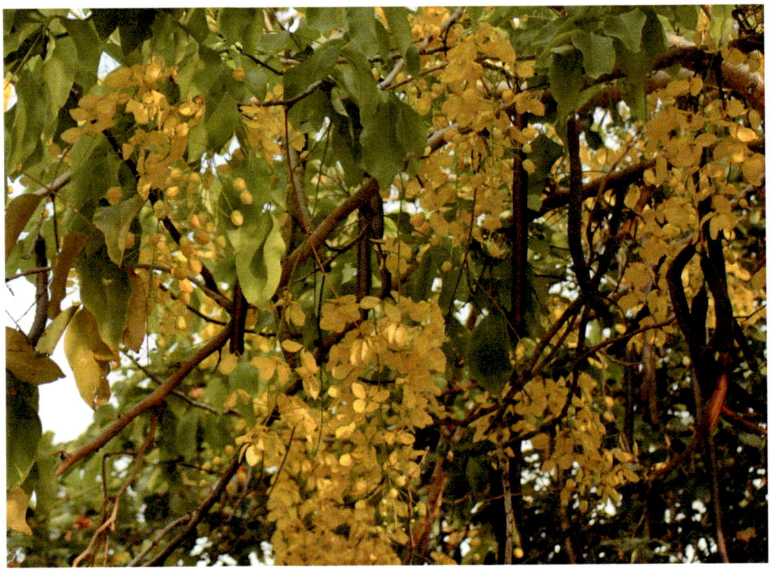

Description botanique

Arbre à écorce grisâtre, originaire d'Asie et devenu courant dans les régions tropicales. Feuilles grandes, composées, pennées ou imparipennées, à 4 ou 8 paires de folioles, vert foncé à la face supérieure, plus pâles à la face inférieure. Folioles chartacées, ovées à lancéolées, à sommet arrondi ou aigu et base obtuse à atténuée. Inflorescence : grappe inclinée ou pendante constituée de fleurs très décoratives à corolle jaune vif. Fruit : gousse cylindrique, pendante, atteignant 60 cm de long, à pulpe noire et graines aplaties.

Chimie et propriétés

La pulpe du fruit est riche en mucilage, en pectine et en sucre. Elle contient aussi des dérivés anthracéniques (rhéine surtout) doués de propriétés laxatives. Elle est utilisée comme laxatif doux de saveur agréable surtout chez l'enfant et fait partie de plusieurs spécialités pharmaceutiques, notamment en France. L'extrait de pulpe a un effet favorable sur le profil lipidique. Une récente étude nigérienne vient de confirmer sa non toxicité. Les feuilles sont antiinflammatoires. L'extrait acétonique des fleurs présente une activité antimicrobienne et agit contre des germes responsables d'otites. Plusieurs parties de la plante ont indiqué une activité antifongique, antibactérienne et antivirale. L'activité antivirale de la plante semble particulièrement prometteuse et serait due à la présence d'une substance analogue à l'interféron, protéine de l'organisme chargée de sa défense contre les agents infectieux. Selon une récente étude indienne, l'extrait des feuilles agit sur les anophèles, vecteurs de transmission de la malaria.

Usages en Haïti

- Laxatif : pulpe du fruit
- Contre les parasites intestinaux : feuilles et gousses en décoction
- Contre les dermatoses : feuilles froissées en friction et bain
- Contre les gaz intestinaux : feuilles en décoction
- Contre la tuberculose : feuilles en décoction

Usages ailleurs

- Laxatif : purée de pulpe : Porto Rico, Cuba, Guatemala, Salvador, Madagascar, Inde, Pakistan ; pulpe sous formes diverses : thérapeutique moderne
- Dépuratif : pulpe : Madagascar, Cuba
- Antirhumatismal : feuilles en massage externe : Inde, Pakistan
- Fébrifuge : racine : Inde, Pakistan
- Purgatif drastique : racine : Inde, Pakistan
- Stimulant de l'appétit : pulpe du fruit : Cuba
- Contre les troubles de la vessie : fruit : Curaçao
- Emollient : feuilles en application externe : Inde, Pakistan
- Anti-diabétique : pulpe du fruit : Inde, Pakistan
- Contre les parasites intestinaux : morceau de gousse en décoction, en association
- Contre les troubles hépatiques : morceau de gousse en décoction, en association

Recommandations et posologie

Recommandation tirée de Paris et Moyse

- Laxatif, Purgatif : comme laxatif, ingérer 4 à10 grammes de pulpe de fruit; comme purgatif, ingérer 30 à 50 grammes de pulpe de fruit

Légumineuse – Caesalpiniceae

Cassia occidentalis L.

Syn : Senna occidentalis (L.) Link

Pois puant

Pwa pyant, Ti Kafe

Description botanique

Herbe à base ligneuse et odeur désagréable, poussant dans les lieux incultes. Feuilles composées, paripennées, à 5-9 paires de folioles ovales, acuminées, la paire terminale plus grande que les autres et celle de la base plus petite; pétiole portant une petite glande noire à sa base.

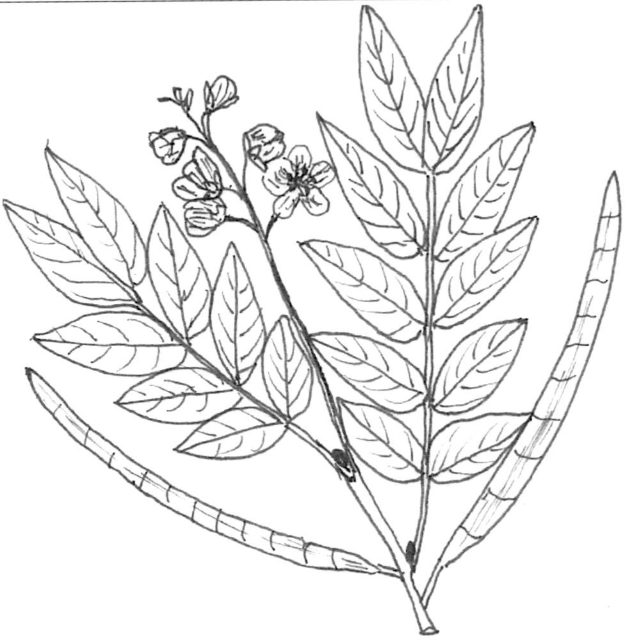

Inflorescence : grappe axillaire ou terminale de fleurs à pétales inégaux jaunes. Fruit : gousse étroite, aplatie, légèrement arquée, terminée par une pointe abrupte et contenant 10 à 25 graines brunes et obovoïdes (gousse : L = 6-12 cm ; l = 5-9 mm).

Chimie et propriétés

Les graines renferment une toxalbumine, un alcaloïde, de l'acide chrysophanique, de l'émodine, de la rhéine, une huile volatile et beaucoup de mucilage. Les feuilles et les racines renferment des dérivés anthracéniques. Dans la littérature scientifique, il est attribué aux feuilles de nombreuses propriétés : antimicrobienne, dépurative, cholagogue, laxative, hypotensive, hépato-protectrice, analgésique, antimalarique, antipyrétique, relaxante et anti-inflammatoire. La décoction de feuille séchée, de racine et des graines a une action démontrée contre certains germes responsables de dermatoses. La décoction de racine fraîche stimule le transit intestinal selon des travaux TRAMIL et l'extrait (sur eau) de racine séchée agit contre le Candida albicans responsable de la candidose. Les graines crues ont une activité antibactérienne et fongicide. La présence dans la plante de composés anthracéniques à action ocytocique expliquerait son usage comme stimulant de l'accouchement (usage observé en Afrique). Selon une étude indienne parue à "Indian Journal of Pharmacology", les extraits (à base d'eau ou d'éthanol) de la plante (feuilles, fleurs, racine) indiquent en expérimentation animale une activité antidiabétique intéressante avec régénération partielle des cellules du pancréas. Les graines présentent une toxicité due à la présence de la toxalbumine. Le grillage les rendrait non toxiques. Une très récente étude brésilienne indique que les extraits de feuilles et de tiges ne présentent pas de toxicité par voie interne.

Usages en Haïti

› Antiasthmatique : graines grillées en décoction ou jus de feuilles
› Contre les émotions fortes : graines grillées en décoction
› Fébrifuge : graines grillées en décoction
› Tonique : graines pilées en décoction
› Contre les maux de gorge : racine et feuilles pilées et succées
› Contre les ulcérations et inflammations des jambes : décoction de feuilles et de racine en application locale
› Succédané du café : graines grillées

La plante était utilisée au temps de la colonie comme antivénéneux, purgatif, anti-hystérique et contre la gravelle.

Usages ailleurs

› Fébrifuge, Sudorifique :
- feuille : Guadeloupe, Martinique, Madagascar, Mali, Sénégal
- feuilles ou racines macérées : Nigeria

› Contre les dermatoses :
- racine : Guadeloupe, Martinique, Mali
- graine : Madagascar : feuilles

› Soins post-partum :
- préparation de feuilles en injections vaginales : Guadeloupe
- feuilles et racine en infusion : La Dominique
- feuilles en bain : Sénégal

› Antirhumatismal, Contre la goutte et la sciatique :
- graines et racine en infusion : La Dominique
- feuilles écrasées en application locale : Sénégal
- sommité, tige, feuille : Madagascar
- alcoolature de racine en friction : Guyane

› Diurétique :
- racine : Brésil, Madagascar
- feuille : Sénégal

› Anti-ictérique :
- graines grillées : La Dominique
- racine : Mali

› Contre la malaria :
- plante entière en décoction : Mali
- feuilles : Madagascar, Togo

› Tonique : racine : Brésil, Madagascar
› Ocytocique (stimulant de l'accouchement) : feuille : Afrique
› Contre la stérilité féminine : racine : Sénégal
› Contre la dysménorrhée : racine en infusion : Porto Rico
› Contre la congestion pulmonaire : poudre des feuilles : La Dominique
› Cicatrisant : feuilles écrasées en application locale : Porto Rico
› Antivénérien : tige feuillée : Madagascar
› Laxatif, Dépuratif : feuille : Madagascar
› Contre la coqueluche et la bronchite : feuille : Madagascar
› Contre l'hystérie : Madagascar
› Vermifuge : graines grillées moulues : Guadeloupe
› Contre les affections urinaires : plante entière : La Dominique
› Anti-diarrhéique : feuilles et racine en macération ou décoction : République Centre Africaine
› Contre les calculs rénaux : feuilles en tisane : Guyane

Recommandation et posologie

Recommandations TRAMIL

- Affections de la peau: nettoyer la lésion à l'eau bouillie et au savon. Laver soigneusement 30 à 50 grammes de feuille (15-20 petites feuilles) avant de l'écraser et d'appliquer en quantité suffisante pour recouvrir la zone affectée. Recouvrir avec une compresse ou un linge propre et changer 3 à 4 fois par jour.
- Maux d'estomac : préparer une décoction avec 15 grammes de feuilles (7-10 petites feuilles) et 15 grammes de racine dans 1 litre (4 tasses) d'eau. Faire bouillir pendant au moins 10 minutes dans un récipient couvert, laisser refroidir, filtrer et boire 1 tasse 3 fois par jour.
- Maux de tête : feuilles en cataplasme sur la tête
- Douleurs générales : décoction de la feuille, voie orale et graines écrasées en bains
- Mal de gorge : racine et feuilles, à sucer
- Fièvre : décoction de la feuille, voie orale ; décoction de la feuille et de la racine, en application sur le corps et en cataplasme
- Jaunisse (après consultation médicale et s'il n'y a pas de contre-indication) : décoction de la feuille, voie orale
- Plaies et teigne : graines écrasées en cataplasme
- « Mauvaise qualité de sang » : jus de feuilles, en friction de la peau (ceci est un usage répertorié mais pas une recommandation TRAMIL comme telle).

Contre-indications et précautions d'emploi

Si l'état du patient se détériore ou si les symptômes durent au-delà de 2 jours pour la fièvre et la jaunisse, de 3 jours pour les maux d'estomac et de 5 jours pour l'affection cutanée, consulter un médecin.Toute application locale doit se faire selon les règles d'hygiène les plus strictes pour éviter une surinfection ou une contamination supplémentaire. Ne pas utiliser pour les enfants de moins de 5 ans, pour les femmes enceintes ou allaitantes.

Autres recommandations (tirées de Pousset)

Cholagogue-Laxatif : Faire macérer ou bouillir 15 grammes de feuilles dans 1litre d'eau. Boire un verre avant de se coucher.

Légumineuse – Fabaceae – Toxique

Crotalaria retusa L.

Pête Pête, Pistache Marron

Pètpèt

Description botanique

Herbe dressée, à base ligneuse et tiges cannelées. Feuilles alternes, oblancéolées, à sommet arrondi ou obtus et base plus ou moins atténuée. Inflorescence : grappe terminale de fleurs à corolle jaune veinée de rouge. Fruit : gousse coriace, brune à noire à maturité, de 3 à 4 cm de long, munie d'un bec et contenant de nombreuses petites graines.

Chimie et propriétés

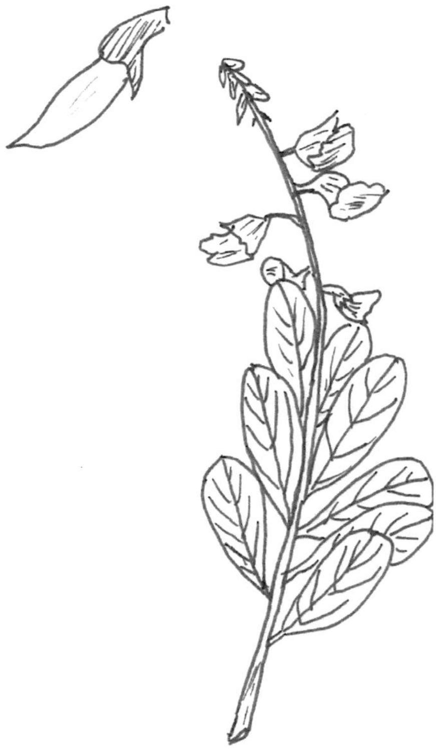

Les graines renferment des alcaloïdes dont le principal est la monocrotaline qui donne par hydrolyse retronécine et acide monocrotalique. La monocrotaline est un alcaloïde très toxique qui agit surtout au niveau du foie. Deux autres alcaloïdes à action néfaste sur le foie ont aussi été mis en évidence dans la plante. À cause de sa toxicité, l'usage interne de la plante n'est pas recommandé. Pour les mêmes raisons, Il faut veiller à ce que les enfants ne jouent pas avec les fruits.

Usages en Haïti

Non répertoriés

Usages ailleurs

- Antitussif : fleurs en infusion : Martinique, Guadeloupe
- Anti-coqueluche : fleurs en infusion : Martinique, Guadeloupe
- Purgatif : graines en macération : Sénégal
- Contre les hallucinations et les maladies mentales : poudre de la plante, en inhalation : Mali
- Antituberculeux : Ile Maurice
- Anti-rhume : feuilles et fleurs en décoction : Guyane

Légumineuse – Fabaceae – Toxique

Erythrina poeppigiana (Walp.) O.F. Cook.

Immortel

Imòtèl

Description botanique (du genre Erythrina)

L'immortel désigne chez nous plusieurs espèces d'Erythrina [particulièrement Erythrina bouchii Urb., E. corallodendron L., E. Poeppigiana (Walp.) O. F. Cook.]. Ce sont des arbustes ou des arbres à tronc et branches souvent épineux. Feuilles grandes, pétiolées, à 3 folioles de forme, de taille et de couleur diverses selon les espèces. Inflorescence : grappe regroupant des fleurs très décoratives rouges ou orangées. Fruit : gousse linéaire, courbe, constrictée, renfermant des graines tachetées ou non.

Chimie et propriétés

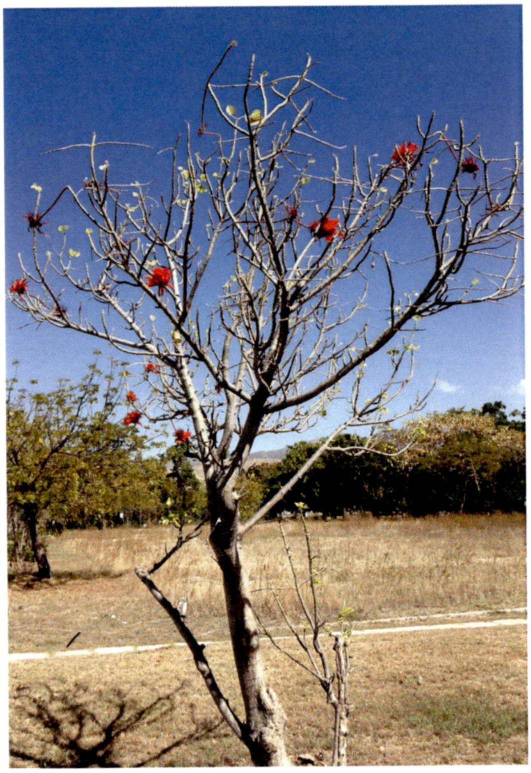

Les Erythrina sont classées parmi les légumineuses à alcaloïdes toxiques, les graines représentant les organes nocifs. Les principes actifs sont des alcaloïdes à 4 cycles et un atome d'azote. Certains de ces alcaloïdes possèdent des hydroxyles phénoliques; ils existent à l'état libre ou combiné : citons l'érysovine, l'érysopine, l'érysothiovine, l'érysothiopine. Les Erythrina ont un pouvoir curarisant et narcotique d'intensité variable selon les espèces. En raison de leur toxicité, les graines ne doivent pas être utilisées par voie interne.

Usages en Haïti

- Antiasthmatique, Béchique : feuilles et écorce en décoction ou sirop de fleurs
- Contre la dysménorrhéez: feuilles en infusion
- Antiprurigineux : infusion des feuilles en application externe

Usages ailleurs

Plusieurs espèces d'Erythrina sont utilisées dans d'autres pays à des fins thérapeutiques :
Erythrina corallodendron :

- Anti-hématome : feuilles en infusion : La Dominique
- Analgésique : quelque part en Amérique tropicale
- Abortif : fleurs en infusion, en association : Guadeloupe
- Tonique : feuilles en bain : Guadeloupe

Erythrina suberosa :

- Emménagogue : feuille : Inde, Pakistan
- Expectorant : écorce : Inde, Pakistan
- Cicatrisant, Anti-ulcéreux : jus de feuilles, application externe : Inde, Pakistan
- Anthelminthique : feuille : Inde, Pakistan

Erythrina senegalensis :

- Emménagogue : écorce en macération : Sénégal
- Anti-malarique : écorce en macération : Sénégal
- Contre les affections hépato-biliaires : macéré d'écorce : Sénégal
- Collyre : macéré d'écorce en application externe : Sénégal
- Contre les coliques et les colites : racine en décoction : Sénégal
- Contre le pian : écorce en macération : Sénégal

Erythrina indica :
› Contre le béri-béri : racine voie interne et externe : Malaisie
› Cicatrisant : écorce, voie externe : Malaisie
Erythrina fusca:
› Anti-tussif : fleurs en decoction : Guyane
› Alimentaire : jeunes feuilles : Java

Légumineuse – Fabaceae

Gliricidia sepium (Jacq.) Steud

Lilas étranger

Lila etranje

Description botanique

Arbuste de 4 à 7 cm de haut, à rameaux pubescents, originaire d'Amérique tropicale, planté pour l'ornement. Feuilles alternes, composées, formées de 9 à 15 folioles glauques, ovées ou elliptiques, à sommet aigu ou acumininé et base arrondie. Inflorescence : grappe dense de fleurs très décoratives à corolle irréguliere rose ou blanche. Fruit : gousse plate de 10 à 15 cm de long contenant 3 à 6 graines comprimées.

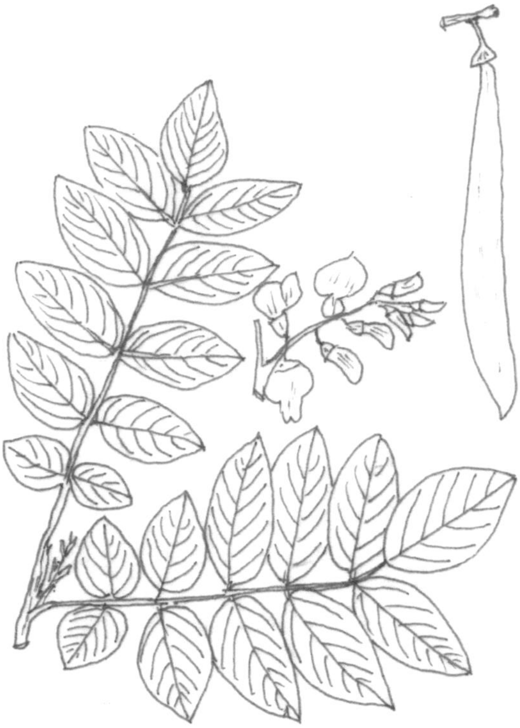

Chimie et propriétés

Les feuilles agissent contre certaines bactéries responsables d'infections de la peau. L'extrait d'écorce de racine est aussi un bon agent antimicrobien. La plante jouit aussi de propriétés raticides ainsi que de propriétés insecticides et larvicides attribuées à son contenu en coumarine. Des activites anti-inflammatoires et diurétiques ont également été signalées par des chercheurs du réseau TRAMIL. La plante aurait une activité contre le Candida albicans et le Neisseria gonorrhoeae, ce dernier étant responsable de la gonorrhée (blennoragie), maladie vénérienne assez courante. Les feuilles constituent un bon fourrage pour animaux : leur consommation augmente à la fois le poids des animaux et la production de lait chez ces derniers.

Usages en Haïti

› Fébrifuge : jus des feuilles dans de l'eau

Usages ailleurs

› Fébrifuge : tige feuillée en décoction : La Dominique
› Contre l'hypertension : feuilles en décoction : La Dominique
› Anti-diarrhéique : jus de tige feuillée dans de l'eau : La Dominique
› Contre le mal de mer : feuille et racine : Cuba
› Contre la fatigue : feuille et racine : Cuba
› Contre dermatoses diverses : décoction de la tige feuillée en friction locale : La Dominique
› Raticide : Porto Rico

Légumineuse – Caesalpiniaceae

Haematoxylon campechianum L.

Campêche

Pye Kanpèch

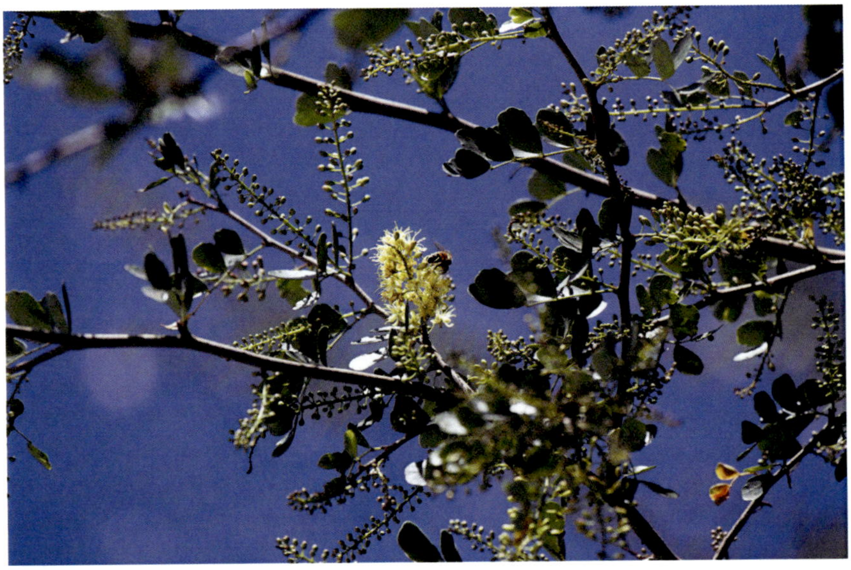

Description botanique

Arbre à tronc tortueux, à écorce grise se détachant par plaques, originaire d'Amérique Centrale, poussant en zones sèches. Feuilles composées, paripennées, à 2-4 paires de folioles opposées, obovées, échancrées à l'apex, aigues à la base ; feuilles alternes ou groupées par 2 ou 3. Inflorescence : grappe axillaire ou terminale portant de petites fleurs à corolle jaune. Fruit : gousse de 3 à 5 cm de long, très plate, atténuée aux extrémités, contenant 1 à 3 graines.

Chimie et propriétés

La plante est riche en tanins ; elle contient de l'haematoxyline, substance à propriétés anti-inflammatoires. Une autre substance contenue dans le bois, la brasiline a également une activité anti-inflammatoire. La plante fut officinale en Europe et en Amérique du Nord comme anti diarrhéique. Des études indiquent que l'haematoxyline pourrait servir d'agent thérapeutique intéressant dans la prévention de la cataracte des diabétiques.

Usages en Haïti

- Anti diarrhéique, Anti-dysentérique : écorce en décoction
- Anti-inflammatoire : feuilles pilées en cataplasme
- Contre les émotions fortes : feuilles en compresse sur la tête
- Antianémique : écorce en décoction
- Dépuratif : bois et feuilles en décoction
- Contre l'aménorrhée : bois et feuilles en décoction
- Contre les maux de dents : feuilles en décoction
- Contre les tuméfactions : jus des feuilles, voie orale
- Fébrifuge : feuille
- Hémostatique, Antiseptique : écorce en décoction, voie interne
- Antivénérien : bois en décoction

Usages ailleurs

- Anti-diarrhéique, Astringent : Méxique, République Dominicaine : bois : Porto Rico: feuille et tige : Guatemala
- Antianémique : écorce : Trinidad
- Pectoral : fleurs en infusion : République Dominicaine
- Emménagogue

Légumineuse – Mimosaceae

Inga ingoides L.

Syn : Inga vera Wild

Sucrin, Pois doux

Sikren ; Pwa dou

Description botanique

Arbre atteignant 15 à 20 m de haut, assez courant dans les zones montagneuses et humides du pays. Feuilles pennées, à rachis ailé et à 3-5 paires de folioles opposées, oblongues à elliptiques, acuminées au sommet. Fleurs remarquables, à petite corolle blanche et à très longues et nombreuses étamines, groupées en une sorte de plumeau très voyant. Fruit : gousse anguleuse, un peu courbe, à pubescence fauve, cannelée dans le sens de la longueur, contenant plusieurs graines noyées dans une pulpe noirâtre.

Chimie et propriétés

La plante contient des leucoanthocyanes à propriétés anti-inflammatoires. Les feuilles de plusieurs espèces d'Inga renferment des flavonols, en particulier des hétérosides du myricétol.

Usages en Haïti

- Astringent : feuilles et racine en décoction forte
- Diurétique : racine en décoction
- Contre les calculs urinaires : racine en décoction

› Contre l'aménorrhée : écorce en décoction
› Antianémique : écorce en macération

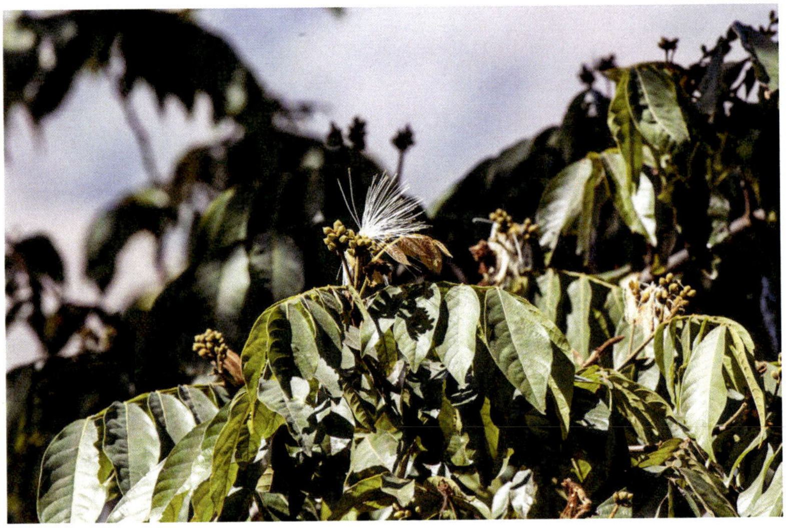

Usages ailleurs

› Anti-diarrhéique, Astringent : écorce, feuilles et rameaux en infusion : Porto Rico
› Cicatrisant, Contre les ulcères de la peau : plante en usage externe : Porto Rico

Légumineuse – Mimosaceae

Mimosa pudica L.

Honte, caprice

Wont, kapris

Description botanique

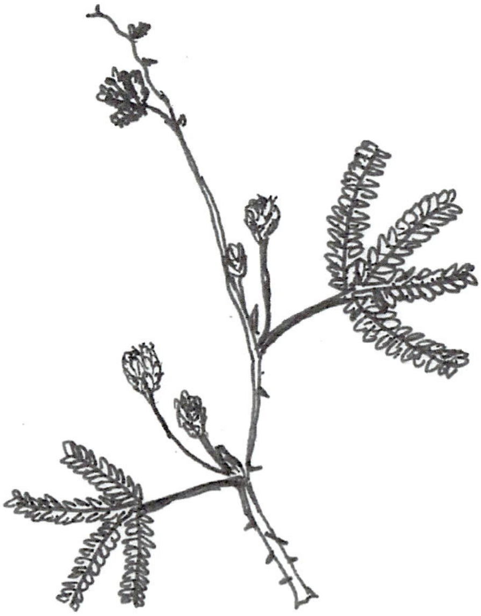

Petite herbe suffrutescente à tiges grêles et épineuses, originaire d'Amérique et à assez grande dispersion. Feuilles composées formées de 4 pennes digitées. Folioles petites, nombreuses, pubescentes, s'appliquant l'une contre l'autre au moindre contact (d'où le nom « honte » ou « sensitive »). Inflorescence : glomérule axillaire regroupant des fleurs allant du rose au pourpre. Fruit : gousse comprimée entre les graines à marge garnie de poils raides.

Chimie et propriétés

Les graines et les feuilles renferment de grandes quantités de mimosine, acide aminé à propriétés dépilatoires et antifongiques. Les feuilles ont une action anti ulcéreuse selon une récente étude indienne. D'autres activités sont signalées dans la littérature pour la plante: antiinflammatoire, antiasthmatique, analgésique, antidépressive. L'extrait de racine a une bonne activité cicatrisante. De la norépinéphrine ainsi qu'un facteur pouvant expliquer le mouvement des feuilles ont été identifiés dans la plante. L'extrait méthanolique des feuilles n'a montré aucune toxicité particulière en dépit de la présence de la mimosine rapportée précédemment comme substance toxique. À forte dose, les racines sont réputées vomitives et toxiques.

Usages en Haïti

- Anti-dysentérique : feuilles en décoction
- Emétique : racines en infusion
- Antianémique : feuilles en décoction
- Contre l'enrouement : tige feuillée en décoction
- Dépuratif : feuilles en décoction
- Tonique : feuille

La plante était déjà utilisée au temps de la colonie contre les néphrites (feuilles) et comme émétique (racine).

Usages ailleurs

- Calmant : feuilles en infusion : Trinidad, Ile Maurice, Java
- Emétique: racine en infusion: Porto Rico, Inde, Pakistan
- Soporifique : feuilles, voie interne : Guatemala, Trinidad, Ile Maurice
- Cicatrisant : jus des feuilles : Inde, Pakistan
- Contre les calculs et les affections des reins : feuilles ou racines en infusion : Inde, Pakistan
- Contre les troubles pulmonaires : tiges feuillées en infusion : La Dominique
- Contre les affections dentaires : racine mâchées : Porto Rico
- Diurétique : plante entière : Trinidad
- Fébrifuge : racine : Cuba
- Abortif : racine : Cuba
- Anti-dysentérique : racine en faible concentration : Porto Rico
- Vermifuge : Madagascar

Légumineuse – Fabaceae

Mucuna pruriens (L.) Dc. - Syn : Mucuna prurita Wight

Pois à gratter

Pwa grate

Description botanique

Liane grimpante volubile, à souche vivace. Feuilles alternes à 3 folioles ovales, asymétriques à la base, mucronnées au sommet, à pubescence marquée. Inflorescence : grappe inclinée constituée de grandes fleurs irrégulières pourpres. Fruit : gousse pendante de plus ou moins 7 cm de long, densément recouverte d'aiguillons jaune-or et contenant 3 à 5 graines ovoïdes.

Chimie et propriétés

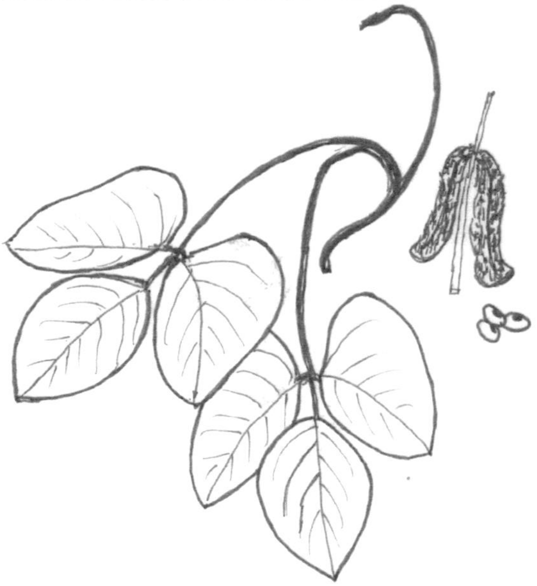

La plante contient de la mucunaïne, de la sérotonine, des alkylamines, de la choline, de la mucunine et de la mucunadine. Les graines sont riche en protéines et contiennent des minéraux (phosphore, calcium, manganèse, fer). Presque toutes les parties de la plante contiennent du L-Dopa, un acide aminé précurseur de la dopamine. La mucunaïne est douée d'une action pruritogène (provoquant une sorte de gratelle) et aurait d'après certains auteurs un pouvoir vermifuge. La plante a indiqué une activité hypoglycémiante (graines) et hypocholestérinisante. Un effet aphrodisiaque et stimulant est signalé pour l'extrait éthanolique de la graine. Cette dernière a aussi une action de protection des nerfs et un effet contre la maladie de Parkinson. Une étude clinique réalisée en Inde a indiqué que les extraits de graine agissent contre le stress et augmentent la qualité du sperme. La feuille a une action anti-épileptique ainsi qu'une bonne action antibactérienne. Sous le nom de « Mucuna pruriens » ou de « pois mascate », la plante est actuellement offerte dans les magasins de produits naturels à l'extérieur, en particulier, contre la maladie de Parkinson, pour stimuler la libido et favoriser la production de testostérone. Les extraits alcooliques de graines seraient sans danger à faible dose. Le contact de la plante est cependant irritant.

Usages en Haïti

› Diurétique : racine
› Vermifuge : fruits en décoction

Usages ailleurs

› Vermifuge : fruit. Mexique, Inde, Pakistan, Madagascar
› Antirhumatismal. fruit : Mexique, Inde, Pakistan
› Rubéfiant : fruit : Mexique
› Ocytocique : feuille et écorce : Sénégal
› Abortif : feuille et écorce : Sénégal
› Contre les maladies nerveuses et le délirium : racine : Inde, Pakistan
› Diurétique : gousse en infusion alcoolique : Inde, Pakistan
› Aphrodisiaque : graine : Inde, Pakistan, pays industrialisés
› Contre les hémorroïdes : tige feuillée : Madagascar

N.B. Le nom fait référence non seulement aux aiguillons irritants mais aussi à la forme de pois des graines.

Légumineuse – Caesalpiniaceae

Parkinsonia aculeata L.

Madame Naïse

Madan Nayiz

Description botanique

Petit arbre ou arbuste épineux à branches inclinées et presque toujours nues, originaire d'Amérique Tropicale. Feuilles singulières, bipennées, à rachis ailé portant 10 à 30 paires de très petites folioles alternes parfois réduites à des écailles. Inflorescence : grappes lâches axillaires et terminales portants des fleurs à corolle jaune.

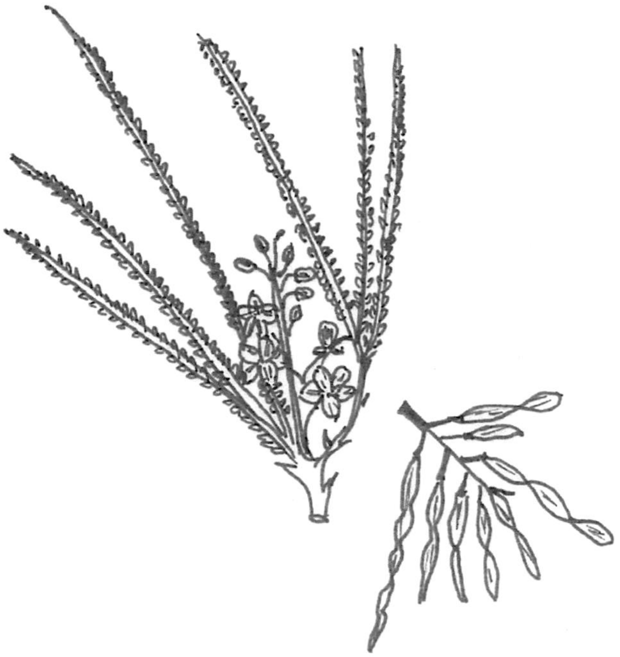

Chimie et propriétés

Présence dans les feuilles et dans les fleurs de 3-C glycosides (épi-orientine, parkinsonine A et B). Ces substances présentent un intérêt thérapeutique en agissant sur la perméabilité cellulaire et comme diurétiques peu toxiques. Selon une étude brésilienne, l'extrait (eau/alcool) des parties aériennes a un effet antidiabétique intéressant et ne présente pas de toxicité. D'autres effets de la plante sont signalés dans la littérature: antiinflammatoire, antiamibien, protecteur du foie.

Usages en Haïti

- Abortif : feuille
- Alimentaire : fleur

Usages ailleurs

- Abortif : plante en infusion : Porto Rico
- Antiépileptique : plante en infusion : Porto Rico
- Fébrifuge : plante en infusion : Porto Rico
- Antiulcéreux : plante réduite en poudre en application locale : Cuba
- Anti lèpre : poudre des feuilles dans de l'eau, voie orale : Nigeria
- Anti-diarrhéique, Anti-dysentérique : rameaux feuillés en décoction ou macération : Sénégal
- Analgésique : quelque part en Amérique Tropicale
- Alimentaire : fleur : Sénégal

Légumineuse – Fabaceae

Phaseolus lunatus L.

Pois de souche

Pwa souch

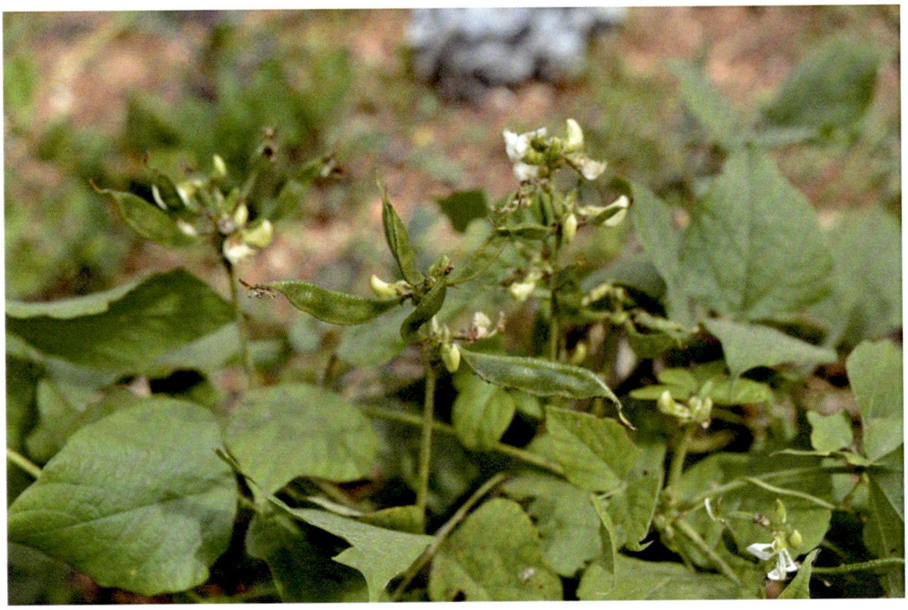

Description botanique

Liane grimpante, pérenne, à stipules striées. Feuilles pétiolées à 3 folioles ovées, les latérales étant dissymétriques. Inflorescence : grappe atteignant 20 cm de long portant de nombreuses fleurs à corolle blanche tournant au crème en vieillissant. Fruit : gousse comprimée, arquée, atteignant 8 cm de long et contenant des graines aplaties de couleurs variables.

Chimie et propriétés

La plante renferment des glycosides cyanogénétiques. Les graines des variétés cultivées ne doivent pas être consommées crues. Il est conseillé de les faire bouillir dans un récipient ouvert afin de permettre l'élimination de l'acide cyanhydrique. Les graines contiennent une glycoprotéine lectinique, des inhibiteurs trypsiques et chymotrysiques, des vitamines de types B et C. Elles sont riches en protéines.

Usages en Haïti

› Calmant, Contre les céphalées : feuilles en application externe
› Contre la conjonctivite : feuilles appliquées sur la tête
› Alimentaire : graine

Usages ailleurs

› Fébrifuge : graine : Mexique
› Emétique : graines écrasées : Mexique

- Contre maux d'estomac : graines écrasées en application externe : Java
- Contre douleurs thoraciques : feuilles en application locale : Mexique
- Anti-tumoral : graines : Java
- Purgatif : graine : Mexique
- Alimentaire : graine : zones tropicales

Légumineuse – Fabaceae

Phaseolus vulgaris L.

Pois rouge ; pois noir ; pois blanc

Pwa wouj ; pwa nwa ; pwa blan

Description botanique

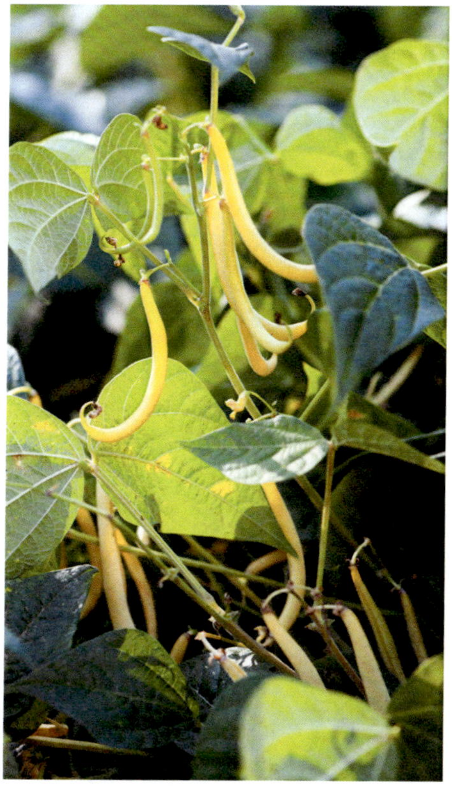

Herbacée grimpante, très variable, à nombreux cultivars. Feuilles alternes, longuement pétiolées, à 3 folioles ovées, les latérales dissymétriques. Inflorescence : grappe lâche de fleurs à pédicelle court et corolle irrégulière de teinte variable (blanche, rose, jaunâtre ou pourprée). Fruit : gousse comprimée à bec apical et graines réniformes de couleur variable (rouge, rose, noire, blanche)

Chimie et propriétés

Les graines (appelées pois ou haricots) sont riches en carbohydrates, en protéines et en fibres. Elles contiennent des vitamines (A, B, C), des minéraux, du ß-sitostérol et de la phaséoline à propriétés antifongiques. Les feuilles renferment des carotènes, des vitamines (type B), de l'acide folique, un dérivé du quercétol et de l'allantoïne. Les gousses (ou cosses) portant les graines jouissent de propriétés diurétiques et font à ce titre partie de quelques spécialités françaises. Les graines ont un effet contre le cholestérol sanguin. L'ajonction de graines de pois à des repas riches en amidon entrainerait une diminution de l'absorption des glucides et un meilleur contrôle du poids ; leur consommation régulière est actuellement recommandée aux diabétiques par toutes les instances autorisées. Une très récente étude clinique parue dans "Archives of Internal Medicine" montre que chez les diabétiques, la consommation de pois permet un meilleur contrôle de la glycémie que celle de blé entier considéré comme un aliment favorable aux diabétiques. Mis à tremper la veille, les pois fermentent moins et ont un temps de cuisson plus court.

Usages en Haïti

- Contre les affections oculaires : jus des feuilles en instillation dans l'œil ou feuilles appliquées sur la tête
- Contre les troubles pulmonaires : jus des feuilles
- Contre grippe et rhume : feuilles en décoction
- Contre les céphalées : feuilles en bain ou en application sur la tête
- Alimentaire : graines et gousse

Usages ailleurs

La plante est connue dans plusieurs pays pour les usages suivants :

- Diurétique : cosses en décoction
- Antidiabétique : cosses en macération ou en décoction
- Contre les démangeaisons : poudre de graines séchées en cataplasme
- Contre troubles cardiaques avec œdème : cosses séchées en décoction
- Antirhumatismal
- Contre les maux de tête
- Contrôle du poids : consommation de graines (diététique moderne)
- Alimentaire : graines et gousse

Légumineuse – Mimosaceae

Prosopis juliflora (Sw.) D.c.

Bayahonde

Bayawond

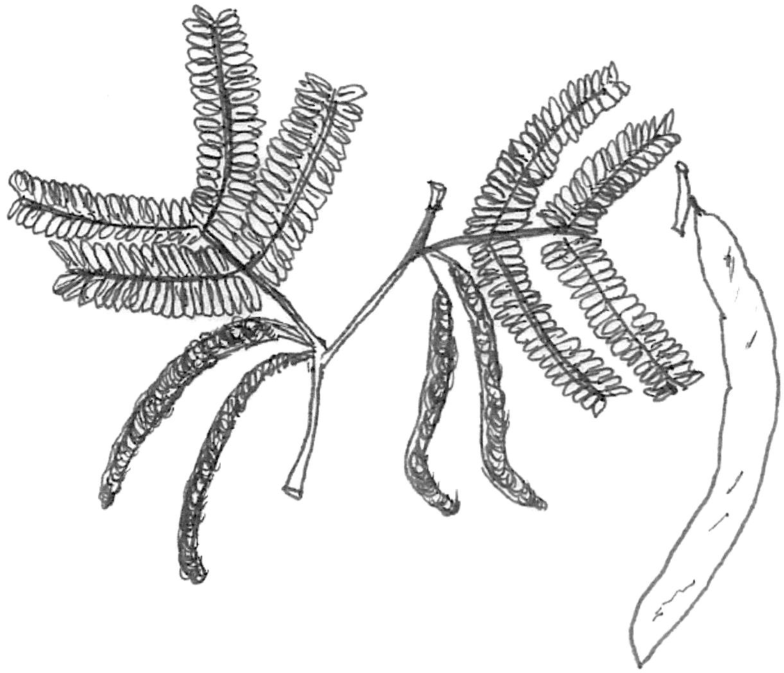

Description botanique

Arbre ou grand arbuste armé d'épines, poussant en zones sèches. Feuilles composées, atteignant 20cm de long, formées de 12 à 20 paires de folioles opposées, linéaires à oblongues, sessiles, de 7 à 16 mm de long. Inflorescence : épi dense regroupant de nombreuses petites fleurs verdâtres à jaunâtres. Fruit : gousse comprimée, souvent arquée, de 8 à 12 cm de long, beige-jaunâtre à maturité, contenant plusieurs graines.

Chimie et propriétés

L'écorce contient beaucoup de tanins et est parfois utilisée dans des opérations de tannage. La gomme qui exsude du tronc a un contenu élevé en arabinose et constitue de ce fait une bonne source de sucre; elle est aussi utilisée comme émulsifiant. La plante renferme plusieurs alcaloïdes dont la juliflorine active contre les bactéries gram positif (Staphylococcus et E. coli entre autres) et plusieurs champignons pathogènes de la peau; la juliflorine agit aux mêmes doses que les antibiotiques courants et n'a pas induit de toxicité en expérimentation animale. Les extraits (sur un mélange eau/alcool) de la plante ont aussi montré une activité antibactérienne, diurétique et antispasmodique alors que l'extrait alcoolique des feuilles a inhibé la croisance du Neisseria gonorrhoeae responsable de la gonorrhée. Une très récente étude indienne indique que la consommation de poudre de feuilles séchées produit une baisse du taux de cholestérol sanguin. Selon des travaux TRAMIL, l'extrait (sur eau) et le jus des feuilles en instillation oculaire n'ont pas causé d'irritations des yeux. La gomme du tronc peut cependant irriter la peau et provoquer des dermatites.

Usages en Haïti

- Anti-diarrhéique : racine
- Stomachique : racine
- Antigrippe, Anti-rhume : gomme du tronc
- Contre les affections oculaires : jus de feuille en gouttes dans les yeux

Usages ailleurs

- Contre l'angine et les maux de gorge : écorce : Amérique Tropicale
- Contre les affections oculaires et dentaires : feuille : Curaçao
- Anti-dysentérique : gomme du tronc : Mexique
- Stomachique : plante entière : Mexique
- Purgatif, Emétique : écorce : Mexique
- Vermifuge : plante entière : Mexique
- Contre la bronchite et les laryngites : graines ou écorce : Mexique
- Cicatrisant : feuille : Curaçao
- Alimentaire : gousse : Amérique Latine

Recommandations et posologie

Recommandation TRAMIL

- Affections oculaires : jus des feuilles en instillation (gouttes) dans les yeux

Contre-indications et précaution d'emploi

Toute application dans les yeux doit se conformer aux mesures d'hygiène les plus strictes afin d'éviter toute surinfection ou contamination et le contact avec des substances irritantes. Ne pas garder la préparation pour les yeux plus de 24 heures. En cas d'affection oculaire, l'application du jus de la plante risque d'augmenter l'irritation. Ne pas utiliser chez la femme enceinte ou allaitante et chez les enfants de moins de 5 ans. Si l'état du patient se détériore, si l'infection dure plus de 3 jours, consulter un médecin.

P.S. : Une autre espèce de prosopis, le Prosopis africana est utilisée en Afrique comme anti-diarrhéique, vermifuge et contre les maux de dent. La prosopinine extraite de cette espèce a indiqué une activité anesthésique locale, une légère action hypotensive et une certaine activité antimicrobienne.

Légumineuse – Caesalpiniaceae

Tamarindus indica L.

Tamarinier

Pye tamaren

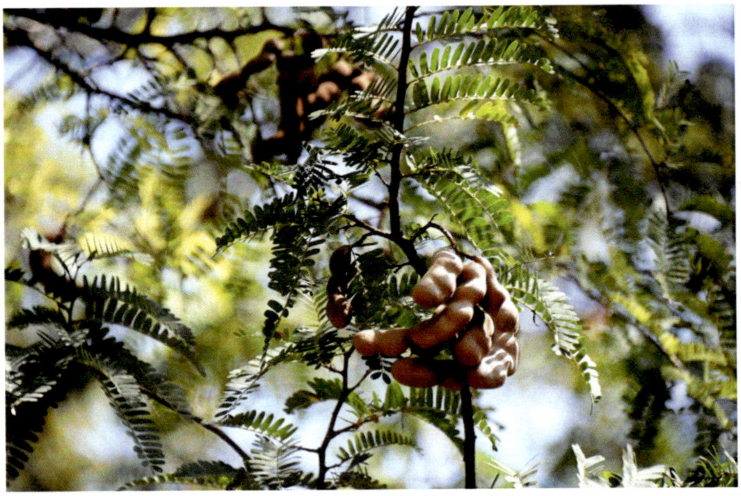

Description botanique

Arbre à tronc droit et écorce brune crevacée, atteignant 15 m de haut, originaire d'Afrique. Feuilles alternes, composées, formées de 7 à 12 paires de folioles opposées, ovales, émarginées au sommet, dissymétriques à la base, vert glauque. Inflorescence : grappe terminale portant des fleurs à pétales jaunâtres maculés de pourpre. Fruit : gousse épaisse, brune, constrictée entre les graines, de plus ou moins 10cm de long; pulpe du fruit brun-noirâtre entremêlée de fibres entourant 5 à 6 graines comprimées brun-rouges.

Chimie et propriétés

La pulpe du fruit est un laxatif reconnu entrant dans la composition de préparations pharmaceutiques, notamment en Europe. Elle contient une pectine activant les fonctions digestives et douée de propriétés bactéricides et antifongiques. Cette pulpe renferme aussi des sucres réducteurs, des protéïnes, des pigments anthocyaniques, des vitamines (B entre autres) et les acides tartrique et malique. Des études montrent qu'elle est un diurétique très actif inhibant l'activité de bactéries responsables d'infections urinaires et qu'elle empêche la formation de cristaux d'oxalate dans l'urine. Deux récentes études publiées dans "Journal of Pharmacology and Pharmacotherapeutics" et "Journal of Natural Medicine" indiquent que la pulpe a une action contre l'obésité et le cholestérol et qu'elle peut aider à diminuer le risque d'être atteint d'athérosclérose ; elle ferait aussi baisser la tension artérielle. D'autres travaux montrent que l'extrait (sur eau) des graines fait baisser la glycémie. Les feuilles (extrait sur eau et alcool) ont une action antibactérienne (contre le Staphylococcus aureus et l'Escherichia coli), surtout en milieu acide. Les extraits de feuilles ont aussi un effet antiasthmatique et une action de protection du foie. Des cas d'allergie ont cependant été signalés chez les gens manipulant les extraits de graines.

Usages en Haïti

- Antiasthmatique : feuilles et écorce en infusion
- Contre les inflammations des yeux : décoction des feuilles en lavage des yeux
- Contre l'hypertension : écorce en macération aqueuse
- Laxatif : pulpe dans de l'eau
- Antirhumatismal : pulpe du fruit en friction
- Cicatrisant, Antiseptique : décoction des feuilles, application locale
- Alimentaire : fruit

Usages ailleurs

- Laxatif : pulpe du fruit nature ou sous forme galénique : Amérique Latine, Amérique Centrale, Afrique, Europe, Asie
- Hémostatique, Cicatrisant :
  - racine en décoction : Surinam, Costa Rica
  - poudre d'écorce en application locale : Sénégal, Madagascar, République Centre Africaine
- Anti-ictérique, Contre les maladies du foie
  - feuille, écorce et/ou fruit en décoction : République Dominicaine, Inde, Pakistan, Sénégal
  - fleur : Tanzanie
  - racine en décoction : Porto Rico, Surinam, Costa Rica
  - feuille : Madagascar
  - racine ou fruit : Cuba
- Fébrifuge
  - pulpe du fruit : Sénégal, Tanzanie, Inde, Pakistan
  - feuille : Jamaïque
- Contre les affections oculaires :
  - infusion des feuilles en lavage d'yeux : Martinique, Guadeloupe, Inde, Pakistan
  - fleur : Tanzanie

- Antiasthmatique : écorce : Guadeloupe, Martinique, Madagascar
- Antigrippe, Anti-rhume :
  - feuille : Bahamas
  - jeunes feuilles en macération : République Centre Africaine
  - pulpe et feuille : Curaçao
- Anti-lèpre :
  - fruit en usage interne : Sénégal
  - racine : Tanzanie
- Contre les dermatoses :
  - feuilles en décoction : Surinam
  - feuilles en cataplasme : quelque part en Amérique tropicale
- Antiscorbutique : pulpe du fruit : Inde, Pakistan
- Contre la perte d'appétit : pulpe du fruit en macération aqueuse : Inde, Pakistan
- Antisyphilitique : fruit : Sénégal
- Antiulcéreux : décoction de feuille et poudre d'écorce en application locale : Sénégal
- Analgésique : feuille : Jamaïque
- Antidiabétique : pulpe des fruits et feuilles : Curaçao
- Contre maux d'estomac : fruit : Madagascar
- Vermifuge : feuilles : Madagascar
- Contre les affections urinaires : feuilles : Madagascar
- Emménagogue : écorce: Madagascar, Costa Rica
- Aphrodisiaque : graine : Costa Rica
- Anti-vomitif : jus des feuilles ou racine en décoction : Tanzanie
- Contre angine et maux de gorge :
  - solution de pulpe en gargarisme : Surinam,
  - cendre d'écorce dans de l'eau, en gargarisme : Inde, Pakistan
- Contre l'hypertension : feuilles en décoction, en association : Surinam
- Calmant : feuille : Madagascar
- Diurétique : racine et écorce en décoction : Cuba
- Alimentaire : fruit : Amérique Tropicale, Afrique
- Condiment : fruit : industrie alimentaire (plusieurs sauces brunes trouvées sur le marché contiennent de la pulpe du fruit)

Recommandations et posologie

Recommandation (tirée de Pousset)

Laxatif : Piler le fruit après avoir enlevé les graines. La pulpe obtenue est pétrie avec de l'eau et donnée en boisson le matin à jeun.

Recommandation (tirée de Paris et Moyse)

Laxatif : Prendre10 à 50 grammes de pulpe de fruit.

Liliaceae

Allium cepa L.

Oignon

Zonyon

Description botanique

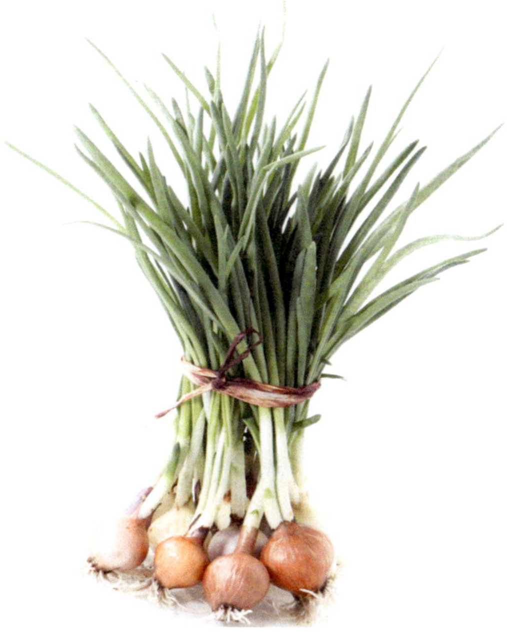

Herbacée vivace par son bulbe, originaire d'Asie et cultivée dans le pays. Feuilles linéaires, creuses, à nervures parallèles, d'à peu près 1 cm de large. Inflorescence : grande ombelle sous-tendue par des bractées, à nombreuses fleurs roses ou blanches. Bulbe souterrain, de forme généralement arrondie, atteignant 10 à 12 cm de diamètre chez nous. Fruit : capsule anguleuse.

Chimie et propriétés

L'oignon contient une huile volatile renfermant du soufre, des fructosanes, des sucres réducteurs, du saccharose, des flavonoïdes, de petites quantités de vitamines et de minéraux. Il est diurétique (cru ou cuit), bactériostatique (surtout cru), broncho-dilatateur et entre dans des spécialités pharmaceutiques. Il fait baisser le taux de sucre du sang et cette propriété peut être mise à profit en cas de diabète (par la prise régulière d'oignon surtout cru). Il fluidifie le sang et sa consommation diminuerait les risques de thrombose et d'infarctus. L'oignon aurait une certaine action contre les affections de la prostate; il aurait aussi un effet antidépresseur et protégerait les os. Il pourrait aider à prévenir le cancer et une récente étude italienne publiée dans "American Journal of Clinical Nutrition" a établi une relation inverse entre la consommation des Allium en général (dont fait partie l'oignon) et le risque de contracter des cancers courants. En usage externe, les applications d'oignon favorisent la cicatrisation des tissus et évitent la formation des chéloïdes.Une récente étude pakistanaise met en exergue les propriétés médicinales de l'oignon et souligne l'intérêt qu'auraient les populations à faibles moyens économiques à inclure ce légume à leur alimentation afin de lutter contre plusieurs affections courantes.

Usages en Haïti

› Diurétique : bulbe en macération alcoolique, voie orale
› Cicatrisant, Anti-inflammatoire : bulbe bouilli en cataplasme externe
› Contre les maux de tête : tranches de bulbe en application sur la tête
› Contre l'excès d'albumine : bulbe en salade

Usages ailleurs

L'oignon est cultivé dans de nombreux pays comme légume et pour des usages médicinaux :

- Contre les insuffisances cardiaques et rénales : jus du bulbe
- Diurétique, Anti-œdémateux : bulbe cru ou cuit
- Antidiabétique : bulbe cru, en jus ou macération aqueuse
- Pectoral, contre les affections des bronches : bulbe en sirop
- Contre les inflammations externes : pâte de bulbe en application locale
- Contre les hémorroïdes : pâte de bulbe écrasé, en application locale
- Stimulant des glandes et du système nerveux : bulbe, usage interne
- Anti-infectieux, Antiseptique : bulbe, voie interne et externe
- Contre maux de tête et migraine : cataplasme de bulbe cru
- Contre les abcès superficiels : cataplasme de bulbe cuit
- Contre les aphtes de la bouche : bulbe cru en application locale
- Contre les parasites intestinaux : bulbe, usage interne
- Contre le vieillissement des tissus : bulbe, usage interne
- Antirhumatismal : bulbe, usage interne
- Amaigrissant : bulbe, usage interne
- Contre les verrues : jus de bulbe en application locale
- Alimentaire : bulbe
- Insectifuge : bulbe coupé

Recommandations et posologie

Recommandations TRAMIL

- Pneumopathie (après consultation médicale et en complément du traitement classique) : jus du bulbe (1 à 2 bulbes) mélangé à 1 ou 2 cuillérées de miel. Prendre à jeun chaque jour pendant 3 semaines.
- Candidose buccale: jus frais du bulbe en application locale

Liliaceae

Allium porrum L

Poireau

Poro

Description botanique

Herbacée à bulbe peu marqué et non divisé, originaire d'Europe et plantée dans les zones fraiches du pays. Feuilles planes, linéaires, à nervures parallèles, atteignant 40 cm de long. Inflorescence : ombelle sphérique composées de fleurs à 6 segments blancs ou bleutés disposés sur 2 rangs et protégée avant la floraison par une spathe. Fruit : capsule triangulaire contenant des graines anguleuses.

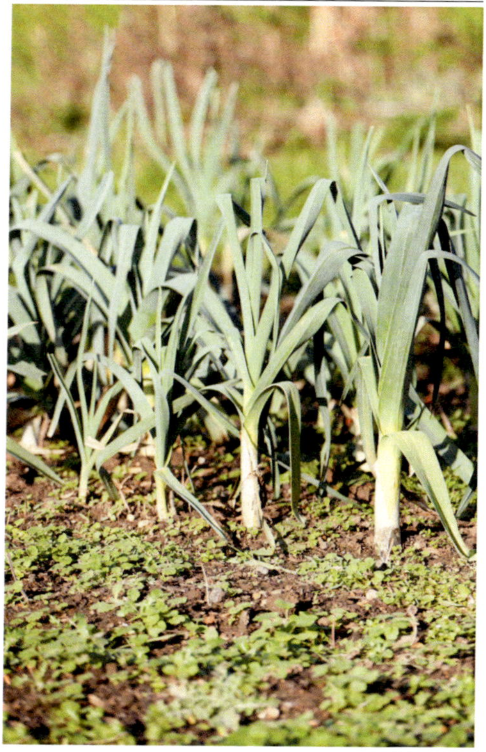

Chimie et propriétés

Le poireau contient beaucoup de mucilages constitués par des pectines et des arabanes. À l'état cru, il est riche en vitamine C qu'il perd après une cuisson prolongée. On y trouve aussi de petites quantités de méthyle et de cycloalliine ainsi que de nombreux minéraux tels que fer, magnésium, soufre, silice, potassium et calcium. Le poireau jouit de propriétés diurétiques et laxatives. Il a aussi un effet hypoglycémiant et anticholestérolémiant. Sa consommation est généralement recommandée aux diabétiques et pour lutter contre les mauvaises graisses du sang.

Usages en Haïti

› Diurétique : poireau en bouillon, voie orale et en compresse sur le ventre
› Laxatif : poireau, voie interne
› Contre toux et coqueluche : poireau bouilli dans du lait ou en sirop
› Contre colique nephretique et rhumatisme : poireau en bouillon
› Alimentaire : tige et feuille

Usages ailleurs

Le poireau est connu dans de nombreux pays comme légume et pour des usages médicaux :
› Contre néphrite et calculs : blanc de poireau en bouillon
› Anti-diarrhéique, Anti-dysentérique : poireau en bouillon
› Contre toux, enrouement et maladies de poitrine : poireau et bouillon ou en sirop avec du miel
› Contre ingestion d'épingles et de clous : poireau cuit
› Contre démangeaisons et piqures d'insecte : rondelle de poireau en friction locale
› Contre cors et durillons : macération de feuille dans du vinaigre, application locale
› Cicatrisant, Contre abcès, furoncle et panaris : blanc de poireau bouilli en cataplasme
› Contre l'obésité : plante entière en bouillon
› Diurétique : plante entière
› Antirhumatismal : plante en potage ou jus
› Alimentaire : tige et feuille

Liliaceae

Allium sativum L.

Ail

Lay

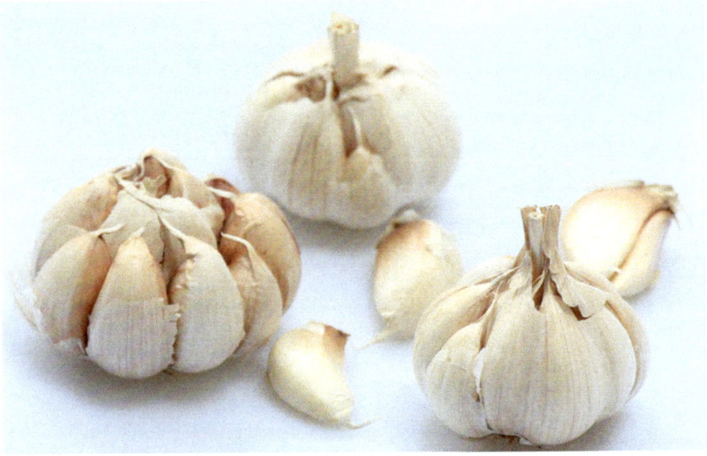

Description botanique

Plante herbacée, vivace par son bulbe, ne dépassant pas 50 cm de haut, originaire d'Asie. Feuilles engainantes, linéaires, carénées, atteignant 1,5 cm de largeur. Inflorescence : ombelle regroupant de petites fleurs blanches ou rougeâtres à périanthe en forme de cloche. Fruit : capsule anguleuse. Bulbe souterrain : renflé, arrondi, formé d'une dizaine de gousses ovoïdes, comprimées latéralement, arquées, entourées d'une fine membrane blanchâtre.

Chimie et propriétés

Le bulbe d'ail renferme des matières minérales, d'importantes quantités de glucides, des vitamines (A, B, C) et des principes sulfurés dont le principal est l'alliine donnant par hydrolyse de l'allicine et du bisulfure d'allyle. L'allicine est doué de propriétés bactériostatiques. Le bulbe d'ail possède en outre des propriétés vermifuges, diurétiques, carminatives, hypoglycémiantes, fongicides et antiseptiques. La plupart de ces propriétés ont été vérifiées en essais cliniques chez l'homme. L'ail agit aussi contre l'hypertension et a une action contre la thrombose; il fait partie des aliments considérés comme protecteurs du système cardiovasculaire par l'Association américaine des maladies cardiovasculaires. Plusieurs études épidémiologiques indiquent aussi que l'augmentation de la consommation d'ail est inversément corrélée au risque de contracter différents types de cancer et selon le guide de la Société Américaine de Cancer paru en 2012, l'ail peut être inclus parmi les condiments recommandés en prévention du cancer. La plante est inscrite à plusieurs Pharmacopées (la Française entre autres). Etant donné l'extention qu'a pris l'hypertension artérielle dans le milieu haïtien et l'action de protection générale de l'ail sur le système cardiovasculaire, la population dans son ensemble aurait intérêt à inclure systématiquement cette épice dans les préparations culinaires.

Usages en Haïti

- Contre les affections pulmonaires : gousse écrasée ou jus des gousses, voie orale
- Contre douleurs abdominales et gaz intestinaux : pelure de la gousse en décoction
- Contre les affections de la peau et le prurit (gratelle) : gousse écrasée en bain et friction, gousse en décoction, voie orale
- Antirhumatismal : gousse pilée en cataplasme
- Vermifuge : gousse, voie orale
- Contre l'hypertension : gousse, voie orale
- Contre les maux de dent : gousse introduite dans la dent
- Antiasthmatique : gousse en décoction lactée
- Condiment : gousse

Usages ailleurs

L'ail est connu depuis l'antiquité et est utilisé un peu partout pour de nombreux usages :

- Diurétique, Anti-œdémateux : gousse, usage interne
- Vermifuge (surtout contre oxyures et ascaris) : gousse, usage interne et externe
- Antiseptique pulmonaire : gousse, voie interne
- Antiseptique intestinal : gousse, voie interne
- Contre l'hypertension : gousse nature, en teinture ou pilule, voie interne
- Antifongique[11] : gousse voie interne et externe
- Préventif du cancer : gousse voie interne
- Hypoglycémiant : gousse, voie interne
- Anti-varice : gousse, voie interne
- Dissolvant de l'acide urique : gousse, voie interne
- Cardiotonique : gousse, voie interne
- Contre les troubles de la mémoire et de la ménopause : gousse, voie interne
- Contre le vieillissement des tissus : gousse, voie interne
- Sudorifique : gousse, voie interne
- Contre les calculs rénaux : gousse, voie interne
- Cicatrisant, Contre les abcès et les piqures d'insecte : gousse, application locale
- Contre les verrues et les durillons : pate de gousse, application locale
- Condiment : gousse

Recommandations et posologie

Recommandations TRAMIL

- Fièvre, digestion difficile, flatulence, nausée, parasites, stress, hypertension (en cas d'hypertension, demander conseil au médecin) : préparer une décoction avec 1à 2,5 gousses d'ail dans 1 tasse d'eau pendant 10 minutes dans un récipient couvert, laisser refroidir, boire au moment des repas.

11 La cive (Allium schoenoprasum), une autre espèce du genre Allium, est très connue en Haïti contre la candidose buccale (chanklèt) et jouit aussi de propriétés antifongiques.

- Maux de dents : peler et laver 3 à 5 gousses d'ail, les piler et les appliquer sur la partie douloureuse
- Maux d'oreille (après consultation médicale) : peler et laver 3 à 5 gousses d'ail, les piler et les appliquer dans l'oreille.

Contre-indications et précautions d'emploi

Ne pas utiliser en cas d'hyperthyroïdie, chez les gens souffrant de gastrite ou d'ulcères gastro-intestinaux. L'application locale peut provoquer une hypersensibilité.Toute application locale soit respecter les règles d'hygiène les plus strictes.

Liliaceae (Asphoraceae)

Aloe vera (L) Burm.

Syn : Aloe barbadensis Mill.

Aloes

Lalwa

Description botanique

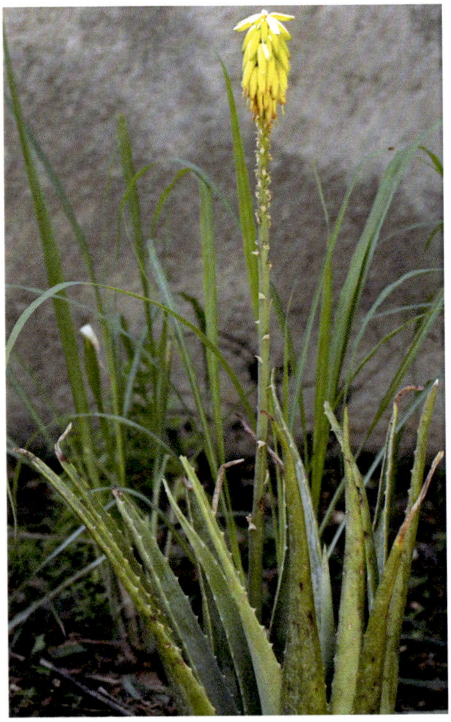

Plante grasse des zones désertiques, originaire d'Afrique du Nord. Tronc ligneux portant des feuilles charnues, lancéolées, à marge épineuse et cuticule épaisse, atteignant 50 cm de long. Inflorescence : hampe dépassant de beaucoup les feuilles et portant un grand nombre de fleurs pendantes jaunes. Fruit : capsule renfermant de nombreuses graines.

Chimie et propriétés

Le suc ou latex (partie jaune qui s'écoule dès que la feuille est sectionnée) est très amer et contient une résine et des dérivés anthracéniques (aloïne, aloe-émodol...). À faible dose, le latex active la digestion et facilite le passage de la bile ; à dose moyenne, il est laxatif ; à forte dose, il est purgatif. Le gel (partie interne claire et plus ferme de la feuille) contient des polysaccharides, des enzymes, du lupéol, du linolène, des minéraux et vitamines, des acides aminés essentiels. Il exerce plusieurs actions: il réduit le taux de sucre et de lipides du sang, augmente l'absorption des vitamines (B12, C et E), agit contre le psoriasis et le virus de l'herpès, a un effet cicatrisant au niveau de la peau, agit favorablement dans diverses dermatoses, en cas de brûlure et de maladies des gencives. En essais cliniques, le gel a permis de réduire la prise de médicaments chez des asthmatiques et a amélioré l'état fonctionnel des patients. Il a aussi eu un effet positif sur la croissance des cheveux et a diminué leur chute. Une étude réalisée chez des gens souffrant de fissures annales et d'hémorrhoïdes a montré qu'un onguent à base de gel est plus actif qu'un remède classique. Le gel stimulerait le système immunitaire et est préconisé par certains naturalistes pour lutter contre le cancer. L'aloes est inscrit à la Pharmacopée Européenne et Française et entre dans de nombreuses préparations pharmaceutiques. Le gel est aussi entré dans l'alimentation courante en Occident : il est présenté dans les supermarchés sous forme de jus, de yogourt et de desserts variés, ce qui indique son inocuité; il est aussi très exploité à l'extérieur dans le domaine de la cosmétique (shampoo, crêmes de soins de la peau, gel pour les cheveux, etc).

Usages en Haïti

› Antidiabétique : partie interne des feuilles
› Fébrifuge : feuilles en macération alcoolique, voie orale ou feuilles froissées en bain
› Anti-œdémateux, Anti-inflammatoire : feuilles pelées en application ou feuilles froissées en bain
› Contre les affections oculaires : gel des feuilles bouillies en lavage d'yeux
› Contre les ulcères d'estomac : gel des feuilles dans de l'eau
› Purgatif : suc des feuilles
› Contre les maux de tête : feuilles pelées, trempées dans de l'eau, en cataplasme sur la tête
› Sevrage des bébés : suc des feuilles frotté sur les seins
› Alimentaire : gel des feuilles (pour la préparation de confiture dans certaine zones du pays)

Usages ailleurs

L'aloès est une plante appréciée de par le monde pour de nombreux usages :
› Laxatif, Purgatif : suc nature ou en pilule, voie interne
› Cholagogue : suc nature ou en pilule, voie interne
› Cicatrisant : suc nature, en teinture ou onguent, en usage externe
› Contre les brûlures, Antiseptique : gel nature, en teinture ou onguent, en usage externe
› Antigrippe, Expectorant : gel, voie interne
› Antidiabétique : gel, voie interne
› Contre la gastrite chronique et les ulcères d'estomac : gel nature, voie interne
› Contre les ophtalmies : gel bouilli en lavage des yeux
› Emménagogue : suc, voie interne
› Vermifuge : suc, voie interne
› Contre l'eczéma : gel en application locale
› Contre le cancer et l'ulcère de la peau : gel en application locale
› Contre les coliques : racines
› Tonique : gel, voie interne
› Contraceptif : suc, voie interne
› Cosmétique : gel en shampoo ou crème pour la peau
› Alimentaire : gel des feuilles

Recommandations et posologie

Recommandations TRAMIL

- Asthme et toux : prélever 1 à 2 cuillérées de gel, les diluer dans une tasse d'eau. Boire 1 tasse 3 fois par jour. On peut aussi faire bouillir le gel pendant 10 minutes dans 1 tasse d'eau dans un récipient couvert et boire. En cas d'asthme, le faire après consultation médicale et en complément du traitement classique.
- Calvitie, coupures, éraflures, cloques sur la peau : 1 à 2 cuillérées de gel en application sur la partie, 2 fois par jour.

Contre-indications et précautions d'emploi

L'ingestion par voie orale n'est pas permise aux femmes enceintes, allaitante et aux enfants de moins de 5 ans. Eviter en cas de diabète. Le gel en application peut provoquer des réactions d'hypersensibilité. Pour l'obtention du gel, éviter le liquide jaunatre qui peut provoquer des réactions d'hypersensibilité et qui a un effet laxatif. Ne pas utiliser le gel s'il a pris une couleur rougeatre.

Autres recommandations (tirés de Paris et Moyse)

- Stomachique, Cholagogue : 0,01 à 0,05 gramme de suc (liquide jaunatre) des feuilles
- Laxatif : 0,1 gramme de suc de feuilles
- Purgatif : 0,2 à 0,5 gramme de suc des feuilles

Contre-indication

Ne pas administrer le suc aux hémorroidaires et aux femmes enceintes.

Liliaceae

Sansevieria metallica Gérome et Labroy

Oreille d'âne

Zòrèy bourik

Description botanique

Herbe pérenne, très envahissante, pourvue de rhizomes horizontaux. Feuilles en rosette basale, érigées, coriaces, linéaires, atténuées aux extrémités, vertes marbrées de blanc avec une fine ligne rouge ou orangée sur la marge, atteignant parfois 1m de long. Inflorescence : grappe dense de fleurs à longues étamines et à périanthe blanc-verdâtre. Fruit : capsule orange.

Chimie et propriétés

Les feuilles renferment de la vitamine C. Dans le genre, présence d'une sapogénine hémolytique et d'acides organiques. Les parties aériennes d'une autre espèce de Sansevieria, la Sansevieria roxburghiana, ont récemment démontré de remarquables propriétés antitumorales et antidiabétiques.

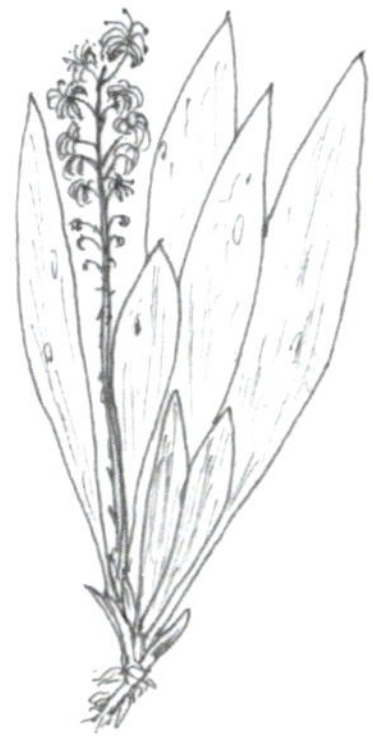

Usages en Haïti
› Antianémique : feuilles en décoction
› Contre fractures et dislocations : pâte de feuilles cuites en emplâtre

Usages ailleurs
› Contre les otites : Sénégal

Une autre espèce du même genre, le Sanseviera hyacinthoides est utilisée comme vermifuge, antivénéneux et contre les problèmes auriculaires dans certains pays d'Amérique tropicale.

Loganiaceae – Toxique
Spigelia anthelmia L.
Herbe à vers
Zèb vè

Description botanique
Petite herbe annuelle, droite, nue dans le bas, présentant généralement 2 branches opposées aux nœuds inférieurs (ce qui donne l'aspect de 4 feuilles au même niveau). Feuilles entières, sessiles ou presque, ové-lancéolées, acuminées au sommet. Inflorescence : épi souvent terminal regroupant des petites fleurs à corolle rose-lilas disposées d'une seule cote de l'épi. Fruit : capsule lobée de plus ou moins 5 mm de diamètre.

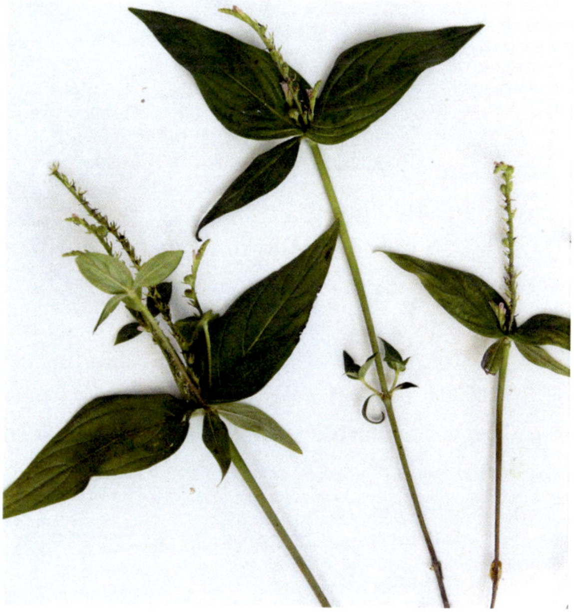

Chimie et propriétés
Dans le genre, il y a présence de tanin, de résine, de myricine et de lignine.Toutes les parties de la plante renferment de la spigéline, alcaloïde vermifuge et toxique. Selon une récente étude nigérienne, la plante agit en paralysant les parasites. La spigéline peut avoir des effets dépresseurs sur les appareils respiratoires et circulatoires. Chez la souris, l'extrait aqueux de la plante réduit l'activité motrice et agit sur le muscle cardiaque. En dépit de son action vermifuge, à cause de sa toxicité, l'usage de cette plante n'est pas recommandé.

Usages en Haïti
› Vermifuge : racine

Usages ailleurs

› Vermifuge : racine et rhizome en infusion : Amérique tropicale

Malpighiaceae

Malpighia emarginata Dc.

Cerisier

Pye seriz

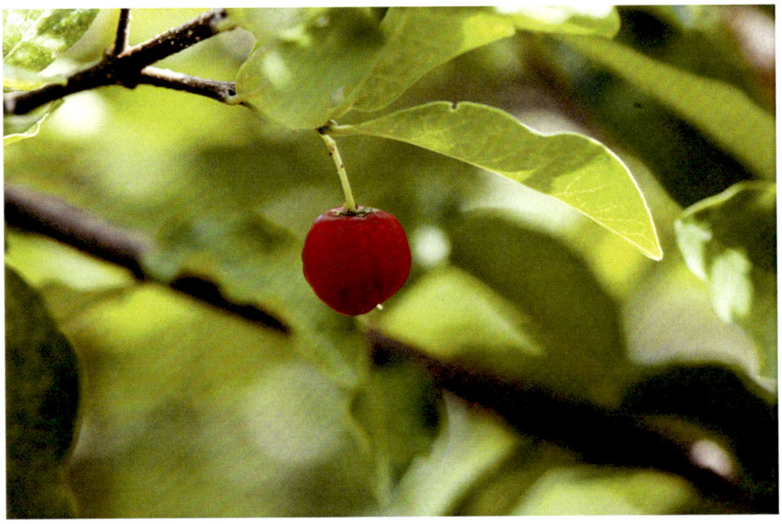

Description botanique

(Il s'agit de la plante dénommée cerise antillaise, cerise de Porto Rico, cerise des Barbades ou acerola et non pas de la cerise européenne, Prunus cerasus, appartenant à la famille des *Rosaceae*).

Arbuste ou petit arbre branchu pouvant atteindre 6 m de haut, originaire d'Amérique tropicale. Feuilles entières, très courtement pétiolées, opposées, obovées à eliptiques. Fleurs regroupées sur de courts rameaux, à pétales roses et odorantes. Fruit : drupe arrondie à pulpe comestible, à 3-4 cotes, rouge cerise à maturité, renfermant 3 noyaux de forme irrégulière et applati d'un coté.

Chimie et propriétés

Le fruit du cerisier est l'une des sources naturelles les plus intéressantes de vitamine C, certaines variétés atteignant plus de 4000 mg de vitamine C par 100 g de fruit, ce qui représente plus de 80 fois la teneur du citron et de l'orange. Il renferme aussi des sucres tels dextrose, lévulose, sucrose, de nombreux caroténoïdes (β-carotène, lutéïne, β-cryptoxanthine ainsi que d'autres en plus faible quantité: cis-lutéïne, lutéoxanthine, etc..) et des minéraux (fer, calcium, phosphore, magnésium, manganèse, zinc...). La cerise contient également de nombreux polyphénols à action anti oxydante: acide chlorogénique, épi-catéchine, rutine, procyanidine. Comparée à d'autres fruits à activité anti oxydante élevée (thé vert, grenade, raisin), la cerise montre une activité antioxydante bien supérieure à ces aliments selon de récentes études publiées notamment dans "Sciences and Technology of Aliments". D'autre part, une étude brésilienne publiée dans "Experimental Diabetes Research" indique que l'administration de jus de cerise à des animaux diabétiques pendant 1 mois a provoqué une baisse du taux de sucre et de cholestérol sanguin chez eux. Plusieurs études tendent à démontrer que la vitamine C (dont la cerise est si bien pourvue!) a un effet favorable sur la tension artérielle et est essentielle à la diète des diabétiques. Tout ceci pourrait signifier que la consommation de cerise serait favorable aux diabétiques et pourrait protéger le système cardiovasculaire. Des études pour confirmer ces hypothèses devraient être menées. L'écorce et les feuilles ont une action sur certains champignons parasitant la peau.

Usages en Haïti

› Alimentaire : fruit

Usages ailleurs

› Antigrippe : feuilles en décoction : Antilles Françaises
› Contre les maux de gorge : jus des feuilles, en gargarisme : pays de la Caraibe et Floride
› Contre les affections du foie : fruit : Floride
› Contre la diarrhée et la dysentérie : fruit : Floride
› Stimulant immunitaire, Anti infectieux : fruit sous différentes formes (poudre, comprimés, extraits) : Pharmacopée moderne
› Alimentaire : fruit : Caraïbe, Amérique tropicale

Malvaceae

Gossypium barbadense L.

Cotonnier

Pye koton

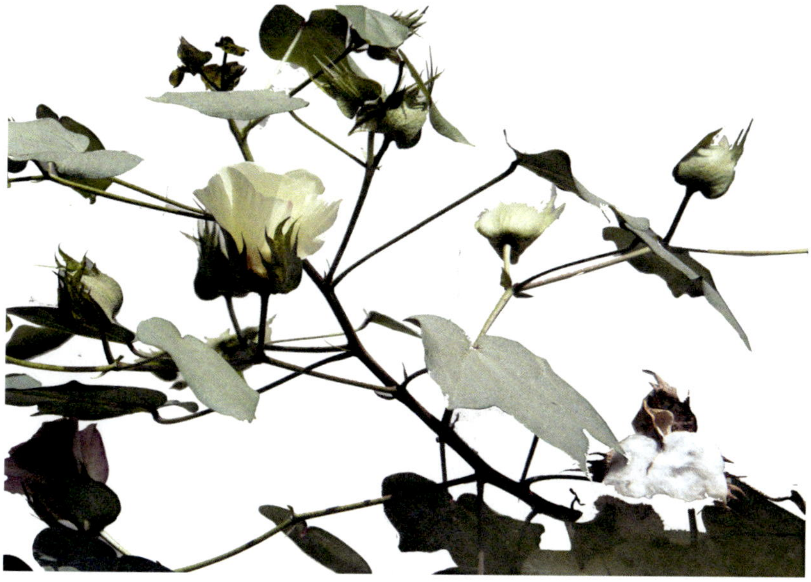

Description botanique

Arbuste pouvant atteindre 3 à 4 m de haut originaire d'Amérique du Sud. Feuilles alternes, pétiolées, palmées, sub-orbiculaires, à marge 3-5 lobée, atteignant jusqu'à 16cm de long. Fleurs grandes, solitaires, pédonculées, axillaires, sous-tendues par 3 bractées foliacées très découpées ; corolle campanulée jaune vif avec une tâche rougeâtre à la base. Fruit : capsule coriace à nombreuses graines noires garnies de longs poils allant du blanc au jaunâtre constituant la fibre cotonneuse.

Chimie et propriétés

Les fibres des graines (formant ce qu'on appelle fibre cotonneuse, coton ou ouate) sont constituées de cellulose, de matières minérales, de pectine, de protides, de cire et de traces de pigment qui leur donnent la couleur crème. L'amande contient une huile renfermant entre autres des glycérides d'acides gras, des glucosides et un pigment polyphénolique toxique. Les feuilles en décoction ont indiqué une action hypotensive. La racine contient de l'oléine, de la résine, des tanins, un principe vaso-constricteur et ocytocique, de la vitamine E et de l'acide salicylique à action analgésique. La plante entière contient un sesquiterpénoïde, le gossypol, à activité anti-tumorale, contraceptive mais toxique dose élevée. La racine fut officinale aux USA. Elle a une action vaso-constrictrice, hémostatique et emménagogue.

Usages en Haïti

- Contre les douleurs de l'estomac et abdominales : feuilles en décoction ou jus
- Contre les maux d'oreille : jus de la feuille ou du fruit vert en instillation dans l'oreille
- Contre les dermatoses : feuilles froissées en bain ou friction
- Contre les gaz intestinaux : feuilles en décoction
- Cicatrisant : feuilles froissées en application externe
- Contre les inflammations ganglionnaires : racine en macération
- Contre les céphalées : fumée de la plante brulée en inhalation
- Diurétique : feuille
- Galactagogue : feuille et racine
- Fébrifuge : graine
- Utilitaire : fabrication d'huile et de fibre de coton : graine

Usages ailleurs

- Antigrippe, Contre la bronchite :
  - feuilles et ou/fleurs en infusion : Jamaïque, Curaçao, Vénézuela, Trinidad, République Dominicaine
  - graines en décoction : Cuba
- Anti-diarrhéique, Anti-dysentérique :
  - feuille en décoction : Curaçao, Sénégal
  - graines en infusion : Porto Rico, Mexique
- Emménagogue : racine en décoction : Mexique, Porto Rico, Sénégal

- Contre maux d'estomac et douleurs abdominales : feuilles en décoction et/ou en application externe : Aruba, Surinam, Curaçao
- Contraceptif :
  - racine en décoction : Caroline du Sud
  - gossypol extrait de la plante : Chine
- Abortif : racine en décoction : Mexique, Caroline du Sud
- Contre les affections auriculaires :
  - jus du fruit vert et/ou de la feuille en instillation dans l'oreille : République Dominicaine, Curaçao
  - macération des boutons floraux, en application auriculaire : Guyane
- Contre les états d'anxiété : racine : Sénégal
- Antirachitique : racine en macération : Sénégal
- Contre l'hypertension : feuilles en décoction : Surinam
- Fébrifuge : graines en décoction : Cuba
- Contre la tachycardie : feuilles en décoction ou infusion : La Dominique
- Galactagogue : graines pulvérisées : Mexique, République Dominicaine
- Anti-hémorroïdaire : feuilles en application locale : Curaçao
- Contre les affections urinaires : feuilles en décoction : Curaçao
- Contre l'hémorragie utérine :
  - racine en décoction : Cuba
  - écorce de racine en décoction : République Dominicaine
- Contre la dysménorrhée : racine en décoction : quelque part en Amérique tropicale
- Hémostatique :
  - écorce de racine : République Dominicaine
  - feuilles trempées dans l'eau : Guyane
- Ocytocique : racine en décoction : Mexique
- Utilitaire : graines pour la fabrication de tissu et la production d'huile comestible

Malvaceae

Hibiscus esculentus L.

Syn : Abelmoschus esculentus (L) Moench.

Calalou

Kalalou

Description botanique

Grande herbacée annuelle très variable, à tiges épaisses et pubescentes. Feuilles alternes, longuement pétiolées, palmées, à 5-7 lobes irrégulièrement dentées. Fleurs axillaires, pédonculées, sous-tendues par plusieurs bractées linéaires et poilues ; calice à 5 lobes verts ; corolle grande, jaune, tachetée de pourpre à la base. Fruit : capsule anguleuse, plus ou moins cylindrique, munie d'un bec allongé et contenant de nombreuses graines.

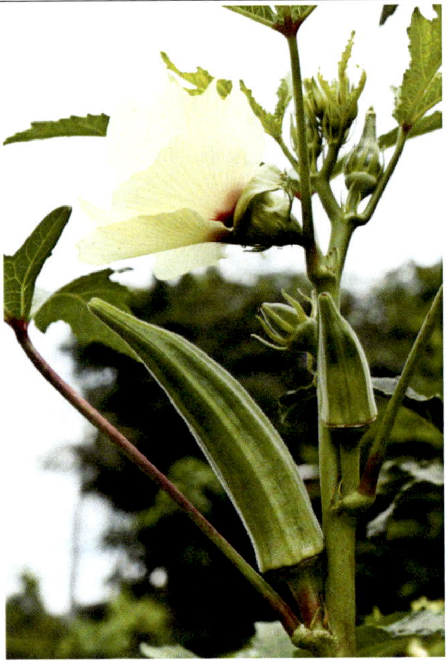

Chimie et propriétés

Le fruit (c'est-à-dire le calalou) est riche en mucilage, en phosphore, en calcium, en manganèse. Il renferme des sucres, des acides aminés et des vitamines diverses. Les graines contiennent une huile riche en glycérides (acide oléique, linoléique, palmitique). Les fleurs renferment de la gossypine, de la gossypétine, de la quercétine et d'importantes quantités de kaemférol doué de propriétés anti-inflammatoires et diurétiques. L'extrait du fruit a une activité antimicrobienne (contre Escherichia coli et Staphylococcus aureus). Il agirait aussi contre l'Helicobacter pylori, bactérie causant des dommages à l'estomac et sur le Neisseria gonorrhoeae souvent responsable de la gonorrhée (extrait eau/éthanol à 50%). Les fruits exercent une action de protection du foie contre les toxines, selon une très récente étude. En Chine, les mucilages de la plante sont recommandés pendant la dernière semaine de grossesse pour faciliter le travail pendant l'accouchement. À cause de sa richesse en mucilages (fibres solubles retardant le passage des sucres dans le sang), le calalou est recommandé aux diabétiques par certains nutritionnistes. Par contact cutané, la plante peut provoquer des dermatites.

Usages en Haïti

- Diurétique, Contre l'hypertension : fruit en salade ou en décoction
- Cicatrisant : fruit en application externe
- Contre l'inflammation des gencives et les maux de dent : décoction du fruit en lavage de bouche
- Anti-diarrhéique : feuille
- Contre l'urétrite : racine, fleur et fruit en macération aqueuse
- Anti-ictérique : fleur et racine en macération aqueuse
- Contre les inflammations ganglionnaires de l'aine : fruit en macération aqueuse
- Contre les affections oculaires : fruits écrasés en bain de tête ou décoction du fruit en instillation dans les yeux
- Aphrodisiaque : graines
- Galactagogue : fruit
- Alimentaire : fruit

Usages ailleurs

- Diurétique : graines en décoction : Cuba, Colombie, Mexique, Costa Rica, Inde, Pakistan
- Anti-ictérique : graine : Bassin Caraïbe
- Contre dysurie : fruit : Madagascar, Inde, Pakistan
- Contre la gonorrhée : fruit en décoction : Inde, Pakistan
- Émollient : fruit : Sénégal, Inde, Pakistan

› Fébrifuge : fruit en décoction : Inde, Pakistan
› Anti-dysentérique : fruit : Inde, Pakistan
› Antitussif :
  • fleurs en décoction, en association : Guadeloupe
  • fruit : Inde, Pakistan
› Contre hémorragie post-partum : fruits verts en décoction, voie interne et bains : Sénégal
› Contre rhume et enrouement : fruit : Madagascar
› Antisyphilitique : racine : Madagascar
› Pour faciliter l'acouchement : parties visqueuses des fruits, voie interne : Chine
› Cicatrisant, Contre plaies et abcès : fruit cru ou jus du fruit en application locale : La Dominique
› Antitétanique : graine : République Dominicaine
› Contre la séborrhée : jus des feuilles écrasées en shampoo : La Dominique
› Abortif : fruit : Trinidad
› Alimentaire : fruit : consommation généralisée

Recommandations et posologie

Recommandations TRAMIL

› Affections oculaires : Laver soigneusement et nettoyer le fruit en éliminant les poils extérieurs; hacher menu 4 à 5 morceaux de fruits de taille moyenne (5 cm) et les ajouter à 4 tasses d'eau bouillie. Laisser reposer jusqu'à obtention d'une consistance visqueuse; filtrer la préparation et faire un lavage de yeux toutes les 2 ou 4 heures.
› Furoncles : laver soigneusement le fruit et éliminer les poils externes. Laver la lésion à l'eau bouillie et au savon, appliquer le fruit écrasé sur la partie. Recouvrir d'un linge propre et changer aux 12 heures

Contre-indications et précautions d'emploi

Toute application dans les yeux ou sur le corps doit respecter des règles d'hygiène rigoureuses pour empêcher toute contamination ou toute surinfection et éviter le contact avec les substances irritant la conjonctive. Si l'état du patient ne s'améliore pas ou si les symptômes durent plus de 3 jours, consulter un médecin. En cas d'application oculaire, la préparation risque d'augmenter l'irritation des yeux.

Malvaceae

Hibiscus rosa-Sinensis L.

Shoe black ; Hibiscus

Chou blak

Description botanique

Bel arbuste branchu, originaire d'Asie tropicale, très cultivé en Haïti comme plante ornementale. Feuilles simples, stipulées, alternes, dentées, à base arrondie et sommet aigu ou acuminé. Fleurs grandes, solitaires, à étamines nombreuses soudées sur un long tube et à

5 pétales étalés de couleur variable (rouge, rose, blanche, etc.). Fruit : capsule renfermant plusieurs graines (fruits très rares chez les variétés cultivées).

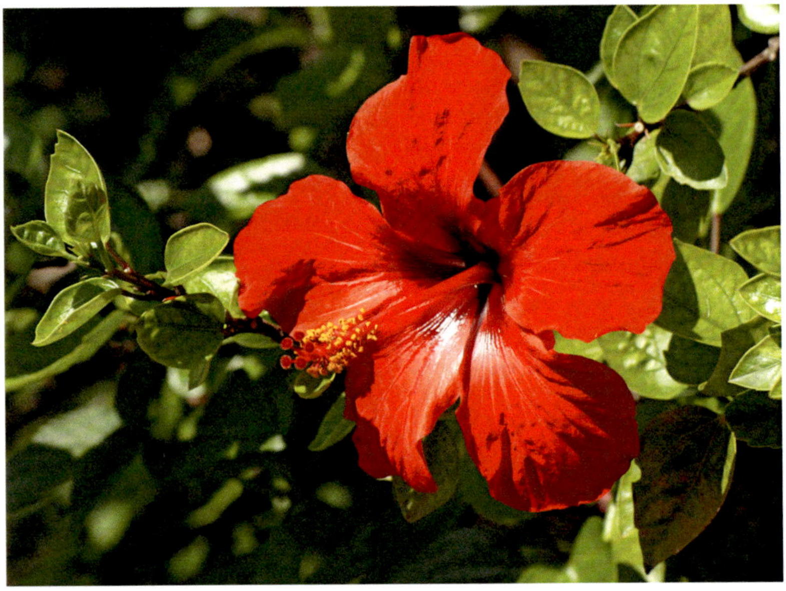

Chimie et propriétés

Les feuilles renferment des alcaloïdes, un complexe hétérosidique, des triterpénoïdes, de l'acétate de taraxéryl et du β-sitostérol. La plante est riche en mucilages à propriétés adoucissantes et émollientes. Les études pharmacologiques effectuées sur les feuilles ont révélé une certaine activité anti-cancérigène. La fleur (pas la feuille) a des propriétés abortives, contraceptives et anti-fertilisantes. L'extrait alcoolique de fleurs a un effet hypoglycémiant et fait baisser le taux de cholestérol. Selon des travaux TRAMIL, l'extrait (sur eau) des feuilles a un effet anti inflammatoire mais non significatif. L'extrait éthanolique de feuilles séchées a eu un effet contre la fièvre ainsi qu'une action antiinflammatoire et analgésique. L'extrait (eau/alcool) des parties aériennes (voie intraveineuse) a montré un effet hypotenseur en expérimentation. Mis dans l'œil de lapins, l'extrait (sur eau) de feuilles n'a pas eu d'effet irritant. Dans une étude réalisée sur un millier de femmes adultes où la moitié a reçu pendant 6 mois des tablettes de 800 mg d'un mélange de 3 plantes parmi lesquelles du *Shoe black*, il n'y a pas eu d'effets toxiques évidents. Cependant, à cause de ses proprités abortives et antifertilisantes, la fleur doit être évitée par les femmes enceintes et les gens souhaitant procréer.

Usages en Haïti

- Pectoral : feuilles et fleurs en infusion
- Sudorifique : feuilles et fleurs en infusion
- Antigrippe, Anti-rhume : feuilles et fleurs en décoction
- Contre les affections oculaires : feuilles et fleurs froissées, en bain de tête
- Contre la gastralgie : feuilles en décoction
- Cirage des chaussures noires : fleur rouge (d'où le nom chou blak)

Usages ailleurs

- Pectoral: fleurs en infusion: Porto Rico, Guatemala, Cuba, Mexique, Trinidad
- Sudorifique : graine et/ou feuille : Asie, Mexique
- Collyre : infusion des fleurs, en instillation dans les yeux : Brésil, Panama
- Anti-grippe, Anti-rhume : fleurs en décoction : Mexique, Trinidad, Guyane
- Antiasthmatique : fleurs en décoction : Trinidad
- Contre les irritations de la gorge : fleurs en infusion : Porto Rico
- Cicatrisant : feuilles en usage externe : Curaçao
- Abortif : Philippines, Vietnam, Indonésie
- Cirage des chaussures noires : fleur rouge : Chine

Recommandations et posologie

Recommandations TRAMIL

- Fièvre, toux, grippe : décoction ou infusion avec 1à 2 fleurs dans 1 tasse d'eau. Pour la décoction, faire bouillir au moins 3 à 4 minutes dans un récipient couvert, faire refroidir, filtrer et boire 3 tasses par jour. Pour l'infusion, verser l'eau bouillante sur les fleurs, laisser refroidir et boire 1 tasse 3 fois par jour.
- Conjonctivite : jus des feuilles, en instillation (gouttes) dans l'œil.

Contre-indications et précautions d'emploi

En cas de fièvre, si cette dernière dure plus de 2 jours ou si toux dure plus de 5 jours, consulter un médecin. Ne pas utiliser pour des enfants de moins de 10 ans, ni pour les femmes enceintes (risque d'avortement) ou allaitantes. En cas de conjonctivite, toute application dans les yeux doit respecter des règles d'hygiène rigoureuses pour empêcher toute contamination ou toute surinfection et éviter le contact avec les substances irritant la conjonctive. Si l'état du patient ne s'améliore pas ou si la conjonctivite dure plus de 3 jours, consulter un médecin.

Malvaceae

Malva rotundifolia L.

Mauve ; Petite mauve

Description botanique

Plante herbacée à tige dressée, plantée dans les jardins et devenue sub-spontanée, poussant le long des routes dans les zones fraîches du pays. Feuilles alternes, longuement pétiolées, à base cordée et à 7 lobes denté-crénelés. Fleurs disposées en bouquet à l'aisselle des feuilles ; calice vert, à 5 dents ; corolle rose violacée veinée de mauve. Fruit : capsule formée de plusieurs segments triangulaires se séparant à maturité.

Chimie et propriétés

Les feuilles renferment de l'acide ascorbique (Vitamine C), une huile contenant des acides gras (stéarique et palmitique), de l'arabinose et des sels de calcium et de potassium. Les fleurs contiennent du tanin. Toute la plante est riche en mucilage à propriétés adoucissantes et émollientes. Les extraits de racine inhibent la croissance du Mycobacterium tuberculosis ou Bacille de Koch, responsable de la tuberculose chez l'homme.

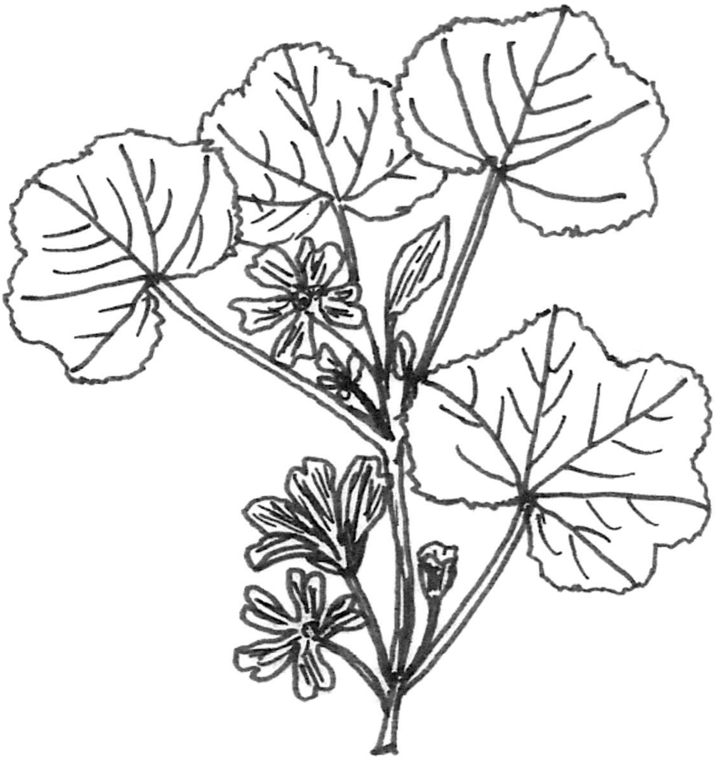

Usages en Haïti

Non répertoriés

Usages ailleurs

› Anti-inflammatoire, Emollient : feuilles en application externe : Europe
› Contre les maux de gorge et l'angine : infusion des fleurs et des feuilles en gargarisme : Europe
› Emménagogue : fleurs en infusion : Europe
› Contre la toux et la bronchite : fleurs en infusion : Europe
› Laxatif, Contre la constipation : fleurs en infusion : Europe
› Antigrippe, Anti-rhume : fleurs en infusion : Europe
› Antiasthmatique : fleurs en infusion : Europe
› Contre les abcès superficiels : feuilles en cataplasme externe : Europe
› Recommandé dans les régimes amaigrissants : Europe
› Alimentaire : tige : Europe

P.S. Une espèce voisine, la Malva sylvestris ou « Grande mauve » est utilisée en Europe et en Amérique comme plante émolliente, pectorale, contre les maux de gorge et les inflammations du foie.

Malvaceae

Pavonia spinifex (L.) Cav.

Grand cousin ; Cousin piquant

Gran kouzen ; Kouzen pikan

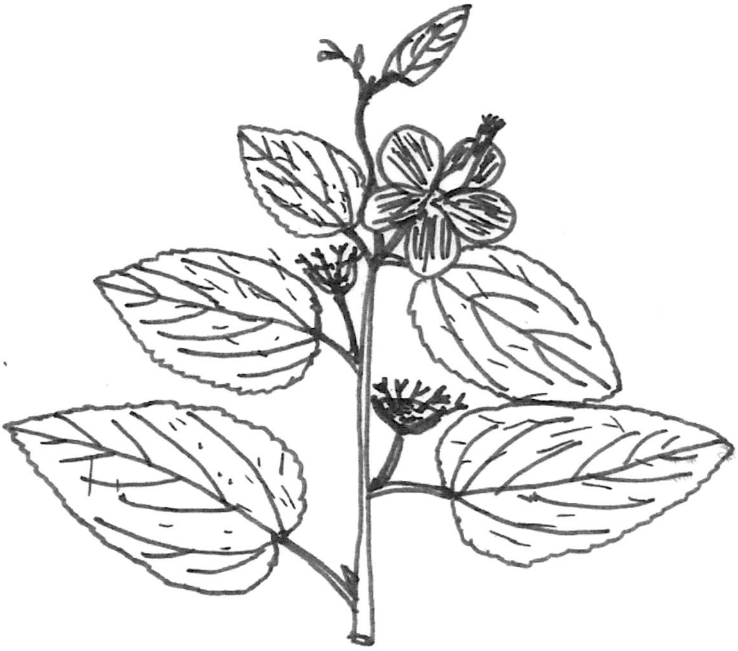

Description botanique

Arbrisseau souvent incliné atteignant rarement plus d'un mètre en Haïti. Feuilles alternes, pétiolées, ovées à oblongues, tronquées à sub-cordées à la base, acuminées au sommet, crénelé-dentées à la marge. Fleurs généralement solitaires ou groupées par 2, pédonculées, à corolle jaune et étamines nombreuses soudées sur un tube. Fruit : sec, muni de 3 arêtes à barbes réfléchis.

Chimie et propriétés

Le Grand cousin fait partie de la famille des Malvacées riches en mucilages à propriétés adoucissantes et émollientes. La plante a une activité antibactérienne; elle contiendrait des alcaloïdes et des tanins.

Usages en Haïti

- Contre les fractures : racines pilées appliquées localement
- Contre les plaies : racines, feuilles et écorces pilées, en application locale
- Anti-diarrhéique : feuilles en décoction ou racine en macération
- Contre maux de gorge : infusion de feuilles et fleurs en gargarisme
- Laxatif : plante en décoction
- Percées dentaires : feuilles en friction locale

Usages ailleurs

Aucun pour Pavonia spinifex dans la littérature consultée, mis à part ceux relatés par Liogier qui doivent faire référence aux usages Haïtiens.

Usages d'autres especes de *Pavonia*

Pavonia urens Lass.

- Contre les fractures : Madagascar
- Contre les plaies : racine : Rwanda

Pavonia spicata Cav.

- Anti-inflammatoire : feuilles en application locale : West Indies

Pavonia hirsuta Guill. & Perr.

- Contre la diarrhée : racine : Sénégal
- Contre la syphilis : racine : Sénégal

Pavonia bojeri Bak.

- Purgatif : racine : Madagascar

Pavonia typhalea (L.) Cav.

- Contre le rhumatisme et la bronchite : Cuba
- Anti-inflammatoire : Cuba

Malvaceae

Sida rhombifolia L.

Balai glissé

Bale glise

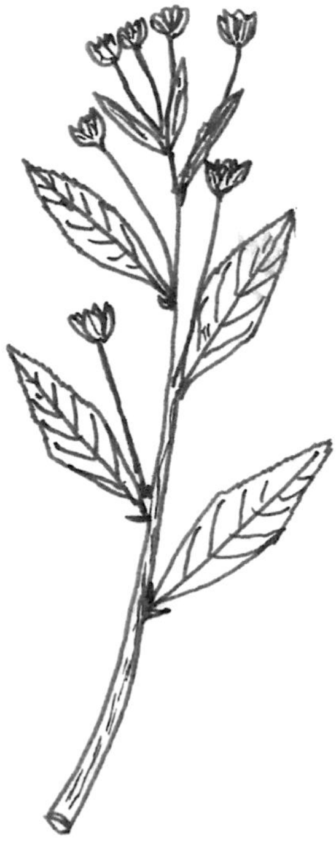

Description botanique

Arbrisseau à tige rougeâtre atteignant un peu plus d'1 m de haut. Feuilles alternes, pétiolées, lancéolées ou ové-rhomboïdes, dentées, à sommet acuminé et base atténuée à cunéaire. Fleurs solitaires, pédonculées, à pétales jaune orange. Fruit : capsule conique, munie d'un bec et contenant des graines pyramidales noires.

Chimie et propriétés

La plante contient de l'éphédrine ainsi qu'un alcaloïde inconnu et des saponines. Les feuilles et les tiges ont une activité antibactérienne et anticancérigène. Selon un récent article publié dans "International Journal of Phytomedicine", l'extrait (sur eau) des feuilles a indiqué une action hypoglycémiante tout en abaissant le taux de lipides sanguins. Les fruits ont montré une action antibactérienne selon une étude indienne. La plante aurait aussi un certain effet protecteur des reins.

Usages en Haïti

› Contre les affections oculaires : plante, usage local

Usages ailleurs

› Contre les troubles intestinaux : plante en infusion : Vénézuela ; plante en décoction : Cuba
› Digestif : plante en décoction : Guatemala
› Antivénérien : feuilles en infusion : Vénézuela
› Fébrifuge : feuilles en décoction : Brésil, Madagascar
› Tonique : feuilles en décoction : Brésil
› Contre les hémorroïdes : feuilles en décoction, voie orale : Brésil
› Anti-diarrhéique et/ou Anti-dysentérique : racine en décoction : Costa Rica, Madagascar
› Contre les irritations de la peau : feuilles pilées en application externe : Vénézuela
› Contre les affections de la vessie et de l'urètre : plante en infusion : Nicaragua
› Galactagogue : feuilles pilées en cataplasme sur les seins : Argentine
› Contre la dysménorrhée : feuilles pilées en cataplasme sur l'abdomen : Argentine
› Cicatrisant, Antidote : feuilles pilées en application externe : Brésil
› Diurétique : graines en décoction : Vénézuela
› Pectoral : feuilles et écorce en association : Sénégal
› Contre l'étouffement : feuilles : Madagascar
› Contre les furoncles : racine : Madagascar
› Anti tumoral : Madagascar
› Aphrodisiaque : fleur : La Dominique

Recommandations et posologie

Recommandation TRAMIL

› Entorses : parties aériennes en cataplasme, application locale
› Douleurs et brûlures en urinant (urétrite) : (après consultation médicale et en complément du traitement médical, sauf si contre-indication) : décoction des feuilles, voie orale

Contre-indications et précautions d'emploi

Ne pas employer pour les femmes enceintes ou allaitantes. Si l'état du patient se détériore ou si les symptômes durent plus de 3 jours pour l'entorse ou l'urétrite, consulter un médecin.

Malvaceae

Thespesia populnea (L.) Soland Ex Correa

Feuille d'Haiti ; Feuille tension ; Gros Mahaut

Fèy D Ayiti ; Fèy tansyon

Description botanique

Arbre ou arbuste atteignant jusqu'à 20 m de haut (généralement beaucoup plus petit) poussant le long des côtes. Feuilles simples, alternes, longuement pétiolées, acuminées au sommet, en forme de cœur à la base et à nervation palmée. Fleurs en forme de cloche à grande corolle jaune pâle avec une tâche brune. Fruit : capsule coriace, à 5 angles, brune à noire à maturité, contenant des graines triangulaires d'à peu près 1 cm (capsule plus ou moins de 3 cm de diamètre).

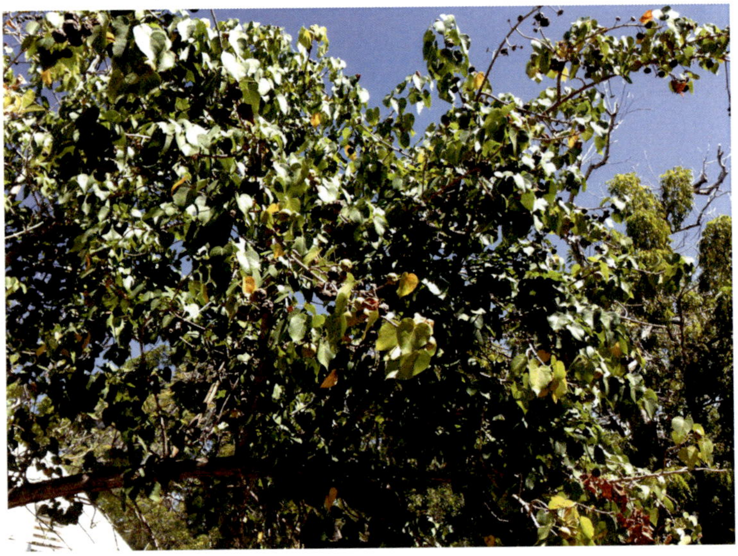

Chimie et propriétés

La plante renferme du gossypol à activité anti-tumorale et contraceptive. Les feuilles exercent une action contre des bactéries responsables d'infections chez l'homme ainsi qu'une activité antivirale. Elles sont aussi antiinflammatoires et analgésiques. L'écorce de la tige possède une bonne activité antidiarrhéique, anti sécrétoire et diminue la motilité intestinale. Elle a en outre montré de remarquables effets contre le cholestérol ainsi qu'un effet de stimulation de la mémoire en expérimentation animale selon une étude indienne parue récemment dans la revue scientifique *Phytomedicine*. Le fruit contiendrait une substance antibiotique contre les bactéries responsables d'infections intestinales. L'extrait des fleurs a une activité antivirale et est considéré comme non toxique. Le gossypol présente cependant une toxicité à dose élevée. La plante est inscrite à la Pharmacopée française contre les troubles gigestifs, respiratoires et urnaires.

Usages en Haïti

› Contre l'hypertension : feuilles en infusion
› Contre l'urémie : feuilles en infusion
› Contre les coups et les contusions : écorce en décoction
› Purgatif : fleur
› Contre les ophtalmies : macération de fleurs en lavage des yeux
› Sudorifique : racine et feuilles en infusion

Usages ailleurs

› Contre les dermatoses :

- décoction de tige feuillée en application locale : Vénézuela
- décoction de racine et/ou de graine en application locale : Guatemala, Porto Rico
- cataplasme de feuilles ou décoction d'écorce en application locale : Porto Rico, Inde, Pakistan
- latex du fruit en application locale
- Inde, Pakistan, Philippine
- écorce : Madagascar

› Contre les maux de tête :
  - cataplasme de feuilles fraîches en application locale : Vénézuela, Bahamas, Curaçao, Aruba
  - pulpe du fruit en application sur la tête : Inde, Pakistan

› Anti-dysentérique : écorce : Madagascar, Inde, Pakistan
› Contre les douleurs articulaires : feuilles ou jus du fruit en application externe : Inde, Pakistan
› Contre l'eczéma : feuilles en application externe : Inde, Pakistan
› Contre l'hypertension : feuilles en décoction : Porto Rico
› Contre les troubles rénaux : feuilles en décoction : Curaçao
› Fébrifuge : feuilles en décoction : Iles Vierges
› Contre les maux de dent : feuilles huilées en application sur la joue : Curaçao
› Galactagogue : feuilles en décoction : Iles Vierges
› Contre les cals et les verrues : jus du fruit, application locale : Inde, Pakistan

Malvaceae

Urena lobata L.

Cousin

Kouzen

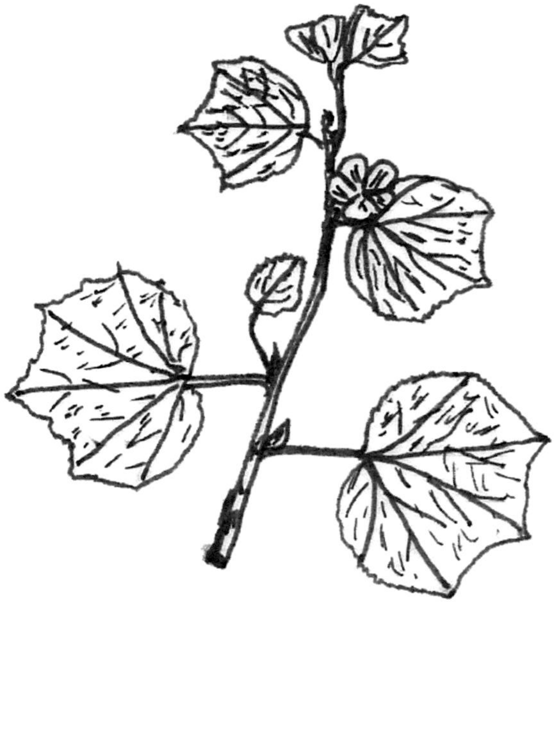

Description botanique

Arbrisseau atteignant 2,5 m de haut, poussant dans les zones humides. Feuilles alternes, longuement pétiolées, à 3 ou 5 lobes dentés et à base cordée. Fleurs axillaires à calice pubescent et 5 pétales roses. Fruit : capsule très poilue de plus ou moins 6 mm de long.

Chimie et propriétés

La plante est riche en fibres et contient un anti-inflammatoire, la mangiférine. Elle a une action immunomodulatrice et antidiarrhéique mise en évidence en Inde. Selon une expérimentation menée au Nigéria sur le long terme, la consommation de la racine a provoqué une baisse du poids ainsi qu'un effet hypoglycémiant avec toutefois quelques indices de toxicité qui, en attendant d'autres travaux, inviteraient à la prudence en ce qui concerne l'usage interne. La plante est cultivée pour ses fibres en Afrique, à Cuba et au Brésil. Dans la famille, présence de mucilages à action émolliente et pectorale.

Usages en Haïti

- Pectoral : fleur
- Contre les affections intestinales

Usages ailleurs

- Antigrippe, Anti-rhume, Antitussif :
  - feuilles en infusion : Trinidad, Jamaïque
  - fleurs en infusion : Guadeloupe, Martinique, Argentine
- Contre les affections des bronches et des poumons : feuilles et/ou fleurs en infusion : Trinidad, Martinique, Guadeloupe, Argentine
- Contre les affections du foie et/ou des reins :
  - fleurs en infusion : Guadeloupe, Martinique:
  - tige feuillée en décoction : Vénézuela
  - racine : République Dominicaine
- Contre les angines et les maux de gorge : infusion de fleurs en gargarisme : Martinique, Guadeloupe, Argentine
- Contre les affections urinaires :
  - feuilles en infusion : Trinidad
  - fleurs en infusion : Martinique, Guadeloupe, Argentine
- Contre les dermatoses : fleurs en infusion, voie externe : Guadeloupe, Martinique, Argentine
- Emollient : décoction de feuilles en bain : Guadeloupe, Martinique, République Dominicaine
- Contre les ulcères de la bouche : infusion de fleurs en gargarisme : Martinique, Guadeloupe
- Contre les douleurs de l'estomac : fleurs en infusion : Guadeloupe, Martinique

- Antidote contre empoisonnement et morsure d'animaux :
  - feuilles et graines en cataplasme sur morsure de chien : Indiens d'Amérique
  - infusion de fleurs, voie orale : Martinique, Guadeloupe
- Anti-dysentérique : fleurs en infusion : Guadeloupe, Martinique
- Contre les troubles digestifs : feuilles en infusion : Trinidad
- Contre les palpitations : feuilles en infusion : Trinidad
- Dépuratif : racine en infusion : Trinidad
- Antidiabétique : Nigéria
- Vermifuge : graines en infusion : Brésil
- Anti-diarrhéique : feuille, racine, graine : Argentine
- Anti-inflammatoire, Analgésique : décoction des feuilles, voie externe : Argentine
- Contre les maux de dent : feuilles en cataplasme : Argentine

Meliaceae

Azadirachta indica A. Juss.
Syn: Melia azadiracta L.
Nime, Neem
Nim, Lila

Description botanique

Arbre à tronc droit, écorce striée et croissance rapide, originaire de l'Inde. Feuilles alternes, composées, formées de plus ou moins 7 paires de folioles sub-sessiles, falciformes, dentées, acuminées au sommet et asymétriques à la base. Inflorescence : panicule axillaire composée de nombreuses petites fleurs à 5 pétales crème en forme de cuillère. Fruit : drupe ovoïde de 1 cm de long, jaune à maturité, à graine solitaire.

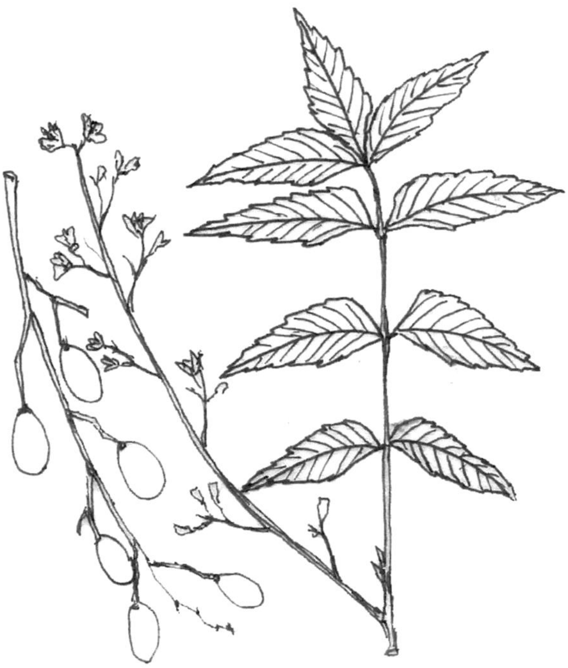

Chimie et propriétés

Les feuilles contiennent de la quercétine, du sitostérol, de la nimbolide, de la paraïsine, des carotènes et de la vitamine C. Les graines renferment des substances soufrées, des résines, des principes amers (nimbine, nimbinine, et nimbidine), de l'azadirachtine et de l'acide margosique dont les sels ont des propriétés antiparasitaires reconnues. De nombreuses propriétés ont été mises en évidence pour la feuille : fébrifuge, antivirale, antiulcéreuse, antiarthritique, antiinflammatoire, analgésique, antimalarique, anticonceptionnelle. Plusieurs études ont par ailleurs indiqué l'action hypoglycémiante des feuilles qui font partie de plusieurs préparations phytothérapiques (Dianex, Neem Bio, etc.) offertes à l'extérieur contre le diabète. D'autres études font état de l'effet anticancérigène (prostate, peau, foie) des feuilles. Selon l'auteur d'un récent article publié dans "Investigational New Drugs", la nimbolide contenue dans les feuilles aurait un très grand potentiel dans la prévention et le traitement du cancer ; les graines, par la présence des limonoïdes, ont un effet antileucémique ; les études concernant ces propriétés se poursuivent. L'huile des graines est douée d'une activité insecticide déjà exploitée industriellement dans certains pays. La plante sert aussi à la fabrication de produits cosmétiques, de lotion contre les dermatoses, d'antipaludéens, etc. La toxicité aigue de l'extrait de rameau feuillé est faible.

Usages en Haïti

› Antidiabétique : feuilles en décoction
› Fébrifuge : feuilles en décoction

Usages ailleurs

› Vermifuge : huile des graines, jus ou décoction des feuilles ou de l'écorce : Amérique Tropicale, Inde, Pakistan, Togo
› Contre les dermatoses : décoction de l'écorce : Amérique Tropicale, Inde Pakistan : jus des feuilles, voie orale : Inde, Pakistan : feuilles en application externe : Inde, Pakistan
› Fébrifuge : écorce et feuille : Amérique tropicale
› Contre les ulcères de l'estomac : feuilles en infusion : Afrique
› Anti-ictérique : écorce en décoction et macération, en association : Bénin ; décoction de feuilles en bain de vapeur et voie orale : Côte d'Ivoire ; feuilles fraîches en application sur la tête : Togo
› Anti-malarique : feuilles en décoction : Cap Vert ; rameau feuillé en décoction, en association : Bénin, Côte d'Ivoire, Sénégal, Togo
› Purgatif : écorce en décoction : Inde, Pakistan
› Fortifiant : infusion des fleurs ou jus des tiges : Inde, Pakistan
› Anti-vomitif : feuilles fraîches en décoction, en association : Bénin
› Diurétique : feuille et écorce : Sénégal, Cap Vert
› Antirhumatismal : feuille : Cap Vert
› Antidiabétique : écorce : Cap Vert, Sénégal
› Soins des cheveux et des ongles : Thérapeutique moderne
› Insecticide : graines

Recommandations et posologie

Recommandations tirées de Pousset ( )

› Fièvre, paludisme, ulcères de l'estomac : Faire bouillir 30 grammes de feuilles dans 1 litre d'eau pendant une demi-heure. Boire un demi-litre par jour.

Meliaceae – Toxique

Melia azedarach L.

Lilas

Lila

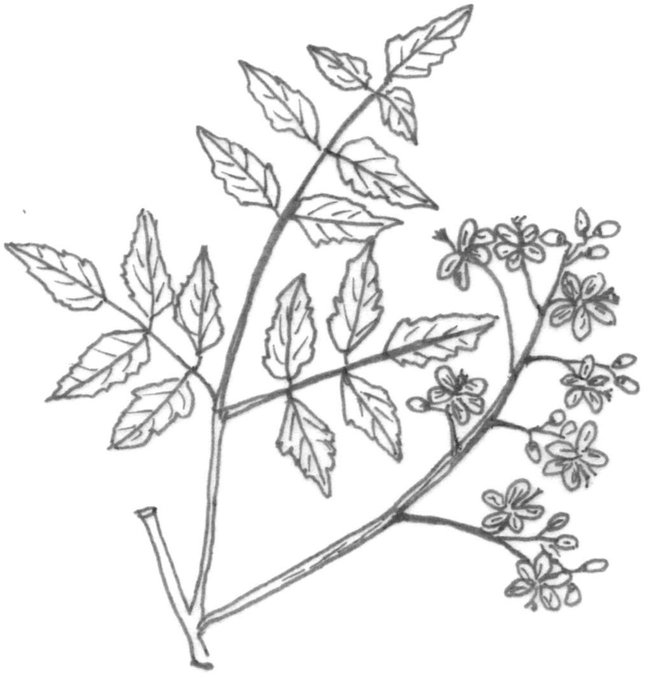

Description botanique

Arbuste ou petit arbre à écorce fissurée, atteignant 10m de haut, originaire de l'Inde. Feuilles alternes, composées, formées de folioles opposées, serrétées, à base asymétrique. Inflorescence : panicule axillaire portant des fleurs à corolle mauve ou bleue à forte odeur de lilas. Fruit : drupe sphérique à ovoïde de plus ou moins 15 mm de long, jaune à maturité, contenant 1 graine ovoïde.

Chimie et propriétés

Les fruits renferment de l'azadirine, des résines, des glycérides d'acides palmitique, oléique et stéarique. La plante contient des nimbolines, des triterpènes, de la bakalactone, de l'acide vanilique et caféique. Dans l'écorce ont été mis en évidence des tanins et de la margosine alors que dans les feuilles on a décelé la présence de paraïsine. Des propriétés analgésique, antivirale, emménagogue, antibactérienne, antimalariale et anthelminthique sont rapportées pour la plante dans la littérature. Les extraits de graines ont une action antibiotique sur un large spectre ainsi qu'une forte action contre les anophèles, vecteurs de transmission de la malaria. La plupart des constituants de la plante jouissent de propriétés insecticides. Les fruits murs sont toxiques par leur action sur le système nerveux et ne doivent pas être utilisés en usage interne.

Usages en Haïti

- Fébrifuge : feuilles en décoction
- Stomachique : feuille
- Anti-diarrhéique : écorce
- Vermifuge : fruit ou racine
- Contre les éruptions cutanées : macération de feuilles et de fleurs en bain
- Cicatrisant : écorce et feuille
- Contre les angines : écorce
- Astringent : feuille

Usages ailleurs

- Vermifuge :
  - écorce : Porto Rico, Costa Rica, Nigeria, Ile Maurice, Corée, Martinique, Guadeloupe, Chine, Inde
  - feuille : Mexique
  - racine : Madagascar
  - fruits séchés : Inde, Pakistan
- Contre les dermatoses : feuilles et fleurs : Amérique Centrale, Afrique du Sud, Corée, Inde, Pakistan
- Fébrifuge :
  - écorce : Costa Rica, Porto Rico, Madagascar
  - fruit : Chine
- Emménagogue : feuilles et/ou fleurs : Costa Rica, Inde, Pakistan
- Anti-tumoral, Antiulcéreux : feuilles en application externe : Brésil, Colombie, Inde, Martinique, Guadeloupe
- Contre les calculs urinaires : feuilles en jus : Inde, Pakistan
- Diurétique : feuilles en jus : Inde, Pakistan
- Contre la diarrhée et les désordres intestinaux : poudre d'écorce en décoction : Bermudes, Chine
- Anti-lèpre : fruits en petite quantité ou feuilles en décoction, voie orale : Inde, Pakistan
- Contre les parasites de la tête :
  - graines en macération alcoolique, usage local : Trinidad
  - pâte de fleurs, usage local : Inde, Pakistan
- Contre les maux de tête d'origine nerveuse : feuilles en cataplasme externe : Inde, Pakistan
- Antirhumatismal : feuilles en bain : Cuba, Curaçao
- Contre la tachycardie : feuille : Cuba
- Contre la dyspnée : feuille : Cuba
- Sédatif : feuilles et fleurs en infusion : Porto Rico
- Antidote : feuille : Yémen
- Insecticide : écorce et fruit

Meliaceae

Swietenia mahagoni (L.) Jacq.

Acajou

Pye akajou, Kajou

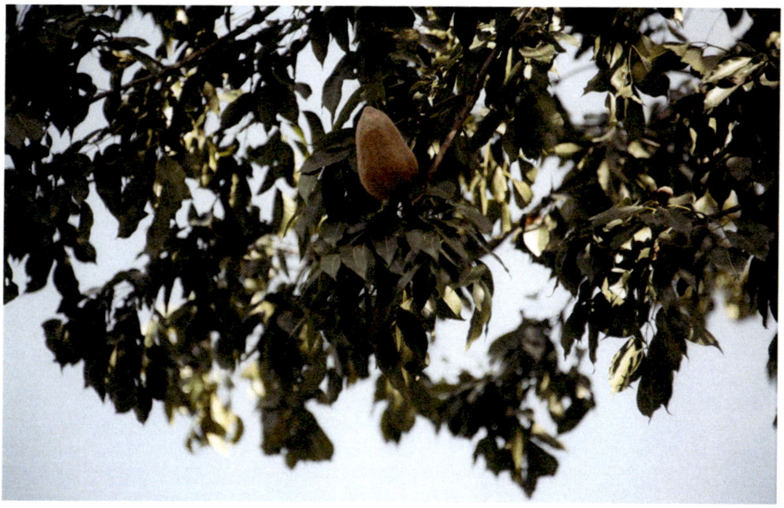

Description botanique

Bel arbre à résine, de taille variable, poussant en zones sèches. Feuilles composées, formées de 3-7-10 paires de folioles lancéolées, aigues à l'apex et dissymétriques à la base. Inflorescence : panicule à forme de corymbe regroupant de petites fleurs blanches à blanc-verdâtres. Fruit : capsule ovée, coriace, de 6 à 10 cm de long, contenant de nombreuses graines ailées.

Chimie et propriétés

La famille des Méliacées possèdent des plantes à écorce souvent amère et considérée comme tonique et fébrifuge. La plante contient des tanins. Du bois a été isolé du cycloeucalénol et de l'écorce de la juglone. L'extrait (sur eau) des feuilles a un effet de protection du foie selon une étude menée au Nigéria. Selon une très récente étude indienne, l'écorce aurait une action hypoglycémiante. Les graines ont une action anti bactérienne et agissent contre le Candida albicans responsable de la candidose.

Usages en Haïti

- Antianémique, Contre la faiblesse et l'inappétence : écorce et feuille en macération alcoolique
- Contre la malaria : écorce, feuille et racine en macération alcoolique
- Anti-diarrhéique, Anti-dysentérique : écorce et feuille en infusion
- Astringent, Antiseptique : infusion d'écorce en application locale
- Emménagogue : écorce en décoction ou macération aqueuse
- Suite d'une colère : écorce en décoction

Usages ailleurs

- Anti anémique : écorce en décoction, en association : Bahamas
- Astringent : jus des feuilles : Cuba
- Fébrifuge : écorce : Bahamas : feuille : Jamaïque
- Abortif : écorce : Bahamas
- Anti-diarrhéique : écorce : Jamaïque
- Pectoral: écorce: Cuba
- Anticonvulsif : écorce: Cuba
- Tonique : écorce: Bahamas

Meliaceae – Toxique

Trichilia hirta L.

Mombin bâtard

Monben bata

Description botanique

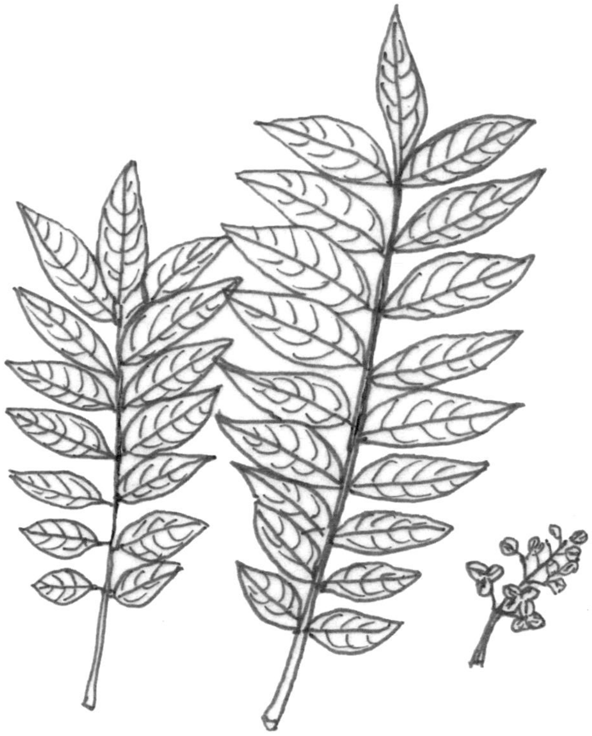

Arbuste ou petit arbre à écorce grise poussant en zones sèches, originaire d'Amérique tropicale. Feuilles alternes, imparipennées, formées de 5 à 10 paires de folioles opposées, ovales, acuminées, entières à légèrement sinuées, à base arrondie à aigue. Inflorescence : panicule lâche portant des fleurs à 5 pétales oblongs jaunâtres ou verdâtres. Fruit : capsule velue, arrondie, pédonculée, contenant des graines à tégument rouge.

Chimie et propriétés

La plante entière est toxique par la présence d'une résine à propriétés émétiques et cathartiques. Les feuilles renferment un principe amer, la hirtine et les graines un dérivé acétylé de cette même substance. Une étude chimique réalisée sur les feuilles de la plante haïtienne a été positive pour les stéroïdes/terpènes, les saponosides et les polyphénols. À cause de sa toxicité, l'usage interne de la plante est à déconseiller.

Usages en Haïti

- Contre les problèmes pulmonaires : feuilles en décoction
- Fébrifuge : feuilles en décoction

- Anti-diarrhéique, Astringent : racine en décoction
- Contre la tuberculose : feuilles en macération
- Calmant : feuilles en décoction
- Soins post-partum : macéré de feuilles en bain de siège
- Dépuratif du sang

Usages ailleurs

- Emménagogue, Abortif : fleurs, feuilles et racines en infusion : Porto Rico
- Contre les ulcères externes et les dermatoses : infusion de feuilles, application locale : Porto Rico
- Purgatif : racine : Cuba
- Cicatrisant : feuilles, usage externe : Cuba
- Anti-inflammatoire : feuilles, usage externe : Cuba
- Contre les maux de dent : feuilles, usage local : Vénézuela
- Dépuratif : feuille : Cuba
- Contre la bronchite : feuilles en infusion : Cuba
- Insecticide : tige feuillée : Porto Rico

Menispermaceae

Cissampelos pariera L.

Liane patte de cheval, Feuille à coeur

Lyann pat chwal, fèy kè

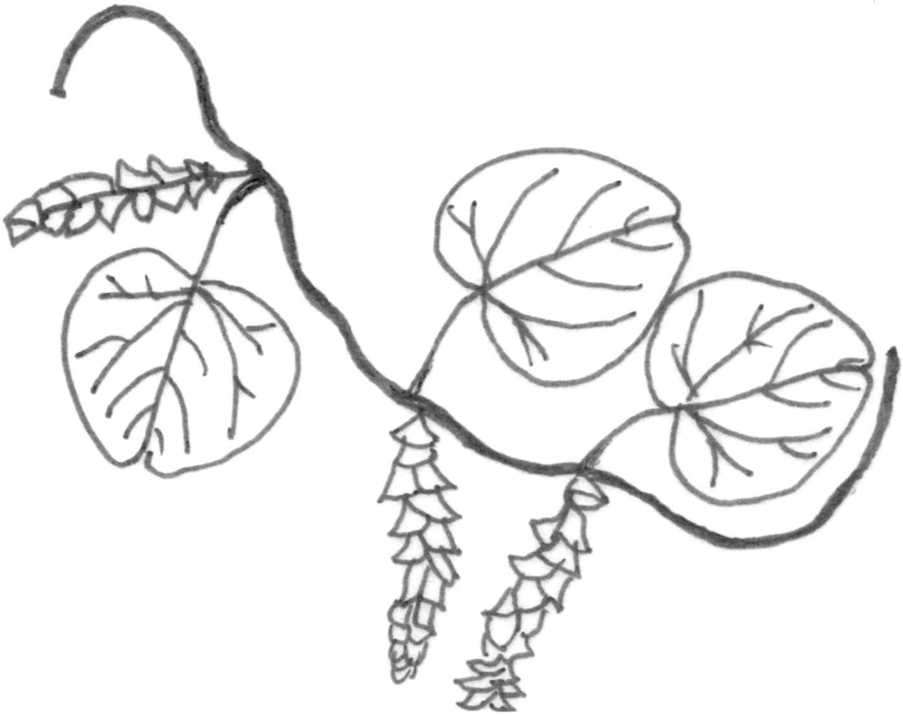

Description botanique

Liane herbacée à tiges grêles poussant en milieux secs. Feuilles alternes, arrondies, douces à toucher, velues, à base cordée. Inflorescences mâles et femelles séparées, les premières en panicules de petites fleurs verdâtres, les deuxièmes en grappes accompagnées de bractées arrondies. Fruit : petite drupe globuleuse.

Chimie et propriétés

Présence dans la plante de tanins catéchiques, de leuco-anthocyanes et de trace de flavonoïdes. Les extraits éthanoliques de la racine ont une action antiinflammatoire, antiarthritique, analgésique et protectrice de l'estomac selon des travaux publiés récemment dans la revue scientifique "Journal of Ethnopharmacology". La feuille et la tige sont aussi douées de propriétés antiinflammatoires, analgésiques et antispasmodiques. Des activités antidiarrhéiques, diurétiques et protectrices du foie sont aussi signalées pour la plante dans la littérature. Un alcaloïde contenu dans la racine a montré une activité de blocage neuromusculaire mais des études toxicologiques n'ont pas révélé de toxicité aigue ou sub-aigue pour les extraits (eau/alcool) de la plante jusqu'à la dose de 1000 mg par kg. Selon des travaux TRAMIL, la décoction dans l'eau de feuilles séchées administrée par voie orale (1,5 gramme par kilo) n'a pas provoqué de toxicité en expérimentation animale.

Usages en Haïti

- Diurétique : racine et tige en infusion
- Dissolvant des calculs rénaux : racine et tige en infusion
- Digestif, Stimulant : racine en infusion
- Antirhumatismal
- Fébrifuge

Usages ailleurs

- Diurétique :
  - racine en infusion : Costa Rica, Madagascar, Inde, Pakistan
  - racine et feuilles : Sénégal
- Contre les inflammations des reins et de la vessie :
  - racine séchée : Madagascar, Inde, Pakistan
  - racine en infusion : Costa Rica
- Contre les problèmes gastro-intestinaux : racine en décoction ou en macération : Sénégal, Inde, Pakistan
- Contre les calculs urinaires : racine : Inde, Pakistan
- Emménagogue :
  - racine en infusion : Costa Rica, Madagascar
  - tige feuillée : Sénégal
- Dépuratif sanguin : racine en décoction : Inde, Pakistan
- Fébrifuge : racine en infusion : Costa Rica : racine : Madagascar
- Antivénéneux : Amérique Tropicale

- Antitussif et/ou expectorant :
  - tige feuillée : Sénégal
  - racine en infusion : Costa Rica
- Contre la malaria : racine : Madagascar
- Contre les dermatoses : pâte de racine et de feuilles en application locale : Inde, Pakistan
- Contre les abcès et les furoncles : feuille : Madagascar
- Antirhumatismal, Contre les contusions : racine : Chine

Recommandations et posologie

Recommandation TRAMIL

Douleurs d'estomac : faire bouillir 10 g de feuilles fraîches dans 3 tasses d'eau pendant au moins 10 minutes dans un récipient couvert. Laisser refroidir et boire 1 tasse 3 fois par jour.

Contre-indications et précautions d'emploi

Ne pas employer pour les enfants de moins de 6 ans, pour les femmes enceintes ou allaitantes. Si l'état du patient se détériore ou si les symptômes durent plus de 3 jours, consulter un médecin.

Moraceae

Artocarpus altilis (Park.) Fosberg[12]

Syn : Artocarpus communis Forst. - Artocarpus incisa L.

Arbre véritable, Arbre à pain

Lam veritab, Labapen

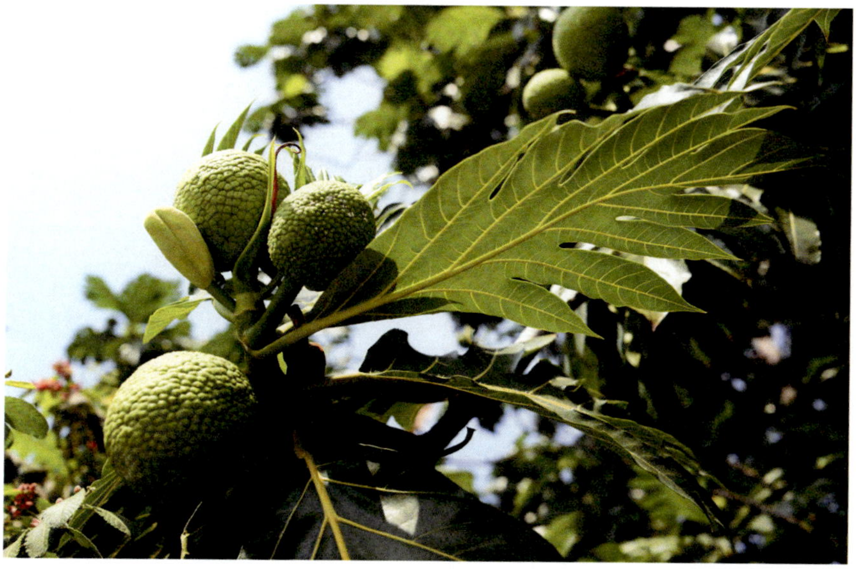

12 Il existe 2 variétés de l'espèce nommées chez nous « arbre véritable » et « arbre à pain » ; la première est dépourvue de graines, la seconde à nombreuses graines plus ou moins sphériques.

Description botanique

Grand arbre à latex blanc, poussant en zones humides, atteignant 20m de haut, originaire du pacifique. Feuilles alternes, très grandes, brillantes à la face supérieure, à base cunéiforme et à 7-11 lobes aigus. Inflorescences mâles et femelles séparées, les mâles en long épi de fleurs jaunâtres, les femelles en capitules arrondis. Fruit : charnu, plus ou moins sphérique, vert à maturité, couvert de protubérances pyramidales.

Chimie et propriétés

Les fruits des 2 variétés sont très riches en glucides et en fibres (4,9 g/100 g) ; ils contiennen des enzymes (papayotine et artocarpine). Ils ont une bonne teneur en protéïnes qui diminue par cuisson prolongée. Les feuilles, les tiges et les racines renfermeraient de l'acide cyanhydrique. Le latex renferme des triterpénoïdes : acétate de A et de B amyrine. Les extraits de feuilles contiennent de l'acide gamma-aminobutyrique à propriétés hypotensives ainsi que d'autres constituants qui pourraient avoir un effet favorable en cas d'hypertension. Cependant une activité hémolytique est aussi rapportée pour l'extrait alcoolique des feuilles et des constituants à effet mutagène (et donc possiblement cancérigènes) sont présents dans les feuilles, ce qui porterait à ne pas encourager l'usage interne des feuilles sur de longues périodes.

Usages en Haïti

- Antirhumatismal : huile du fruit en massage local
- Antigoutteux : huile du fruit en massage local
- Contre brûlures et plaie : emplâtre de la chair du fruit
- Contre l'hypertension : fruit bouilli ou feuille en décoction
- Antidiabétique : fruit bouilli ou feuilles en décoction
- Alimentaire : fruit

Usages ailleurs

- Contre l'hypertension : feuilles en décoction : La Dominique, Bahamas, Guyane
- Anti-diarrhéique : feuilles en décoction : La Dominique
- Contre les dermatoses : décocté de l'écorce en usage externe : Sénégal
- Contre les maux de tête : feuilles écrasées en application sur la tête : Bahamas
- Antidiabétique : feuilles jaunes
- Cicatrisant : quelque part en Amérique Latine
- Alimentaire : fruit : Amérique tropicale, Afrique

Moraceae

Cecropia peltata L.

Trompette

Twonpèt

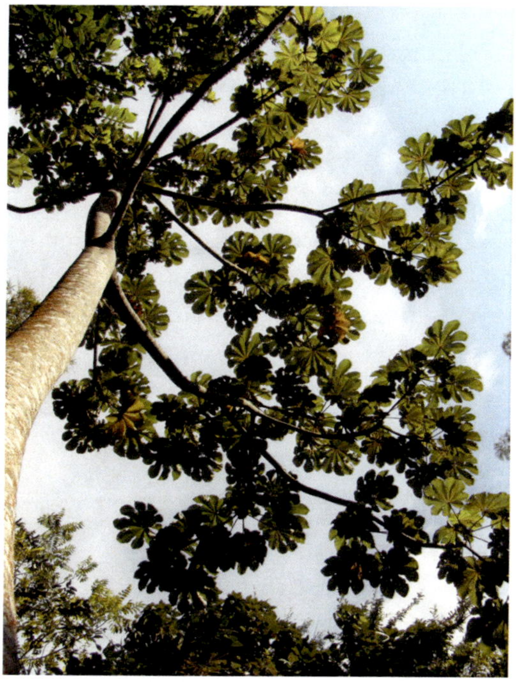

Description botanique

Arbre à tronc droit, nu, à écorce lisse et à branches creuses contenant du latex. Feuilles très grandes, orbiculaires, peltées, à 7-9 lobes arrondis, vert foncé à la face supérieure, blanc-argenté à la face inférieure, très longuement pétiolées. Fleurs en épis mâles et femelles séparés : les mâles atteignant 4 cm de long et à nombreuses fleurs ; les femelles groupées en 2-6 épis atteignant 6 cm de long. Fruit : globuleux, protégé par un calice pulpeux et accrescent.

Chimie et propriétés

L'écorce contient des stérols et de l'acide ursolique à propriétés diurétiques et anti-tumorales. La feuille contient une leucocyanidine et des composés phénoliques tels l'acide chlorogénique et l'isoorientine. La plante aurait des propriétés antiasthmatiques. Les extraits (alcooliques et à base d'eau) des feuilles ont indiqué une action hypoglycémiante et hypolipidique attribuée aux composés phénoliques. Par voie externe, ces mêmes extraits ont par ailleurs indiqué une bonne activité cicatrisante. La plante est exploitée en thérapeutique moderne à Cuba et est présentée sous forme de comprimés recommandés comme dilatateur des bronches en cas d'asthme. Selon des essais effectués à Cuba, l'extrait aqueux (décoction dans de l'eau) de la plante ne présente pas de toxicité.

Usages en Haïti

- Anti-œdémateux, Anti-inflammatoire : feuilles froissées, en bain
- Fébrifuge : feuilles en décoction
- Antidiabétique : feuilles en décoction
- Antivénérien : racine ou écorce en infusion
- Emménagogue : écorce en infusion
- Anti-diarrhéique : écorce en infusion
- Cicatrisant : jus du tronc en application externe, écorce
- Contre les dermatoses et les verrues : latex

La plante était déjà utilisée au temps de la colonie comme astringent et cicatrisant.

Usages ailleurs

- Diurétique, contre l'oedème : feuilles en décoction : Martinique, Guadeloupe, Guatemala, Mexique
- Antiasthmatique, Antigrippe : feuilles en décoction : Cuba, Trinidad, Porto Rico
- Contre les verrues : latex dans de l'eau, en application externe : Guadeloupe, Martinique, Porto Rico
- Cardiotonique, Contre l'asystolie : extraits fluides de la plante : Guadeloupe, Martinique
- Antidiabétique : feuille : Barbade, Mexique
- Antivénérien : infusion de feuilles et d'écorce en injections vaginales : Guadeloupe, Martinique
- Hémostatique : écorce et feuille en application externe : Porto Rico
- Contre l'hypertension artérielle: feuille : La Dominique, Grenade
- Contre les douleurs dentaires : plante en usage local : Porto Rico
- Anti-diarrhéique : feuille et écorce, voie interne : Porto Rico
- Antiulcéreux : feuilles et écorce en application locale : Porto Rico
- Calmant nerveux : feuilles et écorce, voie interne : Porto Rico
- Astringent : feuille et écorce : Porto Rico, Guadeloupe, Martinique
- Antivenimeux : jus d'écorce et de racine : contrées de la Caraïbe

Moringaceae

Moringa oleifera Lam.

Benzolive, Moringa

Benzoliv, Zoliv

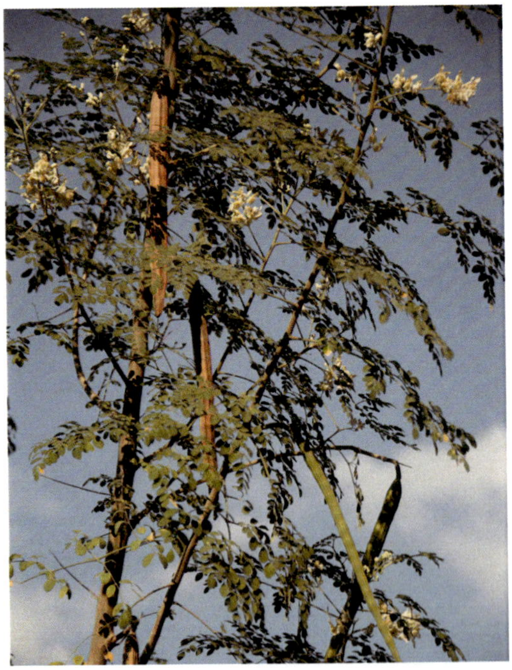

Description botanique

Arbuste ou petit arbre très branchu atteignant 4 à 5 m de haut, originaire d'Asie ; écorce grisâtre, lenticellée. Feuilles alternes, composées, bi ou tri pennées, à folioles opposées et ovales (folioles L = 2 cm x l = 1 cm). Inflorescences : panicules terminales et axillaires de fleurs à corolle blanc-crème formée de pétales inégaux. Fruit : capsule anguleuse de plus ou moins 20 cm de long, constrictée par endroit, se terminant par une pointe et contenant de grosses graines ailées.

Chimie et propriétés

Le benzoliv est à la fois une source de micro et de macroéléments intéressants pour l'homme. C'est aussi une plante utilitaire. Les feuilles sont riches en protéines, β-carotène, vitamine C, calcium, potassium, phosphore, antioxydants. Elles contiennent plus de vitamines, de minéraux et de protéines de bonne qualité que la plupart des aliments courants. Elles sont notamment très bien pourvues en fer et en acides aminés essentiels rares. La plante est actuellement utilisée dans plusieurs pays d'Afrique et d'Asie pour combattre la malnutrition et stimuler la production de lait chez les mères allaitantes. Les feuilles sont par ailleurs douées de propriétés hypoglycémiantes et antibactériennes; elles agissent contre l'excès de lipides sanguins et peuvent prévenir l'athérosclérose selon de récents travaux. Les graines renferment de la ptérygospermine à effet antibactérien et antifongique alors que la racine contient de la spirochine ayant indiqué une forte activité contre le staphylocoque. L'huile tirée des graines est comestible et agit contre les champignons pathogènes de la peau. Elle sert d'agent cosmétique et présente un intérêt en tant que biocarburant. Broyées, les graines placées dans de l'eau ont une action de floculation des impuretés. Actuellement, des compléments à base de Moringa sont offerts dans les magasins de produits naturels dans plusieurs pays.Une boisson (Zija TM) préparée à partir de la plante est commercialisée aux USA et est proposée pour l'amélioration des performances des sportifs.

Usages en Haïti

- Contre les chocs émotionnels : feuilles en décoction
- Anticonvulsif : feuilles pilées en friction sur les tempes et les articulations
- Contre les vertiges : jus des feuilles en inhalation
- Dépuratif : racine en infusion
- Soins capillaires : teinture d'écorce, de tige et de racine
- Alimentaire, contre l'anémie : feuilles

Usages ailleurs

- Purgatif, Vermifuge : graine : Vénézuela, Inde, Pakistan
- Rubéfiant : décoction de racine en application locale : Porto Rico ; écorce : Inde, Pakistan ; racine : Guatemala
- Diurétique : racine et/ou écorce : Salvador, Inde, Pakistan
- Anti-ictérique : racine en décoction : Nigeria, Inde, Pakistan
- Antirhumatismal : racine : Curaçao : huile des graines ou jus des racines en application locale : Afrique, Inde, Pakistan
- Antiscorbutique : écorce des tiges : Inde, Pakistan
- Contre les maux de tête : gomme du tronc dans du lait, voie interne et externe : Inde, Pakistan
- Stimulant cardiaque : écorce, voie interne : Inde, Pakistan
- Cicatrisant : huile des graines : Mexique : feuille : Inde, Pakistan
- Antiépileptique : racine : Inde, Pakistan
- Antirachitique : jus frais des feuilles et des fleurs dans les yeux ; poudre de racine, voie orale ; infusion et bain avec des macérés de la plante : Sénégal
- Astringent : gomme du tronc : Jamaïque
- Antigrippal : racine : Curaçao

› Aphrodisiaque : fleurs bouillies dans du lait : Inde, Pakistan
› Soins capillaires : feuilles et fleurs en macération aqueuse : Porto Rico
› Alimentaire : huile des graines, graines, feuilles : Inde, pays d'Afrique

Recommandations et posologie

Recommandations TRAMIL

› Brûlure : huile des graines, en application locale

Précautions d'emploi

Limiter l'usage à des brûlures superficielles ne dépassant pas 10 % de la surface du corps et ne concernant pas la tête, les mains et les organes génitaux. Toute application externe doit respecter les règles d'hygiène les plus strictes afin d'éviter les contaminations ou une surinfection.

Musaceae

***Musa x paradisiaca*[13]**

Syn: Musa acuminata Colla

Bananier

Pye bannann

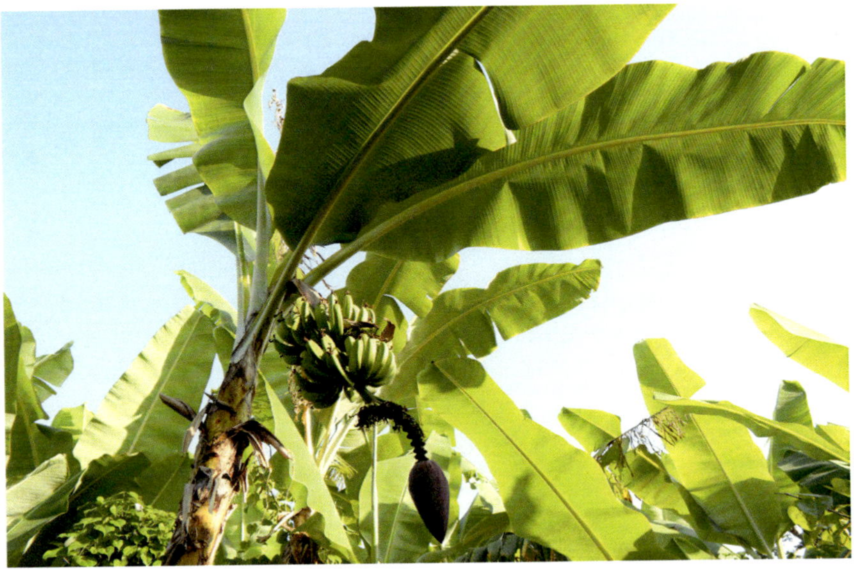

Description botanique

Très grande herbacée originaire d'Asie atteignant 4 à 5 m sous nos climats. Feuilles très longues (à peu près 1,5 à 2 m), pétiolées, à base et apex arrondis et à très nombreuses nervures latérales disposées parallèlement. Inflorescence : panicule terminale pendante

13 Cette espèce compte de nombreux cultivars dont les plus connus en Haïti sont la *matenten*, la musquée, la *poban*, la *gros-bòt* et la *barik*.

portant des fleurs à grandes bractées et à sexe séparés : les mâles vers l'apex et les femelles à la base. Fruit : baie fusiforme, un peu incurvée, de longueur variable selon les variétés.

Chimie et propriétés

La plante entière est riche en tanins. Le fruit contient surtout des glucides, en particulier de l'amidon qui se transforme en glucose en cours de maturation. Il est pauvre en lipides et en sodium, mais contient des vitamines (A, B, C), des acides organiques et des minéraux (fer, calcium, phosphore, potassium, magnésium) et est très riche en fibres. Dans les fleurs, des terpénoïdes ont été mis en évidence alors que dans le fruit on a isolé de la dopamine et de la sérotonine. La plante jouit de proprietés antibactériennes et régénératrices des épithéliums. La racine est douée d'une forte activité antifongique, notamment contre le Candida albicans. Des études montrent que les grosses bananes vertes, séchées et réduites en poudre, possèdent une activite anti-ulcéreuse aidant à la cicatrisation de la muqueuse de l'estomac. La banane verte bouillie accélère la guérison de la diarrhée aigue ou chronique. Elle renferme de « l'amidon résistant », type d'amidon généralement bénéfique aux diabétiques. Une étude prospective réalisée en Suisse a montré qu'il existait une relation inverse entre la consommation de bananes sucrées (figues) et le risque de cancer des reins; la même observation a été faite pour la banane sucrée au cours d'une autre étude concernant le cancer du colon.

Usages en Haïti

› Anti-grippe, Anti-rhume, Anti-tussif : feuille en décoction
› Anti-diarrhéique : pulpe du fruit ou jus des feuilles
› Contre la fatigue et l'asthénie : pulpe du fruit cuit
› Cicatrisant : jus de l'enveloppe du fruit, application locale
› Anti-rhumatismal : feuille chauffée en application locale
› Contre les céphalées : fleurs en application sur la tête
› Contre les affections des yeux : jus des fleurs, en inhalation
› Stomachique, Contre les douleurs de l'estomac: feuille fanée en décoction
› Contre gratelle et dermatose : feuille fânée en bain
› Galactagogue : fruit
› Alimentaire : fruit

Usages ailleurs

› Anti-diarrhéique : feuille et fruit, voie interne : Bassin Caraibe, Inde, Pakistan
› Anti-ictérique: suc des tiges: Porto Rico, Costa Rica, Cuba
› Cicatrisant : jus des tiges, usage local : Porto Rico, Inde, Pakistan
› Anti-vénérien : feuille : Jamaique : racine : Inde, Pakistan
› Tonique : suc du tronc : Panama : racine : Inde, Pakistan
› Vermifuge :
  - feuille et racine : Trinidad
  - cendre de la plante entière : Inde, Pakistan

- Hémostatique : sève de la plante en application externe : Amérique tropicale
- Fébrifuge :
  - feuille : Bahamas
  - feuille enduite d'huile, sur la tête : La Dominique
- Contre le scorbut : fruit ou cendre de la plante entière : Inde, Pakistan
- Anti-acidité : cendre de la plante entière : Inde, Pakistan
- Antidote, Contre la prise d'opium : jus de la plante : Inde, Pakistan
- Anti-hystérique, Anti-épileptique : jus de la plante : Inde, Pakistan
- Anti-inflammatoire : feuille fraiche en application externe : Inde, Pakistan
- Diurétique : fruit : Inde, Pakistan
- Anti-diabétique : fruit vert ou fleur cuite : Inde, Pakistan
- Contre les irritations de la vessie : fruit : Inde, Pakistan
- Analgésique : feuille, usage local : Mexique, Curacao
- Contre la dysménorrhée : jus des fleurs : Inde, Pakistan
- Contre les maladies glandulaires : racine : Inde, Pakistan
- Anti-tuberculeux : jus des tiges : Porto Rico, Cuba
- Contre les ulcères de l'estomac : jus des tiges : Cuba
- Laxatif : fruit vert : Inde, Pakistan
- Contre les effets de l'alcool : racine en infusion froide : Inde, Pakistan
- Anti-asthmatique : jus des stolons : Porto Rico, République Dominicaine
- Contre les hématomes : feuille en application locale : La Dominique
- Contre les maux de tête : feuille en application locale : La Dominique
- Pectoral : jus du tronc : Porto Rico, Mexique
- Contre les maladies cardiaques : fleurs non ouvertes broyées : Côte d'Ivoire
- Stomachique : feuille, voie interne : Jamaique
- Alimentaire : fruit : un peu partout

Recommandations et posologie

Recommandations TRAMIL

- Inflammations : préparer une décoction avec 100-200 grammes de feuilles hachées menues dans 4 tasses d'eau. Faire bouillir au moins 10 minutes dans un récipient couvert, laisser refroidir et baigner la partie affectée
- Blessures et plaies : Laver la partie affectée à l'eau bouillie et au savon. Appliquer la sève du fruit ou la sève de la pelure du fruit sur la zone, recouvrir d'une compresse ou d'un linge propre et changer 2 fois par jour.
- Anémie, asthénie : pulpe du fruit en bouillon avec du sel, voie orale ou pulpe du fruit cuit, voie orale
- Diarrhée (en complément de la réhydratation orale) : sève de la tige avec du sel, voie orale ou pulpe du fruit, voie orale
- Rhumatisme : feuilles chauffées en application locale

Contre-indications et précautions d'emploi

Si l'état du patient se détériore ou si la diarrhée persiste plus de 3 jours chez l'adulte ou de 2 jours chez un enfant, consulter un médecin. Toute application locale doit respecter les règles d'hygiène les plus strictes. Ne pas utiliser chez les enfants de moins de 6 mois.

Myrtaceae

Eucalyptus globulus Labill.

Eucalyptus

Kaliptus

Description botanique

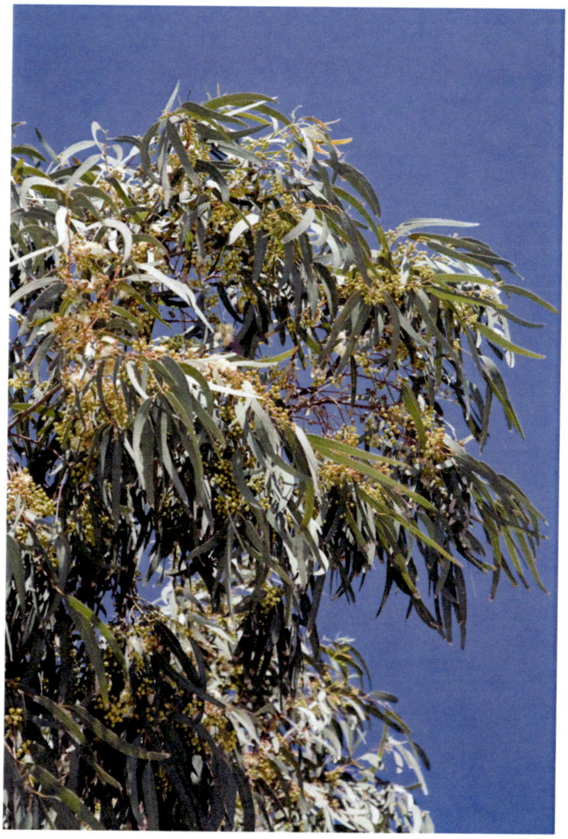

Grand arbre aromatique à écorce blanchâtre se détachant par plaques, originaire d'Australie. Feuilles simples, entières ; celles de la base ovales, vert-bleuâtres, les autres plus allongées, arquées, coriaces, vert-grisâtres et recouvertes d'un enduit visqueux. Fleurs en forme quadrangulaire munies d'un couvercle caduque qui libère de nombreuses étamines. Fruit : capsule s'ouvrant à l'apex contenant de nombreuses petites graines.

Chimie et propriétés

La plante contient une huile essentielle renfermant du cinéol (ou eucalyptol), des terpènes (pinène, eudesmol, etc.), des dérivés aromatiques, de la résine et des tanins. Elle jouit de propriétés antispasmodiques, anti bactériennes (contre E. coli et Staphylococcus notamment), expectorantes et fluidifiantes des sécrétions des bronches. L'extrait alcoolique des feuilles fait baisser les triglycérides et le cholestérol sanguin chez les animaux diabétiques. Plusieurs études confirment par ailleurs les propriétés hypoglycémiantes des feuilles et des essais réalisés chez l'animal suggèrent que l'eucalyptus serait bénéfique aux diabétiques. L'huile essentielle a un effet analgésique et constitue un antibiotique naturel contre les bactéries responsables d'infections diverses chez l'homme. La plante entre dans la composition de très nombreuses préparations pharmaceutiques contre la grippe et la toux un peu partout à travers le monde (sirop, pastille, suppositoire, teinture, etc.) et est inscrite à plusieurs Pharmacopées, celle de France entre autres. L'usage par voie orale de préparations aqueuses de feuilles en cas de grippe et de toux a été approuvé par la Commission E d'Allemagne, groupe de scientifiques chargé de faire des recommandations concernant les plantes médicinales en Allemagne, pays où la médecine naturelle est très valorisée.

Usages en Haïti

- Anti-grippe, Anti-tussif : feuilles en infusion par voie interne et en inhalation
- Fébrifuge : feuilles en infusion

Usages ailleurs

- Expectorant : huile essentielle ou feuille en infusion ou décoction : Europe, Amérique Latine et Centrale, Asie
- Anti-spasmodique : huile essentielle ou feuille en infusion ou décoction : Europe, Amérique Latine et Centrale
- Antiseptique des voies respiratoires : huile essentielle ou feuilles, en sirop, suppositoire, teinture, infusion, décoction ou inhalation : Amérique Latine et Centrale, Europe, Thérapeutique moderne
- Anti-grippe, Anti-rhume : feuilles en décoction : Costa Rica, Vénézuela, Jamaique, Guatemala
- Antiseptique externe, Cicatrisant :
  - huile essentielle : Europe
  - sève des feuilles : Amérique Latine
- Fébrifuge : feuille : Amérique Latine, Europe, Asie
- Contre l'asthme et la bronchite :
  - feuilles séchées fumées : Europe
  - feuille : Asie, Amérique Latine
- Anti-diabétique : feuilles en décoction : Costa Rica, Europe
- Anti-rhumatismal : feuilles en infusion : Europe
- Contre l'artériosclérose : feuilles en macération alcoolique : Europe
- Contre les pertes blanches et la leucorrhée : feuilles en décoction : Europe
- Vermifuge : feuilles en infusion ou décoction : Europe
- Hémostatique : feuilles en usage externe : Europe
- Contre la cystite : feuilles en usage externe : Europe
- Contre la malaria : huile essentielle : Cuba
- Contre les affections du foie : huile essentielle : Cuba
- Contre la sinusite : infusion de feuilles séchées, en inhalation : Europe
- Soins des cheveux : décoction de feuilles séchées, en rincage des cheveux : Europe
- Anesthésique : huile essentielle des feuilles : Asie
- Insecticide, Assainisseur d'air : feuille : Europe

Recommandations et posologie

Recommandations TRAMIL

› Grippe et Toux : décoction ou infusion des feuilles. Pour la décoction, faire bouillir 5 à 10 grammes de feuilles sèches ou 30 à 40 grammes de feuilles fraîches dans 4 tasses d'eau dans un récipient couvert; laisser refroidir, filtrer et boire 3 tasses par jour. Pour l'infusion, verser l'eau bouillante sur les feuilles, recouvrir le récipient, laisser refroidir, filtrer et boire.

Contre-indications et précautions d'emploi

Si l'état du patient se détériore ou si la toux dure plus de 5 jours, consulter un médecin. Eviter en cas d'inflammations gastro intestinales ou des voies biliaires et de maladie hépatique sérieuse. Pas pour les enfants de moins de 3 ans et les femmes enceintes ou allaitantes. Ne pas appliquer de préparations contenant de l'huile essentielle sur le visage d'enfants de moins de 3 ans : ceci peut entrainer des spasmes de la glotte et/ou des bronches et même l'asphyxie.

Autres recommandations (tirées de la Pharmacopée française)

Expectorant, Antiseptique dans les pneumopathies et les complications broncho-pulmonaires : placer 100 grammes de feuilles dans 1litre d'eau bouillante. Laisser infuser 15 minutes, boire 100 à 200 mL par jour.

Myrtaceae

Pimenta racemosa (Mill.) J.w. Moore

Bois d'Inde

Bwa din, Fèy esans jiwòf

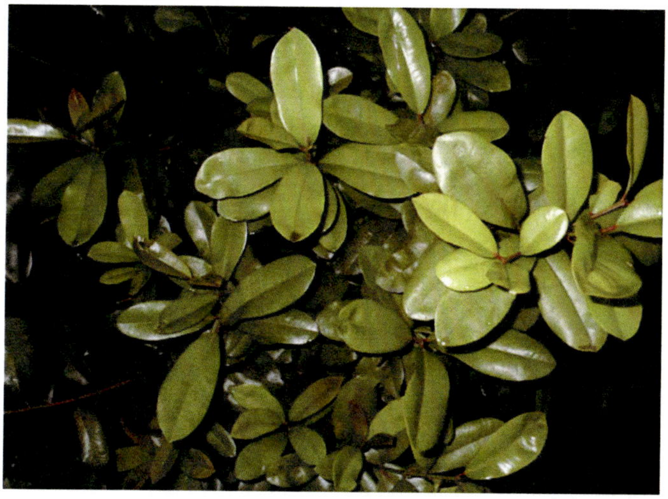

Description botanique

Arbre aromatique à écorce blanchâtre et rameaux quadrangulaires. Feuilles opposées, coriaces, glabres, obovées à elliptiques, garnies de points glanduleux, à apex et base de formes variables. Inflorescence : panicule terminale à forme de corymbe regroupant de petites fleurs à pétales arrondis blancs. Fruit : baie ovoide, pulpeuse, noire à maturité, de plus ou moins 1cm de long, surmontée par le calice et contenant une graine solitaire.

Chimie et propriétés

Les feuilles renferment une huile essentielle dont les principaux constituants sont : eugénol, alpha-pinène, myrcène, limonène, cinéol, citral et chavicol. Le bwa din est doué de propriétés antimicrobiennes et l'huile essentielle agit contre certains champignons pathogènes de la peau. L'eugénol est un analgésique, un antiseptique et un fongicide; le cinéol est expectorant. La plante renferme aussi du lupéol à propriétés antiinflammatoires et des tanins.Trois variétés de cette espèce différant principalement par leur composition en huile essentielle ont été répertoriées dans la Caraïbe. L'huile essentielle pure peut présenter une certaine toxicité, mais selon des travaux TRAMIL, la décoction de feuilles séchées et moulues administrée quotidiennement pendant 30 jours par voie interne à des animaux n'a pas eu d'effets nocifs.Selon une étude menée en Espagne, les feuilles de la variété ozua (à très forte odeur de girofle et portant le nom de *fèy esans jiwof* en Haïti) exercent une activité antiinflammatoire et analgésique, et ce, sans toxicité aux doses effectives. La plante est classée parmi les pesticides.

Usages en Haïti

› Analgésique, Contre douleurs articulaires : huile des feuilles en friction
› Astringent, Antiseptique : feuilles ou huile des feuilles en friction
› Contre les maux de gorge : huille des feuilles en gargarisme
› Contre l'incontinence d'urine : feuilles et graine en décoction
› Contre les douleurs abdominales et de l'estomac : feuilles en décoction
› Contre les oedèmes : feuilles et graines en décoction, voie externe
› Contre les maux de tête et le vertige : décoction des feuilles et des graines en compresse sur la tete
› Contre l'éléphantiasis débutant : décoction des feuilles de bain de jambe

Usages ailleurs

› Anti-grippe, Anti-rhume :
  - feuilles en friction sur le corps : Porto Rico
  - feuilles en décoction : Trinidad, Curacao, Jamaique, La Dominique
› Fébrifuge : feuilles en décoction : Trinidad, Jamaique, La Dominique
› Contre les maux de dent :
  - pâte de feuilles en application locale : Curacao
  - feuilles pilées en application locale : République Dominicaine
› Stimulant :
  - graines en décoction : Cuba
  - feuilles en infusion ou poudre des feuilles en inhalation : Bahamas
› Contre les gaz intestinaux : feuilles en décoction : Curacao
› Contre les affections urinaires : écorce en décoction : Curacao
› Analgésique externe, Anti-rhumatismal : feuilles frottées sur le corps : Porto Rico

- Contre les irritations de la peau : feuilles frottées sur le corps : Bahamas
- Anti-diarrhéique : feuilles en décoction : Grenade
- Lotion corporelle : huile des feuilles : Jamaique

Recommandations et posologie

Recommandations TRAMIL

- Maux de dents (en complément du traitement odontologique) : laver soigneusement quelques feuilles, les écraser avec un clou de girofle et une gousse d'ail, appliquer le tout sur la dent affectée 2 à 3 fois par jour
- Rhumatisme : appliquer sur la partie 30 grammes de feuilles préalablement écrasées et frictionner la partie pendant 2 à 5 minutes, ce 2 à 3 fois par jour.

Contre indications et précautions d'emploi

Pas pour les enfants de moins de 5 ans et les femmes enceintes ou allaitantes. La feuille peut provoquer des réactions d'hypersensibilité. Toute application locale doit respecter les règles d'hygiène les plus strictes.

Myrtaceae

Psidium guajava L.

Goyavier

Pye gwayav, Pye goyav

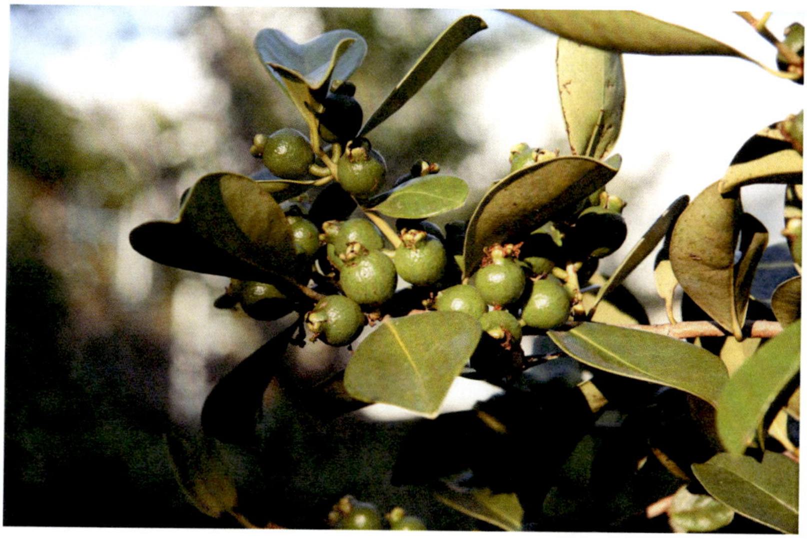

Description botanique

Arbuste ou petit arbre tortueux, nu dans le bas, à écorce lisse se desquamant, atteignant 7 m de haut, originaire d'Amérique du Sud. Feuilles simples, opposées, chartacées, oblongues à elliptiques, à face inférieure pâle et traversée par des nervures saillantes. Fleurs axillaires, groupées par 1-3, à étamines nombreuses et corolle blanche. Fruit : baie globuleuse, elliptique ou obovoïde, jaunâtre à maturité, à pulpe comestible blanche ou rose, contenant un grand nombre de graines.

Chimie et propriétés

La plante est riche en tanins. Dans les feuilles, il y a présence de β-sitostérol, d'acides maslinique, guajavolique, ursolique, de flavonoïdes et de leucocyanidines. Les feuilles renferment aussi une huile essentielle riche en caryophyllène, nérolidiol et bisabolène. Le fruit mur est bien pouvu en vitamine C (3 à 5 fois plus que le citron ou l'orange). Il contient aussi du phosphore, les vitamines A et PP, du lycopène et beaucoup de fibres solubles. Les feuilles jouissent de très nombreuses propriétés : antidiarrhéique (propriété prouvée chez des patients atteints de diarrhée aigue simple), antiamibienne (contre l'Entamoeba histolytica), antiinflammatoire, antimicrobienne (contre plusieurs bactéries responsables d'infections intestinales), antispasmodique intestinal, sédative, hypoglycémiante, anti-toux, anti-acnéique. En décoction forte, elles ont une certaine action contre le Vibrio cholerea, bactérie causant le choléra ; elles pourraient être utilisées par les occupants d'une maison où il y a eu un cas de choléra (la prise de sérum oral et la consultation à un centre médical étant évidemment les premiers gestes à poser par celui qui manifeste les symptômes du choléra !) afin de minimiser la transmission de la bactérie. Le fruit est hypotenseur et agit contre le cholestérol et les triglycérides. En tant que complément alimentaire, les feuilles de goyave sont déjà disponibles dans plusieurs pays sous formes variées : capsule, sirop, tablette, poudre, etc. et sont offertes contre la diarrhée et autres affections. Le jus du fruit de différentes provenances est proposé dans les supermarchés. Divers tests de toxicité ont été pratiqués et ont indiqué l'inocuité des fruits, des feuilles et de l'écorce de tige. La plante est inscrite à la Pharmacopée française contre la gastro-entérite et la diarhée.

Usages en Haïti

› Anti-diarrhéique : jus du fruit ou décoction des feuilles
› Contre maux de gorge : feuille
› Anti-épileptique : feuille
› Alimentaire : fruit

Usages ailleurs

› Anti-diarrhéique, Anti-dysentérique :
  - feuille et/ou écorce en décoction ou infusion : Jamaique, La Dominique, Surinam, Bresil, Bahamas, Vénézuela, Guyane, Colombie, Guatemala, Trinidad
  - bois en décoction : Cuba : fruit vert : Jamaique, Guyane
  - bouton floral en décoction : Costa Rica, Mexique

› Anti-hémorragique, Hémostatique :
  - feuilles et écorce en décoction : Curacao
  - bouton floral en décoction : Mexique, Costa Rica

› Anti-ulcéreux, Cicatrisant :
  - feuilles et écorce en décoction, voie externe : Mexique, Cuba

  - poudre de feuilles, usage externe : Mexique
- Anti-vénérien : feuilles et écorce en décoction : Curacao
- Contre la grippe et le rhume : jeunes tiges en décoction : Cuba
- Stomachique :
  - écorce en décoction : Mexique
  - feuilles en infusion : La Dominique
- Anti-ictérique : poudre de feuilles dans de l'eau
- Pectoral : fruit mur : Panama
- Anti-émétique : jeunes feuilles en décoction : La Dominique, République Dominicaine
- Contre les chocs émotionels : feuilles en décoction, en association : République Dominicaine
- Contre le vertige : feuilles en décoction, en association : République Dominicaine
- Anti-diabétique : feuilles en association : La Dominique
- Alimentaire : fruit

Recommandations et posologie

Recommandations TRAMIL

- Diarrhée (en complément de la réhydratation orale), gueule de bois (mal makak) : décoction ou infusion des feuilles. Pour la décoction, faire bouillir 5 à 10 grammes de feuilles (1 à 2 petites cuillères de feuilles fraiches et hachées) dans 1tasse d'eau dans un récipient couvert ; laisser refroidir, filtrer et boire 3 tasses par jour. Pour l'infusion, verser l'eau bouillante sur les feuilles, recouvrir le récipient, laisser refroidir, filtrer et boire.
- Crise de nerf : décoction des feuilles avec sel et sucre, voir orale
- Vomissements : boutons floraux, décoction ou infusion, voie orale
- Eruptions cutanées : décoction des feuilles fraîches, en bains

Contre indications et précautions d'emploi

Si l'état du patient se détériore ou si les vomissements durent plus de 2 jours, la diarrhée plus de 2 jours chez un enfant et de 3 jours chez un adulte, la crise de nerf plus de 7 jours, consulter un médecin. Pas pour les enfants de moins de 3 ans et les femmes enceintes ou allaitantes.

Myrtaceae

Syzygium aromatica (L.) M & P.

Syn : Eugenia caryophyllata Thumb

Girofle

Jiwòf

Description botanique

La plante ne pousse pas dans le pays mais est importée et largement utilisée. La partie employée (« clou de girofle ») est le bouton floral séché très aromatique et qui a l'aspect d'un clou brun foncé d'une dizaine de mm de long

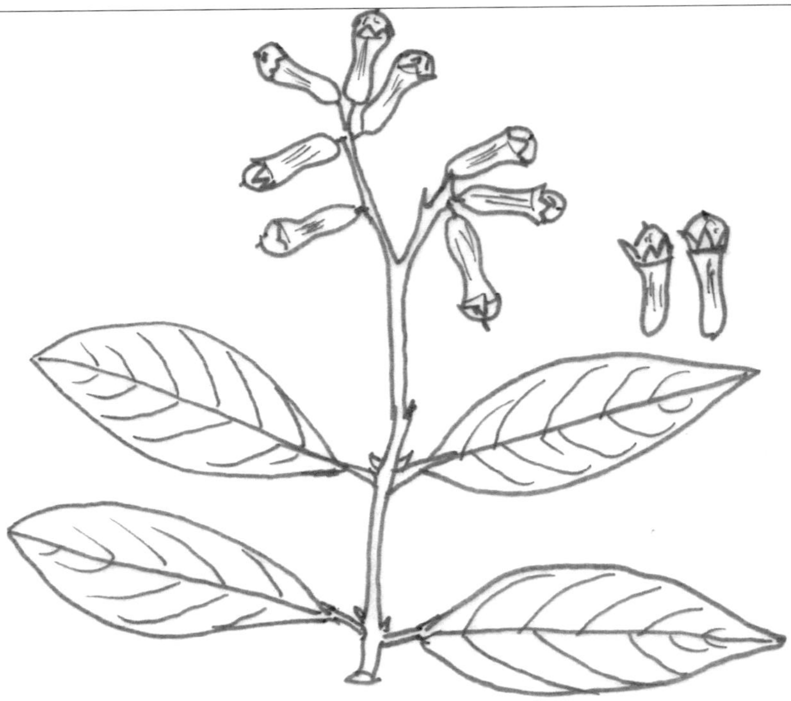

Chimie et propriétés

Le clou de girofle renferme une huile essentielle contenant 70 à 80 % d'eugénol. Il renferme aussi des gommes, des tanins, du furfurol, de la caryophyllène, de la vanilline et du pinène. L'extrait total du clou de girofle a un effet contre le Staphylococcus aureus et le virus de l'herpès. Selon une récente étude, le mélange Acyclovir (l'un des antiviraux les plus prescrits en cas d'herpès) et d'un extrait de girofle, a donné de meilleurs résultats contre l'herpès que l'Acyclovir seul. Le clou de girofle agit aussi contre certaines bactéries résistantes aux antibiotiques (récente étude parue dans "Phytotherapy Research") ainsi qu'une activité contre plusieurs champignons pathogènes de la peau et des ongles. Il a une action antiagrégante sur les plaquettes et fait baisser le taux de lipides sanguins de même qu'une action contre l'allergie. La poudre de girofle a indiqué un effet tranquillisant et anticonvulsif chez l'animal. L'huile essentielle présente des actions anti-spasmodique, stomachique, bactéricide, cicatrisante, stimulante et analgésique local. Les extraits et l'huile essentielle font partie de préparations offertes actuellement en pharmacie contre l'herpès buccal (Herp-Eeze par exemple), comme antiseptique, analgésique léger et pour les soins dentaires et de la bouche. L'ingestion de l'huile essentielle pure (4,9 mL) est toxique, mais le clou de girofle est classé par la FDA (Food and Drug Administration) aux USA dans la catégorie « sans danger ».

Usages en Haïti

› Digestif, Carminatif : clou de girofle en décoction ou en infusion
› Contre les maux de dent : décoction de clou de girofle en application locale
› Condiment : clou de girofle

Usages ailleurs

La plante est connue et utilisée dans de nombreux pays comme condiment et pour des usages médicinaux. La partie utilisée est le bouton floral ou « clou de girofle » sous forme d'essence, de pastilles, de décoction, par voie interne ou externe :

- Bactéricide, Antiseptique général : voie interne et externe
- Contre les gaz intestinaux : voie interne
- Emménagogue : voie interne
- Expectorant : voie interne
- Vermifuge : voie interne
- Contre le vertige : voie interne
- Anti-spasmodique : voie interne
- Contre les maux de dent : voie externe
- Contre la dysménorrhée : voie interne
- Ocytocique : voie interne et externe
- Contre les maux de tête : voie interne
- Stimulant du système nerveux : voie interne
- Stimulant de la circulation : voie interne
- Anti-vomitif : voie interne
- Analgésique : voie interne et externe
- Parasiticide : voie interne et externe
- Insectifuge
- Aphrodisiaque
- Condiment

Recommandations et posologie

Recommandations TRAMIL

- Maux de dents : Appliquer 1 à 3 clous au niveau de la dent et mâcher. Pas plus de 3 fois par jour.

Contre indications et précautions d'emploi

Si l'état du patient se détériore ou si les maux de dents durent plus de 2 jours, consulter un dentiste.

Nyctaginaceae

Boerhaavia diffusa L.

Kase zo

Description botanique

Herbe annuelle à tiges glabres, grêles, d'abord couchées puis ascendantes. Feuilles opposées, ovées à sub-rhombiques, à apex arrondi ou aigu, marge entière ou ondulée et face inférieure du limbe argentée. Inflorescence : panicule terminale lâche portant de petites fleurs groupées par 2-4 à corolle rouge-mauve. Fruit : petit, obovoïde, glanduleux, cotelé, à sommet arrondi.

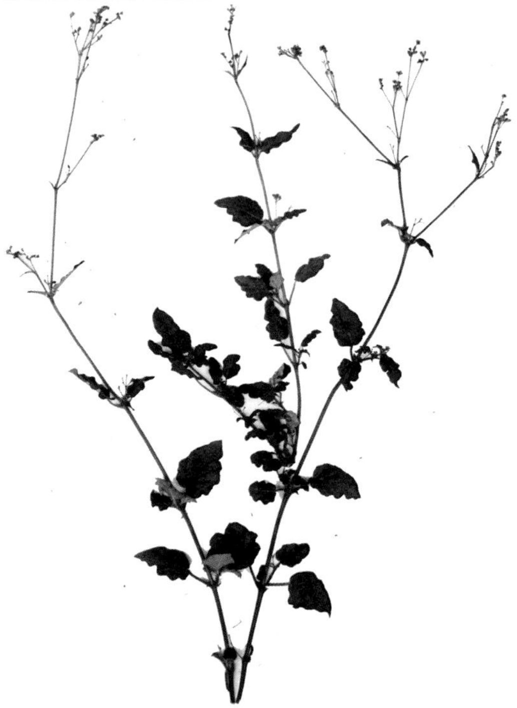

Chimie et propriétés

La plante contient des flavonoïdes, des alcaloïdes parmi lesquels, la punarnavine, des stéroïdes, des triterpènes, de l'acide ursolique, de l'acide boerhaavique, du nitrate de potassium, des tanins et des sucres réducteurs. Elle jouit de propriétés diurétiques marquées vérifiées en clinique et attribuées à la présence de la punarnavine et des sels de potassium. Suite à des études réalisées en Inde où la plante est très connue, de nombreuses autres propriétés ont été signalées pour les feuilles ou la racine dans la littérature : hypoglycémiantes, anti-oestrogéniques, antimicrobiennes, antimétastasiques, anticonvulsifiantes, antitumorales, hépato protectrices, antistress, etc. Les feuilles seraient comestibles et assez riches en vitamines et minéraux. Elles sont utilisées comme légume en Inde. La plante (feuilles et racine) renferme des composés à forte activité pharmacologique et présente un potentiel pour le traitement de plusieurs affections selon une récente étude bibliographique. Les essais de toxicité réalisés n'indiquent pas de nocivité pour la plante.

Usages en Haïti

› Contre les fractures des os : feuilles pilées+amidon en cataplasme
› Anti-spasmodique : feuilles en décoction
› Cicatrisant : feuilles pilées en application externe
› Contre les crampes des membres : feuilles et racines pilées, en compresse
› Contre la paralysie et les névralgies : feuilles en décoction
› Emétique : racine

Usages ailleurs

› Expectorant : racine en poudre ou en infusion : Inde, Pakistan, Porto Rico
› Anti-asthmatique : racine en poudre ou en infusion : Inde, Pakistan, Porto Rico
› Emétique : racine en poudre : Inde, Pakistan, Porto Rico
› Contre l'opthalmie chronique : jus des feuilles dans les yeux : Inde, Pakistan
› Laxatif : feuilles en infusion : Inde, Pakistan
› Fébrifuge : feuilles en infusion : Inde, Pakistan
› Diurétique : feuilles ou racine en poudre : Inde, Pakistan
› Contre l'oedéme : feuilles ou racine en poudre : Inde, Pakistan
› Vermifuge : feuilles en décoction ou racine en poudre : Inde, Pakistan
› Contre les maladies cardiaques et rénales : racine en poudre : Inde, Pakistan

- Contre les affections du foie et la jaunisse : jus des feuilles : Inde, Pakistan
- Stomachique : racine en poudre : Inde, Pakistan
- Anti-spasmodique, Anti-épileptique : racine en infusion : Porto Rico
- Anti-ulcéreux, Contre les dermatoses : racine en pâte, application externe : Inde, Pakistan
- Emollient : racine en cataplasme : Sénégal
- Contre les intoxications aux fruits de mer : plante entière en infusion : La Dominique
- Améliore la vision : Afrique
- Sudorifique : contrées d'Amérique Centrale
- Alimentaire : feuilles : Inde

Nyctaginaceae

Mirabilis jalapa L.

Belle de nuit

Bèl de nwi

Description botanique

Herbe à tiges ramifiées et grosse racine tubéreuse poussant dans les décombres et au bord des routes. Feuilles opposées, pétiolées, ovées, à sommet acuminé et base tronquée ou cordée. Inflorescence : cyme de fleurs à corolle à forme d'entonnoir rose, jaune, pourpre ou blanc, s'ouvrant l'après midi. Fruit : arrondi, sec, ridé, noir à maturité, renfermant une graine solitaire.

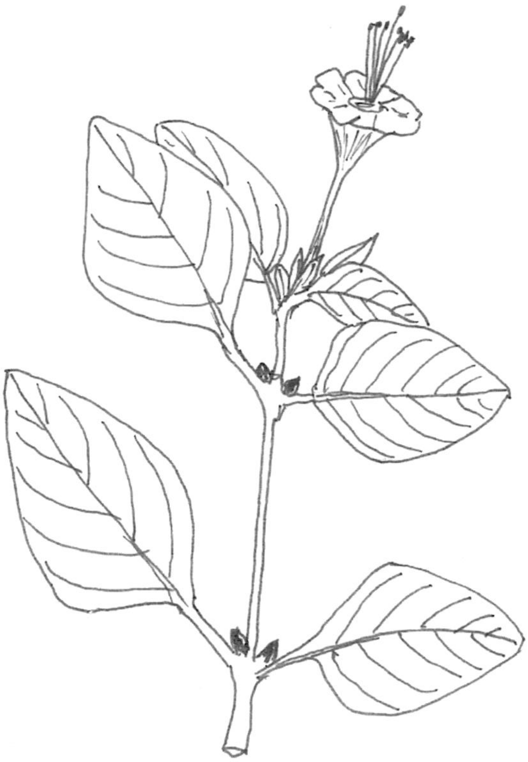

Chimie et propriétés

La plante renferme des alcaloïdes, des flavonoïdes, des phénols, des tanins, des saponines. La présence de trigonelline à action hypoglycémiante et antilipidique est signalée pour la racine. L'extrait (sur méthanol) des feuilles agit contre des bactéries et des champignons responsables de dermatoses. En application externe, le jus de la plante ainsi que sa macération présentent une activité anti-inflammatoire constatée cliniquement sur des dermatoses provoquées par des champignons. Selon une récente étude chinoise, l'extrait éthanolique de racine a indiqué un effet hypoglycémiant et a provoqué une baisse du taux de lipides sanguins. La racine a aussi un effet antiallergique. Chez l'homme, l'application externe de la plante ne provoque expérimentalement aucune irritation; les essais pratiqués sur la feuille n'ont révélé d'autre part aucune toxicité aigue par voie interne.

Usages en Haïti

› Purgatif : racines séchées en décoction
› Vermifuge : racines séchées en décoction
› Stomachique, Carminatif : fleurs en infusion
› Contre les troubles du foie : racine en décoction
› Contre les foulures : feuilles en macération dans du vinaigre en application locale
› Cicatrisant : feuilles enduites de suif, en application locale

Usages ailleurs

› Purgatif : racine en décoction : Porto Rico, Martinique, Guadeloupe, Inde, Pakistan, Madagascar
› Contre foulure, luxation, contusion :
  • feuilles pilées en cataplasme : Guadeloupe, Martinique
  • racine pilée en cataplasme : Inde, Pakistan
› Contre les affections goutteuses : poudre de racine : Martinique, Guadeloupe
› Cicatrisant, Contre les abcès superficiels : cataplasme de feuilles ou jus des feuilles en application locale : Inde, Pakistan
› Contre l'urticaire et les irritations cutanées :
  • jus des feuilles en application locale : Inde, Pakistan
  • fruit pulvérisé en application externe : Porto Rico
› Diurétique : racine : Inde, Pakistan
› Tonique : racine : Inde, Pakistan
› Contre les affections auriculaires : jus des fleurs en instillation dans l'oreille ; Porto Rico
› Contre les tâches du visage : jus des fleurs en application locale : Porto Rico
› Contre les ulcères cutanés : jus de la plante en usage externe : Cuba

Oxalidaceae

Oxalis corniculata L.

Allelua, Trèfle, Oseille marron

Lozèy mawon

Description botanique

Petite herbe grêle, prostrée, radicante aux nœuds, poussant dans les friches et les arrières-cours. Feuilles composées à 3 folioles obcordées, ressemblant à des feuilles de trêfle. Fleurs groupées par 1-4, à sépales linéaires verts et 5 pétales jaunes arrondis au sommet. Fruit : capsule linéaire-oblongue, poilue, à sommet aigu, contenant plusieurs graines ridées brunes.

Chimie et propriétés

La plante renferme une grande quantité d'acide oxalique.

Usages en Haïti

› Contre grippe et toux : feuilles en infusion

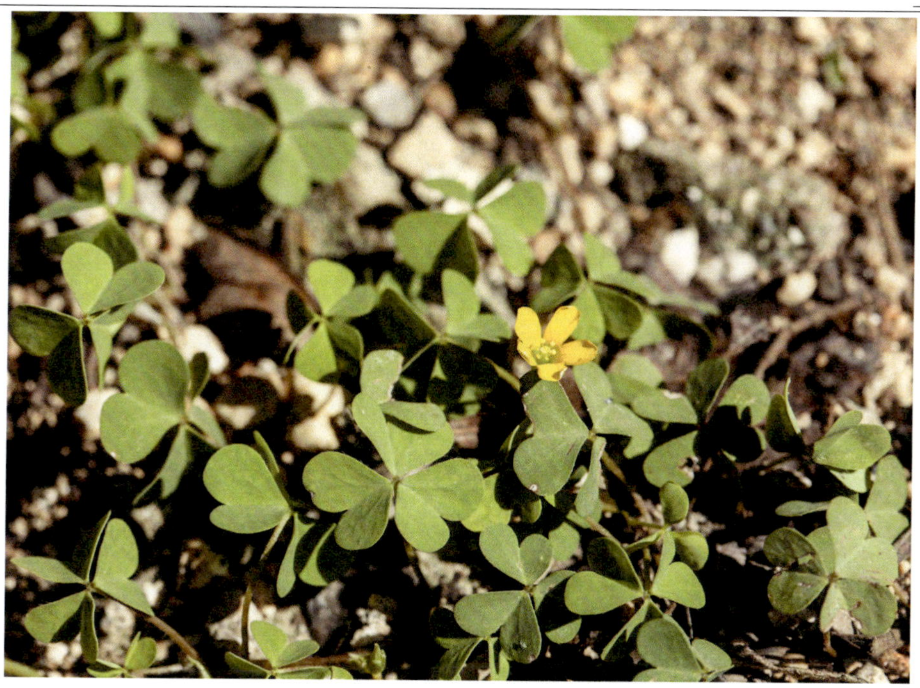

Usages ailleurs

- Fébrifuge : feuilles en infusion : Costa Rica, Bresil, Inde, Pakistan
- Contre les excroissances de la peau : feuilles en application locale : Bresil, Inde, Pakistan
- Anti-dysentérique : feuilles en décoction : Bresil, Inde, Pakistan
- Contre les affections du foie : feuilles en infusion : Inde, Pakistan
- Antidote : jus des feuilles : Inde, Pakistan
- Anti-scorbutique : jus des feuilles : Inde, Pakistan
- Stomachique, Apéritif : feuilles en infusion ou salade : Inde, Pakistan
- Anti-inflammatoire : feuilles en cataplasme : Inde, Pakistan
- Contre le vertige : tige : Yemen
- Analgésique : feuilles en cataplasme : Inde, Pakistan
- Vermifuge : feuilles : Madagascar

Palmaceae

Cocos nucifera L.

Cocotier

Pye Kokoye

Description botanique

Palmier à tronc annelé et épais à la base, originaire d'Asie, largement naturalisé dans le pays, surtout sur le littoral. Feuilles grandes, coriaces, à gros pétiole, atteignant 6 m de long, divisées en segments linéaires-lancéolés. Inflorescence en épis soutenus par de grandes bractées foliacées; fleurs mâles et femelles separées, sessiles. Fruit : gros, ovoïde à elliptique, fibreux, à noyau dur et albumen abondant.

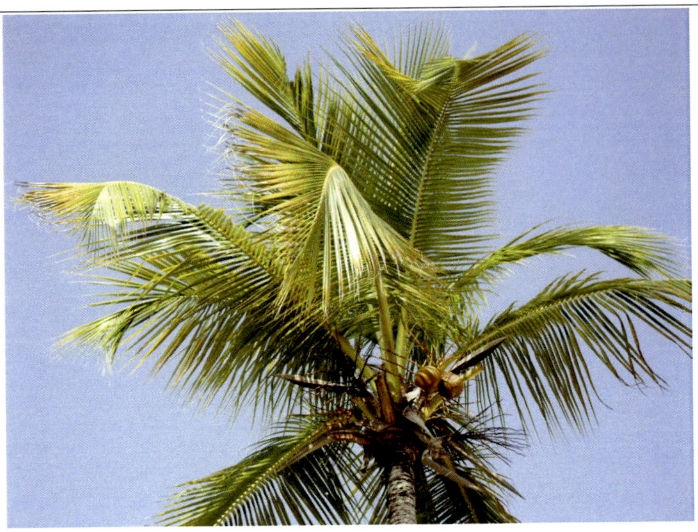

Chimie et propriétés

Le liquide du fruit (partie interne et liquide du fruit dénommée : *dlo kokoye*) contient du glucose, du lévulose, de l'inuline, des protéïnes, des minéraux (calcium, magnésium, sodium et potassium), des enzymes. Il a un effet diurétique et hypotenseur ; il a été utilisé sans inconvénient en Thaïlande, aux Indes, à la Louisiane et en Extrême Orient comme liquide stérile pour les perfusions intraveineuses dans des cas de deshydratation. La pulpe ou chair (partie solide ou semi-solide contenue dans la coque appelée *nannan* chez nous) contient des protéïnes, des lipides, des glucides, des minéraux (calcium, phosphore, fer) et des vitamines (B et C). Elle renferme de l'acide laurique, acide gras aussi trouvé dans le lait maternel et ayant la particularité d'être utilisé directement comme carburant par l'organisme ou de se transformer en monolaurine. La monolaurine a la propriété de stimuler le système immunitaire et de protéger les cellules de l'attaque des virus et des bactéries. La pulpe constitue une bonne source d'éléments nutritifs favorables à la santé. Contrairement à ce qui avait été dit dans le passé, sa consommation n'est pas nuisible au système cardio vasculaire. L'huile qui en est tirée est comestible et de plus en plus appréciée pour ses vertus diététiques. Elle pourrait avoir des effets favorables en cas d'Alzheimer et d'autres troubles nerveux tels l'épilepsie et la maladie de Parkinson. Des recherches sont menées aux USA concernant ces possibilités thérapeutiques. La pulpe sert à la fabrication de divers onguents et de nombreux produits cosmétiques (shampoo, crêmes de soin, crêmes solaires, etc).

Usages en Haïti

- Vermifuge : pulpe du fruit séché : pulpe trituré avec de l'huile : broue (*po kokoye*) en décoction
- Diurétique, Contre les pierres aux reins : eau du fruit ou jus de la tige
- Laxatif doux : pulpe du fruit cuit en purée
- Alimentaire : eau et pulpe

Usages ailleurs

- Vermifuge, Contre les parasites intestinaux : pulpe : République Dominicaine, Guadeloupe, Curaçao, Costa Rica, Cuba, Mexique, Inde, Pakistan
- Diurétique :
  - jus de pulpe : Bassin Caraibe, Inde, Pakistan
  - eau du fruit : Afrique, Inde, Pakistan, Costa Rica
  - racine en décoction : Inde, Pakistan
- Contre les maux de dents :
  - racine : Jamaique, Trinidad
  - cendre d'écorce en application locale
  - Inde, Pakistan, Ile Maurice
- Anti-diarrhéique : racine : Cuba, Curaçao, Mexique, Sénégal, Costa Rica
- Cicatrisant, Contre les brûlures : huile de la pulpe du fruit : République Dominicaine, Inde, Pakistan
- Anti-vénérien : lait de coco : Jamaique
- Alimentaire : eau et pulpe

Recommandation et posologie

Recommandations TRAMIL

- Asthme : 15 à 30 ml (1 à 2 cuillérées) d'huile de cocoyer, 2 ou 3 fois par jour
- Arthrite : huile du fruit au naturel, en application locale et massage
- Infections des voies urinaires : 250 ml (1 tasse) d'eau de cocoyer (*dlo kokoye*), 4 à 6 fois par jour
- Calculs rénaux : eau du fruit, voie orale
- Furoncles : huile du fruit en cataplasme ou huile du fruit avec du lait frais de la graine en application locale
- Grippe : huile du fruit, en friction de la poitrine
- Brûlures : huile du fruit en cataplasme

Contre-indications et précautions d'emploi

En cas d'asthme, d'infections urinaires ou de calculs rénaux, ce traitement doit venir en complément du traitement classique et après consultation médicale. Si l'état du patient se détériore ou que les symptômes durent plus de 2 jours en cas d'asthme et de fièvre et plus de 3 jours en cas d'infection urinaire, consulter un médecin. En cas d'application externe, il faut se conformer aux règles d'hygiène les plus strictes. N'utiliser que pour des brûlures superficielles, peu étendues (moins de 10 % de la surface du corps) et situées hors des zones à haut risque tels le visage, les mains, les pieds et les organes génitaux.

Papaveraceae – Toxique

Argemone mexicana L.

Chardon béni

Chadwon beni

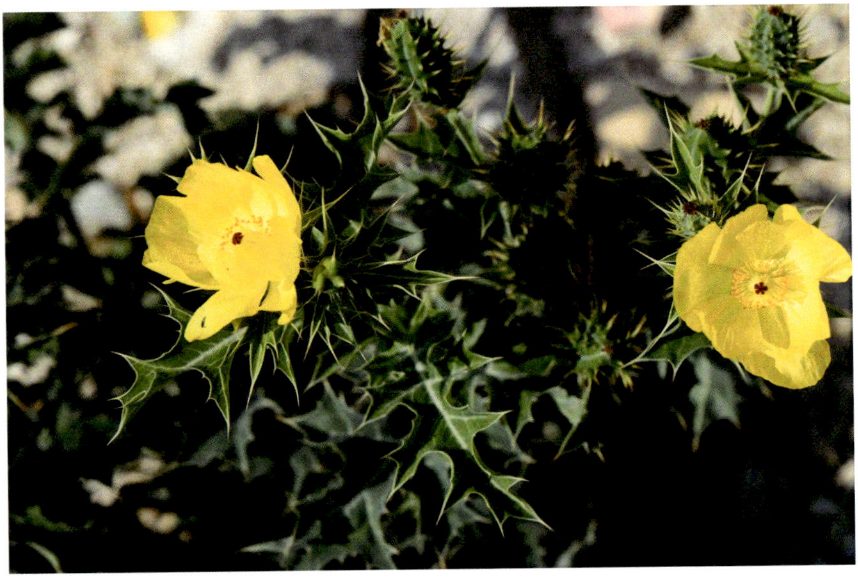

Description botanique

Herbe annuelle, dressée, à latex jaune, de 0,5 m de haut en moyenne, originaire d'Amérique du Nord, actuellement assez répandue. Feuilles alternes, sessiles, à bords lobés-dentés, à nombreuses épines sur les nervures et les marges. Fleurs terminales de 4-6 cm de diamètre, à pétales jaunes et étamines nombreuses. Fruit : capsule dressée, épineuse, d'en moyenne 2 cm de diamètre, contenant de nombreuses graines rayées.

Chimie et propriétés

La plante est riche en alcaloïdes très actifs : la protopine, à propriétés analgésiques, hypotensives, convulsantes et cytotoxique ; la berbérine qui est carminative, anti-inflammatoire, anti-bactérienne, fébrifuge, hémostatique et sédative; la sanguinarine à propriétés bactéricides et anesthésiques; la chélérythrine qui est analgésique et l'alpha-allocryptopine anesthésique. Trois dérivés flavoniques ont été mis en évidence dans les fleurs qui ont, entre autres, une action contre la toux et qui sont utilisées pour la teinture de tissus. Les extraits des feuilles et des graines ont une activité contre des bactéries pathogènes pour l'homme et pourraient contenir des agents anti infectieux intéressants. La plante a aussi une action contre le parasite responsable de la malaria selon des études menées dans les pays d'Afrique et pourrait constituer un remède efficace contre la malaria simple. Les extraits (sur eau et méthanol) des feuilles ont indiqué une activité cicatrisante externe et le latex de la plante, en dissolvant les protéines, agit favorablement sur les verrues. Quoique la plante soit souvent considérée comme potentiellement toxique (surtout racine et graines) par la présence de ses alcaloides anesthésiques, selon une étude publiée récemment dans "Pharmacopée et Médecine Traditionnelle Africaine", la décoction de la feuille sur le court terme ne présenterait pas de toxicité particulière. En médecine familiale, l'usage interne de la plante reste cependant risqué et en attendant d'autres études, n'est pas recommandé.

Usages en Haïti

- Anti-grippe, Anti-tussif : feuilles en décoction
- Contre les maladies du foie : feuilles en décoction
- Sudorifique : poudre des graines et fleurs
- Febrifuge : plante en décoction
- Emétique, Purgatif : poudres des graines
- Anti-rhumatismal : feuilles pilées en application locale
- Contre la conjonctivite : sève en application dans l'œil
- Contre les dermatoses et les verrues : sève en application locale
- Stimulant de l'appétit : feuilles en décoction

Usages ailleurs

- Sédatif, Pectoral :
  - feuille et/ou fleur : Vénézuela, Jamaique, Curaçao, Cuba, Porto Rico, Mexique, Sénégal
  - graine : Inde, Pakistan
- Contre les verrues et les ulcères cutanés : latex en application locale : Porto Rico, Bahamas, Cuba, Pakistan, Inde
- Cicatrisant : feuilles ou latex en application locale : Curaçao, Vénézuela, Mexique, Cuba, Sénégal, Cap Vert
- Diurétique :
  - racine : Sénégal, Cap Vert
  - jus des feuilles : Inde, Pakistan
- Anti-asthmatique :
  - feuilles en infusion : Porto Rico, Curaçao
  - graine : Inde, Pakistan
- Hypnotique, Narcotique : huile des graines : Porto Rico, Inde, Pakistan
- Contre les dermatoses, l'herpès, l'eczéma :
  - plante en bain : Cuba
  - huile des graines, usages externe : Inde, Pakistan
- Emétique : graines : Porto Rico, Inde, Pakistan
- Fébrifuge :
  - feuille : Porto Rico, Jamaique, Curacao
  - graine : Cuba
- Contre les affections du foie :
  - feuilles : Bahamas, Mexique, Inde, Pakistan, Mali
  - racines en macération ou décoction : Mali
- Purgatif :

- latex : Costa Rica
- huile des graines : Inde, Pakistan

› Cholagogue : racine : Cap Vert, Sénégal
› Collyre : racine en décoction : Inde, Pakistan
› Anti-vénérien : jus des feuilles ou décoction de racine : Inde, Pakistan
› Anti-inflammatoire : racine en décoction, voie externe : Inde, Pakistan
› Anti-rhumatismal : jus des feuilles en application externe : Inde, Pakistan
› Antidote contre les morsures de serpent : jus de la plante en application externe : Amérique Latine
› Anti-cancérigène : Vénézuela
› Contre la malaria : Afrique
› Contraceptif : feuille : Chine
› Contre les troubles gastro-intestinaux : feuilles en décoction ou macération : Mali

Recommandation et posologie

Recommandations TRAMIL

Cette plante qui avait été classée parmi les plantes toxiques et non recommandées par TRAMIL vient de changer de catégorie : elle est actuellement à l'étude.

Passifloraceae

Passiflora edulis L.

Grenadia

Grenadya

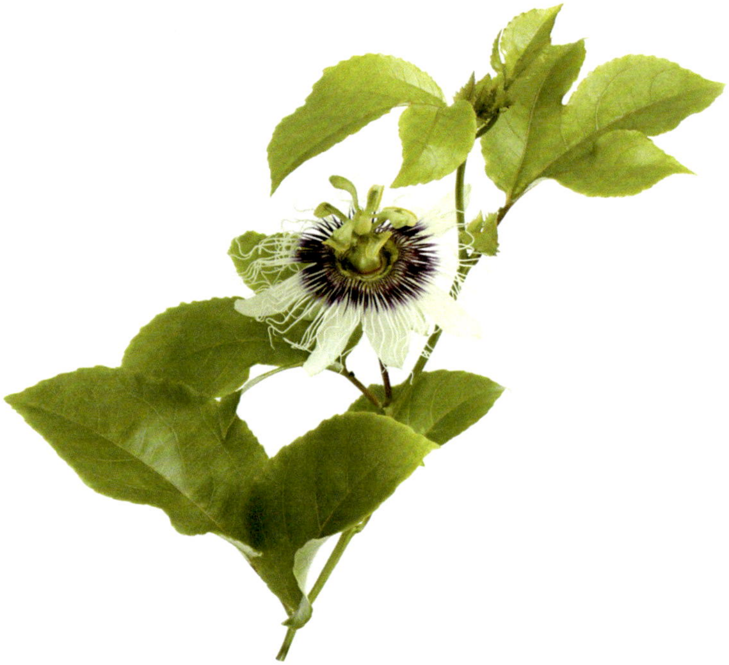

Description botanique

Liane vigoureuse, à croissance rapide, munie de vrilles. Feuilles alternes, longuement pétiolées, brillante à la face supérieure, en général à 3 lobes dentés, portant 2 petites glandes circulaires au sommet du pétiole. Fleurs solitaires, axillaires, à pétales blancs entourés de nombreux et longs appendices bleu-violacés à blanchâtres. Fruit : baie sub-globuleuse, jaune à maturité, contenant de nombreuses graines applaties noires.

Chimie et propriétés

Les extraits de grenadia sont doués de propriétés anti-spasmodiques et sédatives mais l'action serait moins poussée que celle d'une espèce plus connue, la Passiflora incarnata (dénommée : « passiflore » dans les pays francophones), inscrite à la Pharmacopée Française et administrée sous forme de teinture ou autres formes contre l'anxiété, l'insomnie, les névralgies, la tachycardie et les spasmes divers. Les feuilles de grenadia sont douées d'une activité anti inflammatoire. Le fruit renferme des hydrates de carbone, des vitamines (A et niacine en quantite appréciable, C en plus faible quantité), du phosphore, du calcium; Il est riche en potassium. L'effet hypotenseur du jus du fruit a récemment été démontré au Pérou chez des patients souffrant d'hypertension (stade non avancé) et concerne autant la pression systolique que la diastolique. Le jus du fruit a aussi une action intéressante sur le profil lipidique selon un récent article publié dans "Journal of Medicinal Food".

Usages en Haïti

- Aphrodisiaque : fruit
- Alimentaire : fruit

Usages ailleurs

- Contre les maladies du système nerveux : feuilles et fleurs en infusion : Amérique tropicale
- Contre l'insomnie : feuilles et fleurs en infusion : Amérique tropicale
- Contre l'hypertension : jus du fruit : La Dominique, Guadeloupe
- Vermifuge: graine : Porto Rico
- Sédatif: Porto Rico
- Analgésique : feuille et fleur: Porto Rico
- Anti-diarrhéique : feuille et fleur : Porto Rico
- Contre les affections urinaires : feuille et fleur : Porto Rico
- Alimentaire : fruit : Amérique tropicale

Passifloraceae

Passiflora foetida L.

Marie goujat

Marigouya – Tòf tòf

Description botanique

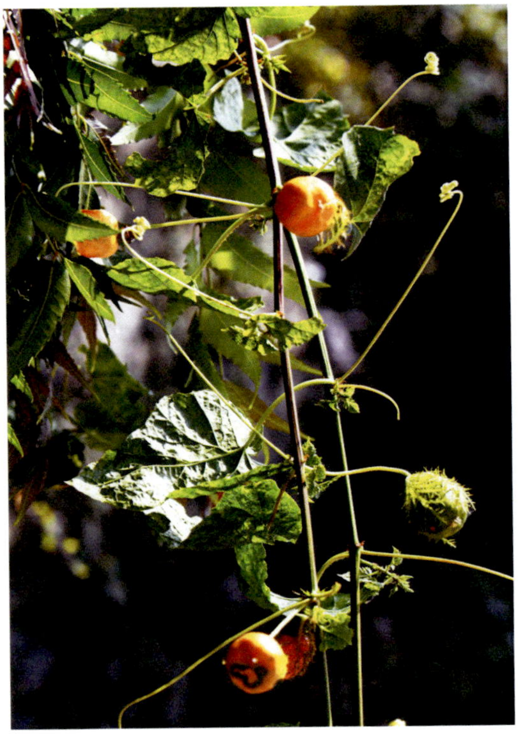

Herbacée à vrilles et à tige cannelées à la base, poussant dans les halliers, sur les haies. Feuilles longuement pétiolées, tri-lobées, palmées, cordées à la base, pubescentes, brillantes à la face inférieure. Fleurs grandes, solitaires, à pétales blancs, sous-tendues par trois bractées glanduleuses découpées en fins segments. Fruit : baie ovoide, jaune à maturité, de 2-3 cm de longueur, incluse dans les bractées.

Chimie et propriétés

Les feuilles renferment des alcaloïdes et de l'acide salicylique à action analgésique. La présence d'acide cyanhydrique a été signalée dans les fruits et les jeunes feuilles. De la sérotonine à action ocytocique a été isolée du fruit. Une certaine action anti-cancérigène a été observée pour les extraits aqueux de la plante. L'extrait méthanolique des feuilles a indiqué une remarquable activité antimicrobienne contre plusieurs bactéries pathogènes pour l'homme et pourrait être utile en cas de diarrhée et autres infections (de la gorge, des oreilles et de la peau) selon une étude publiée dans "African Journal of Biotechnology". Les feuilles ont aussi une action contre certains champignons pathogènes de la peau. L'extrait éthanolique a également démontré un effet antiulcéreux au niveau de l'estomac. Selon un article publié très récemment dans «International Journal of Pharmacy and Pharmaceutical Sciences», l'extrait méthanolique des feuilles agit comme un anti dépresseur. Une action anti épileptique, anxiolytique et analgésique des feuilles a été mise en évidence. La plante peut être toxique pour le bétail à cause de son contenu en acide cyanhydrique. Pour l'usage des feuilles par voie interne, il serait souhaitable de les faire bouillir pendant une dixaine de minutes dans un récipient sans couvercle afin d'éliminer l'acide cyanhydrique. Selon un récent article paru dans "International Journal of Applied Research in Natural Products", l'extrait éthanolique des feuilles ne présente pas d'aspect nocif pour l'homme.

Usages en Haïti

› Anti-grippe, Anti-rhume : feuilles en décoction

- Pectoral : feuilles et fleurs en infusion
- Contre l'amygdalite et l'enrouement : jus de plante en gargarisme et feuilles en compresse sur la gorge
- Contre les maux de tête et le vertige : feuilles pilées en compresse sur la tête
- Sédatif, calmant des enfants : feuilles en infusion, en association
- Alimentaire : fruit

Usages ailleurs

- Contre les dermatoses et l'eczéma :
  - décoction de la plante, usage externe : Curaçao, Aruba, Bresil
  - infusion des fleurs, usage interne : Argentine
- Emménagogue :
  - racines, feuilles et tiges : Porto Rico, Argentine
  - feuilles en infusion ou décoction : Trinidad
- Contre les affections des reins et/ou de la vessie : plante en décoction ou infusion : Trinidad, Curaçao, Jamaique
- Cicatrisant : feuilles en usage externe : Curaçao, Aruba, Sénégal
- Vermifuge : plante en décoction ou infusion : Trinidad, Guadeloupe
- Anti-convulsif, Anti-épileptique, Sédatif :
  - plante en décoction : Mexique : fleurs en infusion : Argentine
- Pectoral : fleur : Porto Rico
- Stomachique, Anti-vomitif : feuilles en décoction : Curaçao
- Anti-grippe, Anti-tussif : plante en infusion ou décoction : Trinidad
- Contre les affections cardiaques : plante en décoction : Vénézuela
- Contre la stérilité féminine : tiges et vrilles en décoction : Vénézuela
- Contre l'hypertension : feuille : Guadeloupe
- Stimulant du foie : Guadeloupe
- Contre la rougeole : décoction de tige et de vrille en usage externe : Aruba
- Alimentaire : fruit : Amérique Tropicale, Sénégal

Passifloraceae

***Passiflora quadrangularis* L.**

Grenadinier

Pye Grenadin

Description botanique

Grande liane à tiges ailées et quadrangulaires, pourvue de vrilles, originaire d'Amérique Centrale. Feuilles alternes, larges, entières, à base subcordée, apex mucroné et stipules serretées. Fleurs axillaires, grandes, solitaires, remarquables, à pétales blancs et sépales vert entourés de longs filaments sinueux blancs et rouges. Fruit : grosse baie ovoide à ellipsoide, jaunâtre à maturité, contenant de nombreuses graines obovoides, aplaties, brun sombre, ailées, entourées d'une pulpe sucrée et savoureuse.

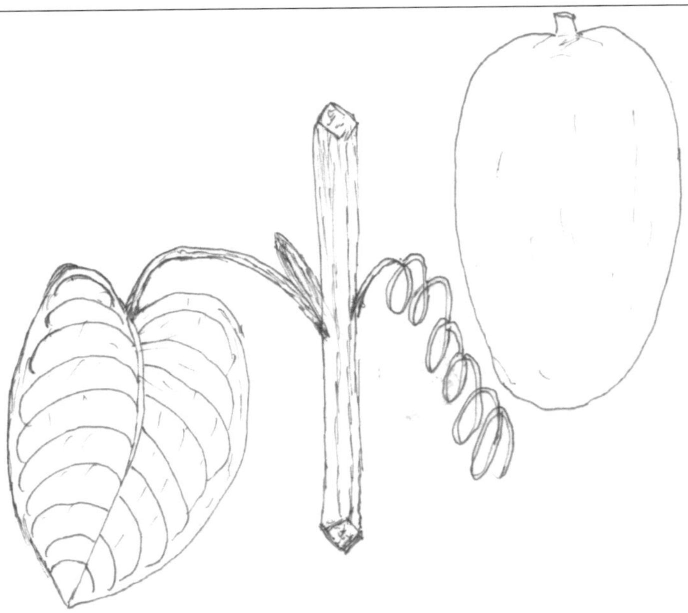

Chimie et propriétés

Les feuilles, la pelure du fruit et les graines contiennent de l'acide cyanhydrique. La présence de saponarine, de vitéxine et d'iso-orientine a été décelée dans les feuilles. La racine est dite toxique, émétique et narcotique ; elle contient l'alcaloïde passiflorine qui est un sédatif. La pulpe du fruit contient du calcium, du phosphore, des vitamines (B et C); elle est soporifique (elle fait transpirer). Les graines ont une action sédative en petite quantité et narcotique à plus forte dose. Pour l'usage des feuilles par voie interne, il serait souhaitable de les faire bouillir pendant une dixaine de minutes dans un récipient sans couvercle.

Usages en Haïti

› Soporifique : fruit en jus
› Contre les troubles cardiaques et les palpitations : fruits et feuilles en infusion
› Contre les névralgies et les douleurs articulaires : feuilles ramolies en application externe
› Contre les maux de gorge et l'enrouement : jus des feuilles en gargarisme ou fleurs en décoction
› Décongestif : feuilles en association, en bain de pied
› Anti-dysentérique, Anti-diarrhéique : fleurs en décoction
› Contre les affections des voies urinaires : jus du fruit
› Alimentaire : fruit

Usages ailleurs

› Vermifuge : fruit : Guatemala : feuilles en décoction : Bresil
› Contre les maux de tête : feuilles trempées dans l'huile + alcool : quelque part en Amérique Centrale
› Contre les dermatoses : feuilles en décoction : Vénézuela
› Emollient : pelure du fruit en cataplasme : Vénézuela

- Anti-diabétique : feuilles en décoction : Trinidad
- Contre l'hypertension artérielle: feuilles en décoction : Trinidad
- Stomachique : fruit : Guatemala
- Contre les affections urinaires : feuilles en décoction : Trinidad
- Sédatif : Porto Rico
- Contre l'inflammation des glandes salivaires : feuilles aplaties, tiédies, en application sur la machoire : La Dominique
- Contre les abcès et les furoncles : feuilles aplaties, tiédies, en application locale : La Dominique
- Alimentaire : fruit : Amérique Tropicale

Passifloraceae

***Passiflora rubra* L.**

Liane caleçon

Lyann Kanson

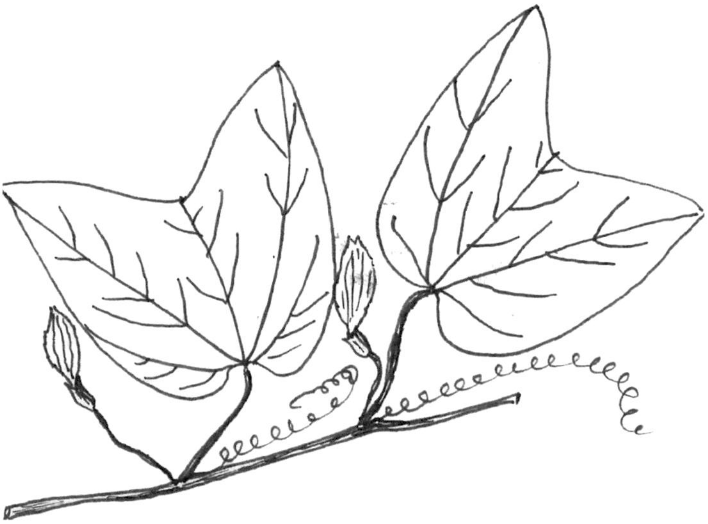

Description botanique

Liane à tiges grêles et cannelées, poussant dans les halliers. Feuilles alternes, pétiolées, bilobées, à base cordée ou subcordée. Fleurs axillaire à sépales veinés et pétales blancs garnis de segments filiformes rosâtres disposés en 2 séries. Fruit : baie ovoide, angulée, rouge à maturité.

Chimie et propriétés

La plante contiendrait un principe narcotique similaire à la morphine. Dans le genre, présence de principes actifs utilisés comme sédatif et contre l'anxiété.

Usages en Haïti

- Anti-rhumatismal : plante en compresse

Usages ailleurs

- Anti-rhume : feuille et tige en décoction : Jamaique
- Substitut de la morphine : anciennement : Amérique Tropicale
- Emménagogue : anciennement : Amérique Tropicale

Pedaliaceae

Sesamum indicum L.

Sésame

Wowoli, Jijiri

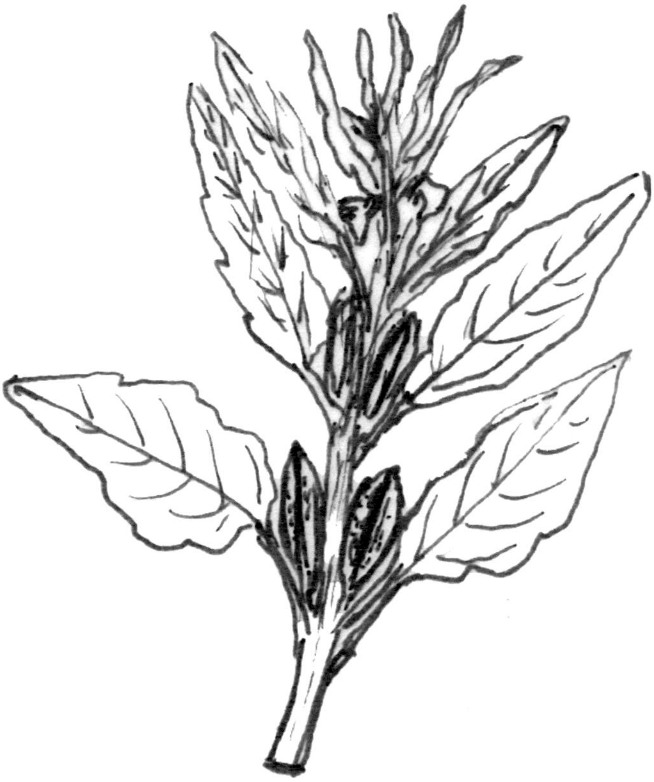

Description botanique

Herbacée annuelle, dressée, à poils glanduleux, originaire d'Afrique. Feuilles pétiolées, pubescentes, à formes très variables, à marge entière, serretée ou dentée. Fleurs axillaires, irrégulières, à grande corolle blanche, rose ou pourprée. Fruit : capsule érigée de couleur sombre, atteignant 3 cm de long, sillonnée, contenant de nombreuses petites graines ovées de couleur variable.

Chimie et propriétés

Du point de vue nutritionnel, le sésame est supérieur à la plupart des aliments courants. La graine a une forte teneur en phytostérols (l'un des aliments les plus riches, soit 400 mg/100 g), protéines, acides aminés rares dans l'alimentation haïtienne (méthionine, tryptophane), acide oléique et linoléique, vitamines B et E, fibres et nombreux minéraux : calcium, fer, phosphore, magnésium, potassium, zinc. Elle a un effet favorable sur la santé cardiovasculaire et sur le système nerveux. Selon des articles publiés dans "Journal of Nutrition" et "International Journal of Food Sciences and Nutrition", sa consommation a fait baisser le taux de lipides du sang chez un groupe de femmes ménopausées et a amélioré le profil lipidique d'un groupe d'hommes souffrant d'un excès de graisses dans le sang. L'huile des graines s'est montrée supérieure à des huiles réputées pour leur action positive sur les lipides (tournesol et noix) selon un récent article du "Clinical Chimical Acta". Elle a aussi réduit de façon marquée la tension artérielle chez un groupe d'hypertendus (Congrès de l'Inter American Society for Hypertension) et a démontré un effet contre l'athérosclérose en expérimentation animale (Journal of Medicinal Food). La sésamine tirée du sésame est présentée en complément alimentaire pour l'amélioration du profil lipidique et pourrait aussi avoir un effet préventif de certains cancers. L'huile de sésame est de plus en plus appréciée pour ses propriétés diététiques intéressantes. Le sésame améliore le sol en l'ameublissant et en augmentant son pouvoir de rétention en eau. Il peut contribuer à la lutte contre la désertification et au maintien de la fertilité des sols. Un projet dans ce sens a été mis sur pieds au Mali. Certaines personnes sont allergiques au sésame.

Usages en Haïti

› Contre les infections des yeux : feuilles en décoction, en lavage des yeux
› Alimentaire : graines

Usages ailleurs

Les graines de sésame sont très appéciées dans l'alimentation et comme remède; elles sont utilisées pour de nombreux usages :

› Laxatif, Contre la constipation : graines ou huile, usage interne
› Diurétique : graines ou huile, usage interne
› Analgésique externe : huile des graines en application externe
› Brûlures de la peau : huile des graines en application externe
› Soins bucco-dentaires : huile en application sur les gencives
› Reconstituant : graines sous différentes formes
› Alimentaire : un peu partout dans le monde : graines et huile
› Soins cosmétiques (crème solaires et capillaires, produits anti-rides et régénérateurs de la peau) : huile : Industrie cosmétique moderne

PS : La demande mondiale pour le sésame est à la hausse et son exploitation pourrait constituer une source intéressante de revenus pour les cultivateurs des zones arides du pays.Certains pays d'Afrique saharienne tels le Soudan et le Burkina Faso en tirent déjà des bénéfices substantiels : au Burkina Faso, le sésame se classe en 2e position dans la liste des produits agricoles d'exportation.

Phytolaccaceae

Petiveria alliacea L.

Avé (*Anamu* en Amérique Latine)

Ave

Description botanique

Herbacée érigée à feuille et racine à forte odeur d'ail, poussant dans les décombres. Feuilles membraneuses, alternes, courtement pétiolées, entières, elliptiques à obovées, à base atténuée et sommet aigu ou acuminé. Inflorescence : épi grêle portant de petites fleurs verdâtres assez espacées sur l'axe. Fruit : akène allongé, bilobé, portant des soies crochues.

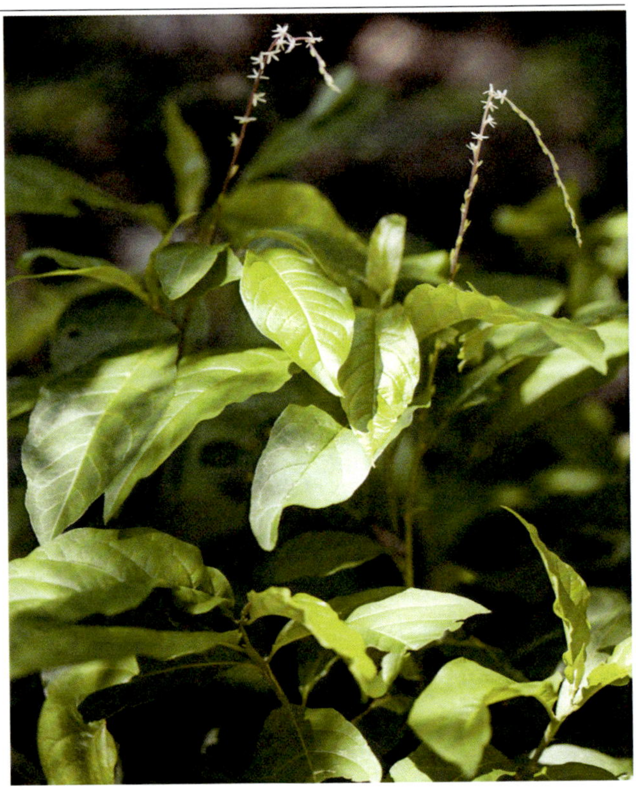

Chimie et propriétés

La plante renferme des triterpènes et des coumarines à propriétés antitumorales et anti-inflammatoires. Elle est très riche en composés soufrés à activité antimicrobienne et contient du nitrate de potassium qui lui confère des propriétés diurétiques. L'extrait éthanolique possède une activité antibactérienne à large spectre. Une étude cubaine vient de confirmer les effets antifongiques de l'extrait (eau/alcool) de la plante qui a d'autre part une activité anti tumorale et la propriété de stimuler le système immunitaire. En expérimentation, les extraits d'avé ont ralenti la croissance de cellules leucémiques et de plusieurs autres souches de cellules cancéreuses. Une bonne action insecticide (notamment contre les tiques) a été mise en évidence. Selon des travaux TRAMIL, la décoction des feuilles n'a provoqué aucun effet toxique en expérimentation animale, mais l'avé a un effet anti implantation ainsi qu'une action de stimulation de l'utérus : son usage interne n'est de ce fait pas recommandé aux femmes enceintes ou souhaitant le devenir. Selon d'autres travaux TRAMIL, l'extrait (eau/alcool) de racine séchée en usage cutané n'a eu aucun effet irritant après 15 jours d'application. Plusieurs produits à base d'avé ont été approuvés par la Food and Drug Administration (FDA) aux USA et sont disponibles sur le marché extérieur en tant que stimulants du système immunitaire.

Usages en Haïti

- Contre céphalées et maux de tête : feuilles et racine pilées en inhalation ou compresse
- Diurétique : feuilles en décoction, voie orale
- Anti-rhumatismal : feuilles pilées en application externe
- Emménagogue, Abortif : feuille
- Fébrifuge : feuilles, voie orale et bains
- Contre les oedèmes et l'inflammation : feuille en décoction, voie orale
- Anti-spasmodique : plante entière
- Contre les maux de dent : racine et feuilles écrasées, en application locale
- Vermifuge : préparation de la plante en lavement
- Insecticide : feuille et racine

Usages ailleurs

- Emménagogue, Abortif : feuilles et racine, voie orale : Cuba, Porto Rico, Barbade, Trinidad, Mexique
- Anti-rhumatismal : feuilles et racines, voie orale : Jamaique, Guyane, Mexique, République Dominicaine
- Diurétique :
  - plante entière : Guadeloupe, Martinique
  - feuille : Panama
- Anti-hystérique, Anti-spasmodique :
  - feuilles en infusion : Martinique, Guadeloupe
  - racine en infusion : Porto Rico, République Dominicaine
  - racine : Guyane
- Contre les maux de dent :
  - racine en décoction : Guadeloupe, Martinique
  - pâte de racine en application locale : Cuba, Vénézuela
- Anti-grippe, Anti-rhume :
  - feuille : Trinidad
  - racine : Costa Rica
- Anti-diarrhéique : feuille : Guatemala, Panama
- Anti-migraineux : feuille : Jamaique, Bahamas
- Contre la gâle et autres parasites cutanés : feuilles en décoction, voie externe : Martinique, Guadeloupe, Guyane
- Contre l'asthénie : feuilles en infusion : La Dominique
- Antiseptique : jus des feuilles en application externe : La Dominique
- Cicatrisant : feuille : Cuba
- Anti-asthmatique : Porto Rico
- Fébrifuge : racine : Guyane
- Contre la coqueluche et les toux sèches : plante en décoction et en bains : Guyane
- Contre les inflammations de la vessie : racines en infusion : Porto Rico
- Contre les affections cardiaques : racine : Jamaique
- Ocytocique : racine : Guadeloupe
- Contre la sinusite : racine en inhalation : Costa Rica
- Anti-cancérigène : Vénézuela
- Insecticide : Martinique, Guadeloupe

Recommandations et posologie

Recommandations TRAMIL

- Troubles digestifs et rhume : préparer une décoction avec 30 grammes de feuilles (3 cuillérées) hachées menues dans 4 tasses d'eau. Faire bouillir les feuilles pendant au moins 10 minutes dans un récipient couvert, laisser refroidir, filtrer et boire 1 tasse 2 à 3 fois par jour.

- Rhumatisme : préparer une décoction avec 30 grammes de feuilles et de racines (3 cuillérées) hachées menues dans 4 tasses d'eau. Faire bouillir les feuilles pendant au moins 10 minutes dans un récipient couvert, laisser refroidir, filtrer et boire 1 tasse 2 à 3 fois par jour.
- Sinusite : préparer une poudre fine de tige et de racine, tamiser la préparation, inhaler par les narines un peu de poudre (0,2 à 0,5 g) 2 fois par jour.
- Maux de tête : feuilles écrasées ou racine broyée, en inhalation
- Douleurs dentaires : feuilles en macération, en bain de bouche
- Douleurs musculaires : feuilles en décoction, en bains
- Flatulence : racines en infusion, voie orale
- Grippe : racine broyée en inhalation ; racine ou feuilles en décoction, voie orale
- Rhume : feuilles et tiges en décoction, voie orale
- Maladies de la peau : feuilles en décoction, en lavage de la partie

Contre-indications er précautions d'emploi

Pas chez la femme enceinte (car risque d'avortement) ou allaitante et chez les enfants de moins de 12 ans. Si l'état du patient se détériore ou si les maux d'estomac durent plus de 3 jours, consulter un médecin. Eviter si on prend de l'insuline ou des hypoglycémiants oraux, car pourrait renforcer leurs effets. Toute application externe doit respecter les mesures d'hygiène les plus strictes.

Phytolaccaceae

Rivina humilis L.

Bonbon codine

Bonbon kodin, Panzou, Lanman laye

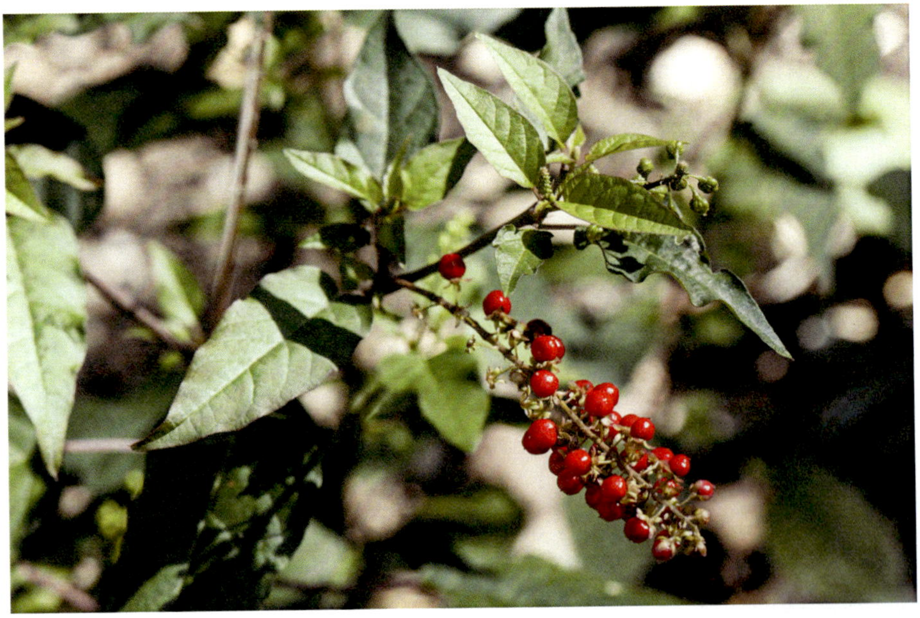

Description botanique

Herbacée à base un peu ligneuse et tige ramifiée, poussant dans les broussailles. Feuilles alternes, pétiolées, flasques, ondulées, à base sub-tronquée et sommet acuminé. Inflorescence : grappe lache atteignant 10cm de long, composée de petites fleurs à périanthe blanc rosé. Fruit : petite baie lisse, arrondie, rouge à maturité, de plus ou moins 3mm de diamètre.

Chimie et propriétés

La plante contiendrait des alcaloïdes, des saponosides et des composés phénoliques. Les fruits renferment plusieurs pigments, dont des bétalaïnes utilisées dans l'industrie alimentaire comme colorants. On y trouve aussi des phénols, des vitamines telles la niacine et la vitamine E ; ils ont une action anti oxydante et leur inocuité a récemment été démontrée par une étude indienne. Etant donné l'usage fréquent qui est fait en Haïti des feuilles de cette plante comme antianémique, des études concernant son contenu en substances reconstituantes devraient être entreprises.

Usages en Haïti

- Diurétique : feuilles en infusion
- Contre l'anémie et la faiblesse : feuilles en légume ou en bouillon
- Contre les calculs urinaires : feuilles en infusion
- Alimentaire : tige feuillée et fruit

Usages ailleurs

- Carminatif : feuilles macérées : quelque part en Amérique tropicale
- Cicatrisant, Astringent : feuilles pilées en application locale : Porto Rico, République Dominicaine
- Anti-grippe, Anti-rhume : quelque part en Amérique tropicale
- Contre les problèmes menstruels : quelque part en Amérique tropicale
- Contre les diarrhées infantiles : fruit en décoction : République Dominicaine
- Contre les hémorragies post-partum : feuille : République Dominicaine
- Colorant : jus du fruit
- Alimentaire : fruit

Phytolaccaceae

Trichostigma octandrum (L.) H. Walter

Lyann panye[14]

Liane panier

Description botanique

Liane ligneuse à branches longues et grêles, atteignant 10 m de haut. Feuilles membraneuses, pétiolées, souvent elliptiques, à base atténuée et contour irrégulièrement ondulé et crénelé. Inflorescence : grappes regroupant des fleurs blanches à blanc-verdâtres constituées d'un périanthe à 4 pièces ovées et concaves. Fruit : baie globuleuse, coriace, noire à maturité.

14 Par erreur, cette plante a été identifiée sous le nom de Chamissoa altissima (famille *Amaranthaceae*).

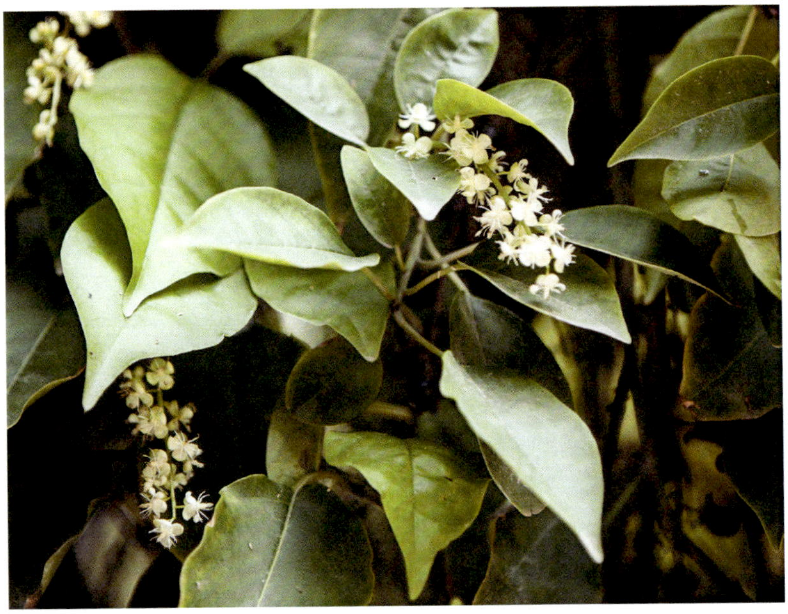

Chimie et propriétés

Une récente étude panaméenne parue dans "Pharmaceutical Biology" indique que les extraits de la plante agissent contre certains champignons de la peau. La plante est riche en fer et en minéraux. Elle mériterait d'autres études concernant ses effets en cas d'anémie.

Usages en Haïti

› Contre l'anémie : tige feuillée
› Alimentaire : tige feuillée

Pinaceae

Pinus occidentalis Sw.

Bois pin, Bois chandelle
Bwa pen, Bwa chandèl

Description botanique

Arbre à résine et à tronc droit poussant dans nos montagnes et endémique des Grandes Antilles. Feuilles linéaires, en « aiguille », groupées en faisceaux entourés d'une petite gaine écailleuse. Fleurs mâles et femelles séparées : les mâles axillaires, groupées à la base des jeunes pousses; les femelles protégées par de nombreuses bractées disposées en spirales. Fruit : cone sub-globuleux, muni d'écailles épaisses, imbriquées, persistantes et ligneuses.

Chimie et propriétés

Dans le genre présence d'oléo-résines. Les feuilles des différentes espèces de pin fournissent des huiles essentielles et du goudron de pin qui est un antiseptique et un anti-catarrhal. Elles sont aussi riches en vitamine C et on en extrait la térébenthine à propriétés antiseptiques,

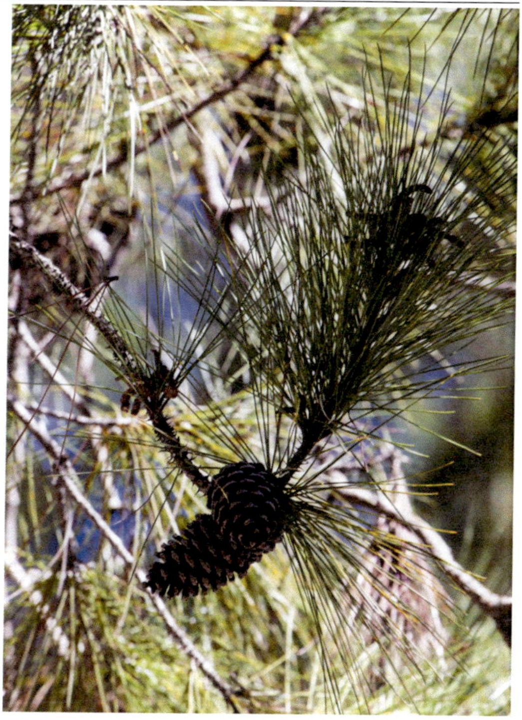

balsamiques et béchiques. L'écorce du tronc renferme de la pinène à activités bactéricides, fongicides et expectorantes. Des préparations aqueuses de pin et des sels de bains élaborés avec l'huile essentielle de la plante ont été testés à Cuba contre le stress en essais cliniques avec des résultats positifs.

Usages en Haïti

- Anti-grippe, Pectoral : résine en infusion ou essence en friction
- Contre le "biskèt tonbe"[15] : résine en emplâtre mélangée à du clairin
- Anti-rhumatismal, Analgésique : résine en usage local
- Contre les maux de dents : résine en application locale

Usages ailleurs

Les feuilles et les oléorésines tirées de differents espèces de pin sont utilisées dans plusieurs pays, par voie externe ou interne, comme :

- Antiseptique
- Pectoral
- Diurétique
- Stimulant
- Dépuratif
- Contre les maladies des voies urinaires
- Contre les affections du foie

15 Ce terme désigne en Haïti une douleur thoracique survenant généralement à la suite d'un trop grand effort.

Piperaceae

Lepianthes peltata (L.) Raf.

Syn. : Pothomorphe peltata Miq.

Feuille à cœur, Collet à dame

Fèy kè, Kole a dam

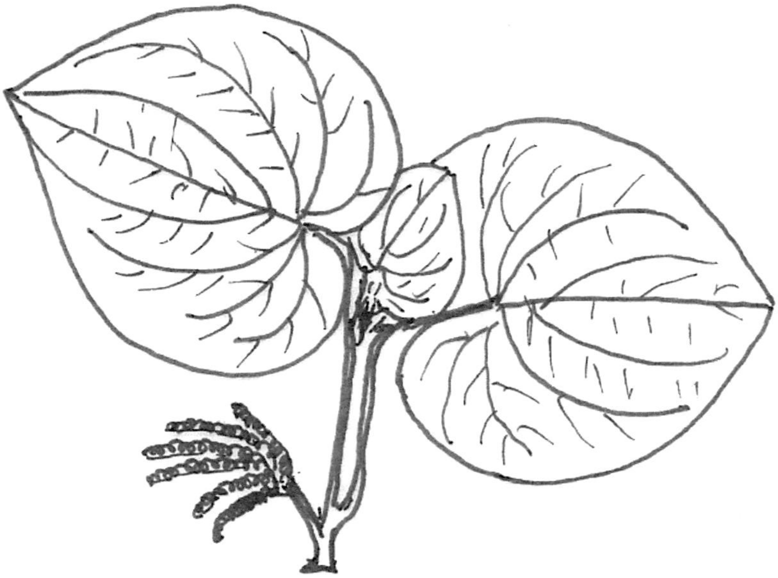

Description botanique

Arbrisseau aromatique atteignant 2 m de haut, poussant dans les zones humides et boisées. Feuilles grandes, alternes, longuement pétiolées, peltées, arrondies, à base cordée et apex aigu (L = 18 cm x l = 16 cm). Inflorescence : 4 à 10 épis digités groupés sur un pédoncule commun, chaque fleur étant sous-tendue par une petite bractée frangée. Fruit : très petit, de 0,5 à 0,6 mm de large.

Chimie et propriétés

La plante renferme une huile essentielle riche en anéthol qui lui donne son odeur caractéristique (odeur d'anis). L'anéthol est doué de propriétés carminatives, digestives et expectorantes mais provoque des troubles nerveux à forte dose. De la pipérine, de la chavicine et des lignanes ont été identifiées dans la plante.

Usages en Haïti

- Contre les douleurs d'estomac : feuilles en décoction
- Diurétique : feuille et racine
- Cicatrisant : feuille en application locale
- Décongestif du foie : racine
- Contre les douleurs articulaires : feuilles pilées, huilées, en application locale : décoction des feuilles en friction
- Anti-hémorragique : feuilles en application locale

Usages ailleurs

- Diurétique : feuille et racine : Porto Rico, Salvador, Cuba, Brésil
- Analgésique, Cicatrisant : plante, usage externe : Porto Rico, Salvador, Cuba
- Contre le scorbut : feuilles et tiges en macération alcoolique: Guadeloupe, Martinique
- Digestif : feuille : Porto Rico, Cuba
- Fébrifuge :
  - feuilles et tiges en macération alcoolique : Guadeloupe, Martinique
  - racine en décoction : Martinique, Guadeloupe
- Dissolvant des calculs rénaux : feuille et racine : Porto Rico
- Anti-grippal : feuille : Surinam
- Contre les maux de tête : feuilles chauffées en application sur la tête : Trinidad, Guyane
- Anti-inflammatoire : Costa Rica
- Contre les dermatoses : extraits de feuilles en application locale : Porto Rico
- Purgatif : feuilles en décoction : quelque part dans la Caraibe

Plantaginaceae

***Plantago major* L.**

Plantain

Planten

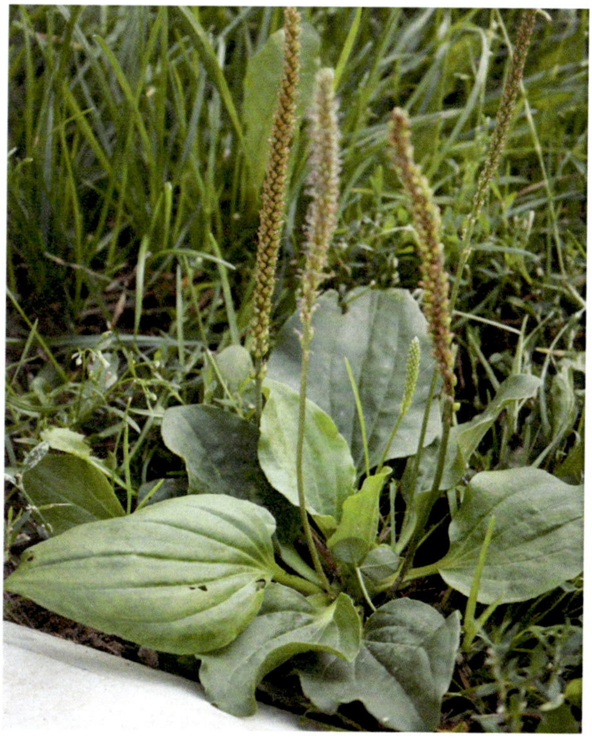

Description botanique

Plante herbacée à feuilles disposées en rosette basale, originaire d'Europe, poussant dans les lieux incultes des zones montagneuses (Kenscoff, Furcy, etc.). Feuilles ovées à elliptiques, longuement pétiolées, entières à ondulées, à sommet arrondi ou obtus et base atténuée-décurrente. Inflorescence : longs épis dépassant les feuilles, portant de petites fleurs de couleur paille. Fruit : capsule globuleuse de 2 mm de diamètre, incluse dans le calice et contenant de nombreuses petites graines.

Chimie et propriétés

La plante contient plusieurs substances à activités pharmacologiques intéressantes: glucoside, huile volatile, résine, mucilage, gomme, acide citrique, tanins, sels de potassium, mannitol, sorbitol, aucuboside, etc. Elle est douée de nombreuses propriétés : anti-prurigineuses (agit contre la gratelle), antiallergiques, anti-inflammatoires, émollientes, bactéricides, diurétiques, anti virales, anti tumorales, protectrices du foie, pectorales, réductrice de la perméabilité des vaisseaux... Selon des travaux TRAMIL, la décoction de feuilles fraîches administrée 3 fois par jour pendant 3 jours a montré une action antiinflammatoire en cas de gingivite. La décoction de feuilles a aussi inhibé la croissance de souches de bactéries isolées à partir de sécrétions oculaires de patients atteints de conjonctivite. Les propriétés cicatrisantes des feuilles ont récemment été confirmées par une étude suédoise. Plusieurs produits à base de différentes espèces de plantain sont disponibles sur le marché extérieur, particulièrement en Europe (produits par exemple offerts par les laboratoires Arkopharma, Fenioux, etc.). En général, ces produits sont proposés pour les affections du système respiratoire : asthme, sinusite, laryngite, toux, etc.

Usages en Haïti

- Contre les affections oculaires : jus des feuilles en instillation dans l'œil
- Cicatrisant : feuilles écrasées en cataplasme
- Contre choc émotionnel et colère : feuilles en décoction, voie orale
- Fébrifuge : jus des feuilles
- Anti-diarrhéique : feuille

Usages ailleurs

- Contre les affections oculaires : infusion ou jus des feuilles, en instillation dans l'œil : Mexique, Guatemala, Trinidad, Vénézuela, Jamaique, Guyane, Ile Maurice, Russie, Europe
- Cicatrisant : feuilles et tiges en application externe : Vénézuela, Cuba, Mexique, Porto Rico, Barbade, La Dominique, Malaisie, Chine, Amérique du Nord, Hawaii, Europe
- Anti-diarrhéique, Anti-dysentérique :
  - feuilles et graines : Mexique, Vénézuela
  - feuilles en décoction : Cuba, Europe
  - graines : Chine, Egypte
- Contre le catarrhe des voies respiratoires :
  - jus de la plante, voie orale : Amérique Tropicale, Europe
  - feuille : Hawaii
- Anti-hémorroidaire : feuille, usage externe : Europe, Chine
- Hémostatique :
  - infusion des feuilles, usage externe : Ile Maurice
  - feuilles, application externe : Jamaique, Vénézuela, Chine, Europe
- Anti-inflammatoire, Contre les contusions :
  - feuilles pilées en application locale : Jamaique
  - feuilles écrasées en bain : La Dominique
  - feuilles en préparation grasse : U.S.A, Egypte
- Contre les maux de gorge et l'angine : décoction de feuilles en gargarisme : Vénézuela, Europe
- Anti-ulcéreux : feuilles en application locale : Europe, Chine, Amérique Latine

- Contre les maux de dent : racine introduite dans l'oreille : Europe, Russie
- Rééquilibrant glandulaire : racine et feuille, voie interne : Amérique du Nord
- Béchique : feuille, voie interne : Europe : graine, voie interne : Chine
- Contre les dermatoses :
  - jus des feuilles, application locale : Vénézuela
  - feuilles en préparation grasse : Amérique du Nord
- Contre les pertes blanches et la leucorrhée : feuilles en macération : Europe
- Stomachique : feuilles en décoction : Vénézuela, La Dominique
- Contre l'hypertension : feuilles en décoction ou en infusion : La Dominique, Hawaii
- Anti-ictérique : jus des tiges, voie orale : Porto Rico
- Anti-asthmatique : jus des racines, voie orale : Porto Rico
- Soins post-partum : feuilles en infusion, en association : La Dominique
- Anti-rhume : feuilles en décoction, en association : Barbade
- Contre l'insomnie : feuilles en décoction, en association : Vénézuela
- Contre les calculs rénaux : feuilles en décoction : Vénézuela
- Préventif de l'avortement : feuilles en décoction : Jamaique
- Diurétique : graines : Chine
- Anti-cancérigène : voie interne et externe : Amérique Latine
- Contre les abcès superficiels : feuilles écrasées en application locale : Barbade
- Contre les troubles de la ménopause : feuilles en décoction, en association : Guyane

Recommandations et posologie

Recommandations TRAMIL

- Conjonctivite : préparer une décoction ou une infusion avec les feuilles. Pour la décoction, faire bouillir 2 à 3 cuillérées de feuilles fraiches dans 2 tasses d'eau pendant au moins 10 minutes dans un récipient couvert et laisser refroidir. Pour l'infusion, verser l'eau bouillante sur les feuilles, laisser reposer 5 à 10 minutes. Filtrer la préparation ; faire des bains d'yeux en versant quelques gouttes dans l'œil (à l'aide d'une pipette si possible) toutes les 2 heures.
- Crise de nerf : décoction des feuilles, voie orale

Contre-indication et précaution d'emploi

Toute application dans les yeux doit se conformer aux mesures d'hygiène les plus strictes pour éviter toute surinfection ou contamination. Ne pas garder la préparation pour les yeux plus de 24 heures. En cas de conjonctivite, l'application du jus de la plante risque d'augmenter l'irritation. Pas chez la femme enceinte ou allaitante et chez les enfants de moins de 3 ans. Si l'état du patient se détériore, si la conjonctivite dure plus de 3 jours et la crise de nerfs plus de 7 jours, consulter un médecin.

Plumbaginaceae

Plumbago scandens L.

Dentelaire, Herbe du diable

Zèb dyab

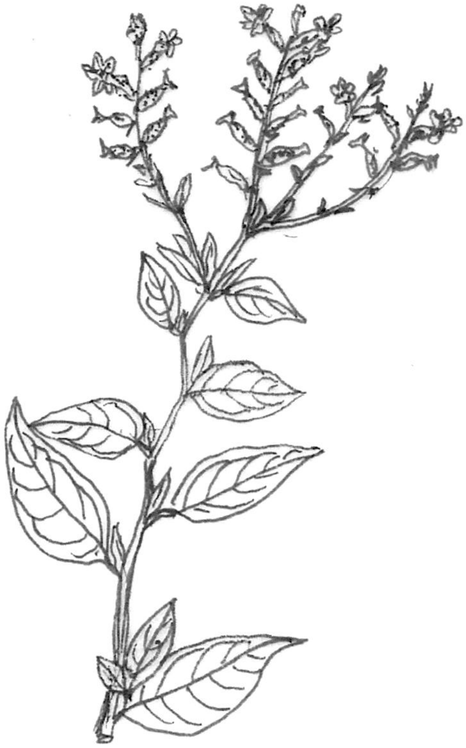

Description botanique

Arbrisseau vivace, touffu, à tiges striées, atteignant parfois 4 m de haut, vivant en zones sèches. Feuilles alternes, ovées à oblongue-lancéolées, à marge entière ou ondulée, apex aigu ou acuminé et base atténuée. Inflorescence : large panicule terminale portant des fleurs à calice cotelé, très glanduleux et à corolle tubuleuse blanche. Fruit : capsule incluse dans le calice persistant, contenant une seule graine.

Chimie et propriétés

La plante contient une substance vésicante, la plumbagine ou plumbagol à propriétés antibiotiques, fongicides, vitaminiques K et antispasmodiques. Les injections intraveineuses de plumbagine sont cliniquement bien tolérées et amènent une guérison rapide dans les cas de furoncle et de cystite. La plumbagine jouit aussi de proprétés anti oxydantes, anti inflammatoires et anti cancérigènes. Selon une récente étude menée en Amérique latine, les extraits méthanoliques et sur acétate d'éthyle de la racine ont indiqué une action intéressante contre le bacille de la tuberculose (souche résistante aux antibiotiques classiques). Le contact de la plante est irritant.

Usages en Haïti

› Cicatrisant, Contre les ulcères de la peau : feuilles froissées en application locale
› Contre les dermatoses : décoction de racine dans de l'huile, en friction locale : jus de feuilles en friction locale
› Contre les maux de dent : feuilles mâchées

Usages ailleurs

› Contre les dermatoses : jus ou décoction de la plante, en application locale : Mexique, Cuba, Porto Rico
› Anti-rhumatismal :
  - infusion alcoolique de la plante, en massage : Cuba
  - feuilles et racines pilées, en massage : Porto Rico

- Contre les verrues et les cals : jus des racines en application externe : Cuba, Porto Rico
- Cicatrisant: feuilles en cataplasme local : Bresil
- Vomitif, Purgatif : jus de la plante, voie orale : Mexique
- Contre les maux de dent : racine en application locale : Bresil
- Contre les irritations auriculaires : feuilles dans l'oreille : Bresil
- Contre les affections du foie : feuilles en infusion : Bresil
- Contre les affections mentales : feuilles appliquées sur le cou : Colombie
- Anti-diarrhéique : plante en décoction : Cuba

Poaceae (Graminées)

Chrysopogon zizanioides (L.) Roberty
Syn. : Vetiveria zizanioides Nash.
Vétiver
Vetivè

Description botanique

Herbe pérenne à racines aromatiques, originaire d'Asie, cultivée et sub-spontanée dans le pays. Feuilles linéaires, fermes, disposées en touffes, atteignant près d'un mêtre de long. Inflorescence : panicule pyramidale formée de nombreux épis en faisceaux. Fruit : petit, sec, entouré de bractées.

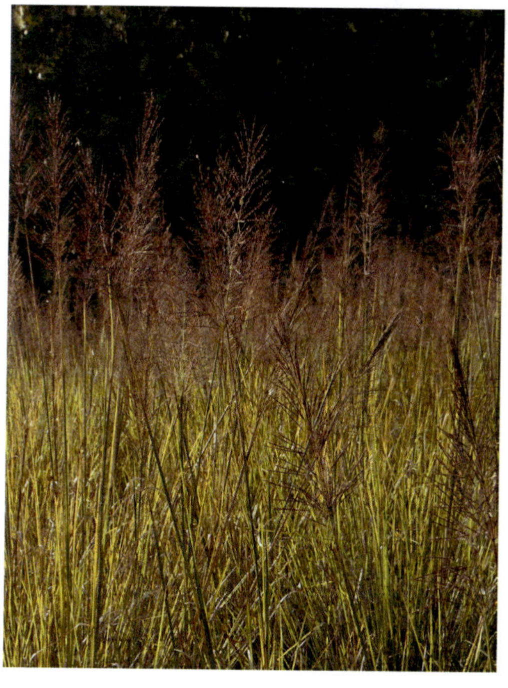

Chimie et propriétés

Les racines contiennent une huile essentielle constituée en grande partie de sesquiterpénoïdes. La plante renferme aussi des tanins, des flavonoïdes, des hétérosides cardiotoniques, des saponines et des alcaloïdes. Une étude faite à Taiwan révèle que l'huile de vétiver jouit de propriétés anti oxydantes et anti inflammatoires. Selon 2 autres articles parus récemment au «Journal of Pharmacy Research», l'extrait de racine est doué d'une activité anti microbienne et anti arthritique intéressante. Des travaux TRAMIL indiquent que l'extrait (sur eau) de racine fraiche produit une augmentation du temps de sommeil et réduit le nombre d'ulcères gastriques chez l'animal. Cependant à doses élevées, la quantité d'acide libre de l'estomac augmente. Selon d'autres travaux TRAMIL, l'extrait (sur eau) de pousses fraîches a un effet protecteur contre l'ulcère gastrique et l'extrait de racine provoque une légère stimulation respiratoire. L'huile essentielle est insectifuge, antibactérienne et agit contre plusieurs champignons pathogènes de la peau. Selon différents tests pratiqués, les extraits de pousses, de racines et de plantes entières n'ont pas indiqué de toxicité par voie orale, mais l'huile essentielle pure a un effet caustique sur la peau et peut provoquer des réactions d'hypersensibilité. L'huile essentielle est très odorante et la plante est exploitée en parfumerie; la variété haïtienne est bien cotée sur le marché international. Grâce à son système racinaire dense et profond et à sa résistance aux conditions écologiques extrêmes, le vétiver peut, s'il est bien utilisé, prévenir l'érosion et réhabiliter les sols pollués par les métaux lourds.

Usages en Haïti

- Contre les parasites intestinaux : racine en décoction
- Anti-rhumatismal : huile essentielle en massage
- Stimulant, Tonique
- Emménagogue
- Insecticide : racine, huile essentielle
- Soins cosmétiques : racine, huile essentielle

Usages ailleurs

- Tonique : racine : Bassin Caraïbe
- Contre les gaz intestinaux : racine en infusion : Porto Rico
- Sudorifique, Fébrifuge : racine en infusion : Porto Rico
- Anti-rhumatismal : racine, usage externe : Porto Rico, Cuba
- Contre les parasites intestinaux : racine en décoction, en association : République Dominicaine
- Contre les maladies du foie : racine en poudre : Inde
- Insecticide : racine, huile essentielle
- Soins cosmétiques et parfumerie: racine, huile essentielle

Recommandations et posologie

Recommandations TRAMIL

- Douleurs abdominales : décoction de la racine, voie orale
- Maux de tête : décoction de la feuille et de la racine, voie orale
- Maux d'estomac : décoction des pousses, voie orale
- Infections urinaires (en complément du traitement classique et après consultation médicale) : décoction des pousses, voie orale
- Insomnie : décoction de la feuille et/ou de la racine, voie orale
- Troubles nerveux : décoction de la racine, voie orale
- Toux et fièvre : décoction de la plante entière, voie orale et bains

Contre indications et précautions d'emploi

Si l'état du patient se détériore ou si les symptômes durent plus de 2 jours en cas de fièvre, plus de 3 jours pour les maux d'estomac et les infections urinaires, et plus de 7 jours pour les troubles nerveux, consulter un médecin.

Poaceae (Graminées)

Cymbopogon nardus (L.) Rendle Emend. et Cymbopogon citratus (D.c.) Staff.

Citronnelle

Sitwonèl

Description botanique

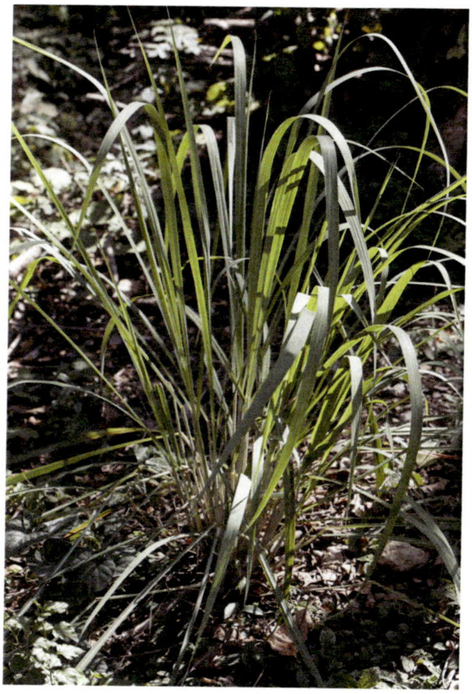

Les deux espèces existeraient en Haïti et seraient plus ou moins confondues. Ce sont de grandes herbes à odeur de citron, vivaces par leurs parties souterraines, atteignant 1,5 m de haut. Feuilles : étroites, linéaires, coupantes, disposées en touffes. Inflorescence : panicule lâche, longue de 30 à 80 cm, composée de nombreux épis. Fruit : petit, sec, entouré de bractés.

Chimie et propriétés

Ces plantes fournissent des huiles essentielles ou domine, selon l'espèce, citronnellal ou citral. On décèle aussi dans ces plantes : géraniol, nérol, furfural et myrcène. Il y a également présence de triterpénoïdes. Ces huiles, très aromatiques et jouissant de propriétés insectifuges et antiseptiques, sont très demandées sur le marché international. L'infusé des feuilles est stomachique. Le C. citratus est exploité comme source de citral qui est un précurseur pour la synthèse de la vitamine A. Les feuilles et les racines de cette plante possederaient un principe anti-diabétique. Selon de récents travaux, l'administration régulière d'une solution aqueuse de feuilles de citronnelle agit contre le taux de mauvais cholestérol tout en faisant monter le taux des bons lipides. Selon des travaux TRAMIL, la décoction de feuilles fraîches à raison d'une tasse aux 6 heures a indiqué une faible action sédative, une action antispasmodique (au niveau gastrointestinal), un effet anti-hypertenseur ainsi qu'une action expectorante et décongestionnante chez des gens souffrant de bronchite.

Usages en Haïti

› Anti-grippe, Sudorifique : feuilles en décoction
› Digestif, Contre les gaz intestinaux : feuilles en infusion
› Stimulant : feuilles en décoction
› Insectifuge : essence dans de l'alcool, en application sur le corp

Usages ailleurs

Ces plantes sont connues et utilisées dans de nombreux pays pour des usages médicinaux divers :

- Antigrippe, Sudorifique : feuilles en décoction ou infusion
- Digestif, Contre les gaz intestinaux : feuilles en infusion ou huile essentielle, voie orale ou en bain
- Fébrifuge : feuilles ou huile essentielle, voie orale
- Anti-rhumatismal : décoction des feuilles ou huile essentielle en massage local
- Diurétique : feuilles en décoction
- Contre les troubles du rythme cardiaque : feuilles en infusion
- Contre le vertige et les maux de tête : feuilles en infusion
- Antiseptique : huile essentielle des feuilles
- Insectifuge : huile essentielle des feuilles, en application sur le corps ou feuilles sèches brulées

Recommandations et posologie

Recommandations TRAMIL

Maux d'estomac, fièvre, flatulence, grippe, toux, rhume, diarrhée (dans ce dernier cas, en complément de la réhydratation orale) : préparer une décoction ou une infusion avec 15-25 g de feuilles (6 à 8 feuilles fraîches coupées) dans 4 tasses d'eau. Pour la décoction, faire bouillir les feuilles pendant au moins 10 minutes dans un récipient couvert, laisser refroidir, filtrer et boire. Pour l'infusion, verser l'eau bouillante sur les feuilles, laisser reposer 5 à 10 minutes et boire.

Contre-indications et précautions d'emploi

Pas chez la femme enceinte ou allaitante et chez les enfants de moins de 3 ans. Si l'état du patient se détériore ou si la fièvre dure plus de 3 jours, la diarrhée plus de 3 jours chez un adulte ou de 2 jours chez un enfant, consulter un médecin. Ces préparations doivent absolument être filtrées pour éviter des lésions mécaniques dues aux microfilaments présents dans les feuilles.

Autres recommandations (tirées de Pousset)

- Contre maux d'estomac : faire une infusion avec 15 grammes de feuilles fraîches dans 1 litre d'eau. Boire après les repas.
- Insectifuge : la fumée dégagée par les feuilles sèches qu'on laisse bruler à petit feu éloigne les insectes.

Poaceae (Graminées)

Cynodon dactylon (L.) Pers.

Chiendent

Chyendan

Description botanique

Herbe vivace par des rhizomes, à tiges couchées puis redressées, poussant dans les lieux incultes, assez cosmopolite. Feuilles alternes, planes, linéaires, engainantes, munies de ligules poilues. Inflorescence : 4 ou 5 épis disposés en doigts regroupant de petites fleurs protégées par des bractées.

Chimie et propriétés

Les rhizomes (parties souterraines) de cette plante renferment de l'asparagine et sont doués de propriétés diurétiques. La plante a une forte teneur en acide hydrocyanique et en glucosides de l'acide prussique. Elle est parfois utilisée en France comme diurétique en remplacement du chiendent officinal (Agropyron repens). De récentes études indiennes ont révélé des propriétés hypoglycémiantes et hypolipidiques de l'extrait alcoolique de la plante. Selon des expérimentations animales, la plante aurait un effet de stimulation du système immunitaire ainsi qu'un effet anti inflammatoire. Une récente étude publiée dans la revue scientifique «Urological Research» laisse croire que le chiendent pourrait présenter un intérêt en cas de pierres aux reins. La plante aurait aussi un certain effet neuroprotecteur. Quoique le chiendent soit parfois considéré comme ayant une certaine toxicité, des tests pratiqués récemment n'ont révélé aucune nocivité pour la plante à des concentrations dépassant de beaucoup les doses généralement utilisées en thérapeutique.

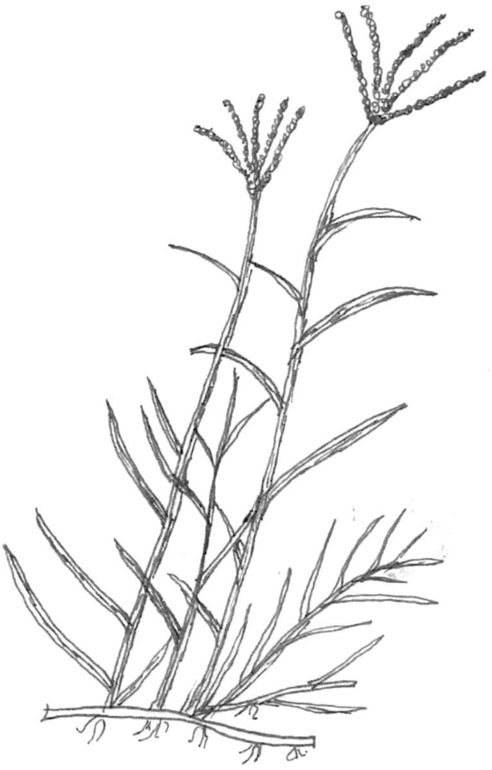

Usages en Haïti

› Contre les infections de la vessie et des voies urinaires : rhizomes en décoction
› Contre les calculs de la vessie : rhizomes en décoction

Usages ailleurs

› Diurétique : rhizomes en décoction : Madagascar, Tunisie, Inde, Pakistan
› Anti-rhumatismal :
  • plante entière : Madagascar
  • rhizomes en décoction, voie interne : Tunisie
  • jus des feuilles en friction locale : Inde, Pakistan
› Anti-vénérien : rhizomes : Madagascar, Tunisie, Inde, Pakistan
› Contre entorse et foulure rhizome : Madagascar : feuille et tige : Rwanda
› Astringent, Cicatrisant : jus des feuilles, application externe : Inde, Pakistan
› Contre les calculs et les irritations de la vessie : rhizomes en décoction : Inde, Pakistan, Maroc,Tunisie
› Anti-diarrhéique, Anti-dysentérique : jus des feuilles, voie orale : Inde, Pakistan
› Hémostatique : feuille : Inde, Pakistan

- Contre la goutte : plante entière : Madagascar
- Anti-abortif : plante entière : Madagascar
- Contre les affections oculaires : plante entière : Rwanda
- Contre les morsures de serpent : feuille : Rwanda
- Stomachique : Cuba
- Anti-diabétique : rhizome : Tunisie

Poaceae (Graminées)

Oryza sativa L.

Riz

Diri

Description botanique

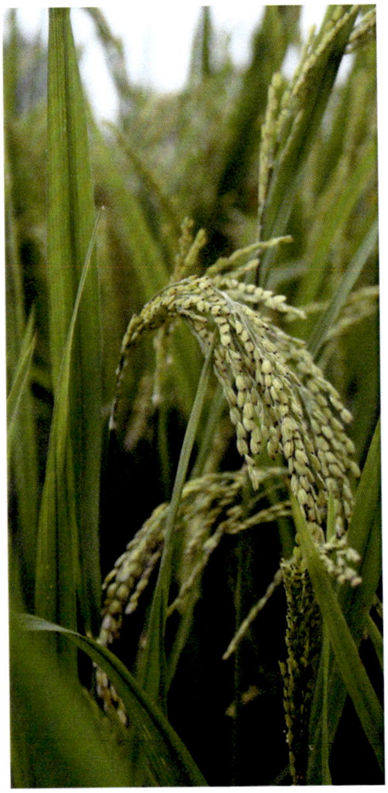

Herbe érigée, cultivée dans les régions marécageuses du pays. Feuilles plates, beaucoup plus longues que larges, à nervation parallèle. Inflorescence : panicule assez compacte, plus ou moins inclinée, regroupant de nombreux épillets aplatis entourés de bractées scarieuses ; graines arrondies à allongées, selon les variétés.

Chimie et propriétés

Les couches superficielles des grains de riz sont riches en substances azotées et en vitamines B. Les grains de riz sont très énergétiques avec 77 à 78 % de glucides. On y trouve également des protéïnes, des lipides, des vitamines et des minéraux (calcium, potassium, magnésium, etc.). Le riz blanc (poli et glacé) perd une bonne partie de ses protéïnes, de ses vitamines et de ses minéraux. Il demeure riche en glucides et est très digeste. Les extraits (sur eau) de graines entières non décortiquées et des racines de riz auraient des propriétés anti-diabétiques dues à la présence de glycanes, alors que selon de récentes publications, la consommation régulière de 5 (cinq) portions de riz blanc par semaine augmenterait le risque de contracter le diabète. La décoction de graines de riz jouit de propriétés anti-diarrhéiques intéressantes.

Usages en Haïti

- Anti-diarrhéique : eau de cuisson des graines
- Alimentaire : graine

Usages ailleurs

- Anti-diarrhéique, Anti-dysentérique : eau de cuisson des graines : Amérique Latine, Madagascar, Europe, Asie
- Contre la conjonctivite : eau de cuisson des graines, en gouttes oculaires : Amérique Latine
- Contre les inflammations des amygdales et les maux de gorge : eau de cuisson des graines en gargarisme : Amérique Latine et Centrale
- Contre les inflammations de la peau et les dermatoses, farine des graines, délayée dans de l'eau ou du lait, en cataplasme : Europe, Cuba
- Contre les crampes d'estomac et les gaz intestinaux, plante entière ou graines : Madagascar
- Soins de la peau, graines bouillies, en purée, appliquées en masque : Europe, Cuba
- Alimentaire, graine : un peu partout à travers le monde

Dans d'autres pays, on attribue aussi au riz des proprietes émollientes, hypotensives, astringentes et anti-inflammatoires.

Recommandations et posologie

Recommandation tirée de Paris et Moyse

Anti-diarrhéique : faire bouillir10 grammes (une poignée) de riz dans 1litre d'eau et boire.

Poaceae (Graminées)

Saccharum officinarum L.

Canne à sucre

Kann

Description botanique

Grande herbe pérenne à grosses tiges cylindriques remplies d'une moelle sucrée. Feuilles engainantes, linéaires, à marge coupante, atteignant 1 m de long. Inflorescence : grande panicule pyramidale portant de petits épillets entourés de longs poils soyeux. Fruit : petit, sec, enfermé dans des bractées.

Chimie et propriétés

Les tiges fournissent le sucre de canne dont le rendement en saccharose est de 15 à 20 % du poids des tiges. La plante renferme également des tanins, des anthocyanes et est riche en minéraux (calcium, potassium). Il a été démontré que la consommation de produits préparés à partir de la plante diminue l'excrétion de potassium, effet qui peut être bénéfique pour des affections telles l'hypertension artérielle. Le sirop de canne est très riche en minéraux et en flavonoïdes; selon une récente étude Sud Africaine publiée dans "Journal of Food Science", sa consommation stimulerait la production de la testostérone (principale hormone mâle). L'utilisation du sirop de canne, du jus de canne ou du rapadou qui renferment encore des minéraux et des vitamines est meilleure pour la santé que celle du sucre blanc constitué uniquement de cristaux de sucre pur.

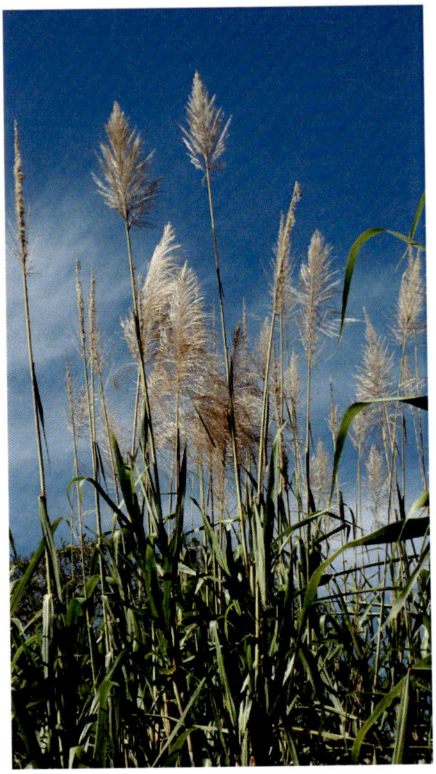

Usages en Haïti

› Anti-grippe, Anti-rhume : jus de tige
› Antiseptique, Contre les blessures : sirop de canne en application locale
› Remontant : jus de tiges
› Contre l'insomnie : jus des tiges
› Alimentaire : tige

Usages ailleurs

› Diurétique : feuilles et racine en décoction ou jus de la tige : Cuba, Curaçao, République Dominicaine, Madagascar
› Anti-grippe : jus de la tige : Mexique
› Contre l'hypertension : décoction des feuilles en association : République Dominicaine
› Contre la malaria : Cuba
› Cicatrisant : feuille et racine, voie externe : Mexique
› Ocytocique : jus de la tige : République Dominicaine
› Contre les maux de gorge : jus de la tige en gargarisme : République Dominicaine
› Alimentaire : tige

Poaceae (Graminées)

Sorghum vulgare Pers.

Syn. : *Sorghum bicolor (L.) Moench*

Petit mil

Pitimi

Description botanique

Herbe robuste, annuelle ou pérenne, à racines très profondes, originaire d'Afrique. Feuilles allongées, planes, à rebords coupants et côtes épaisses, atteignant 1,5 m de long. Infloresence : panicules de formes très diverses, compactes, souvent pyramidales, regroupant des épillets de fleurs diversément colorés. Fruit : petit, arrondi, renfermant une graine de coloration variable.

Chimie et propriétés

Les graines de Petit mil constituent une bonne source d'hydrates de carbone, de vitamines de type B, de protéïnes (pas facilement absorbables cependant) et de minéraux: fer, phosphore, potassium, magnésium, zinc et manganèse. Elles sont riches en fibres et renferment de nombreux éléments (composés phénoliques, phytostérols, policosanol) ayant un excellent potentiel pour combattre les maladies cardiovasculaires, l'obésité et le cancer ainsi que des anthocyanidines ayant la propriété de protéger les vaisseaux sanguins. Des études épidémiologiques ont établi un lien entre la consommation de Petit mil et un faible taux d'incidence de cancer de la sphère gastro-intestinale. Par sa teneur élevée en fibres et en protéïnes ralentissant le passage des sucres dans le sang, le Petit mil a un indice glycémique plus faible que celui du riz et selon une récente étude coréenne, ses extraits font baisser le taux de sucre du sang. Selon une autre étude menée à l'Université du Nebraska, un extrait de graines a également provoqué une baisse du taux de cholestérol sanguin. La consommation régulière de Petit mil pourrait donc aider à lutter à la fois contre le diabète et les maladies cardiovasculaires. Des études concernant ces propriétés devraient être menées pour les variétés locales de Petit mil.

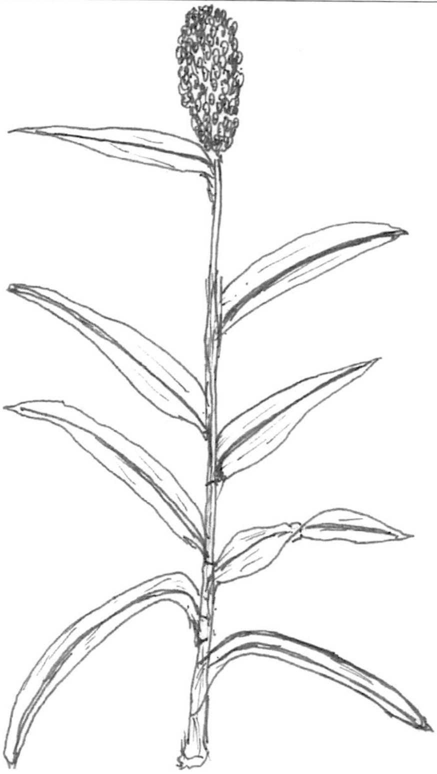

Usages en Haïti

- Contre le diabète : graines cuites utilisés dans l'alimentation
- Contre l'hypertension : graines cuites utilisées dans l'alimentation
- Alimentaire : graines

Usages ailleurs

- Contre le diabète : graines : Maroc
- Alimentaire : graines

Poaceae (Graminées)

Zea mays L.

Maïs

Mayi

Description botanique

Plante annuelle, dressée, à tiges vigoureuses, originaire d'Amérique Tropicale. Feuilles linéaires à lancéolées, ondulées, acuminées au sommet, engainantes à la base, pouvant atteindre 1 m de long. Fleurs mâles et femelles séparées, les mâles en panicules terminales à épillets répartis sur 2 rangs ; les femelles axillaires, recouvertes de nombreuses bractées et à très longs styles dépassant l'ensemble des bractées (les styles sont appelés chez nous *bab mayi*). Fruit : sec, de couleur variable, logé dans des pochettes.

Chimie et propriétés

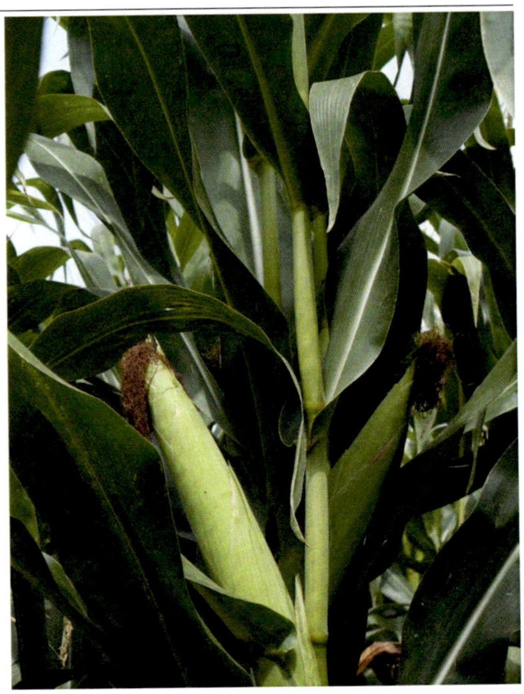

Les graines contiennent surtout des glucides accompagnés de protéïnes et de lipides. Elles sont assez riches en minéraux et vitamines, mais déficitaires en deux (2) acides aminés importants (lysine et tryptophane) et en vitamines B3. Les styles (bab mayi) contiennent des glucides, des polyols, des matières minérales (surtout des sels de potassium), des flavonoïdes, de l'allantoïne, de l'acide salicyclique, de la vitamine K, etc. Ils sont doués de propriétés diurétiques (attribuées à la présence des sels de potassium et de gommes) et de propriétés sédatives expliquées par la présence de l'allantoïne. Ils ont également une action anti-rhumatismale attribuée à l'acide salicylique. L'eau de trempage des grains est douée d'un grand pouvoir cicatrisant. Expérimentalement, l'huile des graines administrée par voie orale est anti-eczémateuse et anti-cholestérinisante. La faible teneur en oméga 3 de cette huile par rapport à son contenu en oméga 6 la rend moins appréciée actuellement sur le marché international comme huile de cuisine. La plante (styles) est inscrite à la Pharmacopée française comme diurétique et dans les régimes amaigrissants.

Usages en Haïti

› Diurétique : styles (*bab mayi*) en infusion
› Contre les affections rénales : styles en infusion
› Contre l'oedème et l'inflammation : styles en décoction ou en macération
› Contre les traumatismes et les tuméfactions : graines moulues en application chaude
› Contre les fractures : graines moulues en cataplasme
› Contre l'hypertension : épi égréné, fendu, en infusion
› Alimentaire : graine

Usages ailleurs

› Diurétique : styles en infusion ou en décoction : Amérique Centrale, Caraïbe, Sénégal, Madagascar, Europe
› Contre les coliques néphrétiques et les calculs : styles en décoction : Amérique Centrale et Latine, Europe
› Contre les affections rénales : styles en décoction : République Dominicaine, Cuba, Europe
› Cicatrisant : feuilles en application locale : Amérique Centrale et Caraïbe
› Anti-rhumatismal : styles en décoction : Europe
› Anti-vénérien : style : Vénézuela, Tunisie, son : Sénégal

- Laxatif : style : Tunisie
- Anti-diarrhéique : graine : Trinidad
- Anti-inflammatoire : graine : Colombie
- Emménagogue : style : Vénézuela
- Contre les oedèmes : style : Madagascar, Europe
- Contre l'eczéma : huile des graines, application locale : Europe
- Contre l'excès de cholestérol : huile des graines, voie orale : diététique moderne
- Contre l'hypertension : styles en décoction : Europe
- Alimentaire : graine : un peu partout

Recommandations et posologie

Recommandations TRAMIL

- Œdème et inflammation : (après consultation médicale) : préparer une décoction, une infusion ou une macération avec 10 grammes de styles (*bab mayi*) fraîs ou 2 grammes de styles séchés. Pour la décoction, faire bouillir les styles dans 1litre d'eau dans un récipient couvert pendant au moins 10 minutes; pour l'infusion, verser l'eau bouillante sur les styles, couvrir le récipient et laisser reposer 10 minutes; pour la macération, ajouter les styles à l'eau bouillie et laisser reposer pendant 12 heures. Boire en plusieurs prises tout au long de la journée
- Infection ou calculs rénaux : (après consultation médicale et en complément du traitement classique) : styles (*bab mayi*) et/ou graines en décoction, voie orale

Contre-indications et précautions d'emploi

Ne pas employer pour les enfants de moins de 5 ans et pour les femmes enceintes ou allaitantes. Si les symptômes durent plus de 3 jours, consulter un médecin.

Polygonaceae

Coccoloba uvifera L.

Raisin de mer

Rezen lanmè

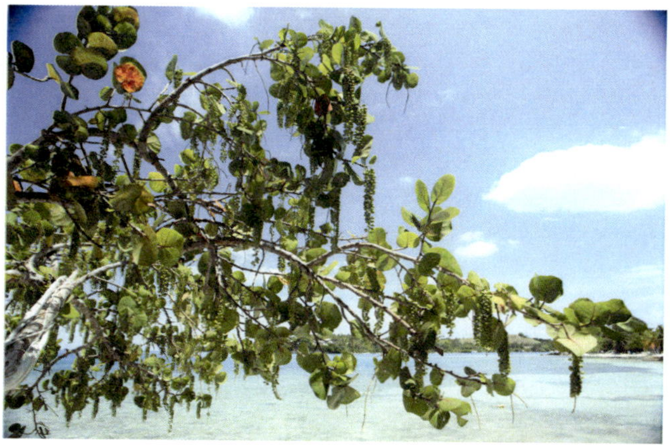

Description botanique

Arbuste ou petit arbre tortueux, à tronc lisse et gris, poussant en faible altitude, en particulier au bord de la mer. Feuilles orbiculaires, généralement un peu plus larges que longues, coriaces, à pétiole court, robuste et souvent rougeâtre (diamètre des feuilles : 8 à 25 cm). Inflorescence : grappe terminale pendante, regroupant de petites fleurs à corolle blanche. Fruit à aspect de raisin (d'ou le nom), rouge à maturité, de 1 à 2cm de long, contenant 1 graine solitaire.

Chimie et propriétés

Les feuilles, les fruits et les racines renferment de grandes quantités de tanin à propriétés anti-bactériennes et anti-diarrhéiques. Les fruits contiennent des vitamines et des minéraux en faible quantité. Ils ont une action anti oxydante et anti inflammatoire. La plante aurait une action de protection contre les rayons ultra violets et le jus du fruit serait fébrifuge.

Usages en Haïti

› Anti-diarrhéique, Anti-dysentérique : fruits, tiges et racines en décoction
› Anti-hémorragique : fruits et racines en décoction
› Astringent : fruits en sirop
› Anti-blennorragique : tiges et racines en décoction
Le fruit était utilisé au temps de la colonie comme anti-dysentérique et astringent.

Usages ailleurs

› Anti-dysentérique : feuille et écorce du tronc et de la racine : Porto Rico
› Contre les hémorroides : feuille et écorce du tronc et de la racine : Porto Rico
› Fébrifuge : feuille et écorce du tronc et de la racine : Porto Rico
› Anti-ulcéreux : feuille et écorce du tronc et de la racine : Porto Rico

Portulacaceae

Portulaca oleracea L.

Pourpier

Koupye

Description botanique

Herbe charnue, prostrée, à tiges radicantes, très cosmopolite. Feuilles alternes ou sub-opposées, presque sessiles, glabres, obovées à cunéiformes, à apex arrondi. Fleurs axillaires à 5 pétales jaunes à sommet échancré. Fruit : capsule de plus ou moins 5 mm de long, contenant de très nombreuses petites graines noires.

Chimie et propriétés

La plante est riche en oméga 3 (acide gamma-linolénique) trouvé dans les tiges, les feuilles et surtout dans les graines. Elle renferme de nombreux minéraux et vitamines en bonne quantité : vitamine C (20 mg /100 g), vitamine E (3,3 mg), plusieurs vitamines de type B (B1,

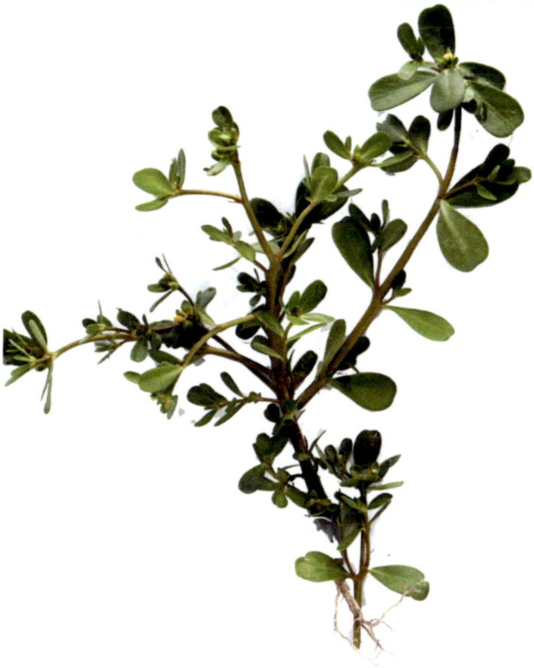

B2, B3, B6, B9), pro vitamine A, potassium (près de 500 mg/%), calcium, fer, magnésium, phosphore, cuivre, iode, zinc, etc. Elle contient aussi des flavonoïdes à action anti-oxydante, des polysaccharides, des acides organiques. Les feuilles renferment de l'acide salicylique à action analgésique. La plante jouit de propriétés diurétiques attribuées surtout à la présence des sels de potassium. Les extraits de plante entière ont indiqué une activité anti-bactérienne, anti-virale, anti-fongique, sédative, hypoglycémiante. Les graines font baisser le taux de lipides sanguin et réduisent la résistance à l'insuline chez les diabétiques. L'extrait (sur eau/alcool) a un effet de protection sur le foie. La plante a un contenu élevé en acide oxalique qui diminue sensiblement à la cuisson. Le pourpier est largement consommé en Crête et fait partie de ce qu'on appelle « le régime crétois » actuellement proposé par de nombreux nutritionnistes pour la prévention des maladies cardio vasculaires, entre autres, à cause de son contenu intéressant en oméga 3. Mise en culture dans des sols salins, cette plante a la capacité d'enlever du sol de grandes quantités de sel selon une étude publiée récemment dans "Agriculture Water Management" et pourrait aider à désaliniser le sol des zones côtières.

Usages en Haïti

- Vermifuge : graines ou feuilles en macération aqueuse
- Contre la faiblesse, l'asthénie, le scorbut : feuilles en bouillon ou en salade
- Contre l'insomnie : feuilles en décoction
- Contre les foulures : feuilles pilées en cataplasme
- Fébrifuge : feuilles en décoction
- Emménagogue : graines en macération alcoolique
- Digestif : feuilles en décoction
- Purgatif
- Alimentaire : tige feuillée

Usages ailleurs

- Diurétique : feuille : Porto Rico, Mexique, Sénégal, Inde, Pakistan : plante entière : Chine
- Vermifuge : plante entière ou feuilles en décoction ou infusion : La Dominique, Curaçao, Chine : graine : Porto Rico : plante, voie orale et lavement : Guadeloupe
- Contre les affections cardiaques :
    - feuille : Trinidad, Jamaique

- plante entière : Chine

› Analgésique : plante en cataplasme : Inde, Pakistan, Chine
› Contre les affections des reins : plante entière : Amérique Tropicale, Chine, Inde, Pakistan
› Emollient : feuille: Guyane, Porto Rico, Sénégal, Inde, Pakistan
› Contre le scorbut : feuilles en salade : Porto Rico, Surinam
› Contre les dermatoses et les irritations de peau : jus des tiges, en application locale : Inde, Pakistan
› Suite d'accidents vasculaires : plante entière ou feuilles : La Dominique
› Contre les maux de gorge : feuilles fraîches mâchées : La Dominique
› Contre les gaz intestinaux : plante écrasée en cataplasme sur le ventre : Tunisie
› Contre les inflammations oculaires : préparation de la plante, en lotionnement : Quelque part en Amérique Tropicale
› Anti-rhumatismal : plante entière : Chine
› Anti-diabétique : Guyane
› Emménagogue : graine : Barbade
› Sédatif : plante entière : Chine
› Laxatif : feuille : Mexique
› Anti-cancérigène : plante entière : Chine
› Hémostatique : plante entière + vinaigre en cataplasme : Guadeloupe
› Contre l'hypertension : feuilles et tiges écrasées dans de l'eau : Guyane
› Anaphrodisiaque : Afrique du Nord
› Alimentaire : tige feuillée

Pteridophytes

Adiantum capillus Veneris L.

Capillaire

Kapilè

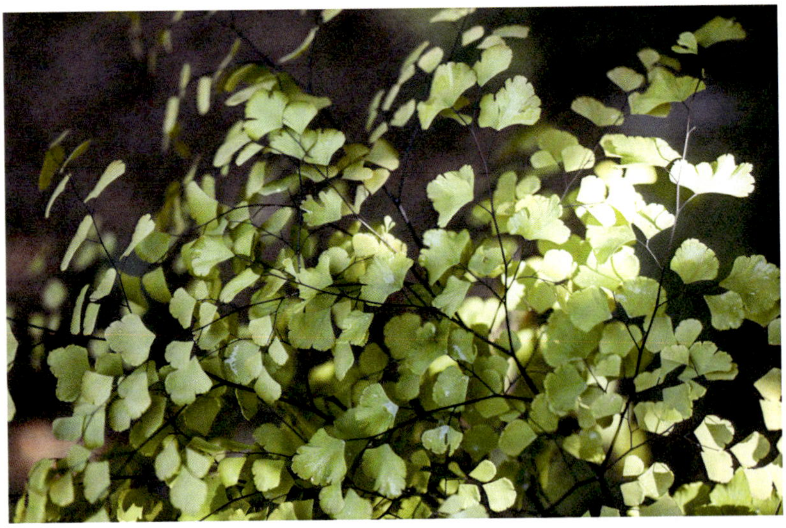

Description botanique

Fougère à feuillage vert clair porté par des tiges noires, lisses et luisantes, poussant dans les fissures de rochers et les lieux humides. Feuilles (ou frondes) composées, formées de segments plus ou moins rhomboides et laciniés. Fructifications rassemblées en bordure de la face inférieure des segments des feuilles.

Chimie et propriétés

La plante est riche en mucilage. Elle contient aussi des tanins, des sucres, des essences, des caroténoïdes, des triterpènes, des flavonoïdes. Elle jouit de propriétés béchiques, pectorales et astringentes. Des propriétés anti inflammatoires, anti-implantation, stimulantes de l'utérus, hypoglycémiantes, anti microbiennes et anti oxydantes ont récemment été rapportées pour la capillaire. La plante a fait partie de certaines spécilalités en Europe contre la grippe et la toux. Elle est encore en usage pour les soins des cheveux dans plusieurs pays. À cause de son action anti implantation et stimulante de l'utérus, son usage par voie interne n'est pas recommandé aux femmes enceintes ou souhaitant le devenir.

Usages en Haïti

- Béchique, Sédatif : plante en infusion
- Pectoral, Contre les maladies de la poitrine : plante en infusion
- Anti-asthmatique : plante en infusion

Usages ailleurs

- Pectoral, Contre les maladies de la poitrine : plante entière séchée, en infusion ou en sirop : Europe, Pérou, Bresil
- Emménagogue, Contre les troubles urinaires : Amérique latine
- Soins des cheveux, contre les pellicules : décoction de la plante entière séchée, en friction du cuir chevelu : Europe, Amérique latine

Punicaceae

***Punica granatum* L.**

Grenadier

Pye grenad

Description botanique

Arbuste de 2 à 5 m de haut, à tronc tortueux, originaire d'Asie. Feuilles simples, opposées, entières, luisantes, oblongue-lancéolées. Fleurs solitaires ou groupées, régulières, à corolle tubuleuse rouge ou blanche. Fruit : baie sphérique à enveloppe coriace, surmontée des sépales persistants et contenant de nombreuses graines noyées dans un tégument rosatre gorgé de liquide sucré.

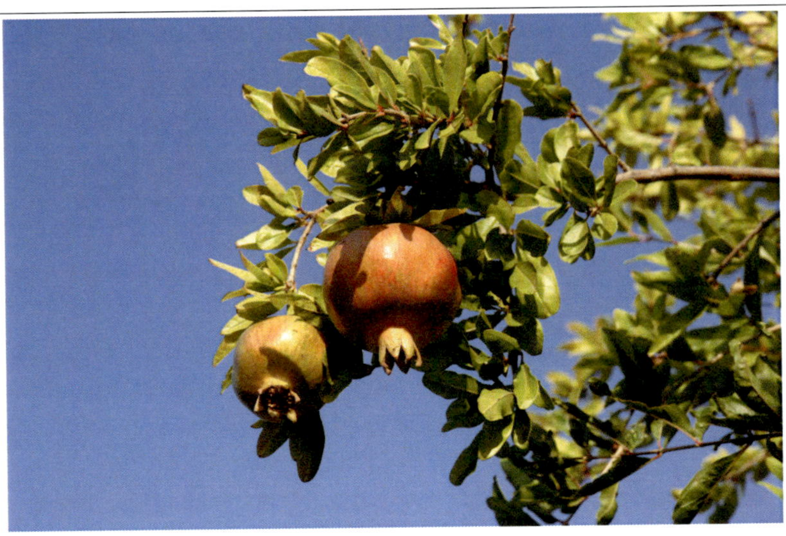

Chimie et propriétés

La plante renferme des alcaloïdes à action vermifuge. L'écorce de la racine ainsi que la pelure du fruit sont riches en tanin. La décoction de racine ou de tige paralyse ou tue les vers selon les doses. Elle peut cependant provoquer des effets tels que vertige, nausée et même paralysie du système nerveux à dose trop élevée. Le fruit entier est anti-microbien. La poudre des différents organes est efficace en cas de diarrhées et d'entéro-colites. Ces dernières années, des études ont établi le potentiel préventif et curatif du fruit pour plusieurs affections. Une étude publiée dans «Clinical Nutrition» indique que sa prise est liée chez l'homme à une baisse de la tension artérielle et des dépots dans les artères. Selon une étude parue dans "American Journal of Cardiology", la prise régulière de jus de grenade durant 3 mois par des patients ayant des troubles vasculaires améliore la circulation artérielle. Des travaux menés en Israel et en Iran montrent que le jus du fruit fait baisser le taux de cholestérol et l'incidence des maladies cardiovasculaires chez les patients hypertendus. La grenade pourrait aussi aider en cas de cancers. La prise de jus de grenade (1 tasse/jour) pendant plusieurs mois par des patients atteints du cancer de la prostate a diminué la croissance des cellules cancéreuses. Une autre étude parue dans "Clinical Cancer Research" indique que boire du jus de grenade augmente la période durant laquelle le PSA (en anglais : prostate specific antigen, servant au dépistage et au suivi du cancer de la prostate) reste stable chez les hommes traités pour ce cancer. D'autres études suggèrent que la grenade pourrait avoir un effet neuro protecteur et réduire l'apparition et l'évolution de l'arthrite en bloquant des enzymes causant la dégradation des os. L'effet bénéfique de la grenade serait surtout du aux polyphénols et isoflavones qu'elle renferme, mais on évoque aussi un effet global des substances trouvées dans ce fruit. Il faut noter que la fleur a aussi des effets prometteurs, l'extrait alcoolique ayant eu une action marquée contre l'athérosclérose.

Usages en Haïti

› Vermifuge, Taenifuge : écorce de racine en décoction
› Anti-dysentérique : feuilles et fleurs en décoction

- Contre les hémorroides : fleurs et fruits en décoction
- Toni-cardiaque : feuilles et écorce du fruit en décoction
- Anti-asthmatique : fleurs fraiches en infusion
- Anti-vomitif : écorce du fruit en décoction
- Contre les maux de gorge : décoction de l'écorce et de la pelure du fruit, en décoction
- Alimentaire : fruit

Usages ailleurs

- Anti-diarrhéique, Anti-dysentérique : écorce du fruit ou des tiges : Colombie, Vénézuela, Curaçao, Porto Rico, Iles Turques et Caicos, Cap Vert, Guadeloupe, Afrique du Nord, Inde, Pakistan
- Vermifuge, Taenifuge : écorce de la racine ou de tige : Bassin Caraibe, Afrique, Noire, Afrique du Nord, Inde, Pakistan
- Anti-ulcéreux externe :
  - poudre d'écorce de fruit en usage externe : Cuba
  - jus du fruit en usage externe : Porto Rico, Mexique
  - fleurs et écorce du fruit en décoction, usage externe : Vénézuela
  - écorce de racine en décoction, usage externe : Inde, Pakistan
- Contre les maux de gorge et l'angine : décoction de fleurs et/ou d'écorce de fruit : Vénézuela, Mexique, Asie, Afrique
- Hémostatique : feuilles ou fleurs en application locale : Afrique du Nord, Inde, Pakistan
- Contre les dermatoses : feuilles macérées en application locale : Afrique du Nord
- Fébrifuge : écorce de racine en décoction : Inde, Pakistan
- Contre la gingivite : poudre de fleurs et d'écorce en application : Afrique du Nord, Inde, Pakistan
- Cicatrisant : poudre de fleurs et d'écorce en application locale : Afrique du Nord
- Emménagogue : écorce de fruit en décoction : Cuba
- Anti-vénérien : fleurs en poudre : Inde, Pakistan
- Contre la pneumopathie :
  - écorce de fruit en décoction : Cuba
  - poudre de bouton de fleurs : Inde, Pakistan
- Contre les maux d'estomac : écorce de fruit en décoction : Jamaique
- Contre les calculs urinaires : pate de graines dans du lait : Inde, Pakistan
- Anti-vomitif : poudre d'écorce de fruit : Jamaique
- Anti-diabétique : fruit en décoction : Tunisie
- Contre l'hypertension : fruit en décoction : Tunisie
- Contre l'ulcère de l'estomac : écorce séchée en décoction : Tunisie
- Soins des cheveux : Cuba
- Alimentaire : fruit : un peu partout

NB. La grenade est très en vogue et est trouvée (jus) actuellement dans les supermarchés ici comme ailleurs. À l'extérieur, on la trouve sous forme d'extraits divers (gélule, poudre, etc.)

dans les magasins de produits naturels et les pharmacies. Elle est généralement préconisée pour la protection du système cardio vasculaire et pour son action anti oxydante.

Rhamnaceae

Colubrina arborescens (P. Mill) Sarg.

Mabi

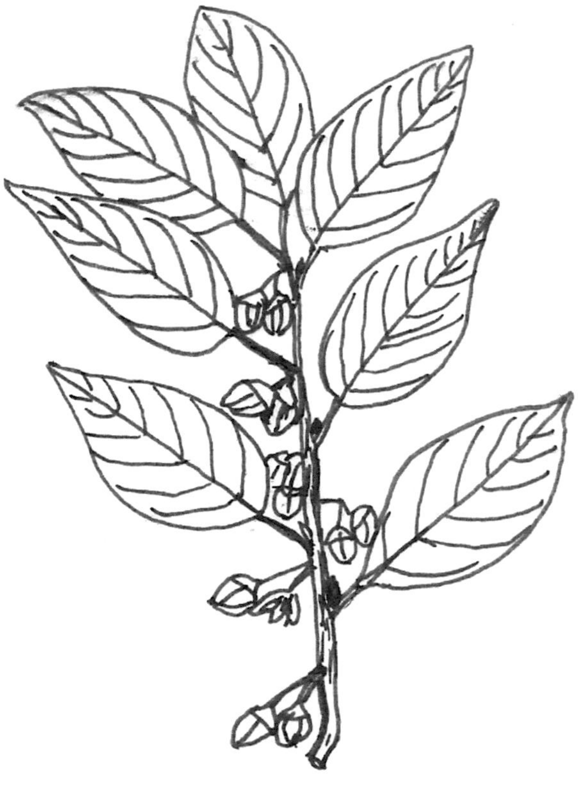

Description botanique

Arbre à écorce brun-rougeâtre, atteignant 5 m de haut, poussant en zones montagneuses. Feuilles alternes, pétiolées, entières, à base arrondie et sommet terminé par une courte pointe. Inflorescence : panicule axillaire portant de petites fleurs à pétales jaunes. Fruit : capsule globuleuse, trilobée, orangée à maturité, de plus ou moins 7 mm de diamètre, contenant 3 graines brunes.

Chimie et propriétés

Les feuilles et l'écorce contiennent des tanins à propriétés anti-diarrhéiques et bactéricides ainsi que des alcaloïdes. L'écorce et les feuilles contiennent des saponines à propriétés moussantes et détergentes ainsi qu'un principe amer appelé colubrinine. Selon un essai clinique ayant fait l'objet d'une publication dans "West Indian Medical Journal", la consommation de mabi préparé à partir de la plante aurait fait baisser la tension artérielle chez un groupe de patients hypertendus.

Usages en Haïti

› Apéritif, Digestif : écorce en décoction ou en association sous forme de « *mabi* »
› Anti diabétique : écorce en décoction
› Sudorifique : écorce en décoction ou en association sous forme de « *mabi* »

Usages ailleurs

› Digestif, Tonique : écorce en décoction, en association, sous forme de « *mabi* » : Curaçao, Porto Rico, Iles Vierges, St. Martin ; écorce ou bois en décoction lactée : Ile Caicos
› Contre les irritations cutanées : écorce en décoction, usage externe : Mexique
› Fébrifuge : écorce ou feuilles en décoction : Cuba

- Contre les affections du foie : écorce en décoction : Cuba
- Contre les troubles pulmonaires : écorce en décoction : Cuba
- Anti-diarrhéique, Anti-dysentérique : feuilles en décoction : Cuba
- Vermifuge : feuilles en décoction : Cuba
- Emménagogue : feuilles en décoction : Cuba
- Contre les ulcères buccaux : feuilles en décoction, application locale : Cuba
- Antivénérien : écorce en décoction : Cuba
- Antidiabétique : écorce en décoction : quelque part dans la Caraïbe

P.S. Le terme « *mabi* » désigne à la fois l'arbre et une boisson fermentée préparée à partir de l'écorce du Colubrina et contenant d'autres ingrédients tels que liane savon (Gouania lupuloides), pelure de citron, cannelle, gingembre, sucre brun, etc.

Rhamnaceae

Gouania lupuloides (L.) Urb.

Liane savon

Lyann savon

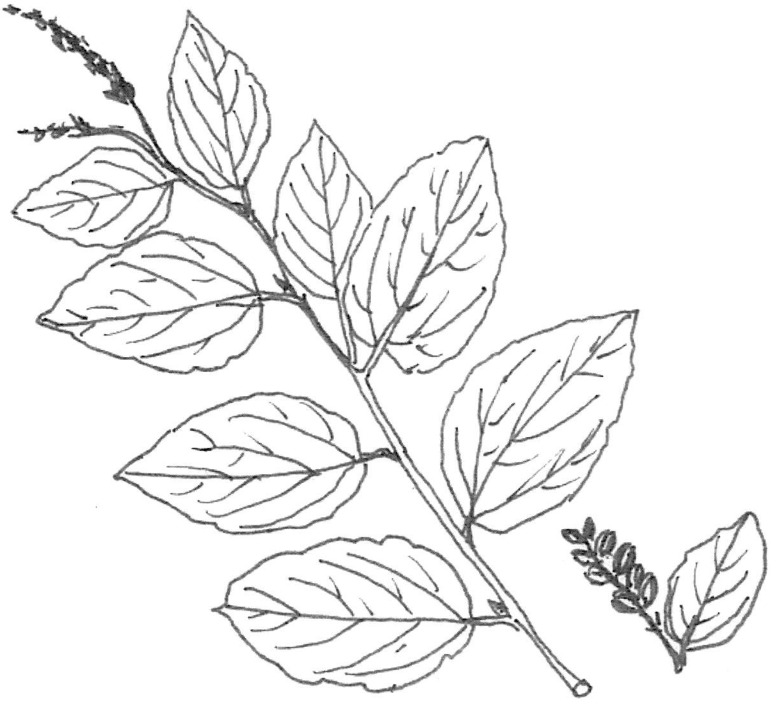

Description botanique

Liane ligneuse à vrilles spiralées poussant en zones sèches. Feuilles : alternes, pétiolées, ovées à elliptiques, serrétées, à apex aigu ou à court acumen et à base sub-cordée ou arrondie. Inflorescence : grappe grêle atteignant près de 20 cm de long regroupant de petites fleurs à 5 pétales crêmes en forme de cuillère. Fruit : sec, à 3 ailes coriaces, contenant plusieurs graines luisantes brun foncé.

Chimie et propriétés

La plante contient des saponines à propriétés moussantes (d'où le nom « liane savon ») et détergentes.

Usages en Haïti

- Contre les boutons de la bouche et de la gorge : décoction de la racine en gargarisme
- Contre l'urétrite : feuilles en macération dans de l'eau
- Contre les fièvres intestinales : préparation de la plante en lavement
- Tonique, Stomachique : plante, usage interne
- Soins dentaires : tiges en brossage des dents

Usages ailleurs

- Soins dentaires et bains de bouche : teinture des tiges : Jamaïque ; tige en brossage des dents : Jamaïque, Colombie
- Contre les douleurs de l'estomac : feuilles en décoction : Mexique
- Contre les boutons et ulcères buccaux : racine en décoction : Mexique
- Antivénérien : feuilles en décoction : Barbade
- Contre l'oedème : feuilles en décoction : Mexique
- Antiulcéreux : plante en application externe : Porto Rico
- Aphrodisiaque : feuilles en décoction : Barbade

Rhamnaceae

Zizyphus mauritiana L.

Syn. : Zizyphus jujuba (L.) Lam.

Jujube, Pomme malcadi

Jijib, Ponm malkadi

Description botanique

Petit arbre ou arbuste, généralement épineux, poussant en zones sèches ou modéremment humide. Feuilles alternes, pétiolées, ovées à sub-orbiculaires, à apex arrondi, base oblique et trois nervures basales. Inflorescence : cyme courte, axillaire, regroupant de petites fleurs verdâtres à forme d'étoile. Fruit : drupe sub-globuleuse, luisante, jaunâtre à maturité, de plus ou moins 2 cm de diamètre, comestible.

Chimie et propriétés

Les fruits sont nutritifs et renferment de la vitamine C, un peu de niacine, de thiamine et de riboflavine ainsi que de la vitamine A, du mucilage, du calcium, du phosphore et du fer. Ils renferment aussi une huile essentielle, des flavonoïdes et des polysaccharides. Les extraits éthanoliques sont anti microbiens et anti convulsifiants alors que l'extrait méthanolique a une action de protection du foie. La consommation du fruit aurait un effet de protection des neurones contre les dommages causés par les dérèglements de la circulation. Le fruit a une action anti oxydante et aurait une certaine activité anti cancérigène. L'huile essentielle tirée des graines a un effet anti inflammatoire ainsi qu'un effet positif sur la croissance des cheveux.

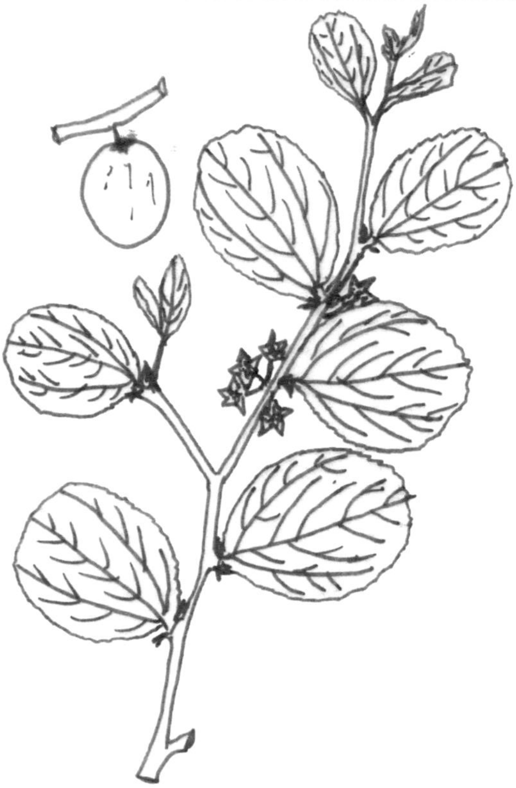

Usages en Haïti

› Contre les affections bilieuses : fruit, racine et feuille en décoction
› Antidote : fruit, racine et feuille en décoction
› Pectoral : fruit murs et bourgeons en décoction
› Antivénérien : racine et gomme en décoction
› Cicatrisant, Désinfectant : décoction de racine et de gomme en lavage de plaies

Usages ailleurs

› Contre les affections bilieuses : graine : Inde, Pakistan
› Contre la conjonctivite : infusion ou décoction des feuilles en instillation dans l'œil : Ile Maurice, Inde, Pakistan
› Cicatrisant : pâte de feuilles et de tiges en application locale :Inde, Pakistan
› Anti-diarrhéique, Anti-dysentérique : racine : Inde, Pakistan
› Purificateur du sang : fruit : Inde, Pakistan
› Anti-inflammatoire : racine, application externe : Inde, Pakistan
› Digestif : fruit : Inde, Pakistan
› Pectoral, expectorant : fruit mur séché : Inde, Pakistan
› Antirhumatismal : graines + huile préparées en onguent : Inde, Pakistan
› Laxatif doux : fruit mur séché : Inde, Pakistan
› Contre les maux de ventre : écorce : Sénégal : racine en macération : Nigeria
› Antivénérien : racine : Sénégal
› Eméto-cathartique : racine : Sénégal
› Antidote contre empoisonnement :
  • racine : Sénégal
  • fruit : Chine
› Contre l'hémorragie du post-partum : poudre d'écorce, voie interne : Sénégal
› Antiulcéreux : poudre ou macéré de feuille, usage externe : Sénégal
› Vermifuge : feuille : Guadeloupe

› Contre les maux de gorge : décoction des feuilles en bain de bouche : Ile Maurice
› Diurétique : racine en macération : Nigéria
› Contre les hémorroïdes : écorce en infusion : Nigéria

Rhizophoraceae

Rhizophora mangle L.

Manglier rouge

Manglye wouj

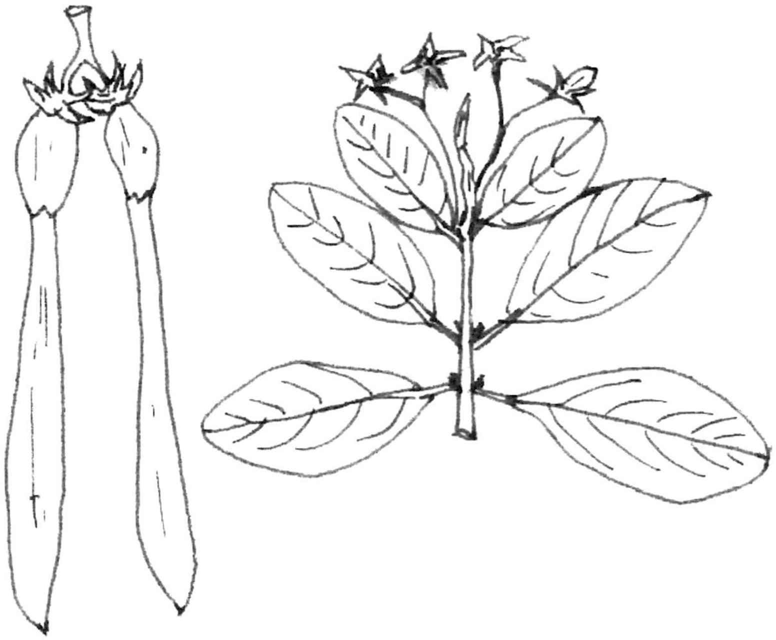

Description botanique

Petit arbre de la mangrove maritime à nombreuses racines aériennes. Feuilles opposées, entières, glabres, elliptiques, à apex obtus, base atténuée et pétiole épais. Fleurs groupées par 2-4, à calice jaune et pétales blanc-crème, linéaires-lancéolées, à marge cotonneuse. Fruit : pendant, coriace, atteignant 3 cm de long; graine solitaire, germant sur l'arbre en donnant une radicule allongée.

Chimie et propriétés

L'écorce séchée contient 10 à 40 % de tanin, les racines aériennes 10 % de tanin. Les tanins sont doués de propriétés anti-diarrhéiques et bactéricides. La présence d'autres composés tels catéchine, épicatéchine, acide chlorogénique, acide gallique, acide ellagique est signalée dans la littérature. Les racines renferment une substance colorante rouge. L'extrait alcoolique des fruits a démontré une activité anti microbienne. Selon une étude cubaine publiée récemment dans "Journal of Pharmacognosy and Phytotherapy", l'extrait aqueux d'écorce a une activité antisécrétoire et protectrice de l'estomac comparable à celle des antiulcéreux de synthèse et ce, sans effet toxique.

Usages en Haïti

- Fébrifuge : bois et écorce en décoction
- Contre l'angine et les maux de gorge : poudre d'écorce en gargarisme
- Hémostatique, Astringent : écorce en décoction
- Contre les crachements de sang : écorce en décoction
- Antirhumatismal

Usages ailleurs

- Hémostatique : écorce, voie interne : Porto Rico, Mexique, Brésil
- Fébrifuge : écorce en décoction : Mexique, Porto Rico
- Antiulcéreux :
  - onguent à partir d'écorce, application externe : Mexique
  - pâte d'écorce, application externe : Porto Rico
- Anti-diarrhéique, Anti-dysentérique : écorce en décoction : Brésil, Guyane
- Antiasthmatique :
  - écorce : Porto Rico
  - écorce, en sirop : Cuba
- Contre les maux de gorge : écorce en décoction : Mexique
- Contre la présence de sang dans les bronches : écorce en décoction : Cuba
- Antirhumatismal : jus des feuilles : Cuba
- Anti-lèpre : écorce pulvérisée en décoction, voie interne et externe : Mexique
- Tonique, Apéritif : écorce en décoction, voie interne : Mexique
- Antidote, Contre empoisonnement aux fruits de mer : décoction des feuilles en bain et par voie interne : Curaçao
- Contre les maux de dos : Bahamas
- Antivénérien :
  - écorce en décoction : Brésil
  - écorce pulvérisée en décoction, voie interne et externe : Mexique
- Colorant : racine

Rubiaceae

Chiococca alba (L.) Hitchc.

Croc de souris

Kòk sourit

Description botanique

Arbuste à tiges grêles originaire d'Amérique Tropicale. Feuilles opposées, entières, pétiolées, de forme assez variable (généralement ovées-lancéolées). Inflorescence : panicule tombante portant de nombreuses fleurs jaunâtres en forme de clochette. Fruit : petit drupe blanche de plus ou moins 5 mm de diamètre, légèrement comprimée, contenant 2 graines rugueuses.

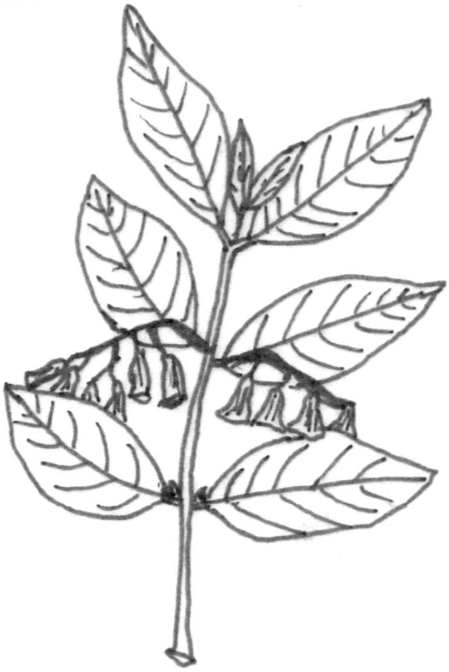

Chimie et propriétés

Une analyse chimique préliminaire effectuée sur la plante a été positive pour les alcaloïdes, les polyphénols et les tanins. Le croc de souris possèderait des propriétés anti-tumorales et une légère activité antimicrobienne. La racine renferme du salicylate de méthyle à propriétés anti-inflammatoires. L'administration d'un extrait de racine a cependant provoqué des signes de toxicité en expérimentation animale.

Usages en Haïti

› Contre l'urétrite : racine en macération aqueuse
› Contre les inflammations ganglionnaires : racine en macération aqueuse
› Pectoral : feuilles en infusion
› Aphrodisiaque : racine

Usages ailleurs

› Diurétique : racine : Amérique Latine et Bassin Caraïbe
› Purgatif :
  • racine pulvérisée : Barbade
  • plante en décoction : Cuba
› Contre la dysménorrhée : racine en décoction, en association : Bahamas, Iles Turques et Caicos
› Tonique : racine : Bahamas, Iles Turques et Caicos
› Contre les éruptions de la peau : feuilles en application externe : Cuba
› Antiasthmatique : racine en décoction : Brésil
› Pectoral : racine en décoction : Brésil
› Antivénérien : racine en décoction : Cuba
› Contre les maux d'estomac : feuilles en décoction : Mexique
› Vermifuge : feuilles en décoction : Mexique
› Antirhumatismal : feuilles en décoction : Mexique
› Anti-dysentérique : racine en décoction : Mexique
› Contre les calculs urinaires : plante en décoction : Cuba
› Contre les maux de dents : plante en bain de bouche : Cuba
› Aphrodisiaque : racine en décoction : Bahamas, Iles Turques et Caicos
› Contre la bronchite : racine en décoction : Brésil
› Abortif : racine pulvérisée : Barbade
› Contre les douleurs aux reins : racine en décoction en association : Bahamas, Iles Turques et Caicos
› Soins des cheveux : Cuba

Rubiaceae

Coffea arabica L.

Caféier

Pye kafe

Description botanique

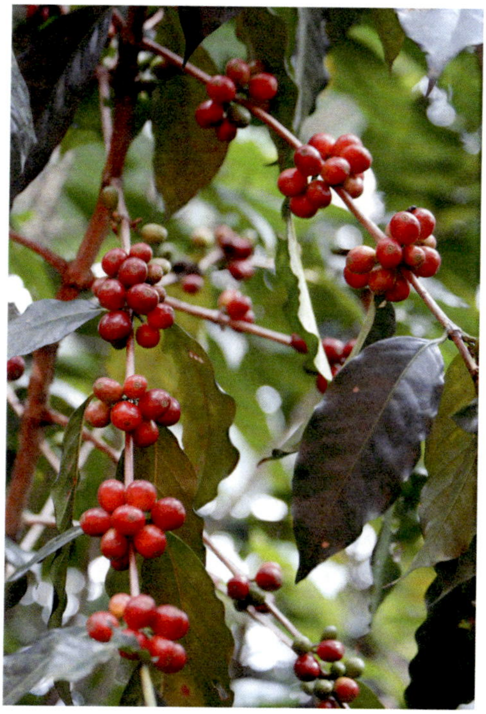

Arbuste atteignant 5 m de haut, originaire d'Amérique, cultivé et sub-spontané chez nous. Feuilles opposées, pétiolées, elliptiques à oblongues, vert foncé, à apex acuminé et marge entière à ondulée. Inflorescence : fascicule axillaire regroupant des fleurs à petit calice vert et corolle tubuleuse blanche s'élargissant en 5 lobes étalés. Fruit : drupe ronde à oblongue, à pulpe juteuse contenant 1 ou 2 graines elliptiques et aplaties d'un coté.

Chimie et propriétés

La plante contient de la caféine, de l'acide chlorogénique, du salicylate de méthyle. Elle contient aussi cystine, cystéine, méthionine, théobromine, théophylline, trigonelline... L'espèce arabica cultivée en Haïti est moins riche en caféine que la robusta. La caféine augmente la fréquence cardiaque, stimule le métabolisme de base et la diurèse ainsi que la production d'acide chlorhydrique et de pepsine dans le tube digestif. À dose modérée, le café favorise le travail intellectuel et diminue la somnolence. Il aurait un effet hépato-protecteur (quoique non « curatif ») contre l'hépatite. Ces dernières années, plusieurs études suggèrent fortement que les consommateurs réguliers de café auraient moins de risques de contracter diverses affections : maladie de Parkinson (surtout chez l'homme), diabète de type 2 (observation faite chez la femme), cancer du foie, cancer du sein, cancer du col de l'utérus, dépression, maladies cardio vasculaires (le café peut provoquer une hausse légère et passagère de la tension artérielle mais globalement, il protégerait le système cardio vasculaire et diminuerait les accidents vasculaires cérébraux). Des études indiquent aussi que la consommation de café diminue les symptômes de l'asthme. Selon une récente étude de l'Institut National Americain du Cancer parue dans "New England Journal of Medicine", la consommation modérée (2 à 3 petites tasses/j) de café, en plus de protéger le système cardio vasculaire et de prévenir les affections respiratoires et les attaques cérébrales, serait liée chez la femme à un plus faible risque de mortalité en général. À dose élevée, le café provoque cependant des troubles nerveux tels insomnie, palpitations, hallucinations. Certaines personnes très sensibles au café peuvent présenter des troubles dès la première tasse de café. Les femmes enceintes, les enfants et les cardiaques doivent éviter le café.

Usages en Haïti

- Contre l'œdème et l'inflammation : fruits murs ou feuilles en macération aqueuse, voie interne
- Contre les chocs émotionnels et la colère : décoction de feuilles et de graines, voie orale ou en bain : marc de café, en application sur la tête
- Anti anémique, Anti asthénique, Dépuratif : feuilles ou graines grillées en décoction
- Contre l'ictère et les troubles hépatiques : graines grillées en décoction
- Contre les céphalées : feuilles, voie orale ou en application sur la tête : marc de café, en application sur la tête
- Contre les brûlures : marc de café, en application locale
- Fébrifuge : feuilles
- Antiasthmatique : racine en infusion

Usages ailleurs

- Antirhumatismal, Antigoutteux : décoction de feuilles et de graines, en bain ou graines pulvérisées, voie orale : Amérique Latine et Bassin Caraïbe
- Cicatrisant : feuilles en usage externe : Cuba, Trinidad
- Contre les fièvres intermittentes : décoction de graines non grillées : Vénézuela
- Antivénéneux, Contre morsure de scorpion : racine en décoction, voie orale : Trinidad
- Anti-ictérique : graines grillées : Trinidad
- Ocytocique : Pérou
- Contre les parasites intestinaux : feuilles en décoction, en association : République Dominicaine
- Contre la pneumopathie : graines en décoction, en association : République Dominicaine

La plante est aussi utilisée dans d'autres pays de la Caraïbe contre les maux de dent (feuilles, usage local), l'asthme, la grippe et les intoxications à l'alcool (décoction des graines grillées, usage interne).

Recommandations et posologie

Recommandations TRAMIL

- Asthme (après consultation médicale et en complément du traitement classique sauf si contre-indication) : préparer une décoction en faisant bouillir 10 à 15 g (2 petites pousses) de feuilles fraîches dans 2 tasses d'eau pendant au moins 10 minutes, laisser refroidir, filtrer et boire 1 tasse 3 fois par jour.
- Pneumopathie : (après consultation médicale et en complément du traitement classique, sauf en cas de contre-indication) : préparer une décoction en faisant bouillir 16 g de graines grillées et moulues dans 6 tasses d'eau, laisser refroidir, filtrer et prendre 1 tasse 1/2, 3 fois par jour. Ou prendre une tasse 1/2 de café préparé à partir des graines grillées et moulues
- Suite de colère : graines grillées en décoction salée, voie orale ; marc de café sur la tête ; feuilles en décoction avec sel, voie orale

- Hépatite : graines grillées en décoction, voie orale
- *Move san* : feuilles en décoction, avec ou sans sel, voie orale
- Parasitose : feuilles arrivées à maturité en décoction, voie orale
- Vertiges : graines grillées en décoction, voie orale

Contre-indications et précautions d'emploi

En cas d'asthme et de pneumopathie, si l'état du patient se détériore ou si les symptômes durent plus de 2 jours, consulter un médecin. En cas d'hépatite et de vertige, si l'état du patient se détériore ou si les symptômes durent plus de 5 jours, consulter un médecin. Par voie orale, ne pas employer chez la femme enceinte, allaitante ou les enfants de moins de 5 ans. Eviter l'emploi interne en cas de gastrite, d'ulcère à l'estomac ou en cas d'hyperthyroïdisme.

Rubiaceae

Exostemma caribaeum (Jacq.) R. & S.

Quinquina Pays

Kenkina Peyi

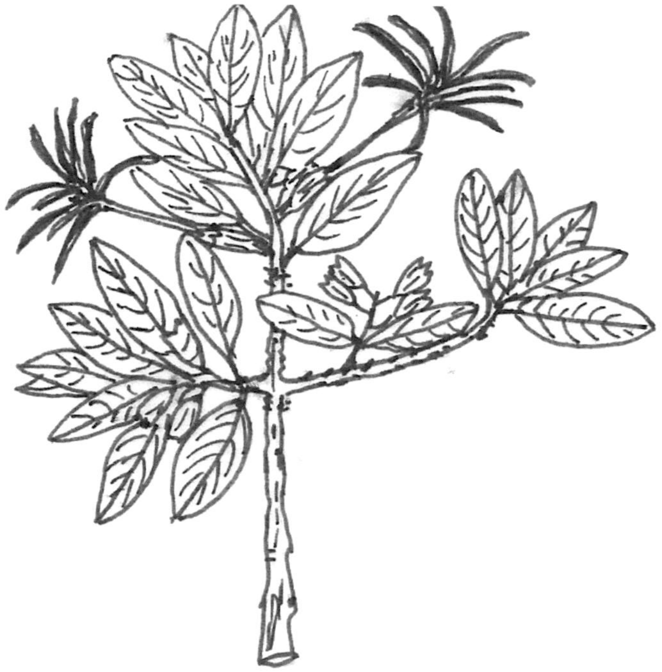

Description botanique

Arbuste ou petit arbre à écorce fine se fissurant avec l'âge. Feuilles groupées aux extrémités, entières, elliptiques à oblongues, à sommet aigu (L : 4-8 cm x l : 1,5-4 cm). Fleurs axillaires, solitaires, pourvues d'un court calice vert et d'une corolle à long tube crème bordé par 5 lobes effilés. Fruit : capsule sombre et luisante de 9 à 20 mm de long contenant de nombreuses petites graines ailées.

Chimie et propriétés

Du mannitol et de l'acide chlorogénique ont été mis en évidence dans l'écorce et de l'exostamine est présente dans le bois. Les extraits de racine et d'écorce ont indiqué une activité antimicrobienne et un effet dépresseur sur le système nerveux. La plante aurait un effet hypoglycémiant, mais selon une récente étude mexicaine publiée dans "Journal of Ethnopharmacology", elle ne serait pas dénuée de toxicité.

Usages en Haïti

› Fébrifuge : écorce en macération alcoolique
› Apéritif : écorce en décoction
› Astringent : écorce

Usages ailleurs

› Fébrifuge : extrait d'écorce : Mexique
› Apéritif : écorce en décoction : Iles Caicos
› Anti anémique : écorce en décoction : Bahamas
› Contre les maux d'estomac : bois en décoction ou infusion : Iles Caicos
› Anti-diarrhéique : bois en décoction ou infusion : Iles Caicos
› Vermifuge : bois en décoction ou infusion : Iles Caicos
› Contre les hémorroïdes : bois en décoction ou infusion : Iles Caicos

Rubiaceae

Hamelia patens Jacq.

Corail

Koray

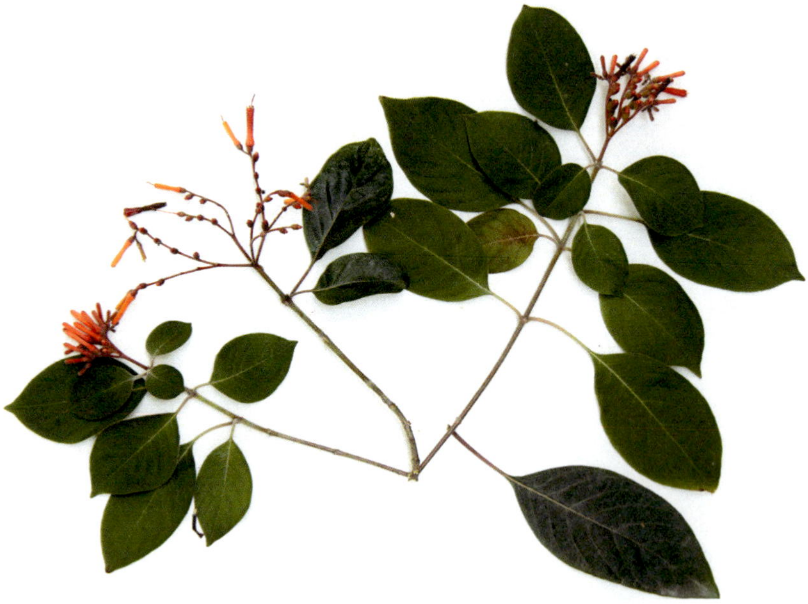

Description botanique

Arbrisseau à tronc droit souvent planté pour l'ornement, originaire d'Amérique. Feuilles ovées, à sommet aigu, atteignant 20 cm de long, groupées par 3-5 à chaque nœud. Inflorescence: cyme scorpioïde (enroulée) portant des fleurs à corolle tubuleuse rouge-orange. Fruit : petite baie pourpre, noire à maturité, atteignant 1cm de long.

Chimie et propriétés

L'écorce est riche en tanin (15 %) et est parfois utilisée dans les opérations de tannage. La plante renferme plusieurs alcaloïdes indoliques, des flavonoïdes, des saponosides et des stéroïdes. L'extrait alcoolique de la plante n'a indiqué aucune activité anti-fécondité chez le rat mais a produit entre autres actions une sérieuse dépression du système nerveux par voie intra péritonéale. La plante a un effet analgésique et antimicrobien. Les extraits alcooliques de feuilles et/ ou de tiges ont été actifs contre plusieurs bactéries : E coli, Staphylococcus aureus et Salmonella typhi entre autres. L'emploi d'un savon fait à partir de la plante a cliniquement indiqué un effet cicatrisant. À cause de ses effets sur le système nerveux, l'usage interne du corail n'est pas prudent. En application sur la peau, la feuille fraîche et le jus des feuilles n'ont provoqué aucun effet indésirable ou de manifestation objective d'intoléramce selon des travaux TRAMIL.

Usages en Haïti

- Emménagogue : feuilles et fleurs en décoction ou en macération aqueuse
- Dépuratif, Anti anémique : feuilles en décoction ou en macération aqueuse
- Contre les chocs émotionnels : décoction des feuilles en bain ou application sur la tête
- Abortif : feuilles et racine
- Contre les céphalées : feuilles en bain et en application sur la tête
- Aphrodisiaque : feuille et racine

Le corail était déjà utilisé au temps de la colonie contre la dysentérie, le scorbut et la gale.

Usages ailleurs

- Anti-dysentérique :
  - feuilles en décoction : Guatemala, Nicaragua
  - fruit en sirop : Cuba
- Cicatrisant : feuilles écrasées en application locale : Cuba, Mexique
- Contre les dermatoses : décoction des feuilles en application externe : Cuba, Mexique, Porto Rico
- Contre l'eczéma : feuilles écrasées en application externe : Mexique
- Antirhumatismal : décoction des feuilles en massage externe : Cuba
- Emménagogue : feuilles en décoction : Guatemala
- Contre les maux de tête : feuilles pilées en application locale : Cuba, Colombie
- Contre les troubles ovariens : décoction des feuilles en douche vaginale : Mexique
- Analgésique : décoction des feuilles en application externe : Mexique

Recommandations et posologie

Recommandations TRAMIL

› Maux de tête : feuilles au naturel, en application sur la tête ou en bains

Contre-indications et précautions d'emploi

Si l'état du patient se détériore ou si les maux de tête durent plus de 2 jours, consulter un médecin

Rubiaceae

Morinda citrifolia L.

Feuille Douleur, Fromagier

Fèy doulè

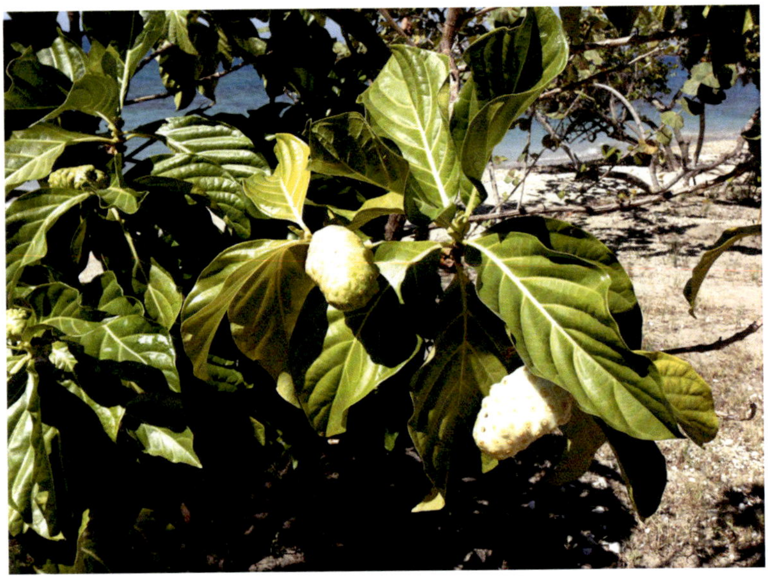

Description botanique

Arbuste à tiges anguleuses originaire de l'Inde, poussant en faible altitude. Feuilles grandes (L : 12-30 cm ; l : 6-16 cm), lisses, un peu charnues, entières, aigues ou obtuses aux extrémités, à pétiole court et épais. Fleurs blanches, à 5 lobes étalés, groupées sur un réceptacle charnu. Fruit vert à blanchâtre, juteux, à odeur de fromage, atteignant 10 cm de long ; surface du fruit garni de polygones accolés.

Chimie et propriétés

Il s'agit du"noni"qui a été très étudié ces dernières années. Le fruit contient de l'huile essentielle ainsi que: iridoïdes, catéchine, ipocatéchine, rutine, vitamine C, niacine, carotène, potassium, calcium, fer, manganèse, soufre, etc. Une bonne teneur en pro xéronine est aussi rapportée. Ce dernier se transforme dans le corps en xéronine, correcteur métabolique dont la présence expliquerait plusieurs actions rapportées pour le fruit : hypotensive, hypoglycémiante, hépato protectrice, anti bactérienne, anti allergénique, antidépressive, diurétique, anti tumorale, immunomodulatrice, anti arthritique, antiulcéreuse, etc. Des études ont confirmé plusieurs de ces effets. Le jus de noni a ainsi amélioré les symptômes et la qualité de vie d'un groupe de patients arthritiques. Une étude clinique publiée dans "Phytotherapy Research" indique qu'il réduit la destruction des articulations causée par l'arthrite. Une autre étude publiée dans "Journal of Medicinal Plants Research" a montré qu'il augmente l'endurance des sportifs. En Thailande, chez des patients ayant subi une opération chirurgicale, il a pu prévenir les nausées et les vomissements post opératoires. Une récente étude menée chez des fumeurs publiée dans "Nutrition and Cancer" laisse croire que 1 à 4 onces/j de jus réduit le risque de cancer chez eux. La feuille contient un composé à action anti arthritique. Elle est vermifuge, cicatrisante, analgésique et agit contre les larves de moustiques. Les tests de toxicité pratiqués jusqu'à présent sur la plante ont été négatifs. Des produits à base du fruit sont actuellement disponibles un peu partout dans le monde et la consommation du jus a été approuvée par la Commission Européenne.

Usages en Haïti

- Analgésique : feuilles et fleurs en application locale
- Antirhumatismal : feuilles en application locale
- Contre les foulures : écorce en macération aqueuse

Usages ailleurs

- Antirhumatismal, Antigoutteux : feuilles en application : La Dominique, Ile Maurice, Porto Rico
- Cicatrisant :
  - feuilles et écorce en application externe : Porto Rico
  - fruits en application externe : Hawaii
- Analgésique : feuilles en cataplasme : Porto Rico
- Contre les maux de tête : feuilles en cataplasme : Porto Rico, Trinidad
- Contre les troubles cardiaques : Iles Vierges
- Contre les problèmes gastro-intestinaux et du foie : racine : Salvador
- Contre les problèmes rénaux : fruit : Fidji
- Emménagogue : pulpe du fruit : Porto Rico
- Fébrifuge : feuilles et écorce en infusion : Porto Rico
- Antituberculeux : feuilles et écorce en infusion : Porto Rico
- Cathartique : racine en infusion : Porto Rico
- Sous forme de compléments alimentaires modernes, le noni est surtout présenté comme un anti fatigue, un stimulant immunitaire et contre les douleurs.

Recommandations et posologie

Recommandations TRAMIL

- Rhumatisme (en complément du traitement médical) : feuilles au naturel, en application locale

Précautions d'emploi

Toute application locale doit respecter les règles d'hygiène les plus strictes afin d'éviter une surinfection ou une contamination supplémentaire.

Rubiaceae

Spermacoce assurgens Ruiz & Pavon

Syn. : Borreria laevi (Lam.) Griseb

Couper colonne

Koupe kolonn

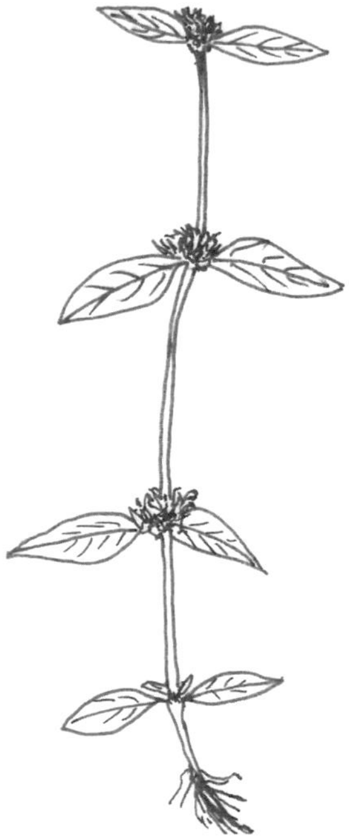

Description botanique

Petite herbe annuelle, dressée, à tiges carrées et base parfois un peu ligneuse. Feuilles opposées, ovées, lancéolées ou elliptiques, courtement pétiolées, reliées deux à deux par une gaine munie d'une rangée de soies. Inflorescence : glomérule axillaire ou terminal regroupant de petites fleurs à corolle tubuleuse blanche. Fruit : capsule de 2 à 3 mm de long contenant des graines brunes sillonnées transversalement.

Chimie et propriétés

Pas d'information disponible sur la plante dans la littérature consultée. Dans le genre Spermacoce, on signale la présence de tanins, d'alcaloïdes, de saponines et de composés phénoliques. Pour 2 espèces voisines, la présence d'acide ursolique (à propriétés anti tumorale et anti inflammatoire) et de stigmastérol (agissant contre l'excès de cholestérol) est notée. Chez une espèce voisine, une action contre l'excès de lipides sanguins et de protection du foie a été démontrée.

Usages en Haïti

- Diurétique, Contre les calculs rénaux : feuilles en infusion ou en macération aqueuse
- Roboratif : feuilles en bouillon

Usages ailleurs

- Diurétique, Contre les calculs rénaux : plante en infusion : Jamaïque, Porto Rico
- Contre les maux de reins : feuilles en décoction : République Dominicaine
- Antigrippe, Anti-rhume : plante en décoction ou infusion : Jamaïque, Guatemala, Porto Rico
- Contre l'hypertension artérielle : racine en infusion : Porto Rico
- Contre l'éléphantiasis : plante en infusion : Porto Rico
- Contre les brûlures et les coupures : plante en application locale : Jamaïque
- Contre les problèmes de peau et les coup de soleil : tige feuillée en bain : Vénézuela
- Emménagogue : quelque part en Amérique Centrale

P.S. Une autre espèce de Spermacoce, le Spermacoce confusa est également utilisée à Porto Rico contre les pierres aux reins et contre l'hypertension.

Rutaceae

Citrus aurantifolia (Christm) Swingle

Citronnier

Pye sitwon

Description botanique

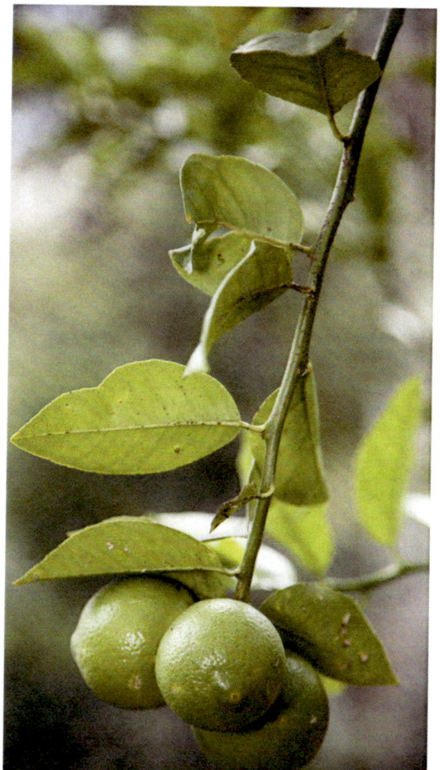

Petit arbre aromatique de 5 à 10 m de haut, à tronc très ramifié et branches épineuses. Feuilles alternes, ovées, un peu coriaces, à pétiole articulé et faiblement ailé. Fleurs axillaires, solitaires ou groupées par 2-3, à calice en forme de coupe et à 5 pétales blancs tombant rapidement. Fruit : baie de 3 à 6 cm de diamètre, arrondie à allongée, verte ou jaune à maturité, contenant plusieurs graines vert-glauques.

Chimie et propriétés

Les feuilles donnent par distillation une huile essentielle à propriétés antibactérienne composée de limonène, cymol, cinéol et terpinéol. Le jus de fruit est riche en acide citrique et en vitamine C à propriétés antiscorbutiques. Le fruit renferme aussi de la pectine, surtout dans la partie blanche. Le jus du fruit frais et le fruit séché en macération (eau/alcool) ont indiqué une action contre des bactéries et des champignons pathogènes (E. coli, Staphyllococcus aureus et Candida albicans entre autres). Selon de récentes études menées en Italie et en Suisse et publiées dans "Cancer Causes and Control", le fruit des Citrus a une action de protection contre les cancers digestifs (de l'estomac notamment) et de la partie haute du système respiratoire.Une étude épidémiologique publiée récemment dans «International Journal of Cancer» suggère que la consommation quotidienne des Citrus est associée à une réduction de tous les types de cancer. La consommation de jus de citron améliore aussi le profil lipidique selon une publication du "Clinical Nutrition"; le jus a également une action de stimulation sur le système immunitaire. Il est cependant conseillé aux gens prenant des anti acides, souffrant d'hernie hiatale ou de reflux gastrique d'éviter le jus de citron.

Usages en Haïti

- Fébrifuge : feuilles en décoction ou jus de fruit
- Contre les gaz intestinaux : feuilles ou fruit en décoction

- Cicatrisant, Désinfectant : jus du fruit en bain ou friction
- Contre les vomissements : feuilles en décoction ou jus de citron derrière les oreilles
- Antiépileptique : jus du fruit, voie orale
- Contre les maux de dent : jus du fruit en bain de bouche ou décoction du fruit, voie orale
- Antigrippe, Anti-toux, Anti-rhume : jus ou décoction du fruit, voie orale
- Contre la parasitose intestinale : feuille ou écorce du fruit en décoction
- Contre l'urétrite : jus du fruit ou macération de la racine, voie orale
- Apéritif : jus du fruit ou décoction des feuilles
- Sudorifique : fruit
- Alimentaire : fruit

Usages ailleurs

Le citron est utilisé dans de nombreux pays d'Amérique Latine et d'Afrique pour des usages variés

- Fébrifuge : jus du fruit
- Contre les affections des voies respiratoires : feuilles ou fruit
- Anti-diarrhéique, Anti-dysentérique : jus du fruit
- Antivénérien : écorce de racine
- Diurétique : racine, feuille ou fruit
- Antiseptique, Cicatrisant : jus du fruit, voie externe
- Contre les affections du foie : jus du fruit ou racine en décoction
- Contre la conjonctivite : jus du fruit en gouttes dans l'œil
- Contre les troubles de la circulation : jus du fruit
- Antiscorbutique : jus du fruit
- Contre les aphtes de la bouche : jus du fruit en application locale
- Amaigrissant : jus du fruit
- Anti-ride, Soins de la peau : jus du fruit en lotionnement
- Vermifuge : graines écrasées
- Contre les dermatoses : jus du fruit en lotionnement
- Contre les gaz intestinaux : écorce en décoction
- Contre les maux de gorge et l'angine : jus du fruit en gargarisme
- Alimentaire : fruit

Recommandations et posologie

Recommandations TRAMIL

- Conjonctivite : jus du fruit, en instillation (gouttes) dans l'œil (risque cependant d'augmentation de l'irritation)
- Maux de tête, grippe, refroidissement : feuilles en décoction ou en infusion, voie orale
- Fièvre : écorce ou feuilles, en infusion ou décoction, voie orale
- Douleurs d'oreille : jus du fruit, en instillation (gouttes) dans l'oreille (consulter un médecin au préalable)

› Grippe, toux et diarrhée (en cas de diarrhée, en complément de la réhydratation orale) : jus du fruit, voie orale

Contre-indications et précautions d'emploi

Si l'état du patient se détériore ou si les douleurs d'oreille ou la fièvre persistent plus de 2 jours, consulter un médecin. Si la diarrhée persiste plus de 3 jours chez l'adulte et de 2 jours chez l'enfant, consulter un médecin. Toute application dans les yeux doit respecter les règles d'hygiène les plus rigoureuses.

Rutaceae

Citrus aurantium L.

Orange sure

Zoranj si

Description botanique

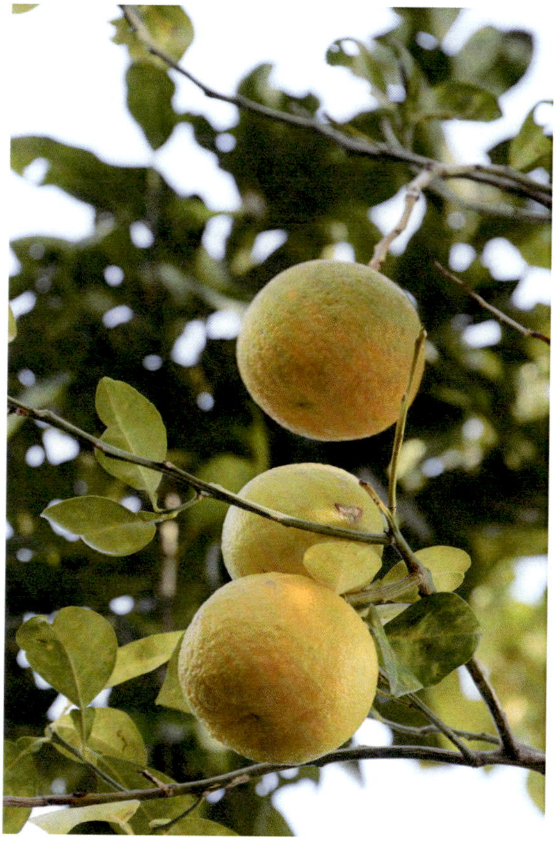

Petit arbre aromatique à tronc ramifié et branches épineuses. Feuilles alternes, ovées, un peu coriaces, à pétiolée articulé et largement ailé. Fleurs axillaires, groupées par 2-3, à calice en forme de coupe et à 5 pétales blancs très odorants. Fruit : baie de 6 à 8 cm de diamètre, à surface rugueuse jaune orangée à maturité, contenant de nombreuses graines glauques.

Chimie et propriétés

L'orange sure renferme 3 types d'huile essentielle ayant des caractéristiques différentes: une contenue dans le zeste du fruit dénommée généralement « essence d'orange amère » agissant contre le cholestérol; une huile tirée des feuilles appelée « petit grain » qui est un calmant du système nerveux ; une troisième venant des fleurs à action anti dépressive et tranquillisante. L'écorce du fruit est très riche en pectine et renferme des matières minérales, des acides organiques et des hétérosides flavoniques. La pulpe du fruit est riche en vitamines C, en fibres, en acide folique. L'eau distillée de fleur d'oranger jouit de propriétés antispasmodiques. Les feuilles sont stomachiques et légèrement sédatives. Le zeste d'orange sure renferme de la synéphrine apparentée à l'éphédrine (substance supposée amaigrissante) et est actuellement utilisé dans certains produits amaigrisants.

Cet usage a récemment posé problème et a même été aboli dans certains pays. Les remarques faites pour le citron aux pages précédentes concernant l'action des Citrus sur le système cardio vasculaire et en prévention de certains cancers valent aussi pour l'orange sure.

Usages en Haïti

- Contre les affections du foie : jus du fruit
- Apéritif : jus du fruit
- Antigrippe, Anti-rhume, Antitussif : jus du fruit, voie orale ou feuilles froissées en bain
- Contre les céphalées : feuilles froissées en bain de tête
- Contre les dermatoses : jus du fruit en friction externe
- Contre les gaz intestinaux : jus du fruit
- Antirhumatismal, Contre les contusions : jus du fruit + huile en massage
- Laxatif : fruit pelé enduit de sucre
- Contre la laryngite, les aphtes et les irritations buccales : jus du fruit + clairin en gargarisme
- Condiment : jus du fruit

Usages ailleurs

La plante est cultivée et utilisée dans de nombreux pays pour des usages variés :

- Stomachique : feuilles en infusion ou écorce en teinture ou sirop
- Sédatif léger : feuilles et fleurs en infusion
- Antispasmodique : eau distillée de fleurs ou de feuilles et fleurs en infusion
- Tonique : écorce en teinture ou sirop
- Diurétique : feuille ou jus du fruit
- Antigrippal : jus du fruit
- Cicatrisant : feuille, jus ou zeste, usage externe
- Antiasthmatique : feuille
- Contre l'insomnie et les états nerveux : fleurs en infusion ou en eau distillée
- Fébrifuge : fleurs en infusion ou jus du fruit
- Contre la migraine : fleurs en infusion
- Anti-vomitif : fleurs en infusion
- Purgatif : jus du fruit
- Sudorifique : jus du fruit
- Contre les maux de gorge et l'angine : jus du fruit en gargarisme
- Contre l'hypertension artérielle: feuilles en décoction ou fruit

PS. Les Citrus constituent un groupe taxonomique assez homogène : orange douce, mandarine, chadèque et pamplemousse font partie de ce groupe et ont des propriétés assez proches du citron et de l'orange sure. La pamplemousse a donné lieu à des études ayant montré des propriétés intéressantes pour les diabétiques et ceux qui désirent perdre du poids. La naringénine quelle renferme pourrait augmenter la sensibilité du corps à l'insuline et permettre au foie de brûler les excès de gras. La pamplemousse interagit cependant avec plusieurs médicaments courants en bloquant ou en accentuant leurs actions.

Recommandations et posologie

Recommandations TRAMIL

- Coliques, maux de tête, fièvre, grippe : faire une décoction ou une infusion de feuilles ; décoction : faire bouillir pendant au moins 10 minutes 10 à 15 grammes de feuilles tendres (3 à 5 feuilles) dans 2 tasses d'eau, laisser refroidir et boire 1 tasse 3 fois par jour ; infusion : verser 2 tasses d'eau bouillante sur les feuilles, laisser reposer 5 à 10 minutes, boire 1 tasse 3 fois par jour
- Conjonctivite : jus du fruit en instillation (gouttes) dans l'œil
- Diarrhée : jus du fruit, voie orale
- Grippe et toux : jus du fruit, voie orale
- Fièvre : faire bouillir 1 ou 2 petites cuillérées (5-10 g) de peau du fruit dans 1 tasse d'eau dans un récipient couvert pendant au moins 10 minutes. Filtrer, laisser refroidir, boire 1 tasse 3 fois par jour
- Flatulence : verser 4 tasses d'eau sur 1/4 de la peau d'un fruit, couvrir le récipient, laisser reposer 5 à 10 minutes, filtrer et boire 1 tasse 3 fois par jour.
- Parasites intestinaux : faire bouillir dans un récipient fermé pendant au moins 10 minutes 8 à 18 feuilles tendres dans 2 tasses d'eau, laisser refroidir, filtrer, sucrer avec du miel et boire une tasse de préparation tiède.

Contre-indications et précautions d'emploi

Si la fièvre dure plus de 2 jours, consulter un médecin. Toute application dans les yeux doit observer les règles d'hygiène les plus rigoureuses. En cas de conjonctivite, l'application dans les yeux risque d'augmenter l'irritation. En cas de diarrhée, ceci doit constituer un complément à la réhydratation orale. Si l'état du patient se détériore ou si la diarrhée dure plus de 3 jours chez un adulte et plus de 2 jours chez un enfant, consulter un médecin. À cause de l'interaction possible de la décoction du fruit avec la cyclosporine, éviter ce remède quand on est sous cyclosporine.

Rutaceae

Ruta chalepensis L.

Citronnelle marron ; Rue

Sitwonèl mawon ; Wou

Description botanique

Herbe aromatique à base plus ou moins ligneuse. Feuilles alternes, composées, formées de folioles elliptiques à ovales, arrondies au sommet, à points glanduleux. Inflorescence : cyme terminale portant des fleurs à pétales creuses jaunes. Fruit : capsule lobée contenant de nombreuses graines.

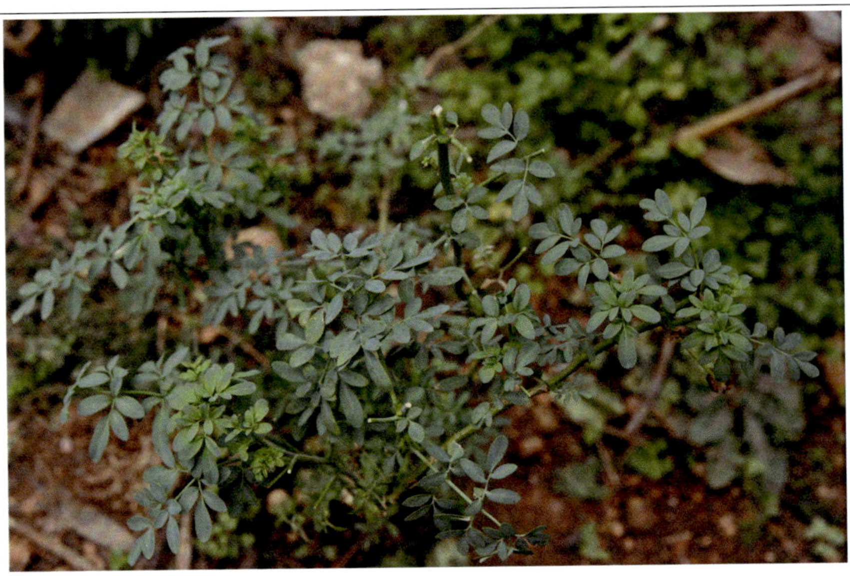

Chimie et propriétés

La plante renferme plusieurs substances à intérêt pharmacologique : des flavonoïdes tels la rutine et la quercétine ayant une action de protection des vaisseaux, des furocoumarines, des alcaloïdes et une huile essentielle riche en composés cétoniques à propriétés antibactériennes. Elle jouit de propriétés anxiolytiques, anticonvulsives, emménagogues et abortives. Elle a aussi une action anti parasitaire et agit contre la douleur. À haute dose, elle est toxique, provoquant chute de pouls et gastro-entérite. Son usage chez la femme enceinte est formellement intertit : elle est susceptible de provoquer des malformations chez le fœtus.

Usages en Haïti

› Emménagogue, Abortif : plante en infusion
› Antiépileptique, Anticonvulsif : feuilles en application externe
› Vermifuge : graine
› Cicatrisant : feuilles en usage externe

Usages ailleurs

› Emménagogue, Abortif : feuilles en infusion : Porto Rico, Cuba, Vénézuela, Mexique
› Fébrifuge : feuille : Amérique Centrale et Latine
› Analgésique : feuille : Amérique Centrale et Latine
› Contre les troubles cardiaques : feuille : Amérique Centrale et Latine
› Contre les affections auriculaires: jus des feuilles en instillation dans l'oreille : Cuba, Porto Rico
› Sudorifique : feuille : Costa Rica
› Emétique : feuille : Costa Rica
› Antispasmodique : feuille: Vénézuela
› Stomachique : feuille : Vénézuela
› Soins post partum : Algérie

P. S.- Une espèce très voisine, la Ruta graveolens L., est connue en Europe comme abortive, emménagogue et toxique. A forte dose, elle provoque des gastro-entérites et des hémorragies.

Sapindaceae

Allophylus racemosus Sw.

Syn. : Allophylus occidentalis Radlk

Trois paroles

Twa pawòl

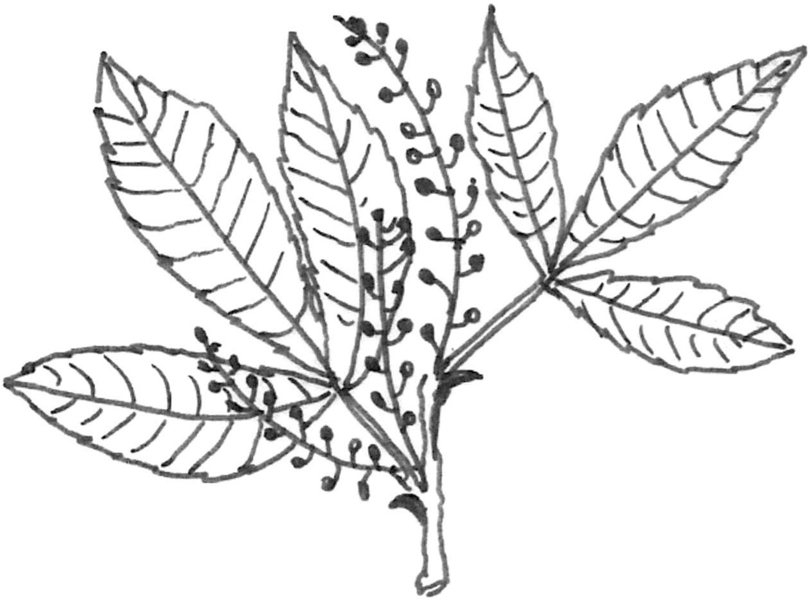

Description botanique

Arbuste ou petit arbre atteignant 6m de haut, originaire d'Amérique Tropicale. Feuilles alternes, composées, formées de 3 folioles plus ou moins elliptiques, pointus au sommet et à marge finement dentée. Inflorescence : grappe axillaire regroupant de petites fleurs à corolle ivoire. Fruit : sec, globuleux, rouge à maturité, contenant de petites graines rondes.

Chimie propriétés

La présence de flavonoïdes a été signalée dans certaines espèces du genre Allophylus. Chez une espèce voisine, Allophylus serratus, une action anti ulcéreuse au niveau de l'estomac de l'extrait alcoolique a été mise en évidence en Inde.

Usages en Haïti

› Contre les émotions fortes : feuilles en infusion
› Contre les crampes d'estomac : feuilles en infusion
› Contre les céphalées : feuilles en infusion
› Aphrodisiaque : feuilles et écorce en décoction

Usages ailleurs

Aucun dans la littérature consultée.

P. S. Une autre espèce du même genre, l'Allophylus africanus est utilisée au Sénégal contre les céphalées.

Sapindaceae

Cupania americana L.

Satanier

Satanye

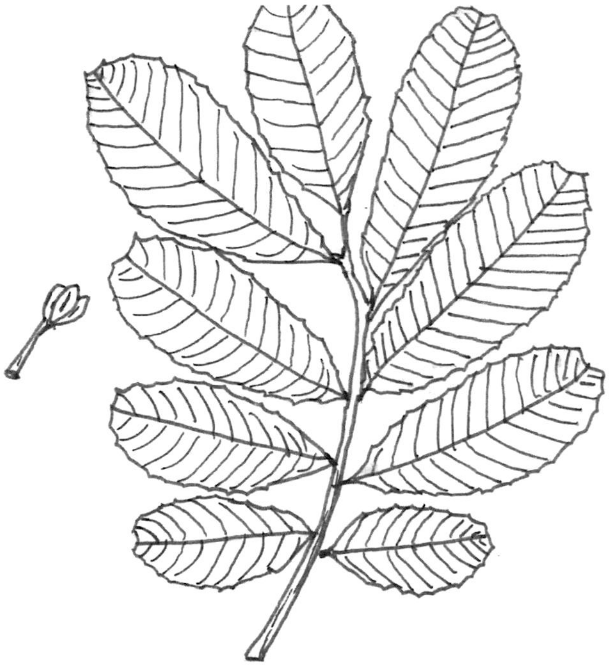

Description botanique

Arbre à écorce lisse et à rameaux, fleurs et fruits recouverts d'une pubescence rouille. Feuilles grandes, composées, formées de 4 à 8 folioles coriaces, obovées à elliptiques, dentées, à apex arrondi ou échancré. Inflorescence : grande panicule terminale portant de petites fleurs à corolle blanche. Fruit : capsule anguleuse, trilobée, laineuse, de 1 à 3 cm de diamètre, contenant des graines noires.

Chimie et propriétés

Une étude chimique préliminaire effectuée sur la plante a été positive pour les saponosides, les polyphénols, les tanins avec des résultats incertains pour les alcaloïdes et les terpénoïdes. Dans le genre Cupania, il y a présence de dérivés cyanogénétiques. Chez une espèce voisine, la Cupania cinerea, une activité contre le Plasmodium falciparum, parasite provoquant la malaria, a été mise en évidence.

Usages en Haïti

- Stomachique, Contre les douleurs de l'estomac : feuille en décoction, voie orale
- Analgésique : feuilles chauffées et huilées en application locale : feuilles en infusion, voie orale ou bain
- Contre les émotions fortes : jeunes feuilles, voie orale
- Contre les maladies du sang : jeunes feuilles, voie orale

Usages ailleurs

- Diurétique, Contre les troubles de la vessie : racine et feuille : Bassin Caraïbe, Amérique Latine
- Stomachique : feuille : Guadeloupe, Martinique
- Anti-dysentérique : graine : Vénézuela
- Contre les troubles intestinaux : feuille : Vénézuela

Sapindaceae

***Melicoccus bijugatus* Jacq. - Syn. : *Melicocca bijuga* L.**

Quéneppier

Pye kenèp

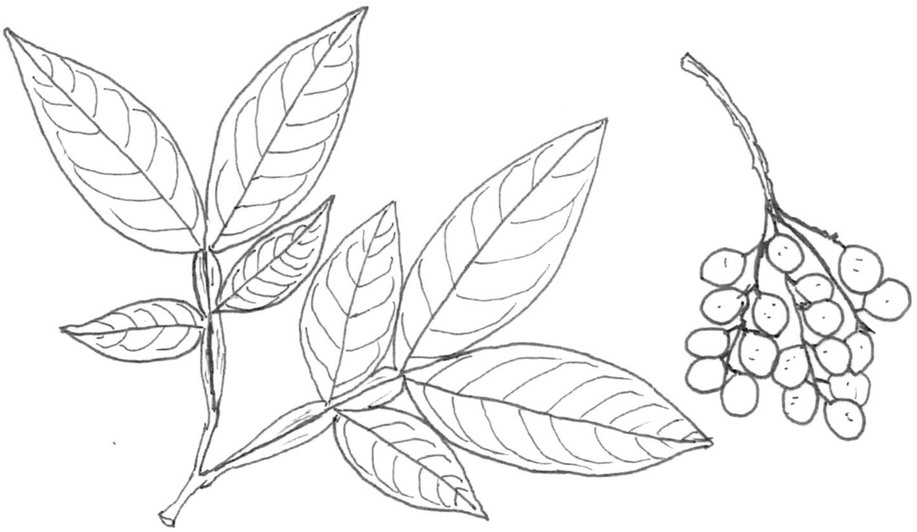

Description botanique

Grand arbre à tronc épais et écorce grise et lisse, originaire du Sud de l'Amérique Tropicale et naturalisé un peu partout dans la Caraïbe. Feuilles alternes, composées, à 2 paires de folioles opposées et à rachis et pétiole ailés ; folioles ovées à elliptiques, entières, à apex pointu et base légèrement asymétrique. Inflorescence : terminale, en grappes simples ou composées, regroupant de petites fleurs verdâtres unisexuées, mâles et femelles étant portés sur des pieds différents. Fruit : drupe verte à maturité, de 2 cm de diamètre, à pulpe gélatineuse jaune-orange, comestible, contenant 1 graine sphérique.

Chimie et propriétés

Une étude chimique préliminaire pratiquée sur la feuille a été positive pour les tanins, les composés phénoliques et les stéroïdes/terpènes. Les fruits renferment différents sucres : sucrose, glucose, fructose et des acides organiques tels l'acide malique, l'acide succinique et l'acide citrique. Selon une récente étude publiée dans "Plant Foods for Human Nutrition", la pulpe du fruit est douée d'une activité anti bactérienne.

Usages en Haïti

› Fébrifuge : feuilles et racine du pied mâle, en décoction et en bain
› Contre le rhume, l'enrouement et l'amygdalite : jus des feuilles en gargarisme - Galactagogue : feuilles en décoction, en association
› Contre les émotions fortes : feuilles en décoction

Usages ailleurs

› Fébrifuge :
  - feuilles du pied mâle en décoction et en bain : Curaçao
  - feuilles en infusion : La Dominique, Iles Vierges
› Digestif, Contre les gaz intestinaux :
  - feuilles en infusion, en association : Guadeloupe
  - feuilles et racines en liqueur : Cuba
› Anti-rhume : feuilles du pied mâle en décoction : Curaçao
› Anti-diarrhéique : graines pulvérisées en sirop : Vénézuela
› Contre l'hypertension : feuilles en décoction : Bahamas
› Abortif : Aruba
› Contre la dysménorrhée : bourgeon : Guadeloupe
› Contre les ulcères de l'estomac : fruits et racines en liqueur Cuba
› Contre les affections du foie : fruits et racines en liqueur : Cuba

Sapotaceae

Achras sapota L.

Syn. : Manilkara zapota (L.) V. Royen

Sapotillier

Pye sapoti

Description botanique

Bel arbre à latex et à branches horizontales, originaire d'Amérique Centrale. Feuilles alternes, entières, coriaces, obovées à elliptiques, très rapprochées à l'extrémité des rameaux, à nervures secondaires droites et parallèles. Fleurs axillaires nombreuses sur les rameaux, à sépales bruns poilus et pétales blanc-crème. Fruit : baie charnue, globuleuse, de 4 à 7 cm de diamètre, à chair savoureuse, brune et gommeuse, contenant plusieurs graines luisantes noires.

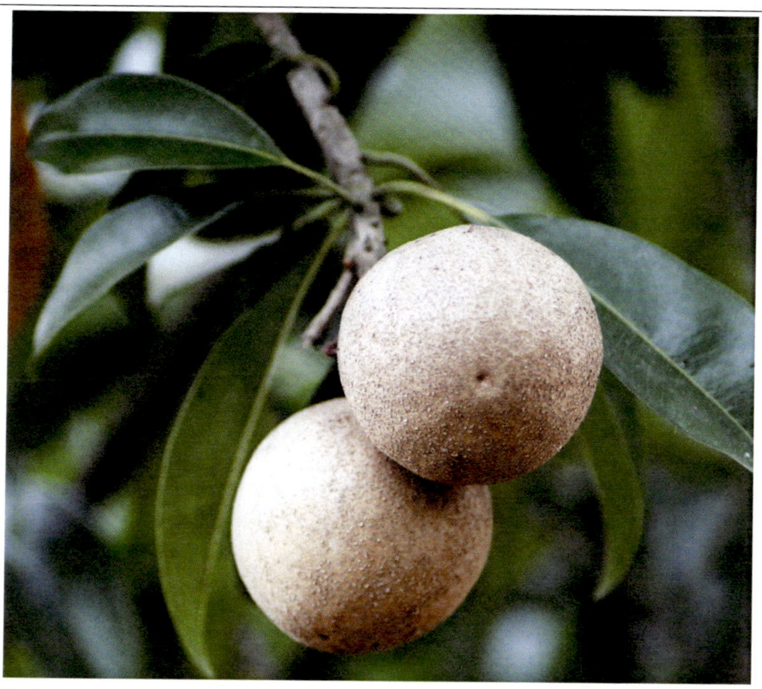

Chimie et propriétés

La latex obtenu par incision du tronc est masticable et riche en arabane et en résine. Du salicylate de méthyle ainsi que de l'acide cyanhydrique et du benzaldéhyde ont été trouvés dans les feuilles. Ces dernières renferment aussi des acides gras insaturés, de l'acétate de lupéol, de l'apigénine et de l'acide caféique. Elles ont indiqué une action antioxydante, antihyperglycémique et font baisser le taux de cholestérol. Les graines renferment suffisamment d'acide cyanhydrique pour être toxiques en grande quantité, mais selon une étude de toxicité menée en Egypte et publiée récemment dans "Pharmacognosy Research", les feuilles ne présenteraient pas de danger. La chair du fruit est comestible (les graines ne doivent pas être écrasées ou avalées) et contient des vitamines (C, B, PP), des minéraux (phosphore et fer) et beaucoup de glucides (11 à 14 %).

Usages en Haïti

› Sédatif, Somnifère : feuilles en infusion ; graines pilées dans de l'eau, en association
› Diurétique : graines pilées dans de l'eau, en association
› Fébrifuge : écorce en décoction
› Antinévralgique : feuilles enduites de suif en application sur le front et les tempes
› Galactagogue : feuille
› Soins post partum : décoction des feuilles en bain de siège
› Tonique, Apéritif : écorce en décoction
› Alimentaire : fruit

La plante était déjà utilisée au temps de la colonie comme vomitif, vermifuge, contre les verrues et les maux de gorge.

Usages ailleurs

› Anti-diarrhéique :
  - fruits verts en décoction, en association : Iles Turques et Caicos
  - feuilles en décoction : Trinidad

› Diurétique : graines pilées dans de l'eau : Iles Turques et Caicos, Mexique

› Emétique : graines en grandes quantité dans de l'eau : Iles Turques et Caicos, Colombie

› Fébrifuge :
  - écorce en décoction : Brésil, Mexique
  - feuilles en décoction : Trinidad

› Antidote, contre piqures d'animaux venimeux :
  - graines pilées en application externe : Colombie
  - fruits verts pilés : Curaçao

› Contre les pierres aux reins : graines pilées en pilules : Colombie

› Antirhumatismal : infusion des feuilles en application : contrées d'Amérique Centrale

› Anti-inflammatoire : latex en application locale : contrées d'Amérique Centrale

› Contre grippe et rhume : feuilles en décoction : Trinidad

› Antivénérien : écorce en décoction : Curaçao

› Sédatif, Contre l'insomnie : extrait de graines dans l'alcool : Mexique

› Anti-dysentérique : écorce en décoction : Mexique

› Contre l'hypertension : feuilles en décoction, en association : Mexique

› Contre les problèmes pulmonaires : infusion des fleurs et des fruits verts : Vénézuela

› Emménagogue : racine en décoction : Trinidad

› Alimentaire : fruit

Sapotaceae

***Chrysophyllum cainito* L.**

Caïmitier

Pye kayimit

Description botanique

Arbre de taille moyenne à écorce fissurée et à rameaux et pétioles garnis de poils roux. Feuilles alternes, coriaces, entières, ovées à oblongues, à base cunéiforme, vert sombre à la face supérieure, dorées-cuivrées à la face inférieure. Inflorescence : fascicule axillaire à forme d'ombelle portant de petites fleurs à corolle blanc-pourpre. Fruit : baie généralement mauve à maturité (parfois verte), à pulpe sucrée, collante et blanchâtre contenant de nombreuses graines aplaties brun-noires.

Chimie et propriétés

La plante entière contient beaucoup de tanin. Le fruit est très riche en niacine et en sucre (14 %) et renferme des polyphénols (surtout la pelure). Dans l'écorce, de grandes quantités de saponines ont été décelées.Les feuilles renferment de la myriatine, des triterpènes et de faibles quantités d'alcaloïdes. Les différentes parties du fruit ont indiqué une action anti bactérienne : la chair contre la bactérie *Escherichia coli,* les graines contre le staphylocoque. La chair du fruit a une action antioxydante. Selon une récente étude menée en Côte d'Ivoire, la décoction des feuilles dans de l'eau (20 grammes de feuilles par litre d'eau) fait baisser le taux de sucre du sang en expérimentation animale mais à dose plus élevée, des effets toxiques peuvent apparaitre. Les extraits méthanoliques des feuilles ont indiqué une certaine action contre le virus du Sida (VIH) selon une très récente étude égyptienne publiée dans la revue *JASMR*.

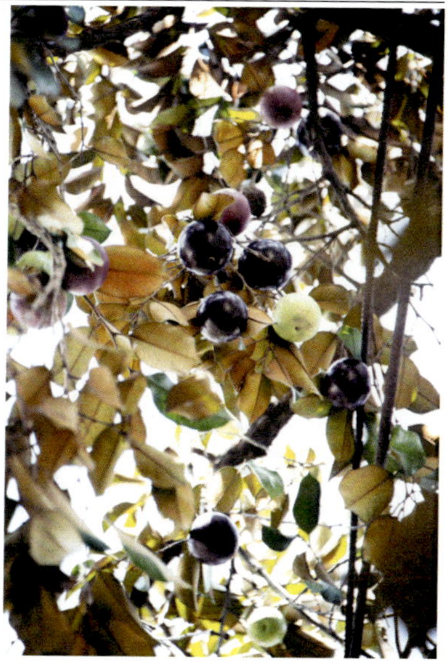

Usages en Haïti

- Laxatif : fruit mûr
- Astringent : fruit vert
- Cicatrisant : face inférieure (rousse) des feuilles en application externe
- Contre affections cutanées et prurit : face inférieure (rousse) des feuilles séchées, en application externe
- Antidiabétique : feuilles en infusion
- Galactagogue : feuille
- Soins post partum : feuille
- Alimentaire : fruit

La plante était déjà utilisée au temps de la colonie contre les affections des bronches.

Usages ailleurs

- Anti-diarrhéique, Anti-dysentérique :
  - latex du fruit : Colombie
  - écorce en décoction ou en infusion : Costa Rica, République Dominicaine, Cuba
  - fruit : Costa Rica, Mexique
- Fébrifuge :
  - feuille : Trinidad
  - latex du fruit : Colombie
- Antidiabétique : feuilles en décoction : Guyane, Antilles Françaises
- Diurétique : latex du fruit : Colombie
- Astringent : décoction des feuilles en bain : Cuba
- Contre la conjonctivite : décoction des feuilles, en association, en lavage oculaire : La Dominique
- Cicatrisant, Hémostatique : partie inférieure de la feuille en application locale : Cuba
- Contre l'angine : décoction du fruit en gargarisme : Costa Rica
- Tonique : écorce en décoction : Costa Rica
- Alimentaire : fruit : Amérique Tropicale

Scrophulariaceae

Capraria biflora L.

Capraire, Thé pays

Te peyi

Description botanique

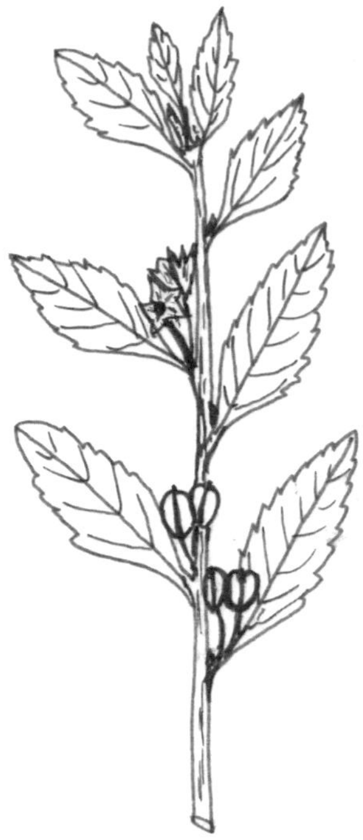

Herbe à base un peu ligneuse, atteignant 80 cm de haut, poussant dans les décombres et les lieux incultes. Feuilles courtement pétiolées, alternes, obovées à elliptique-lancéolées, dentées vers le haut, à base atténuée et apex aigu. Fleurs axillaires, pédonculées, à corolle tubuleuse blanche de plus ou moins 1cm de long. Fruit : capsule ovoïde, à 2 sillons longitudinaux, contenant plusieurs petites graines.

Chimie et propriétés

La plante contient une huile essentielle ou dominent des sesquiterpènes. Elle renferme un alcaloïde, la biflorine à propriétés antibiotiques, antifongiques et anti tumorales. La biflorine a donné des résultats intéressants dans des modèles expérimentaux de cancer (mélanomes) selon un récent article publié dans la revue "Melanoma Research". Elle a aussi montré un effet antimétastasique en expérimentation animale. Selon des études cubaines, la plante a une action diurétique. L'extrait (sur eau) de feuilles a une activité hypoglycémiante en expérimentation animale et la plante renferme un composé analgésique. À forte dose, la plante peut causer des vertiges et une dépression du système nerveux central.

Usages en Haïti

- Contre l'hypertension : tige feuillée en infusion
- Stimulant, Digestif : feuille
- Fébrifuge
- Diurétique
- Emménagogue

Usages ailleurs

- Antigrippe, Anti-rhume : plante en décoction : Curaçao, Trinidad, Vénézuela, Costa Rica, Guatemala, Honduras, Guadeloupe, Martinique
- Fébrifuge, Sudorifique : plante en décoction : Porto Rico, Trinidad, Costa Rica, Guatemala, Honduras, Guadeloupe, Martinique
- Digestif, Contre les gaz intestinaux : plante en décoction : Porto Rico, Iles Turques et Caicos, Martinique, Guadeloupe, Costa Rica, Guatemala, Guyane

- Contre les affections auriculaires :
  - jus des feuilles en gouttes dans les oreilles : Bahamas
  - décoction de feuilles en gouttes dans les oreilles : Guadeloupe, Martinique
- Diurétique : plante en décoction : Amérique Tropicale
- Anti-diarrhéique : plante en décoction : Vénézuela, Iles Turques et Caicos
- Anti-vomitif : plante en décoction : Vénézuela, Curaçao
- Antidiabétique : feuilles en décoction : Mexique, Guadeloupe
- Cholagogue : plante en décoction ou en infusion : Guadeloupe, Martinique, Guyane
- Douches vaginales : tiges feuillées en infusion ou en décoction : La Dominique
- Purgatif : tige feuillée en infusion : La Dominique
- Ocytocique : plante en décoction : Bahamas
- Contre la dysménorrhée : plante en décoction : Trinidad
- Contre les hémorroïdes : plante en décoction : Iles Turques et Caicos
- Antivénérien : feuilles en décoction : Mexique
- Vermifuge : plante en association : Guadeloupe
- Contre la rougeole : plante en décoction : Trinidad
- Antitussif : plante en décoction : Cuba, Curaçao
- Cicatrisant : plante en cataplasme local : Cuba
- Soins post partum : plante, voie interne : Trinidad
- Contre les affections du foie et des reins : plante en décoction : Mexique
- Collyre : jus des feuilles ou décoction des bourgeons : Guyane

Scrophulariaceae

Stemodia durantifolia (L.) SW.

Trois hommes forts

Twa zòm fò

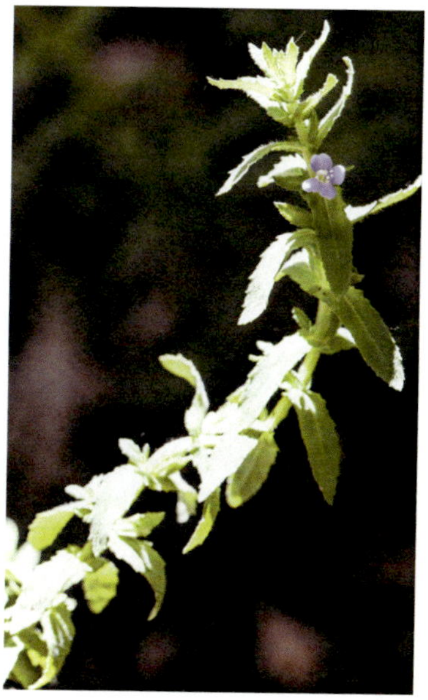

Description botanique

Herbacée assez fragile et délicate à tiges carrées et glanduleuses. Feuilles collantes, sessiles, lancéolées, opposées, à marge serretée et bases des feuilles entourant la tige. Fleurs poilues et glanduleuses, irrégulières, à corolle tubulée bleu-violacée terminée par 5 lobes inégaux (2 dirigées vers le haut, 3 vers le bas). Fruit : capsule contenant plusieurs graines.

Chimie et proprités

La plante a donné lieu jusqu'à présent à peu d'études. Elle contiendrait des substances intéressantes en cas de diabète. Des recherches concernant cette action sont actuellement en cours.

Usages en Haïti

› Antidiabétique : feuilles en décoction
› Emménagogue : feuilles en décoction

Usages ailleurs

Non répertoriés

Scrophulariaceae

Verbascum thapsus L.

Bouillon blanc, Molène

Molenn

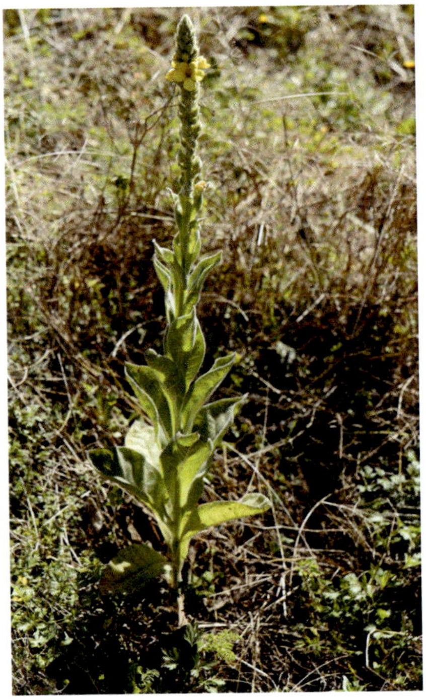

Description botanique

Plante herbacée, dressée, velue, poussant dans les zones fraiches du pays (Kenscoff, Furcy). Feuilles grandes, alternes, ovales, épaisses, blanchâtres, très rapprochées sur la tige. Inflorescence : épi dressé de fleurs odorantes à 5 pétales jaunes soudés à la base en un court tube puis étalés en roue. Fruit : capsule s'ouvrant au sommet par 2 valves et contenant de nombreuses petites graines brunes.

Chimie et propriétés

La molène contient de nombreuses substances pharmacologiquement actives : mucilages, caroténoïdes, flavonoïdes (rutine, hespéridine), saponosides, iridoïdes, tanins, huiles fixes, etc. Elle renferme du verbascoside à action antiinflammatoire, analgésique et stimulante cardiaque. De nombreuses propriétés sont rapportées pour la plante dans la littérature : émolliente, pectorale, anti-inflammatoire, vermifuge, antibactérienne, antispasmodique, analgésique, anti tumorale, cicatrisante… La molène fait partie des « espèces officinales pectorales » de France. Elle est cultivée dans plusieurs pays d'Europe, en particulier en Belgique et est inscrite à plusieurs Pharmacopées. Les graines seraient à éviter.

Usages en Haïti

› Pectoral, Contre la grippe et la bronchite : feuilles et fleurs en infusion
› Antiasthmatique : feuilles et fleurs en infusion, en association

Usages ailleurs

› Pectoral, Béchique :

  - fleurs en décoction filtrée : Europe, Amérique du Nord
  - feuilles en infusion : République Dominicaine
- Contre les affections rhino-pharyngées : fleurs en infusion, voie orale ou inhalation : Europe, Amérique du Nord
- Contre l'irritation de la muqueuse intestinale : infusion des feuilles en lavement ou par voie orale : Europe, Amérique du Nord
- Contre les dermatoses : feuilles en cataplasme : Europe
- Emollient : feuille et fleur : Europe
- Sudorifique : feuilles et fleurs en infusion : Europe
- Contre les hémorroïdes : cataplasme de feuilles fraiches bouillies dans du lait : Europe
- Contre l'insomnie :
  - fleurs séchées en infusion : Europe
  - feuilles en infusion : République Dominicaine
- Contre les maux d'oreille : huile de la plante, usage local : Amérique du Nord
- Contre l'inflammation des jointures et le rhumatisme : infusion des feuilles dans du vinaigre, massage local : Amérique du Nord
- Contre les brûlures superficielles : infusion des fleurs séchées en cataplasme : Europe
- Cicatrisant :
  - feuilles trempées dans l'eau chaude, application locale : Amérique du Nord
  - feuilles en cataplasme : Europe
- Préventif de la crise d'asthme : fleurs séchées en infusion : Europe

Recommandations et posologie

Recommandations tirées de la Pharmacopée française

- Anti-inflammatoire dans les affections rhinopharyngées : mettre 10 grammes de fleurs mondées (hachées) dans 1 litre d'eau bouillante. Laisser infuser 15 minutes; boire 1 à 2 litre par jour.
- Anti-inflammatoire dans l'irritation de la muqueuse intestinale : mettre 20 grammes de feuilles dans 1litre d'eau bouillante. Laisser infuser 15 minutes, prendre en lavement
- Anti-inflammatoire léger en dermatologie : Appliquer les feuilles en cataplasme externe.

Simarubaceae

***Picramnia pentandra* Sw.**

Bois dans bois

Bwa nan bwa, Ti Gason

Description botanique

Arbuste à branches pendantes vivant dans les boisés secs ou mésophiles. Feuilles composées, formées de 5-9 folioles luisantes, elliptiques à ové-oblongues et à base arrondie. Inflorescence : panicule pendante regroupant de petites fleurs unisexuées. Fruit : baie lisse, luisante, allongée, noire à maturité, atteignant 1,5 cm de long et contenant une graine solitaire.

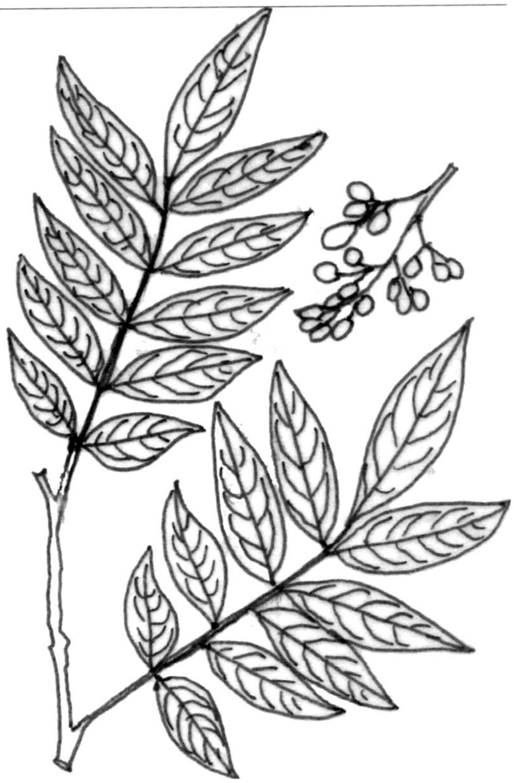

Chimie et propriétés

La feuille renferme des anthraquinones et un hétéroside d'anthraquinone. L'écorce contient un triterpénoïde très amer et la graine un alcaloïde inconnu ainsi que des acides gras. L'extrait chloroformique des feuilles présente in vitro une forte activité anti malarique. La plante a été considérée comme toxique mais des travaux réalisés récemment à Cuba et publiés dans la revue "Revista Cubana de Medicina Tropical" n'ont pas révélé de toxicité particulière pour les feuilles.

Usages en Haïti

› Fébrifuge : feuilles en décoction
› Contre les douleurs abdominales : feuille
› Anti-fécondité : feuille
› Aphrodisiaque : feuille

Usages ailleurs

› Anti-diarrhéique : écorce et racine en décoction : Iles Turques et Caïcos
› Fébrifuge : écorce, feuilles et racine en décoction : Cuba, Bahamas
› Antigrippe : racine en décoction : Bahamas
› Stomachique : écorce et racine en infusion : Iles Turques et Caïcos
› Contre les crampes menstruelles : racine en décoction : Bahamas
› Apéritif : racine en décoction : Bahamas

Simarubaceae

Simaruba glauca D.C.

Frêne

Frenn

Description botanique

Arbre à tronc droit et nu, originaire d'Amérique Tropicale. Feuilles composées, pennées, à rachis rougeâtre, atteignant 50 cm de long; folioles 7 à 21, entières, alternes, courtement pétiolées, elliptiques à oblongues, aigues et légèrement dissymétriques à la base, blanchâtres à la face inférieure. Inflorescence : panicule terminale ou axillaire regroupant de petites fleurs à 5 pétales à sommet arrondi. Fruit : drupe ovale de 1,4 à 2 cm de long, contenant une graine solitaire.

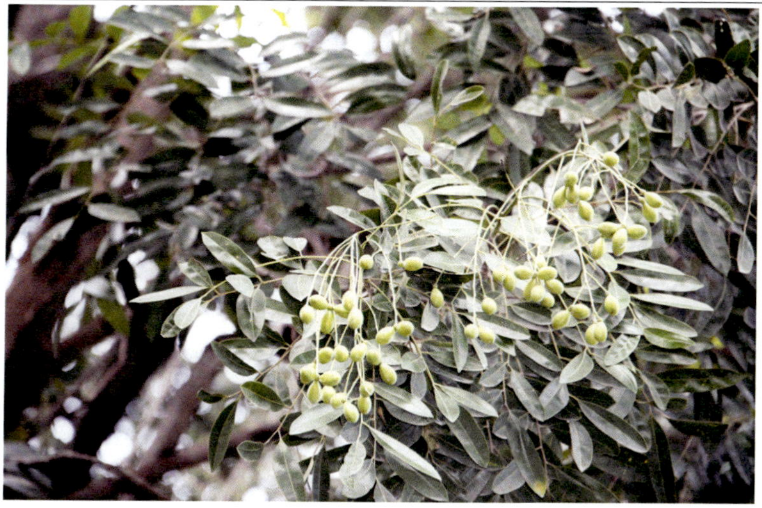

Chimie et propriétés

Tous les organes de la plante renferment des tanins, des flavonoïdes et des triterpènes. Les graines contiennent de la glaucarubine, du glaucarubol, des lipides et des alcools triterpéniques. La glaucarubine est un antiamibien assez bien toléré et très actif vis à vis de l'*Entamoeba histolytica* (ou *Entamoeba dysenteriae*), amibe causant la dysentérie amibienne. Des essais cliniques ont été réalisés chez un groupe de patients atteints d'amibiase intestinale : administrées par voie orale, les graines, se sont montrées actives contre l'*Entamoeba histolytica*. La plante agit aussi contre plusieurs parasites, entre autres, contre le parasite provoquant la malaria. Des propriétés anti bactériennes et anti fongiques sont aussi signalées dans la littérature pour les feuilles et l'écorce. Les graines contiennent une huile qui pourrait être transformée en huile comestible. L'usage interne des feuilles serait cependant à éviter, des travaux menés à Cuba récemment publiés dans la revue "*Revista Cubana de Medicina Tropical*" ont révélé leur toxicité. Etant donnée son adaptabilité à différents écosystèmes et la morphologie de son système racinaire, le frêne a été proposé par certains chercheurs pour aider à combattre l'érosion et pour le maintien de l'humidité des sols.

Usages en Haïti

- Contre les affections cutanées : feuilles froissées en bain et friction
- Antirhumatismal : infusion des feuilles, des graines et de l'écorce, voie orale et externe
- Contre les coliques : écorce verte mâchée
- Cicatrisant, Astringent : écorce en décoction, application locale
- Anti-diarrhéique : fleurs et écorce en décoction
- Contre la gonorhée : fleurs et écorce en décoction
- Sudorifique : feuilles, graines, écorce en infusion
- Analgésique, Anti-fatigue : décoction des feuilles, en lotionnement
- Fébrifuge : écorce en infusion

Usages ailleurs

- Fébrifuge : écorce en décoction : Costa Rica, Mexique, Salvador
- Anti-amibien : graine : Mexique, Salvador, Costa Rica
- Tonique, Stomachique : écorce en infusion : Costa Rica, Salvador
- Anti-diarrhéique : écorce : Salvador
- Astringent : écorce : Costa Rica
- Antidiabétique : feuille, racine, écorce en infusion : Cuba
- Nettoyage des dents : feuille : Cuba

Recommandations et posologie

Recommandations TRANIL

- Poux (pédiculose) : mettre 30 grammes de plante broyée dans 65 mL d'huile de cocoyer, frire et laisser refroidir. Filtrer puis appliquer sur le cuir chevelu à l'aide d'un coton, d'un linge propre ou d'une compresse de gaze; attendre 2 heures avant de laver. Faire l'application 2 à 3 jours de suite. Répéter au bout d'une semaine.
- Affection cutanée et démangeasons : feuilles broyées en bain et frictions

Contre-indication et précautions d'emploi

Si l'état du patient se détériore ou si l'affection cutanée dure plus de 5 jours, consulter un médecin.Toute application locale doit se conformer à des mesures d'hygiène très strictes pour éviter une contamination ou une surinfection.

Solanaceae

Capsicum frutescens L.

Piment d'oiseau

Piman zwazo

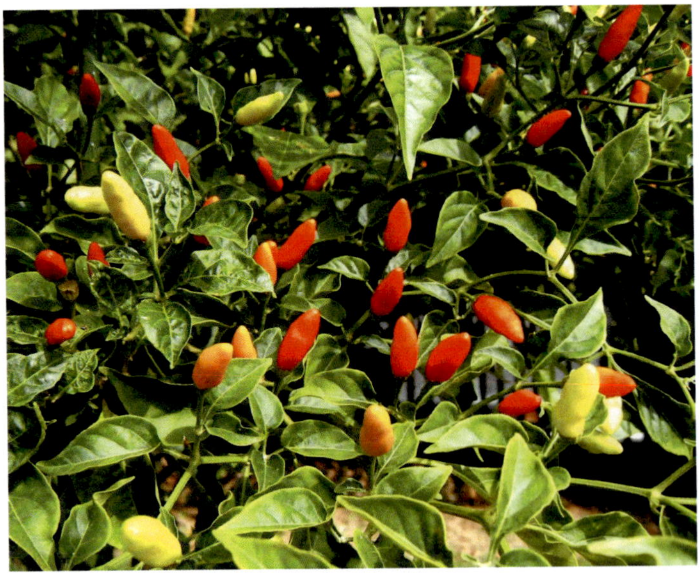

Description botanique

Arbrisseau assez grêle atteignant parfois 3 m de haut, répandu dans beaucoup de régions chaudes. Feuilles ovées, flasques, aigues ou acuminées au sommet, deltoïdes et légèrement asymétriques à la base. Inflorescence : cyme axillaire portant 1 à plusieurs fleurs longuement pédonculées, à corolle rotacée blanc-verdâtre. Fruit : baie à forme cylindro-conique, rouge à maturité, à saveur brulante, renfermant plusieurs graines.

Chimie et propriétés

La plante renferme des caroténoïdes (β-carotène, β-cryptoxanthine, zéaxanthine), des acides organiques, des polyphénols, des vitamines (B et C), des principes rubéfiants : capsicine et capsaïcine. L'écorce est riche en tanins. Le piment est un stimulant de la digestion en usage interne et un rubéfiant en usage externe. On utilise la plante sous forme de teinture pour ses propriétés carminatives et stomachiques. Les substances contenues dans le piment sont aussi utilisées sous forme de pommade en usage externe dans plusieurs préparations analgésiques (douleurs rhumatismales) disponibles en pharmacie. L'ingestion de piment fort augmente l'élimination du cholestérol ainsi que des triglycérides et fait baisser la tension artérielle selon une récente étude chinoise. Le piment fort stimule aussi le métabolisme et favoriserait la perte de poids. Son ingestion fait aussi baisser le taux de sucre du sang et produit un effet anti coagulant selon de récentes études. Les piments ont indiqué un effet d'inhibition des cellules cancéreuses proportionnel à leur contenu en capsaïcine. Les feuilles de piment ont une activité anti-fongique. Le piment doux ou poivron (*Capsicum annuum*) est une excellente source de vitamine C et de différents caroténoïdes favorables à la santé. Sa consommation régulière protège du risque d'infarctus selon une récente étude finlandaise. À forte dose, le *piman zwazo* et d'autres piments forts peuvent provoquer des ulcères à l'estomac.

Usages en Haïti

- Fébrifuge : fruits murs en infusion
- Contre les difficultés digestives : fruits murs en infusion
- Contre les vomissements : fruits murs en infusion
- Contre les maladies nerveuses : fruits murs en infusion
- Antirhumatismal : macération alcoolique des fruit en association, friction locale
- Contre la migraine et le vertige : feuilles fraîches enduites de suif, en application sur la tête
- Cicatrisant : feuilles en pansement sur les plaies, les furoncles ou abcès et les panaris
- Alimentaire : fruits et feuilles

Usages ailleurs

- Rubéfiant, Contre les furoncles :
  - fruits en application externe : Porto Rico
  - feuilles en application externe : République Dominicaine, Curaçao, Trinidad, Bahamas, Costa Rica, Guyane
- Contre les hémorroïdes : fruits en usage externe : Amérique Tropicale, Sénégal

› Stomachique, contre les gaz intestinaux :
  - Costa Rica
  - fruit, usage interne : Cuba, Guadeloupe
› Diurétique : fruits, usage interne : Cuba, Guadeloupe
› Antigrippal, Antiasthmatique : feuille : Trinidad
› Contre l'anxiété : feuilles en décoction ou infusion, en association : La Dominique
› Ocytocique : feuilles en décoction : La Dominique
› Anti-ictérique : feuille : Sénégal
› Contre les inflammations ganglionnaires : feuilles chauffées, graissées en application locale + fruit voie interne : République Dominicaine
› Fébrifuge : feuille : Sénégal
› Contre la malaria : plante entière :Rwanda
› Laxatif : fruit : Sénégal
› Contre l'oedème : fruit : Sénégal
› Alimentaire : fruit

PS. Dans d'autres pays, la plante est utilisée sous forme de teinture comme antirhumatismal, contre les névralgies, les affections pulmonaires, le lumbago, les engelures et comme stimulant du cuir chevelu.

Recommandations et posologie

Recommandations TRAMIL

› Furoncles et inflammations ganglionnaires

Laver la lésion à l'eau bouillie et au savon; appliquer 2 à 4 grammes de feuilles légèrement chauffées sur la zone affectée. Limiter l'application à 3 minutes maximum après l'apparition d'une rougeur.

Contre-indications et précautions d'emploi

Les furoncles du visage et du cou sont dangereux à traiter de cette manière. Le fruit (ou sa poudre) peut provoquer des réactions d'hypersensibilité cutanée.

Solanaceae – Toxique

Datura stramonium L.

Datura[16], Concombre zombi

Konkonb zonbi

Description botanique

Herbacée ramifiée, ligneuse à la base, à tiges rondes et lisses, poussant dans les décombres et les lieux secs. Feuilles alternes, ovales, à marge sinuée ou anguleuse et base deltoïde à cordée, atteignant 25 cm de long. Fleurs axillaires, solitaires, à calice tubuleux et longue

16 En France, ce datura porte le nom de : « stramoine »

corolle blanche en forme de cloche terminée par des lobes acuminés. Fruit : capsule épineuse s'ouvrant par 4 valves et contenant de nombreuses graines réniformes noirâtres.

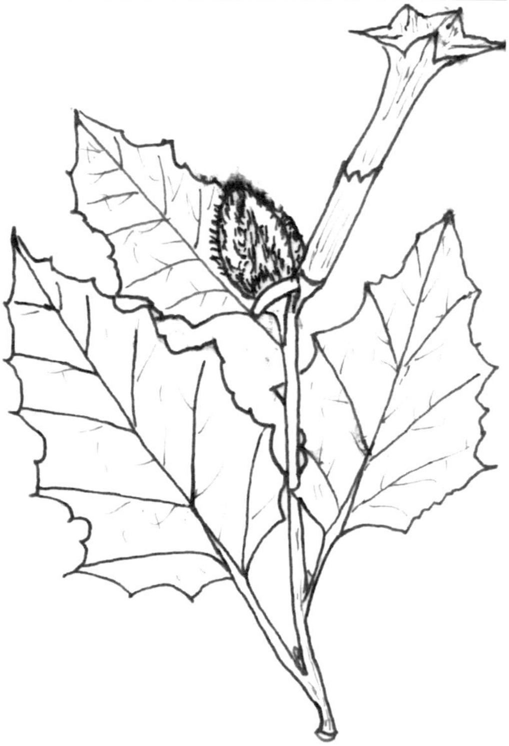

Chimie et propriétés

Le datura renferme des traces de scopolétol et de nombreux alcaloïdes à action marquée sur l'organisme, en particulier de l'hyoscyamine, de l'atropine et de la scopolamine. Les graines contiennent une huile à acide daturique et des lectines ; elles sont toxiques. La plante s'oppose à l'action du système nerveux parasympatique et agit comme un dépresseur du système nerveux central. À forte dose, elle provoque des hallucinations. Elle est inscrite à la Pharmacopée Française comme antispasmodique et antiasthmatique. Son usage par voie orale est à déconseiller.

Usages en Haïti

› Antiasthmatique, Contre les difficultés respiratoires : fumée de feuilles et de fleurs en inhalation ; feuilles et graines en infusion
› Sédatif, Contre l'excitation nerveuse : feuilles en infusion ou en inhalation
› Antiépileptique : feuilles en infusion ou en inhalation
› Contre le lumbago, la sciatique et le rhumatisme : feuilles huilées en compresse
› Contre les démangeaisons et le prurit : feuilles en infusion, voie orale
› Contre la folie : feuilles en infusion ou inhalation

Usages ailleurs

› Antiasthmatique : feuilles séchées en cigarette : Mexique, Jamaïque, Porto Rico, Afrique, Europe ; racine en décoction : Mexique ; fleurs en poudre : Chine
› Sédatif, Antispasmodique : poudre ou teinture de feuilles et de graines : Amérique Tropicale, Europe
› Analgésique : feuille et/ou graine : Mexique, Russie, Corée
› Cicatrisant : feuille pilée en application locale : Afrique, Jamaïque, Costa Rica
› Contre les maux de tête et le rhumatisme :
  - teinture de graines en application locale : Mexique
  - plante en friction : Cuba
› Contre la maladie de Parkinson : poudre ou teinture de la plante : Europe
› Contre les hémorroïdes : feuille pilée ou en décoction, application locale : Cuba
› Contre les maux de gorge : infusion des feuilles, en gargarisme : Costa Rica

- Ocytocique, Contre les douleurs de l'accouchement : feuilles en décoction, voie orale : Mexique
- Contre les affections de l'utérus : feuille pilée en cataplasme sur l'abdomen : Trinidad
- Contre les dermatoses : fleurs sèches en décoction : Chine
- Anesthésique : plante en préparation alcoolique : Chine, Corée
- Anti-ulcéreux, Anti-tumoral : feuille pilée en application locale : Costa Rica
- Contre la dyspnée : fumée de feuilles en inhalation : République Dominicaine
- Contre les otites : graine : Madagascar

Recommandations

Recommandations TRAMIL

Usage à déconseiller : l'emploi de la fleur ou de la feuille contre l'asthme et la dyspnée est à déconseiller fortement. En cas d'ingestion et ou d'inhalation des parties aériennes, consulter un médecin.

Solanaceae

Lycopersicon Esculentum Mill.

Tomate

Tomat

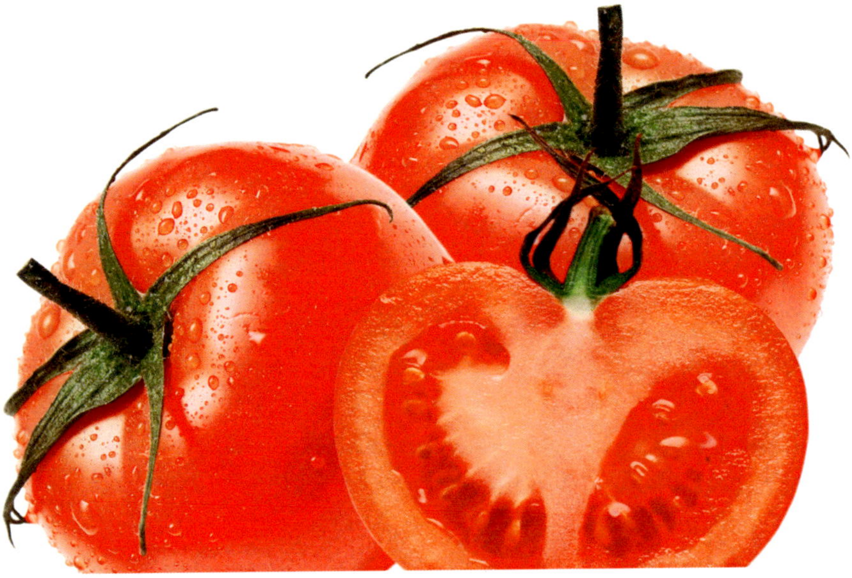

Description botanique

Herbe annuelle, ramifiée, à branches évasées et étalées, originaire d'Amérique du Sud. Feuilles alternes, velue sur les 2 faces, très divisées en lobes de tailles inégales. Inflorescence : corymbe axillaire portant des fleurs à corolle formée de 5 pétales triangulaires jaunes. Fruit : baie sphérique ou allongée, généralement rouge à maturité (parfois jaune), de grosseur variable (de 1 à 12 cm de diamètre selon les variétés), contenant de très nombreuses graines.

Chimie et propriétés

La plante renferme de la tomatine à propriétés anti-histaminique, bactéricide, anti-inflammatoire et fongicide (les variétés sauvages sont les plus riches en tomatine). Elle est riche en tomatidine agissant contre le champignon provoquant la candidose. Le fruit a une forte teneur en acide chlorogénique. Il contient la plupart des acides aminés essentiels et bon nombre de vitamines et de minéraux, en quantité moyenne. Citons: vitamines C, B3, B6, E, K, potassium, manganèse, cuivre, etc. Il est riche en caroténoïdes parmi lesquels se distingue le lycopène. D'après des études, une teneur élevée en lycopène du sang est liée à une plus faible incidence des maladies cardiovasculaires, du cancer (celui du colon et des poumons, notamment chez les fumeurs) et des maladies dégénératives; le lycopène pourrait ralentir le vieillisement des tissus. Selon une étude allemande parue au "Journal of Nutrition", il serait aussi efficace en cas d'hypertrophie de la prostate: les hommes atteints de cette affection ayant reçu 15 mg de lycopène/jour/6mois ont vu leur PSA diminuer et leur prostate n'a pas grossi. Le lycopène pourrait également freiner l'évolution du cancer de la prostate et réduire certains symptômes liés à ce cancer tels les troubles urinaires et la douleur. La consommation de tomates diminue la formation de caillots sanguins et produit une baisse (modeste) de la tension artérielle; elle rend également les femmes âgées plus alertes et autonomes. La tomate est considérée par certains nutritionnistes comme un véritable aliment fonctionnel préservant l'organisme contre les maladies courantes (Journal of Nutrition). Signalons que la cuisson de la tomate favorise l'absorption du lycopène. Le contact des feuilles peut causer des dermatoses chez les personnes à peau sensible.

Usages en Haïti

- Contre le muguet (candidose) : fruit vert et feuille en friction locale
- Contre les vomissements : feuilles en décoction, voie orale
- Cicatrisant, Contre les brûlures: chair du fruit en application locale
- Contre les maux de dents : feuilles et fruit écrasés en application sur la dent
- Contre la grippe et la toux : bourgeons en infusion
- Contre les maux de tête et le vertige : feuilles en compresse sur le front
- Insecticide : feuilles fraîches
- Soins de la peau : jus du fruit, en lotionnement
- Alimentaire : fruit

Usages ailleurs

- Anti-inflammatoire :
  - jeunes tiges en application locale : Bassin Caraïbe
  - feuilles en application locale : Sénégal
- Contre la constipation : fruits en salade : Europe
- Contre l'hypertension :
  - décoction du fruit en association : République Dominicaine
  - feuilles en décoction : Tunisie

- Contre les maux de dent :
  - tige en décoction : Chine
  - racine en jus : Cuba
- Contre les affections oculaires :
  - fruit mur en application locale : Vénézuela
  - racine : Madagascar
- Diurétique :
  - fruit mur en décoction : quelque part en Amérique Latine
  - feuille : Sénégal
- Contre les brûlures : fruits en application locale : Cuba
- Contre les ulcères buccaux : fruits en application locale : Curaçao
- Anti-asthmatique : feuilles en décoction : Curaçao
- Antigrippe : feuilles en décoction : Trinidad
- Contre les maux de tête : feuilles écrasées en emplâtre : Porto Rico
- Contre les palpitations cardiaques : feuilles en décoction : Trinidad
- Contre les hémorroïdes : fruit mur en application locale : Vénézuela
- Cicatrisant: fruits en application locale : Tunisie
- Vermifuge : fruits verts, voie interne et externe : Curaçao
- Contre l'angine :
  - jus du fruit en gargarisme et boisson : La Dominique
  - fruit vert mangé : Curaçao
- Alimentaire : fruit : consommation généralisée
- Soins des peaux grasses : pâte de fruit en masque : Europe

Recommandations et posologie

Recommandations TRAMIL

- Candidose de la muqueuse buccale : fruits verts écrasés, en cataplasme
- Douleurs dentaires : fruits verts écrasés ou jus du fruit, en application locale
- Brûlures : feuilles écrasées en cataplasme

Laver la lésion à l'eau bouillie et au savon, appliquer 8 à 10 grammes de feuilles préalablement lavées, sur la zone affectée. Recouvrir d'une compresse ou d'un linge propre et changer toutes les 12 heures.

Contre-indications et précautions d'emploi

En cas de brûlures, limiter l'usage aux atteintes superficielles peu étendues (ne dépassant pas 10 % de la surface du corps) et ne concernant pas les zones à haut risque comme le visage, les mains et les parties génitales. Toute application locale doit se conformer à de strictes mesures d'hygiène pour éviter une contamination ou une surinfection. S'assurer que la plante a été correctement lavée et nettoyée et que les pilosités externes ont été éliminées (possibilités d'irritations de la peau et des muqueuses ainsi que d'une réaction d'hypersensibilité).

Solanaceae

Nicotiana tabacum L.

Tabac

Tabak

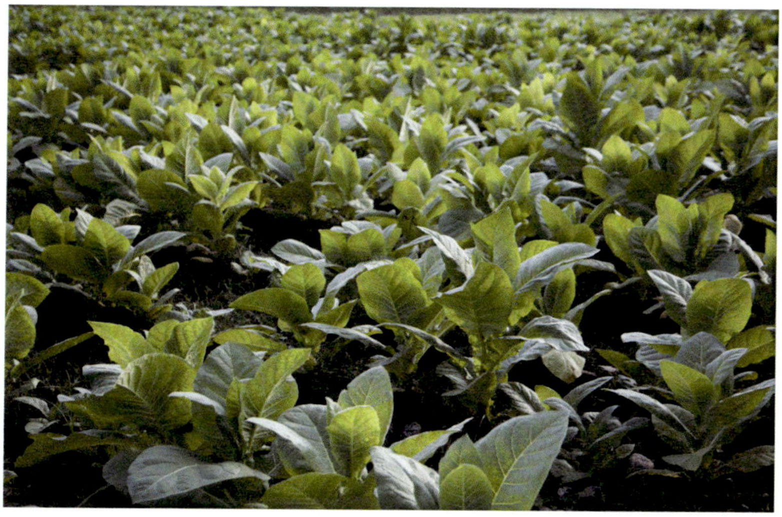

Description botanique

Herbe très poilue, à base ligneuse et tige peu ramifiée, originaire d'Amérique. Feuilles alternes, larges, entières ou légèrement ondulées, ovales à lancéolées, flasques. Inflorescence : cyme terminale de fleurs à corolle en forme d'entonnoir jaune, rougeâtre ou rosé. Fruit : capsule ovoïde de 2 à 2,5 cm de long, entourée du calice persistant, contenant de nombreuses et minuscules graines brunes.

Chimie et propriétés

La plante contient de nombreux alcaloïdes principalement la nicotine, l'anabasine et la nor-nicotine. Elle renferme aussi des acides organiques, des sels de potassium, des flavonoïdes, des bases volatiles, de la coumarine, des enzymes et des traces d'huile essentielle. La nicotine est un alcaloïde toxique pour l'homme qui excite puis paralyse les ganglions du système nerveux. La plante est cultivée pour la fabrication de cigarettes à fumer mais les feuilles séchées sont cancérigènes et actuellement, la fumée de cigarette à base de feuilles de tabac constitue la principale cause du cancer du poumon dans le monde. Le sulfate de nicotine est utilisé comme pesticide.

Usages en Haïti

- Diurétique : feuilles en infusion faible
- Emétique, Purgatif : feuilles en infusion forte
- Contre les occlusions intestinales : infusion des feuilles en lavement
- Contre la pneumopathie : feuilles en décoction
- Contre le lumbago et les maux de reins : feuilles fraîches enduites d'huile en massage local

› Anti-névralgie : poudre des feuilles
› Antiparasitaire : décoction des feuilles en application locale
› Anti-asthmatique : feuilles en fumigation
› Préparation de tabac à fumer ou à priser : feuilles

Usages ailleurs

› Contre les maux de tête et les céphalées :
  • feuilles fraîches appliquées sur la tête : Cuba, Vénézuela
  • feuilles en infusion : La Dominique
  • feuilles passées à la flamme appliquées sur la tête : Guyane
› Cicatrisant, Antiparasitaire :
  • feuilles pilées ou teinture des feuilles en application locale : Mexique
  • décoction concentrée des feuilles en application locale : Brésil, Curaçao
  • feuilles sèches : Guyane
› Fébrifuge : racine en décoction :Cuba, Vénézuela
› Contre les maux de dent :
  • feuilles fumées : Jamaïque
  • poudre des feuilles en application locale : Nigéria
  • feuilles écrasées en application locale : Trinidad
› Contre les maux de dos et de reins : feuilles trempées dans de l'alcool en massage local : Mexique
› Antirhumatismal : feuilles trempées dans de l'alcool en massage local : Mexique
› Antispasmodique : feuilles en décoction : Mexique
› Contre le rhume de cerveau : décoction des feuilles en inhalation : Trinidad
› Analgésique : feuille : Jamaïque, Trinidad, Mexique, Guyane
› Antiasthmatique : feuilles en infusion : La Dominique
› Contre la perte de connaissance : feuilles en décoction : Cuba
› Emétique : feuille : Cuba
› Contre les poux (pédiculose) : feuilles pilées en friction de la tête : République Dominicaine
› Contre les inflammations ganglionnaires : cataplasme de feuilles pilées : République Dominicaine
› Contre la bronchite : feuilles en infusion : La Dominique
› Sédatif : Madagascar
› Contre les crises du foie : feuilles vertes en décoction : Guyane
› Collyre : jus des feuilles : Guyane
› Préparation de tabac à fumer ou à priser : feuilles : un peu partout

Recommandations et posologie

Recommandations TRAMIL

Poux (pédiculose) : décoction ou infusion avec 2 à 4 feuilles séchées. Pour la décoction, faire bouillir les feuilles pendant au moins 10 minutes dans 4 tasses d'eau dans un récipient couvert. Laisser refroidir. Pour l'infusion, verser l'eau bouillante sur les feuilles hachées finement, laisser reposer pendant 5 à 10 minutes. Appliquer sur le cuir chevelu et frictionner; laisser pendant 2 à 3 heures, puis laver. Répéter l'opération 2 à 3 jours de suite puis à nouveau au bout d'une semaine.

Contre-indications et précautions d'emploi

Eviter l'ingestion des feuilles ou de préparations à base de feuilles à cause du risque de toxicité. En cas d'ingestion, consulter un médecin. Ne pas employer pour les enfants de moins de 5 ans, pour les femmes enceintes ou allaitantes.

Solanaceae

Physalis angulata L.

Coque molle, Battre autour

Kòk mòl, Batoto[17]

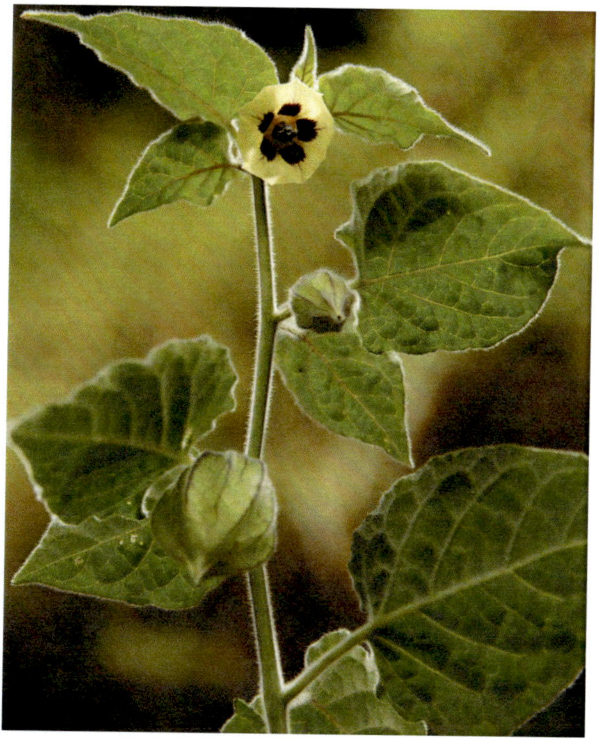

Description botanique

Herbe dressée à branches étalées, à tiges anguleuses et striées, atteignant 80 cm de haut. Feuilles alternes, flasques, pétiolées, elliptiques ou ovées, entières à sinué-dentées, acuminées à l'apex et cunéiformes à la base. Fleurs solitaires, axillaires, à pédoncule dressé et corolle jaune pâle en forme de cloche. Fruit : baie jaune à maturité atteignant 1 cm de diamètre, enfermée dans le calice et contenant de nombreuses graines plates.

Chimie et propriétés

La plante renferme des flavonoïdes, des acides-phénols, des terpènes. Les feuilles ont une action contre le parasite causant la malaria ainsi qu'une action antimicrobienne. Ces dernières années, elles ont donné lieu à de nombreux travaux qui ont indiqué des activités antitumorales, antiinflammatoires et anticancérigènes. Plusieurs substances tirées de la plante (withanolides, physaline) ont montré des effets antitumoraux et antimétastasiques prometteurs. Les fruits renferment de la vitamine C, de l'acide citrique ; il est recommandé de ne pas les consommer avant qu'ils n'atteignent leur maturité.

17 Une espèce très voisine, la Physalis pubescents L., aussi désignée en Haïti sous le nom de *batoto*, est également utilisée en Haïti contre les pierres aux reins et comme diurétique. Plusieurs espèces de Physalis (entre autres, Physalis alkekengi L. et Physalis francheti Mast.) sont utilisées en Europe comme diurétique, contre le rhumatisme et les pierres aux reins.

Usages en Haïti

- Laxatif : fruit
- Fébrifuge : fruit
- Diurétique, Contre les pierres aux reins : racine, fruit et feuille en décoction
- Contre les maladies des yeux : jus de feuilles en instillation dans les yeux

Usages ailleurs

- Fébrifuge : plante en infusion : Trinidad
- Diurétique : plante en infusion : Porto Rico
- Contre les inflammations du foie : plante en infusion : Porto Rico
- Antivénérien : plante en infusion :Trinidad
- Contre la malaria : plante en infusion : Pérou, Chine
- Préventif de l'avortement : plante en décoction : Jamaïque
- Contre l'indigestion : plante en infusion : Trinidad
- Contre les maladies des reins : plante en infusion : Trinidad

Solanaceae

Solanum americanum Miller

Syn. : Solanum nigrum Var. Nodiflorum sendtn

Lanman

Lanman Fran

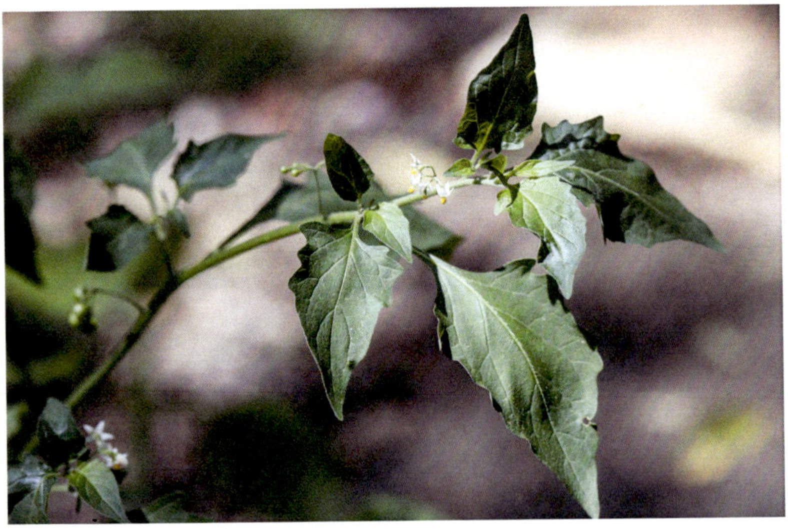

Description botanique

Herbe annuelle à tiges souvent purpurines, atteignant 1 m de haut, très commune en Amérique. Feuilles alternes, flasques, ové-lancéolées, à marge sinué-dentée, sommet aigu ou acuminé et base deltoïde. Inflorescence : ombelle composée de 3 à 6 fleurs à corolle rotacée blanche ou crème. Fruit : baie globuleuse, noire à maturité, de 0,5 cm de diamètre, contenant de nombreuses petites graines.

Chimie et propriétés

Les fruits verts et les feuilles renferment un alcaloïde, la solasodine à propriétés anti-inflammatoires utilisée comme substance de départ pour la synthèse des hormones stéroïdes. Il y a aussi présence de solanine qui est un antifongique. Les feuilles et les tiges sont riches en calcium, fer, vitamines B et C et fibres. L'extrait de la plante est doué de propriétés antispasmodiques et analgésiques. Une récente étude cubaine publiée dans la revue «Revista Cubana de Plantas Medicinales» indique l'action de l'extrait (sur eau) des feuilles séchées sur le Candida albicans responsable de la candidose sans effet irritant pour la peau. La décoction de feuilles séchées a une action contre plusieurs champignons pathogènes de la peau ainsi que sur des souches de *Staphylococcus aureus*. L'extrait éthanolique de feuilles séchées agit contre l'Entamoeba histolytica responsable de la dysenterie amibienne. Des activités antibactériennes, cicatrisantes et régénératrices de la peau ont aussi été mises en évidence pour les extraits (sur eau) des parties aériennes. La plante (feuilles et tiges) est comestible mais l'ingestion des fruits n'est pas recommandée. En application externe, la décoction des feuilles séchées n'a pas été irritante; par voie intra vaginale, elle a provoqué une minime irritation vaginale.

Usages en Haïti

› Contre les brûlures et les plaies : décoction des feuilles en application locale
› Contre les coliques néphrétiques : feuilles en emplâtre sur le ventre
› Contre les affections urinaires : feuilles en décoction, voie interne
› Contre les maux de gorge, l'amygdalite, la candidose buccale : jus de feuilles, en gargarisme
› Alimentaire : feuille

Usages ailleurs

› Cicatrisant :
  - racine et tige en cataplasme local : Chine
  - pâte de la plante en application locale : Salvador, Cuba, Bahamas, Afrique du Nord, Inde, Pakistan
  - feuilles en application locale : Vénézuela
  - plante en infusion, application locale : Trinidad, Jamaïque

› Narcotique, Antispasmodique, Tranquillisant nerveux :
  - plante en décoction : Cuba, Brésil, Madagascar, Japon
  - jeunes tiges mâchées : Pérou : rameaux : Afrique du Nord

› Contre les dermatoses :
  - poudre de racine, application locale : Vénézuela
  - feuilles, application locale : Cuba, Madagascar
  - jus du fruit, application locale : Tunisie
  - jus de plante en application locale : Inde, Pakistan

› Expectorant :
  - fleurs en décoction : Salvador

- plante en sirop : Inde, Pakistan
- feuille : Madagascar

› Fébrifuge :
- racine en décoction : Cuba, Colombie
- feuilles en infusion : Pérou, Salvador

› Antiasthmatique : feuilles en infusion : Porto Rico, Trinidad, Madagascar

› Antirhumatismal : feuilles en cataplasme : Pérou, Inde, Pakistan

› Antiulcéreux :
- décoction des feuilles en application locale : Cuba, Mexique
- poudre de racine, application locale :Vénézuela
- pâte de la plante, application locale : Inde, Pakistan
- feuilles : Madagascar

› Antivénérien :
- extrait de tiges et de feuilles, voie interne : Inde, Pakistan
- décoction de feuilles en injection vaginale : Vénézuela, Mexique

› Contre les abcès superficiels : décoction de feuilles en bain ou cataplasme : Cuba, Mexique

› Contre les affections cardiaques : extrait de feuilles et de tiges ou fruits : Pakistan, Inde

› Diurétique : fruits ou feuilles en décoction : Inde, Pakistan

› Contre les affections oculaires :
- décoction de feuilles en gouttes : Vénézuela
- fruit : Bengale

› Contre les maux de dent :
- décoction de feuilles en bain de bouche :Vénézuela
- feuilles en application locale : Pérou

› Contre l'eczéma :
- infusion de la plante, usage externe : Jamaïque
- jus du fruit en application locale : Tunisie

› Analgésique :
- feuilles en emplâtre : Pérou, Salvador, Inde, Pakistan
- décoction de feuilles en bain : Inde, Pakistan
- tige feuillée en préparation pharmaceutique : France

› Anti-dysentérique : feuille : Madagascar

› Vermifuge : parties aériennes de la plante : Madagascar

› Contre la rage : suc de la plante : Madagascar

› Stomachique : feuilles et fruits en décoction : Vénézuela

› Contre les affections auriculaires : décoction des feuilles en gouttes dans les oreilles : Vénézuela

› Contre les hémorroïdes : pâte de fruits en application locale : Cuba

› Laxatif : plante en infusion : Trinidad

› Hémostatique : poudre de feuilles en application locale : Nigeria

› Contre l'hypertension : feuilles en décoction ou infusion : La Dominique

› Contre les affections de la gorge : décoction de la plante, en gargarisme : Cuba

- Antianémique : feuilles : Ile Maurice
- Alimentaire : feuille : Guatemala, La Dominique, Mexique, Salvador, Java, Inde

Recommandations et posologie

Recommandations TRAMIL

- Zona : laver soigneusement 30 à 50 grammes (1 poignée) de feuilles et de fruits et les écraser. Appliquer en quantité suffisante pour couvrir la zone affectée 2 fois par jour ;
- Flux vaginal (ou pertes vaginales) : préparer une décoction avec 30-50 grammes (1 poignée) de feuilles dans 4 tasses (1 litre) d'eau, faire bouillir au moins 10 minutes dans un récipient couvert, filtrer, laisser refroidir et appliquer en bains de siège et lavages vaginaux 3 fois par jour.

Contre-indications et précautions d'emploi

Si l'état du patient se détériore ou si le flux vaginal persiste pendant plus de 7 jours, consulter un médecin. Toute application locale doit se conformer à des mesures d'hygiène très strictes pour éviter une contamination ou une surinfection.

Solanaceae

Solanum mammosum L.

Tété de jeune fille

Tete jenn fi

Description botanique

Herbe très pubescente, à base un peu ligneuse, atteignant 1,5 m de haut. Feuilles alternes, sub-orbiculaires, flasques, lobées, longuement pétiolées, à base sub-cordée, recouverte de poils denses et argentés. Inflorescence : cyme scorpioïde portant 2 à 5 fleurs à corolle pourpre. Fruit : baie globuleuse ou à forme de poire, de 3 à 4 cm de diamètre, luisante, lisse, jaune-orangée à maturité, à chair blanche contenant de nombreuses graines brunes ou pourpres.

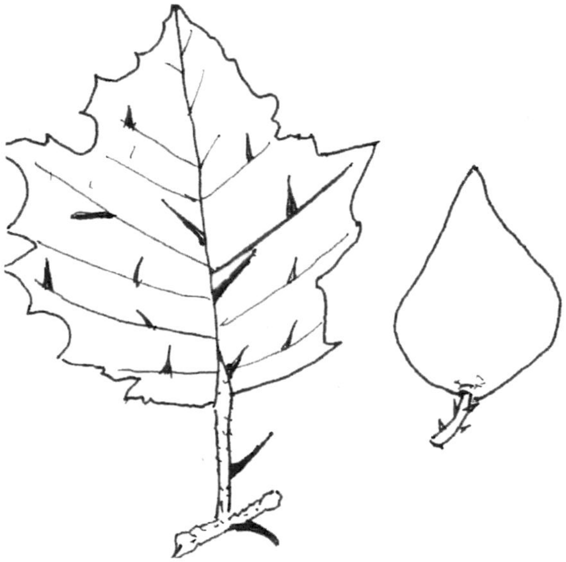

Chimie et propriétés

Les fruits renferment des alcaloïdes (solanidine et solasodine), des glycoalcaloides tels solasonine, solamargine et B-solamargine. La plante est actuellement en expérimentation à Porto Rico comme éventuelle source de stéroïdes.

Usages en Haïti

› Contre l'éléphantiasis : pulpe du fruit en cataplasme externe
› Cicatrisant : poudre des feuilles, en application externe
› Contre les hémorroïdes : décoction du fruit en application locale
› Antinévralgique : feuilles séchées
› Contre les douleurs cardiaques : feuilles séchées

Usages ailleurs

› Anti-rhume : fruit : Guatemala, Cuba, Honduras, Salvador
› Contre les affections de la vessie et des reins : feuilles en décoction : Costa Rica
› Contre la syphilis : feuilles et nouvelles tiges en décoction : Guatemala
› Contre l'éléphantiasis : feuilles et nouvelles tiges en décoction : Guatemala
› Antiasthmatique : fruit en décoction, voie interne et jus du fruit en massage : Cuba
› Anti-inflammatoire : feuilles bouillies en application locale : Cuba
› Contre la toux : fleurs en infusion : Cuba
› Contre les parasites externes : fruits en purée, application locale : Surinam
› Cicatrisant : décoction ou poudre des feuilles, application locale : Mexique
› Insecticide : poudre du fruit

Solanaceae

Solanum Melongena L.

Aubergine

Berejenn

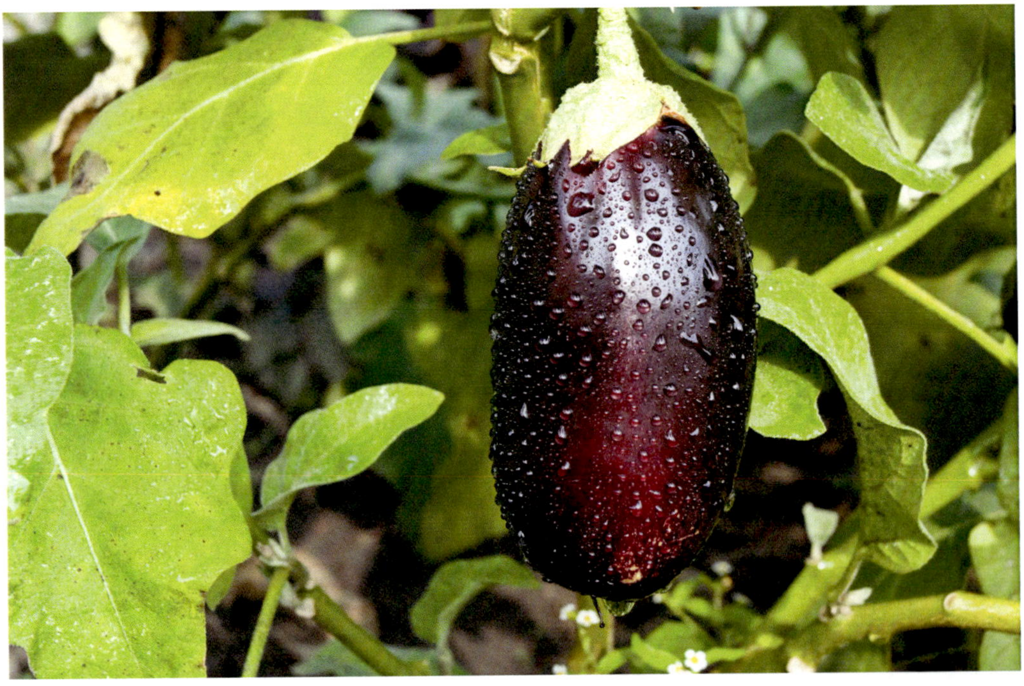

Description botanique

Grande herbacée, très variable, à base un peu ligneuse, originaire d'Asie Tropicale et cultivée comme légume chez nous. Feuilles alternes, pétiolées, ovées, lobées, à base plus ou moins dissymétrique et limbe flasque et grisâtre. Inflorescence : cyme formée de quelques fleurs à calice blanchâtre, un peu épineux et corolle bleue, pourpre ou blanche, en forme d'entonnoir. Fruit : grosse baie de forme variable, généralement violet-noire à maturité, contenant de nombreuses petites graines comprimées.

Chimie et propriétés

L'aubergine est pauvre en calories et en lipides, mais très riche en fibres (pectines et cellulose) et en substances anti oxydantes: acides phénoliques et anthocyanines, ces derniers se retrouvant surtout dans la pelure. En ce qui concerne les vitamines et minéraux, il contient un peu de tout en quantité plutot modeste : vitamines B3, B6, B9, C, A, E, K, magnésium, zinc, manganèse. Expérimentalement, des composés de l'aubergine ont limité la montée du taux de sucre sanguin pendant les repas. La "American Diabetes Association", la Mayo Clinic ainsi que le "National Diabetes Educational Program" aux USA recommandent actuellement aux diabétiques de faire une consommation régulière d'aubergine, ce à cause de la faible densité calorique de ce légume, de sa grande richesse en fibres et de son indice glycémique bas (ceci signifie qu'il fait monter très lentement le taux de sucre du sang). Il a aussi été découvert que sa consommation était favorable aux hypertendus et aux personnes à taux de cholestérol élevé. La consommation régulière d'aubergine est également recommandée dans les régimes amaigrissants. Pour que l'aubergine demeure un aliment-santé, il faut absolument limiter la quantité de graisse qu'on y ajoute à la cuisson.

Usages en Haïti

- Sédatif, Calmant : feuilles et fruits bouillis en cataplasme sur le corps : fruit en légume
- Contre les brûlures : feuilles attendries ou pulvérisées, en cataplasme
- Contre les éruptions syphilitiques : jus du fruit et des feuilles, application locale
- Antivénérien : racines en décoction
- Antirhumatismal : pâte de racine et de feuille, en friction
- Analgésique, contre les douleurs d'oreilles et de dents : suc de la plante, en application locale
- Alimentaire : fruit

Usages ailleurs

- Contre les tumeurs et les ulcères externes : fruit mur écrasé, huilé, en application locale : Costa Rica, Colombie, Vénézuela
- Contre les hémorroïdes : chair du fruit cuit + vaseline en application locale : Amérique Tropicale
- Purgatif : racine en décoction : Amérique Tropicale
- Contre les calculs rénaux : feuilles en décoction : Brésil, Asie du Sud-Est
- Contre l'excès de cholestérol : fruit : Europe, Amérique Latine, Diététique moderne

- Laxatif : fruit : Europe
- Diurétique :
  - fruit : Europe, Mexique
  - feuilles en décoction : Brésil
- Somnifère, Hypnotique : teinture alcoolique des fleurs ou fruits en salade : Mexique
- Contre les affections rénales : jus du fruit : quelque part en Amérique Latine
- Contre les problèmes nerveux et cardiaques : fleurs en infusion ou décoction : Mexique
- Contre l'hypertension : teinture alcoolique des fleurs : Mexique
- Emollient, Contre les brûlures : feuilles en cataplasme : Europe
- Régimes amaigrissants et des diabétiques : fruit : Diététique Moderne
- Alimentaire : fruit : consommation généralisée

Solanaceae

***Solanum torvum* Sw.**

Amourette

Zamorèt, Rapon

Description botanique

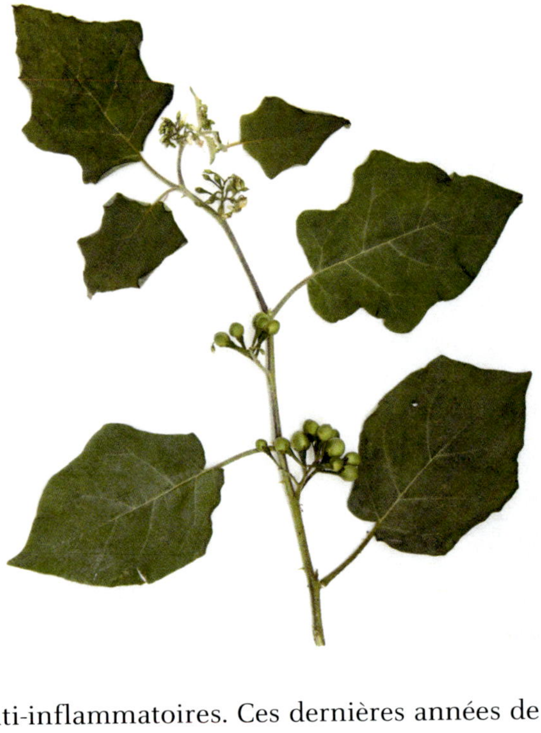

Arbuste dressé, à branches garnies d'épines, atteignant 3 m de haut. Feuilles alternes, pétiolées, lobées, flasques, pubescentes, à pétiole et nervures épineux. Inflorescence : cyme axillaire portant des fleurs à calice glanduleux et corolle rotacée blanche. Fruit : baie sphérique, jaune à maturité, de 1 cm en moyenne de diamètre, contenant de nombreuses graines.

Chimie et propriétés

Dans la plante ont été isolées différentes substances : saponines, sapogénines, flavonoïdes, glucosides, alpha-tocophérol, alcaloïdes (jurubine). Le fruit renferme des polyphénols, des flavonoïdes, des stéroïdes et a une bonne teneur en vitamine C (près de 38 mg/ %). Les feuilles et les fruits renferment de la solasodine, un alcaloïde à propriétés anti-inflammatoires. Ces dernières années de multiples travaux ont été faits sur le zamorèt et ont mis en évidence de nombreuses propriétés pour la plante. Selon une récente publication parue à "Fitoterapia", l'extrait du fruit a fait montre d'une activité antibactérienne sur un large spectre. Selon une étude indienne publiée récement dans "Internal Journal of Biological Chemistry", les extraits sur eau et alcool de la pelure du fruit montrent une remarquable activité antimicrobienne contre plusieurs germes pathogènes tels Escherichia coli, Staphylococcus et Vibrio cholerea. Une étude publiée dans la revue "Oncology Report" indique que les extraits (sur eau) de la plante ont une action d'inhibition de la croissance de l'Helicobacter pylori, bactérie provoquant des ulcères à l'estomac. Le fruit favoriserait la formation des globules rouges ; il aurait une action immunostimulante et a fait montre d'une activité hypoglycémiante, hypotensive et inhibitrice de l'agrégation des plaquettes. Les feuilles présentent une activité antiinflammatoire, analgésique et antiulcéreuse au niveau de l'estomac. Des tests pratiqués à Cuba n'ont pas révélé de toxicité aigue pour la feuille jusqu'à 2000 mg par kg.

Usages en Haïti

› Contre les douleurs de l'estomac : feuilles en décoction ; voie orale
› Sédatif, Antispasmodique : feuilles en décoction, voie orale
› Fébrifuge : feuilles et graines pilées en massage externe : feuilles en infusion, en association
› Cicatrisant : feuilles et graines pilées, chauffées, en application locale

Usages ailleurs

› Contre les douleurs articulaires, l'arthrite et la goutte :
  - feuilles en décoction, voie orale : Mexique
  - feuilles jaunes en infusion, voie orale : La Dominique
  - huile des graines en application externe : contrées d'Amérique centrale
› Contre les coliques néphrétiques et les maladies des reins : racine en macération, voie orale : Martinique, Guadeloupe
› Contre l'hypertension : Guadeloupe, Martinique
› Antigrippe, Anti-rhume, Antitussif :
  - feuilles jaunes en infusion : Martinique, Guadeloupe
  - feuilles en décoction : Jamaïque, Mexique
› Diurétique, contre la dysurie :
  - jeunes feuilles en infusion, en association : La Dominique
  - feuilles en décoction : Mexique
› Contre les douleurs abdominales du nourrisson : fleurs, voie orale : La Dominique
› Narcotique, Anticonvulsif : feuilles en décoction : Mexique
› Vermifuge : Iles Vierges
› Sudorifique : feuilles en décoction : Mexique
› Antiasthmatique : feuilles en décoction : Mexique
› Contre les dermatoses :
  - feuilles en décoction : Mexique
  - décoction des feuilles, application externe : Cuba
› Contre la cystite et l'urétrite : racine en décoction : Cuba
› Alimentaire : fruit : Jamaïque, Indonésie

Solanaceae

Solanum tuberosum L.

Pomme de terre

Ponm tè

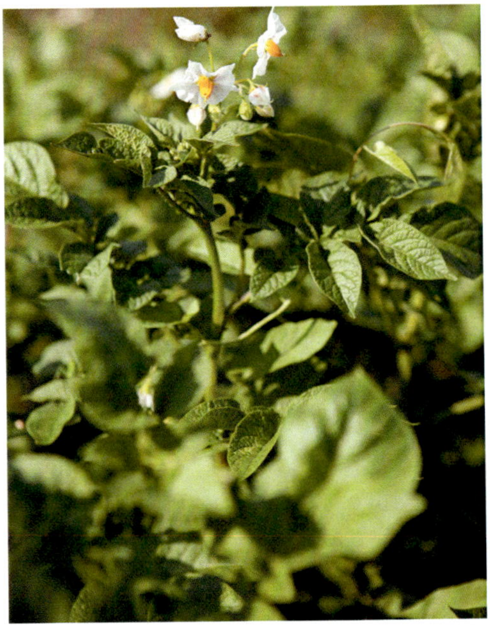

Description botanique

Herbacée à tubercules souterrains, originaire d'Amérique du Sud, actuellement cultivée comme légume dans nos montagnes. Feuilles alternes, composées, courtement pétiolées, formées de folioles ovées à oblongues, aigues au sommet, à marge souvent ondulée. Fleurs à 5 pétales blancs à purpurins réunies sur de larges pédoncules. Fruit : baie globuleuse de plus ou moins 2 cm de diamètre contenant de nombreuses petites graines.

Chimie et propriétés

Les tubercules de pomme de terre sont riches en vitamines C et B (niacine, thiamine, riboflavine et pyridoxine), ainsi qu'en potassium. Ils contiennent : fer, magnésium, calcium et de petites quantités de sodium. Les feuilles, les fleurs, les fruits et les tubercules renferment de la solanidine. Les tubercules contiennent de la narcotine, de la norépinéphrine et un glycoalcaloïde, la solanine, localisée principalement dans la pelure. La plante renferme aussi de la trigonélline à propriétés hypoglycémiantes. Le jus de tubercule cru a une activité antiulcéreuse au niveau de l'estomac. L'administration de l'extrait (sur eau) de pommes de terre a réduit le volume de liquide gastrique ainsi que la quantité d'acide libre de l'estomac. Les pommes de terre séchées et homogénéisées ont montré une action antiinflammatoire. Les feuilles, les graines et les tubercules ont une action antimicrobienne. L'extrait alcoolique des feuilles présente une activité antifongique. Les fruits seraient toxiques. Il est d'autre part conseillé de ne pas consommer les tubercules cuits au-delà de 24 heures. Les parties vertes des tubercules ne doivent pas être consommées.

Usages en Haïti

› Alimentaire : tubercule

Usages ailleurs

La pomme de terre est connue et utilisée dans de très nombreux pays comme légume et pour des usages médicinaux :

› Contre l'ulcère de l'estomac : jus de tubercule cru avec ou sans pelure
› Contre la diarrhée chronique : jus de tubercule cru

- Antidiabétique : jus de tubercule
- Contre les brûlures et les gerçures : tubercule cru, râpé, en cataplasme
- Pectoral, Contre les maladies de la poitrine : feuilles ou fleurs en décoction
- Contre le gonflement des paupières : tubercule cru, râpé, en cataplasme
- Contre les maux de tête : tranches de tubercule cru en application sur la tête
- Cicatrisant : tranches de tubercule cru en friction locale
- Contre les affections hépatiques : jus de tubercule cru
- Emollient : tubercule
- Contre les troubles digestifs : jus de tubercule cru
- Soins de la peau : tranches de tubercule cru appliquées sur le visage
- Alimentaire : tubercule

Recommandations et posologie

Recommandations TRAMIL

- Ulcère gastro-intestinal: Boire le jus de tubercule fraîs à raison de 100 à 200 ml, 4 à 5 fois par jour comme anti acide au début du repas
- Maux de tête (en complément du traitement médical) : tubercules crus en application sur la tête
- Calvitie : tubercule écrasé en friction locale
- Hématome : tubercule écrasé en cataplasme

Contre indications et précautions d'emploi

Si l'état du patient se détériore ou si les symptômes persistent au-delà de 24 heures pour les maux de tête, consulter un médecin. Toute application locale doit se conformer à des mesures d'hygiène très strictes pour éviter une contamination ou une surinfection. Ne pas consommer les tubercules non encore à maturité à cause de leur éventuelle toxicité.

Sterculaceae

Guazuma ulmifolia Lam.

Bois d'orme

Bwa dòm

Description botanique

Arbre branchu, petit à moyen, assez commun en Haïti. Feuilles alternes, ovées à oblongues-lancéolées, acuminées au sommet, dissymétriques à la base, à marge finement serretée. Inflorescence : cyme axillaire portant des fleurs à pétales infléchis jaunes divisés en fins segments à l'apex. Fruit : capsule ovée, ligneuse, rugueuse, noire à maturité.

Chimie et propriétés

L'écorce est riche en tanins et en procyanidines, en particulier en procyanidine B2 ayant une action démontrée sur la croissance des cheveux. Les feuilles renfermeraient de la caféine. Les extraits de feuilles et d'écorce ont une activité antibactérienne et antivirale (entre autres contre le virus provoquant l'herpès). La plante exerce une action stimulante sur l'utérus. L'extrait de feuille fait baisser la glycémie ; l'extrait d'écorce a une action hypotensive. Consommée en excès, la plante peut provoquer des nausées, des vomissements et de la dysentérie, mais les préparations de feuilles selon les méthodes traditionnelles ont été jugées non toxiques par TRAMIL. Selon des travaux de ce groupe, la décoction de feuilles séchées (12 grammes/L) donnée à des souris par voie orale (18,75 g/kg) toutes les 12 heures n'a entrainé ni mort ni signe de toxicité évident. De même la décoction de feuilles séchées (12 grammes/L) donnée à 2 groupes de patients enrhumés pendant 7 jours n'a provoqué aucune manifestation de toxicité ou d'intolérance cliniquement décelable.

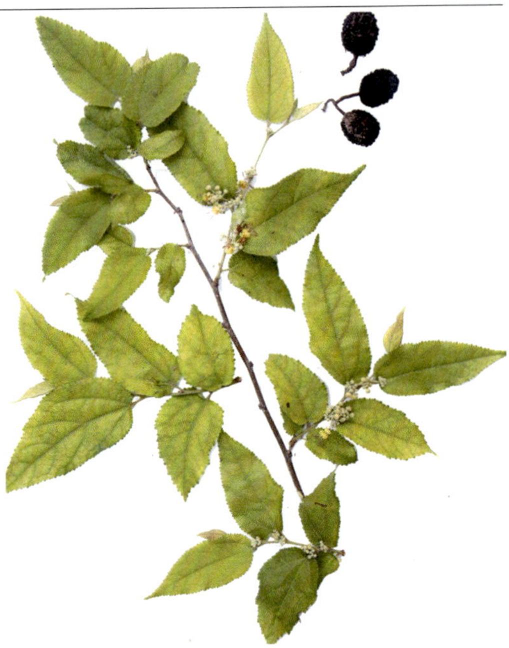

Usages en Haïti

› Stomachique : feuille et graine
› Antigrippe, Anti-rhume, Antitussif : feuilles, écorce ou graines en décoction
› Contre les hémorroïdes : décoction de graines, en bain de siège
› Contre les dermatoses : graines et/ou écorce en décoction, voie interne
› Anti-diarrhéique : écorce et fruit en décoction
› Contre les fractures et les dislocations : écorce pilée en application locale
› Cicatrisant : fruit et feuille, voie externe
› Tonique, Dépuratif : feuilles, graines et écorce
› La plante était déjà utilisée au temps de la colonie comme purgatif, antivénérien et dans les affections dartreuses.

Usages ailleurs

› Antigrippe, Anti-rhume :
  - fruit en décoction : Guatemala, Mexique, Salvador
  - jeunes tiges en décoction : Jamaïque
› Contre les dermatoses :
  - écorce : Salvador, Colombie
  - fruit :Guatemala
› Contre les affections du foie : écorce en décoction ou infusion : Panama, Brésil, Salvador
› Antiulcéreux : écorce en usage externe : Cuba, Belize, Brésil

- Cicatrisant :
  - feuilles en macération alcoolique, application externe
  - Jamaïque : écorce en application externe : Belize, Brésil
- Diurétique :
  - écorce et fleurs en infusion ou décoction : Vénézuela
  - écorce : Guatemala
- Antitussif :
  - jeunes tiges en décoction : Jamaïque
  - écorce en décoction : Brésil
- Contre les affections rénales :
  - feuilles en décoction : Salvador
  - écorce en infusion, en association : Panama
- Dépuratif : écorce en décoction : Cuba, Vénézuela
- Contre la malaria : écorce : Salvador
- Antivénérien : écorce : Salvador, Brésil
- Antidote : écorce en décoction, application externe : Cuba
- Contre les hémorroïdes : jeune tige ou écorce de la racine en décoction : Cuba, Costa Rica, Porto Rico
- Contre les inflammations rectales : écorce et fleurs en décoction ou infusion : Vénézuela
- Sudorifique : écorce et fleurs en décoction ou infusion : Vénézuela
- Contre les dislocations : plante en cataplasme : Vénézuela
- Anti-dysentérique : tige ou écorce de racine en décoction : Cuba
- Contre l'éléphantiasis : sirop d'écorce : Colombie
- Contre les pneumopathies : écorce en décoction : Brésil
- Antiparasitaire : décoction d'écorce, usage externe : Brésil
- Contre les maux de gorge : jeunes tiges en décoction : Jamaïque
- Contre la chute des cheveux : décoction d'écorce et/ou de feuilles en bain de tête : Brésil, Cuba

Recommandations et posologie

Recommandations TRAMIL

Grippe, toux, rhume : décoction avec 12 grammes de feuilles séchées dans 4 tasses d'eau, faire bouillir pendant 10 minutes dans un récipient couvert, filtrer, laisser refroidir et prendre 3 à 4 tasses par jour

Contre-indications et précautions d'emploi

Si l'état du patient se détériore ou si la toux persiste pendant plus de 5 jours, consulter un médecin. Ne pas administrer aux enfants de moins de 5 ans, aux personnes enceintes ou allaitantes.

Sterculaceae

Theobroma cacao

Cacao

Kakao

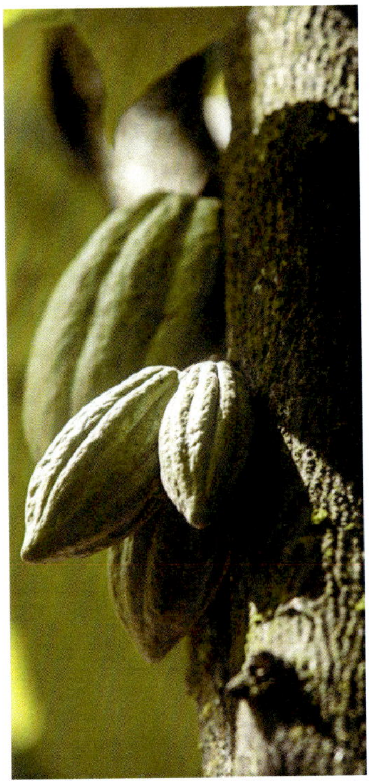

Description botanique

Arbuste ou petit arbre atteignant 8 à 9 m de haut, poussant en zones ombragées, originaire de l'Amazonie. Feuilles grandes, papyracées, alternes, elliptiques-oblongues, à apex acuminé, pouvant atteindre 25 cm de long. Fleurs petites, groupées en fascicule sur le tronc ou les branches, à pétales de couleur variable. Fruit : remarquable, ligneux, pendant, à cotes assez profondes, orangé à maturité, contenant de nombreuses graines ovées entourées d'une pulpe sucrée et blanchâtre.

Chimie et propriétés

Presque toute la plante est riche en alcaloïdes. La graine (partie généralement exploitée) compte plus de trois cents composés parmi lesquels la caféine, la théobromine, le magnésium, le potassium et des polyphénols, en particulier catéchine et épi-catéchine. Elle est aussi riche en protéïnes, lipides, phosphore, soufre, vitamines de type B et acides gras. Après avoir été très critiqué et suite à des études récentes, le cacao est en passe de devenir un aliment-vedette vanté pour des actions variées: anti-oxydante, stimulante, diurétique, antidépressive, anti asthmatique... D'autre part, il améliore le profil lipidique, diminue la rigidité des artères et l'agrégation plaquettaire, fait baisser la pression artérielle, augmente la sensibilité des cellules à l'insuline, stimule la mémoire et pourrait même, en inhibant la formation des plaques amyloïdes du cerveau, avoir un effet préventif de la maladie d'Alzheimer. La consommation de cacao pourrait ainsi protéger le système cardio vasculaire et être favorable aux diabétiques, aux gens souffrant de dépression et aux personnes sujettes aux pertes de mémoire. Les résultats d'une récente étude présentée au congrès de la « Société Internationale du Mal de Tête » suggèrent un effet analgésique pour la poudre de cacao pure. Il est à noter cependant que le cacao doit être évité en cas de calculs rénaux, de constipation et de rhumatisme. Il importe aussi de ne pas consommer le cacao avec trop de sucre et de lait entier qui pourraient gâcher les bons effets de cet aliment. Le cacao est actuellement trouvé comme complément alimentaire sur le marché extérieur sous forme pure, en poudre et en gélule (sans sucre et sans lait).

Usages en Haïti

- Alimentaire : graines préparées en chocolat à boire ou pour la fabrication de confiseries diverses

Usages ailleurs

- Contre la diarrhée et les coliques abdominales : graines : Guatemala
- Antidiabétique : graines avant maturité : Antilles
- Sudorifique : graines : Antilles
- Protection du système cardiovasculaire : graines riches en flavonoides sous différentes formes: diététique moderne
- Diurétique : théobromine tirée des téguments : industrie pharmaceutique moderne
- Antiasthmatique : graines préparées sous forme de boisson
- Entretien de la peau, contre les vergetures : graisse de cacao, voie externe : industrie cosmétique moderne
- Alimentaire : graines préparées sous différentes formes : un peu partout à travers le monde

Recommandations et posologie

Recommandations TRAMIL

Asthénie : préparer une décoction avec 7 graines séchées dans 1 tasse d'eau. Faire bouillir au moins pendant 10 minutes dans un récipient couvert, laisser refroidir, filtrer et boire 1 tasse 3 fois par jour pendant 7 jours.

Contre indications et précautions d'emploi

Si l'état du patient se détériore ou si les symptômes durent plus de 7 jours, consulter un médecin.

Sterculaceae

Waltheria indica L.

Guilmot, Balai blanc

Bale blan

Description botanique

Arbrisseau densément pubescent atteignant 1.5m de haut. Feuilles alternes, courtement pétiolées, oblongues à oblongues-lancéolées, à base sub-cordée et marge irrégulièrement dentée. Inflorescence : glomérule axillaire, compacte, très ferme, regroupant des fleurs à pétales jaunes tournant à l'orange puis au brun. Fruit : capsule de 2 à 3mm de long contenant une seule graine.

Chimie et propriétés

La plante contient des flavonoïdes, des stérols, des tanins et 3 alcaloïdes dénommés adouétine X, Y et Z. L'extrait (sur eau) de la plante (sans les racines) a présenté une certaine activité anti-cancérigène. L'adouétine se comporte d' abord comme un sédatif des centres supérieurs puis comme un stimulant.

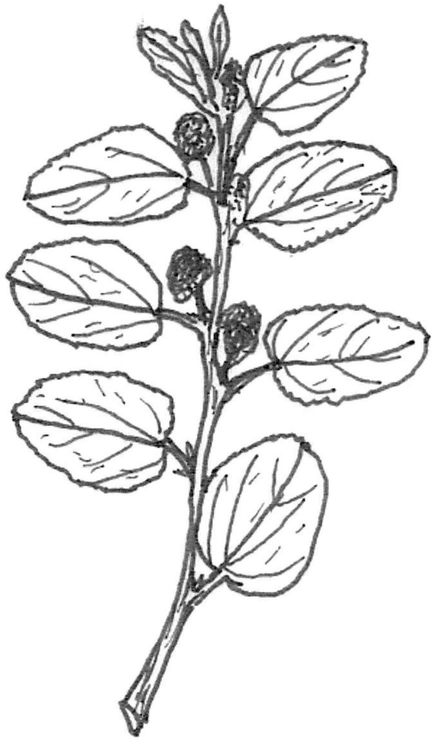

Usages en Haïti

› Antigrippe : feuilles
› Fébrifuge : plante en décoction
› Antisyphilitique : plante en décoction

Usages ailleurs

› Fébrifuge : plante en décoction : Vénézuela, Mexique, Costa Rica, Sénégal, Nigéria
› Contre les dermatoses : décoction de la plante en application locale : Vénézuela, Mexique
› Antisyphilitique : plante en décoction : Vénézuela, Mexique
› Cicatrisant :
  • poudre des feuilles ou des racines en application externe : Nigéria, Sénégal
  • décoction de la plante, application locale : Mexique, Vénézuela
› Collyre : jus des feuilles ou des racines en instillation oculaire : Nigéria, Sénégal
› Anti-diarrhéique : Mexique
› Antigrippe : plante en décoction : Jamaïque
› Contre les affections de la vessie : tige feuillée en décoction : Cuba
› Anti-lèpre : poudre de la partie aérienne dans de l'eau ou du lait, application locale : Nigéria
› Contre les ulcères cutanés : racine en usage externe : Nigéria
› Anti-ictérique : racine, voie orale : Nigéria
› Anti-rhumatismal : Mexique
› Diurétique : racine, voie orale : Sénégal
› Contre l'épilepsie : racine, voie orale : Sénégal
› Contraceptif : racine en décoction : Afrique du Sud

Tiliaceae

Corchorus siliquosus L.

Ti Lalo

Description botanique

Arbrisseau ramifié à branches noirâtres, assez commun. Feuilles alternes, ovées à oblongues-lancéolées, serretées à crénelées, à pétiole grêle et 3 nervures basales. Fleurs solitaires ou groupées par 2-3, à pédoncule court et pétales obovés jaunes. Fruit : capsule linéaire, glabre, atteignant 8 cm de long, garnie de dents à l'apex et contenant de nombreuses petites graines brunes.

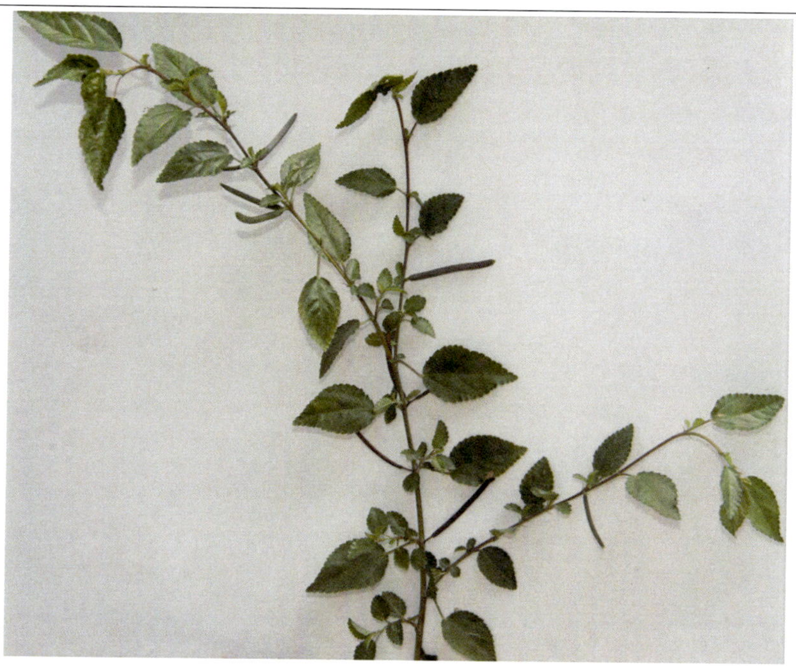

Chimie et propriétés

Les graines contiennent une huile jaune utilisée pour la fabrication de savon. Les feuilles d'une espèce voisine, le Corchorus olitorius, portant le nom de « Lalo » en Haïti et utilisées comme légume surtout dans la région de l'Artibonite, sont très riches en mucilages et renferment des quantités appréciables de protéines, de fer, de zinc, de magnésium, de calcium et d'oméga 3, acides gras nécessaires à l'organisme et peu fréquents dans l'alimentation actuelle. Tout ceci fait du lalo un légume bien équilibré dont la consommation pourrait aider à combler certaines carences en éléments nutritifs importants. De plus, le lalo renferme des substances telles la nicotianamine et plusieurs polyphénols qui pourraient rendre ce légume intéressant pour les hypertendus et pour le contrôle de la glycémie (en inhibant des enzymes tels l'alpha-amylase) selon une récente étude japonaise parue dans "Journal of Functional Foods".

Usages en Haïti

› Antigrippe : feuilles et tiges, voie orale et bain
› Fébrifuge : feuilles et tiges, voie orale et bain
› Emollient : plante en bain

Usages ailleurs

› Contre les troubles de la vessie : Cuba, Porto Rico
› Antivénérien : tiges feuillées en décoction : Mexique
› Antigrippe : tiges et feuilles en décoction : Jamaïque
› Antiasthmatique : tiges et feuilles en décoction, en association : Jamaïque
› Fabrication de boisson : Amérique Centrale

Tropaeolaceae

Tropaeolum majus L.

Capucine

Kapusin

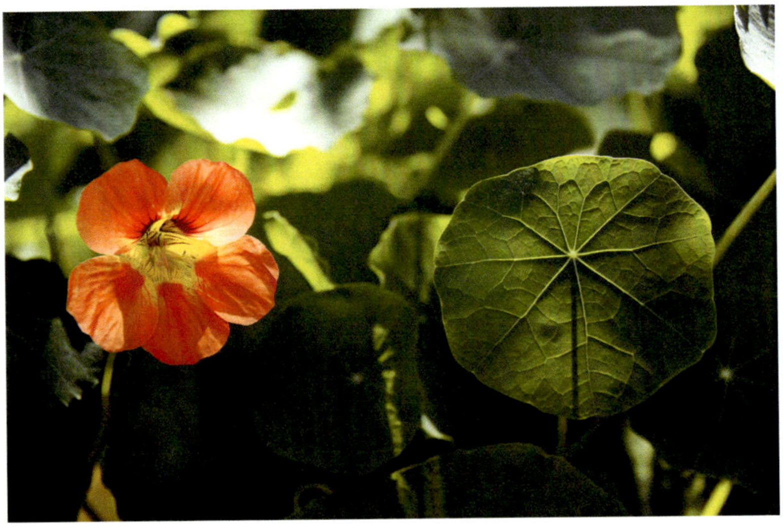

Description botanique

Plante herbacée, originaire du Pérou, cultivée pour l'ornement et poussant au bord des routes dans les zones fraîches du pays. Feuilles alternes, entières ou crénelées, peltées, presqu'orbiculaires, longuement pétiolées, glauques, à odeur forte. Fleurs rouges ou rouges-orangées munies d'un éperon. Fruit : tri-akène globuleux.

Chimie et propriétés

La capucine contient un hétéroside soufré, le glucotropéoloside, des hétérosides flavoniques dérivés du quercétol dans les feuilles et du kaempférol dans les fleurs. Il y a également présence de caroténoïdes et d'acide-phénols dans la plante. Le glucotropéoloside libère par hydrolyse l'isothiocyanate de benzyle à propriétés antifongiques (actif contre les teignes). La plante est un fluidifiant des sécrétions bronchiques et elle a une action antibactérienne. Elle entre dans quelques préparations pharmaceutiques et cosmétiques et est inscrite à la Pharmacopée Française.

Usages en Haïti

› Non répertoriés

Usages ailleurs

› Contre les infections urinaires : sommets fleuris en infusion ou en salade : Europe
› Contre la bronchite et la pharyngite : sommets fleuris en infusion ou en salade : Europe
› Antiseptique : en usages externe : Europe

- Antifongique, Tonique du cuir chevelu : extrait hydro-alcoolique des sommités fleuries en application locale : Europe, thérapeutique moderne
- Purgatif : Europe
- Alimentaire : boutons et fruits verts en guise de « câpres » ; feuilles et fleurs en salade : Europe
- Aphrodisiaque : Europe

Recommandations et posologie

Recommandation tirée de la Pharmacopée française

Fluidifiant des sécrétions bronchiques : mettre 10 grammes de sommité fleurie fraiche dans 1 litre d'eau bouillante. Laisser infuser 15 minutes; boire 1/2 à 1 litre par jour.

Turneraceae

Turnera diffusa Wild.

Thym savane

Ten savann, Orèg mawon

(Cette plante est connue à l'extérieur sous le nom de *Damiana*)

Description botanique

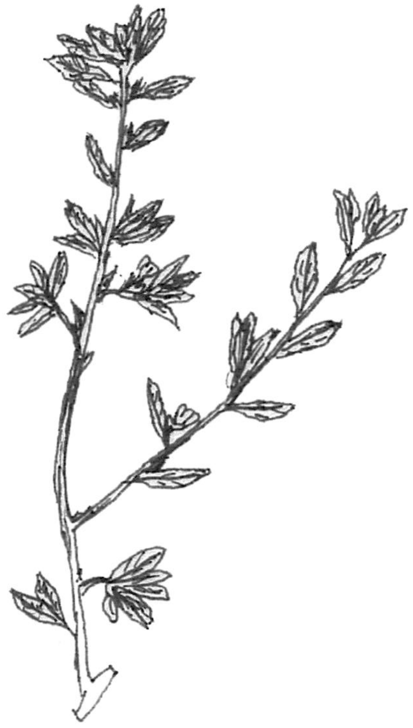

Arbuste branchu, aromatique, atteignant 1 m de haut, originaire d'Amérique. Feuilles petites, alternes, lancéolées à spatulées, grossièrement dentées, de 1 à 2 cm de long. Fleurs à pédoncule relié au pétiole, à sépales imbriqués et à pétales jaunes-oranges. Fruit : capsule à 3 valves contenant des graines en forme de poire de 1,5 à 2 mm de long.

Chimie et propriétés

Le Ten savann contient une huile essentielle à gout de camphre, des tanins, du β-sitostérol, de l'arbutine, des alcaloïdes et des résines. Les feuilles ont montré une action dépressive sur le système nerveux. Deux récentes études, l'une effectuée au Mexique et publiée dans "Journal of Ethnopharmacology", l'autre réalisée en Inde et parue dans "International Journal of Pharmacognosy and Phytochemistry Research" indiquent l'action aphrodisiaque de la plante. L'huile essentielle qu'elle renferme a montré un effet contre le Mycobacterium tuberculosis responsable de la tuberculose selon une étude colombienne publiée dans "Revista de Salud Publica". La plante pourrait aussi exercer un effet anti ulcéreux au niveau de l'estomac, action qui pourrait être due à l'arbutine. Elle est actuellement exploitée sous le nom de "Damiana" dans plusieurs pays et son usage est préconisé comme aphrodisiaque. Il semblerait cependant qu'une grande consommation de la plante pourrait produire des effets toxiques.

Usages en Haïti

› Contre les gaz intestinaux : feuilles en décoction

Usages ailleurs

› Aphrodisiaque : feuilles ou fleurs en infusion : Mexique, Guatemala, Colombie, Porto Rico
› Tonique nerveux et musculaire : feuilles séchées en infusion : Cuba, Mexique, Porto Rico
› Antiasthmatique : feuilles et fleurs en décoction : Mexique
› Diurétique : tiges, feuilles et fleurs en décoction: Cuba
› Contre les maux de tête : plante bouillie en inhalation : Bahamas
› Stimulant de la digestion : feuille : Mexique
› Fébrifuge, Contre la bronchite : feuille : Mexique
› Anti-diarrhéique : feuille : Mexique

N.B. La plante a autrefois été exportée du Mexique vers les U.S.A. et l'Europe comme tonique, diurétique et aphrodisiaque. Elle est aussi utilisée en homéopathie contre l'impotence, les migraines, la neurasthénie et la stérilité.

Turneraceae

Turnera ulmifolia L.

Zombi dans bois

Zonbi nan bwa

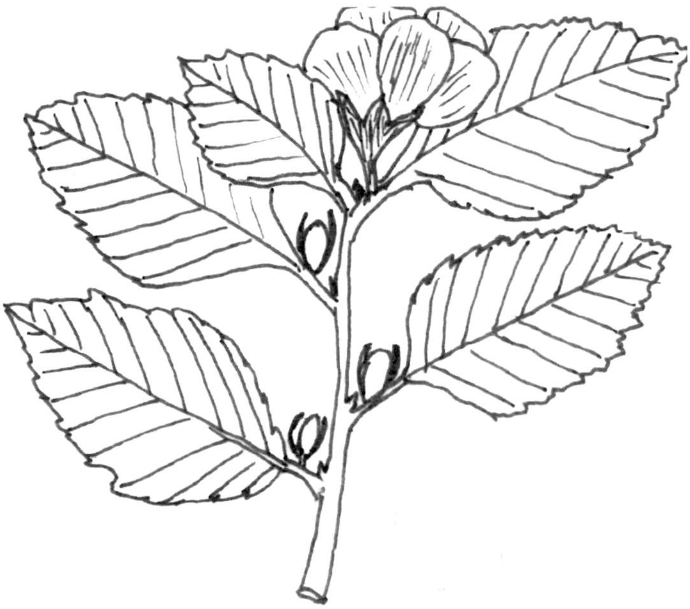

Description botanique

Herbe ou sous-arbrisseau érigé originaire d'Amérique. Feuilles alternes, lancéolées à ovées-lancéolées, dentées-serretées, à base atténuée, garnies de 2 glandes. Fleur à pédoncule relié au pétiole, à 5 sépales lancéolés et à pétales obovés jaunes. Fruit : capsule trivalve de 6 à 10mm de long contenant des graines cylindriques de 2,5 mm de long.

Chimie et propriétés

Les graines renferment de la caféine. Selon de récents travaux brésiliens, la plante pourrait avoir un effet synergique intéressant avec certains antibiotiques et antifongiques.

Usages en Haïti

› Tonique, Stimulant de la digestion : feuilles en décoction
› Contre les maux de dent : extrait de la plante en usage local

Usages ailleurs

› Fébrifuge, Anti-rhume : plante en décoction : Bahamas, Jamaïque, Cuba
› Contre les désordres intestinaux : plante en décoction : Cuba, Mexique, Argentine
› Tonique : plante en décoction : Mexique, Argentine
› Contre les maladies de la poitrine : feuilles et fleurs en décoction : Argentine, Cuba, Mexique
› Laxatif, Contre la constipation : plante en décoction : Bahamas
› Emménagogue : plante en décoction : Bahamas
› Contre les hémorragies utérines : feuilles et fleurs en décoction : Cuba
› Contre l'insomnie : Cuba
› Contre les coliques infantiles : plante en décoction : Bahamas
› Contre l'acidité de l'estomac : plante en décoction : Jamaïque
› Contre les douleurs de l'ovaire : feuilles et fleurs en décoction : Cuba

Verbenaceae – Toxique

Lantana camara L.

Bonbonnier

Bonbonyen

Description botanique

Arbrisseau érigé, souvent épineux, à rameaux anguleux, poussant en zones sèches à sol calcaire et planté pour l'ornement. Feuilles opposées, serretées, poilue, ovées ou oblongues, à sommet acuminé et base tronquée. Inflorescence : capitule axillaire et terminal regroupant de nombreuses fleurs à corolle tubuleuse de couleur variée (orange pour la variété généralement utilisée en tisane). Fruit : drupe sphérique, verte puis noire, luisante, contenant 2 graines.

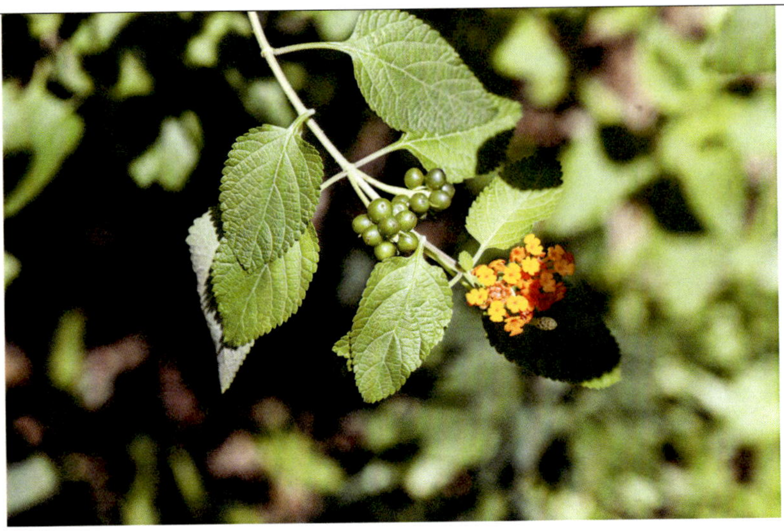

Chimie et propriétés

La plante renferme une huile essentielle riche en sesquiterpènes. Les feuilles ont une teneur importante en huile essentielle et contiennent de la lantanine, du pinène et du terpinène. L'écorce de la racine et des tiges renferment du tanin et les fruits des lantadènes. La tige contient une substance caoutchouteuse et un peu de résine. La lantanine est un dépresseur de la circulation ; elle abaisse la température du corps. Le pinène est un expectorant. Les extraits aqueux de feuilles ont indiqué une activité antibiotique contre les bacilles gram positif. Les fruits verts provoquent des intoxications parfois très graves et une étude de la plante entière confirme sa toxicité pour les reins et le foie.

Usages en Haïti

› Antigrippe, Anti-rhume, Antitussif : feuilles en décoction
› Digestif, Contre flatulence : feuilles en décoction
› Sudorifique : tige feuillée en décoction
› Antirhumatismal : tige, feuille, racine en décoction, voie interne et externe
› Cicatrisant : décoction des feuilles en application externe

Usages ailleurs

› Antigrippe, Anti-rhume, Fébrifuge : feuilles en décoction : La Dominique, Trinidad, Surinam, Panama, Bahamas, Jamaïque, Guyane
› Stimulant digestif : plante en décoction : Porto Rico, Martinique, Guadeloupe, Mexique, Guatemala
› Antirhumatismal :
  - plante en décoction: Porto Rico, Mexique, Guatemala
  - feuilles en application externe : Malaisie
› Cicatrisant : feuilles en application externe : Vénézuela, Bahamas, Malaisie
› Pectoral, Béchique :
  - racine en décoction : Costa Rica
  - feuille; Guyane, Sénégal, Guadeloupe

- Diurétique : plante en décoction ; Cuba, Vénézuela
- Antidote contre les morsure de serpent : plante en décoction, voie externe et interne : Mexique
- Emménagogue : plante en décoction : Curaçao, Indonésie
- Contre la malaria :
  - feuilles en infusion : Ile Maurice
  - feuilles en jus : Rwanda
- Anti-diarrhéique : tige feuillée en décoction : Vénézuela
- Sudorifique :
  - fleur en décoction : Salvador
  - plante en décoction : Curaçao
- Antivénérien : racine en décoction : Salvador
- Antiasthmatique :
  - racine en décoction : Costa Rica
  - fleur : Sénégal
- Antiulcéreux : feuilles en usage externe : Vénézuela, Malaisie
- Sédatif : décoction des feuilles en bain ou voie orale : Guyane
- Anti-lèpre : décoction de la plante en usage externe : Chine
- Vermifuge : feuille : Indonésie
- Contre la dysménorrhée : Vénézuela
- Contre rougeole et variole : feuilles en application externe : Bahamas
- Contre l'hypertension : feuille : Costa Rica
- Dépuratif : Guadeloupe

Recommandations

Recommandations TRAMIL

Ne pas utiliser : cette plante étant toxique, son utilisation est à proscrire, par voie orale comme par voie externe

Verbenaceae

Lippia alba N.E. Brown

Mélisse[18]

Melis

Description botanique

Arbrisseau aromatique, à odeur citronnée très agréable, atteignant 1,5 m de haut, originaire d'Amérique tropicale. Feuilles pétiolées, opposées, elliptiques, douces au toucher, à marge denticulée et nervation bien marquée à la face inférieure. Fleurs roses, parfois blanches ou bleutées, regroupées en capitules pédonculés à l'aisselle des feuilles. Fruit : petite baie contenant une seule graine.

18 PS. Cette plante n'est pas la Mélisse européenne (Melissa officinalis) faisant partie d'une autre famille (celle des Lamiaceae) et utilisée contre les problèmes nerveux et digestifs.

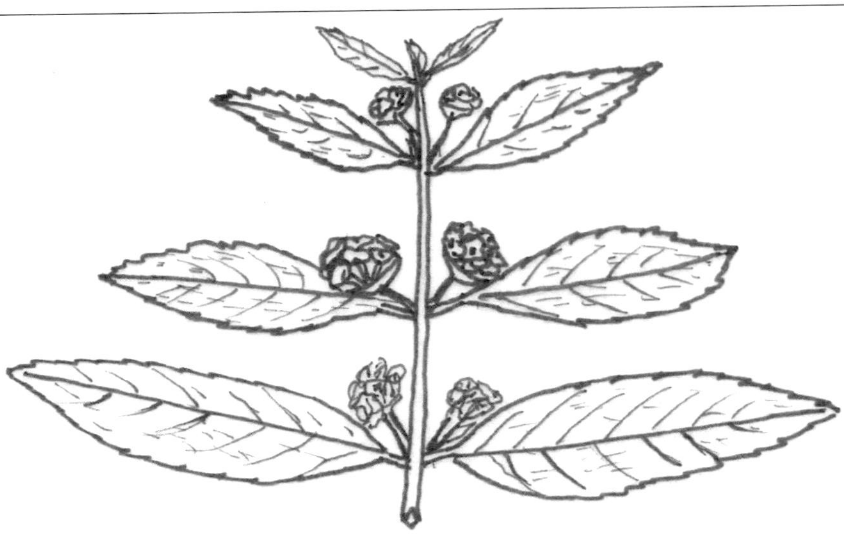

Chimie et propriétés

La plante est riche en huile essentielle variable selon les chimiotypes (il semble en exister plusieurs dépendant du milieu de vie). Les substances les plus fréquemment signalées pour l'huile essentielle sont : carvone, géranial, limonème, linalool, myrcène, estragole. Parmi les autres constituants, on signale la présence d'iridoïdes, de phényléthanoïdes, de biflavonoïdes. L'huile essentielle de certains chimiotypes agit contre les champignons (le Candida albicans responsable de la candidose), est antivirale et anti bactérienne. La mélisse a un effet contre l'ulcère de l'estomac ; selon une récente étude publiée dans "Revista Colombiana de Gastroenterology", elle a indiqué une bonne action contre l'Helicobacter pylori, bactérie parasitant l'estomac et dont la présence à ce niveau est associée aux ulcères. En essais cliniques, 80 % des patients souffrant de coliques digestives ont signalé une diminution de leurs symptômes après avoir pris une décoction de mélisse pendant quinze jours.D'autre part, selon une très récente étude brésilienne parue dans la revue "Phytomedicine", un extrait (sur eau/éthanol) d'une variété de mélisse contenant du géranial a été testé à titre préventif chez un groupe de trente et une (31) femmes migraineuses et a diminué la fréquence et l'intensité des épisodes de migraine chez elles. La plante a aussi montré des effets analgésiques, sédatifs, anxiolytiques et anti convulsifs. Selon différents tests de toxicité pratiqués, la mélisse ne s'est pas révélée nocive. Pour ses usages dans les territoires français d'outre-mer (Martinique et Guadeloupe) et les propriétés y relatives, la mélisse a récemment été introduite à la Pharmacopée Française.

Usages en Haïti

- Contre l'indigestion et les maux d'estomac : feuilles en décoction

Usages ailleurs

La mélisse est connue dans de nombreux pays de la région pour des usages variés. Elle est souvent utilisée par voie interne, en infusion ou en décoction comme :

- Sédatif, contre l'anxiété et l'insomnie
- Digestif, contre les douleurs abdominales et les problèmes gastro intestinaux en général

- Anti diarrhéique, Anti dysentérique
- Anti-hypertenseur
- Fébrifuge
- Emménagogue
- Contre la grippe et les problèmes respiratoires

Recommandations et posologie

Recommandations TRAMIL

Grippe et rhume : préparer une infusion en versant 1 tasse d'eau bouillante sur 7,5 grammes de feuilles fraiches (environ 20 feuilles de taille moyenne) ou de parties aériennes lavées et coupées. Couvrir le récipient et laisser reposer 5 à 10 minutes. Filtrer et boire 1 tasse 3 fois par jour.

Contre -indications et précautions d'emploi

Si l'état du patient se détériore ou si la grippe et le rhume durent plus de 7 jours, consulter un médecin. Ne pas administrer aux enfants de moins de 5 ans, aux femmes enceintes ou allaitantes.

Verbenaceae

Priva lappulacea (L.) Pers.

Cousin vent

Kouzen van

Description botanique

Petite herbacée annuelle à tige cassante et quadrangulaire. Feuilles opposées, pétiolées, dentées-crénelées, à sommet aigu, base deltoïde, limbe collant et rude au toucher. Inflorescence : grappes axillaires et terminales portant de petites fleurs à calice vert et corolle tubuleuse mauve ; calice accrescent à poils visqueux et adhérents, entourant un fruit sec à deux noyaux.

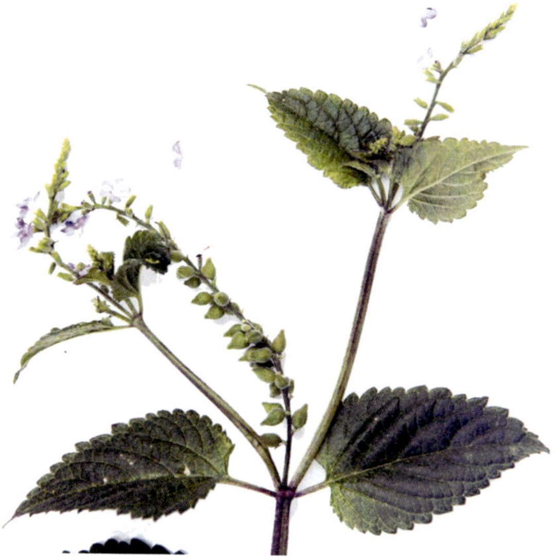

Chimie et propriétés

Les tiges et les racines contiendraient des alcaloïdes. La plante renferme aussi des triterpènes (acide ursolique), des stéroïdes (B-sitostérol), des iridoïdes, des sucres réducteurs, des flavonoïdes (lutéoline) et du verbascoside à action antiinflammatoire, analgésique et stimulante cardiaque. Dans les Antilles françaises, cette plante est dénommée « herbe à l'angine » à cause de son usage fréquent contre les inflammations de la gorge.

Usages en Haïti

- Contre les problèmes digestifs et intestinaux : feuilles et fleurs en décoction
- Diurétique : feuilles et fleurs en décoction
- Contre la leucorrhée : feuilles en décoction

Usages ailleurs

- Antigrippe : plante en décoction : Jamaïque
- Contre la leucorrhée : plante en décoction : Mexique
- Contre les maux de gorge et l'angine : décoction de la tige feuillée en gargarisme : Antilles françaises
- Contre les œdèmes : plante en emplâtre sur les genoux : Guadeloupe
- Contre les entorses : plante entière broyée en cataplasme : Guyane

Verbenaceae

Stachytarpheta jamaicensis (L.) Vahl.

Verveine violette[19]

Vèvenn violèt

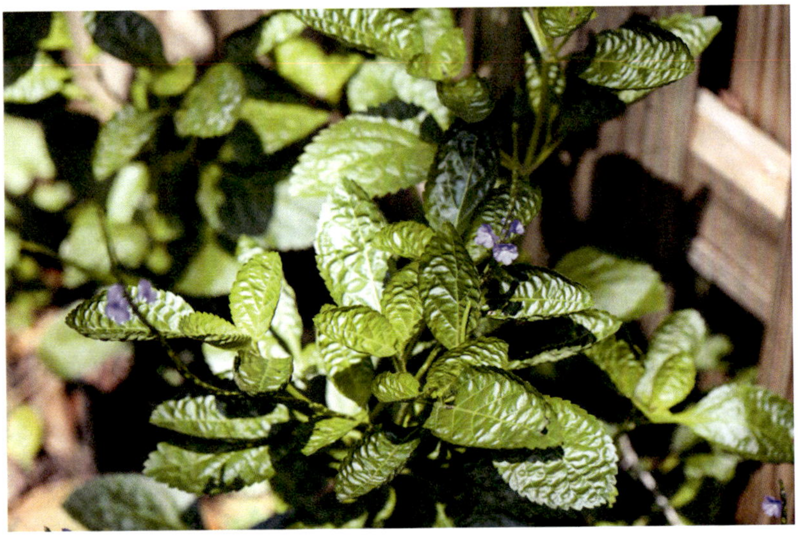

Description botanique

Herbe buissonnante à base un peu ligneuse, poussant au bord des routes, dans les savanes et les friches. Tiges striées, souvent pourprées, à section quadrangulaire. Feuilles opposées, elliptiques, dentées, à base atténuée et sommet aigu. Inflorescence : épi de 20 à 40 cm de long portant des fleurs a corolle irrégulière bleu-mauve. Fruit : petit, sec, entouré par le calice lui-même niché dans les loges de l'épi.

19 Cette plante n'est pas la "Verveine" européenne (Verbena officinalis) utilisée pour ses propriétés antispasmodique, sédatives et digestives.

Chimie et propriétés

La verveine renferme un glycoside, la stachytarphine, de la dopamine, des flavones et de l'acide chlorogénique. De l'acide ursolique, du stigmastérol et de la choline ont aussi été rapportés pour l'espèce. Une étude chimique préliminaire effectuée sur la verveine a été positive pour les quinones, les flavonoïdes, les saponosides et les polyphénols. Chez une espèce très proche, à fleurs plus pales, la Stachytarpheta cayennensis (*vevenn blanch* chez nous), la présence d'une huile essentielle contenant du citral, du géraniol et de l'acide salicylique a été mise en évidence. La Verveine violette a indiqué une activité antispasmodique, anti-diarrhéique, nématocide, antiseptique, cholérétique et tranquillisante. Elle aurait aussi indiquée une action hypotensive passagère. Son usage par voie orale sans les boutons floraux a été proposé contre la diarrhée, la parasitose, la mauvaise qualité de sang, les chocs émotionnels et la nervosité. La plante est inscrite à la Pharmacopée française.

Usages en Haïti

- Vermifuge, Antiparasitaire : feuilles en décoction ou en jus
- Antispasmodique, Contre les émotions fortes : feuilles en décoction
- Contre l'hypertension : feuilles en décoction
- Anti-dysentérique, Anti-diarrhéique : jus des feuilles dans de l'eau
- Contre les céphalées et le vertige : feuilles pilées en application sur la tête
- Calmant, Somnifère : feuilles en macération

Usages ailleurs

- Vermifuge : jus des feuilles : Bahamas, Jamaïque, Porto Rico, Trinidad ; jus de la plante entière : Iles Turques et Caicos
- Anti-diarrhéique : plante en décoction : La Dominique, Cuba, Guadeloupe, Martinique, République Dominicaine
- Cicatrisant : racine en décoction, usage externe : Curaçao ; plante écrasée ou chauffée, usage externe : Iles Turques et Caïcos, Barbade, Bahamas, Ile Maurice ; jus des feuilles, usages externe : Trinidad
- Emétique : feuilles en décoction : Porto Rico, Bahamas, Mexique
- Fébrifuge : plante en décoction, voie interne ou en bain : Panama, Trinidad, Ste Lucie
- Antigrippe, Anti-rhume : plante en décoction : Jamaïque, Trinidad, Guyane : feuilles en infusion : La Dominique : plante entière en bain : Guyane
- Contre les dermatoses, l'eczéma, les irritations de la peau : feuilles en application locale : Bahamas, Trinidad, Cuba ; feuilles en décoction : Guyane
- Contre les abcès superficiels : feuilles en cataplasme : Amérique Tropicale
- Antiulcéreux : feuilles en usage externe : Amérique Tropicale
- Purgatif : feuilles en décoction : Bahamas, Porto Rico : feuilles en jus : Trinidad
- Contre les troubles du foie :
  - racine en décoction : Curaçao
  - plante en décoction : Cuba
- Diurétique : plante en décoction : Barbade, Ste Lucie

- Dépuratif : plante en décoction : Jamaïque, Cuba
- Contre enflure et bosse : cataplasme de feuilles passées à la flamme : Martinique, Guadeloupe
- Antidiabétique : plante entière en décoction : La Dominique
- Contre l'hypertension :
  - plante entière en décoction : La Dominique
  - feuilles en tisane : Guyane
- Calmant des nerfs : feuilles en décoction : Curaçao
- Galactagogue : feuilles en décoction : Trinidad
- Sudorifique : plante en décoction : Mexique
- Contre la malaria : plante en décoction : Mexique
- Emménagogue : plante en décoction : Mexique
- Antivénérien : plante en décoction : Mexique
- Contre les céphalées :
  - plante entière en décoction : La Dominique
  - décoction de la plante en bains : Guyane
  - Contre la dysménorrhée : plante en décoction : Jamaïque
  - Contre la chute des cheveux : décoction des racines en bain de tête : Argentine

Vitaceae

Cissus sicyoides L. - Syn : Cissus verticillata (L.) N. & C.

Liane molle

Lyann mòl

Description botanique

Liane à vrilles, à tiges vertes et robustes, assez commune dans le pays. Feuilles molles, douces au toucher, alternes, un peu épaisses, cordées à la base, garnie de petites dents espacées orientées vers le haut de la feuille. Inflorescence : cyme axillaire, pédonculée, portant de nombreuses petites fleurs à pétales étalés de couleur crème. Fruit : baie globuleuse, noire à maturité, d'1 cm de diamètre en moyenne, contenant une graine solitaire.

Chimie et propriétés

La liane molle renferme des oxalates de calcium et des anthocyanes. De l'acide caféique, des salicylates, des gallates ainsi que des isoflavones y ont été mis en évidence au Surinam alors qu'une analyse préliminaire effectuée sur la plante haïtienne a indiqué la présence de terpénoïdes, de flavonoïdes et de polyphénols. L'extrait (sur eau) de feuilles présente *in vitro* une forte activité de stimulation utérine chez le rat. La plante provoque une dépression du système nerveux central. Selon des travaux TRAMIL, le filtrat de la feuille fraîche écrasée et chauffée dans très peu d'huile a indiqué une action contre des bactéries provoquant des abcès au niveau de la peau. Selon ces mêmes travaux, la décoction de tige par voie orale comme par voie externe a indiqué une action antiinflammatoire. L'extrait éthanolique de racine séchée a indiqué un effet antiallergique et antispasmodique. L'extrait éthanolique de racine fraîche a une action anticonvulsive. En expérimentation animale (TRAMIL), la feuille fraîche et écrasée de liane molle en application sur la peau n'a provoqué aucun effet indésirable. De même, l'extrait aqueux de feuilles séchées administré par voie orale à des animaux pendant une semaine n'a causé aucun cas de mortalité. La plante est inscrite à la Pharmacopée française en usage cutané.

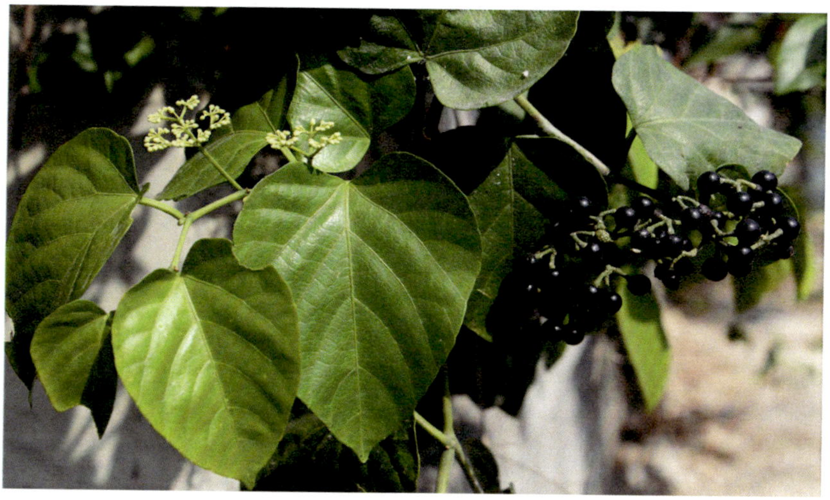

Usages en Haïti

- Antigrippe, Antitussif : feuilles en décoction
- Contre les maux de gorge et l'enrouement : décoction des feuilles, en gargarisme
- Diurétique : feuilles en décoction
- Antiarthritique, Antirhumatismal : feuilles en bains chauds
- Antimigraineux : feuilles pilées, en compresse
- Cicatrisant, Contre les abcès : feuilles passées au feu, en application locale

Usages ailleurs

- Cicatrisant, Contre les abcès et les furoncles : feuilles écrasées en application locale : Curaçao, Barbade, Jamaïque, Surinam, Trinidad, Vénézuela, République Dominicaine
- Anti-tumoral, Antiulcéreux : feuilles écrasées en application locale : Curaçao, Barbade, Jamaïque, Trinidad, Surinam, Vénézuela
- Contre les hémorroïdes : feuilles écrasées en application locale : Curaçao, Barbade, Vénézuela, Jamaïque, Trinidad
- Antirhumatismal :
  - écorce en décoction, voie interne : Costa Rica, Mexique
  - écorce en macération alcoolique, voie externe : Mexique
  - tiges et feuilles en décoction, voie interne : Cuba
- Contre les fractures et les dislocations : plante triturée en application locale : Bassin Caraïbe
- Expectorant : tiges feuillées en sirop : Bassin Caraïbe
- Antigrippe :
  - feuilles et tiges en usage interne : Porto Rico

- tige feuillée en décoction : Cuba

› Anti-inflammatoire : feuilles écrasées en application locale : Porto Rico, Costa Rica
› Diurétique : feuilles et racines en décoction : Curaçao
› Emménagogue : feuilles et racines en décoction : Curaçao
› Tonique : tiges en décoction : Jamaïque
› Contre la gangrène : sève en application locale : Guatemala
› Ocytocique : feuilles en application externe : Guadeloupe
› Contre les affections cardiaques : feuille : Brésil
› Contre les affections auriculaires : jus des feuilles : Cuba

Recommandations et posologie

Recommandation TRAMIL

› Contre les abcès, les furoncles et les affections ganglionnaires : laver la partie à l'eau bouillie et au savon, recouvrir de feuilles (passées au feu préalablement) en quantité suffisante, placer un linge propre sur le tout et changer aux 12 heures.
› Contre le rhume, la toux, la grippe : feuilles en décoction sucrée, voie orale.

Contre-indications et précautions d'emploi

Par voie orale, la plante ne doit pas être utilisée par les femmes enceintes (peut provoquer l'avortement), les femmes allaitantes et les enfants de moins de 5 ans. Toute application locale de la plante doit être faite selon les règles d'hygiène les plus strictes.

Vitaceae

Vitis vinifera L.

Raisin

Rezen

Description botanique

Arbuste grimpant à vrilles, originaire d'Asie, planté chez nous et formant des tonnelles touffues. Feuilles alternes, pétiolées, palmées, à marge lobée-dentée. Inflorescence : grappe opposée aux feuilles portant des fleurs odorantes vert-jaunâtres. Fruit : baie globuleuse, de couleur variable, à pulpe juteuse, contenant 2 à 4 graines.

Chimie et propriétés

Le fruit est riche en sucres réducteurs et en acides organiques. Il renferme aussi des minéraux, des diatases, des ferments, des vitamines (B et C) et du resvératrol, polyphénol à forte activité antioxydante et à effet cardioprotecteur. Les feuilles et les fruits sont riches en pigments anthocyaniques. Les feuilles renferment aussi de l'acide tartrique, des esters d'acide hydroxycinnamique et sont riches en tanins. La plante contient de la vitamine P. La feuille (la variété à feuilles rouges) est un tonique veineux et un antihémorragique; elle est utilisée comme tel notamment en Europe. Une très récente étude vient de montrer que la

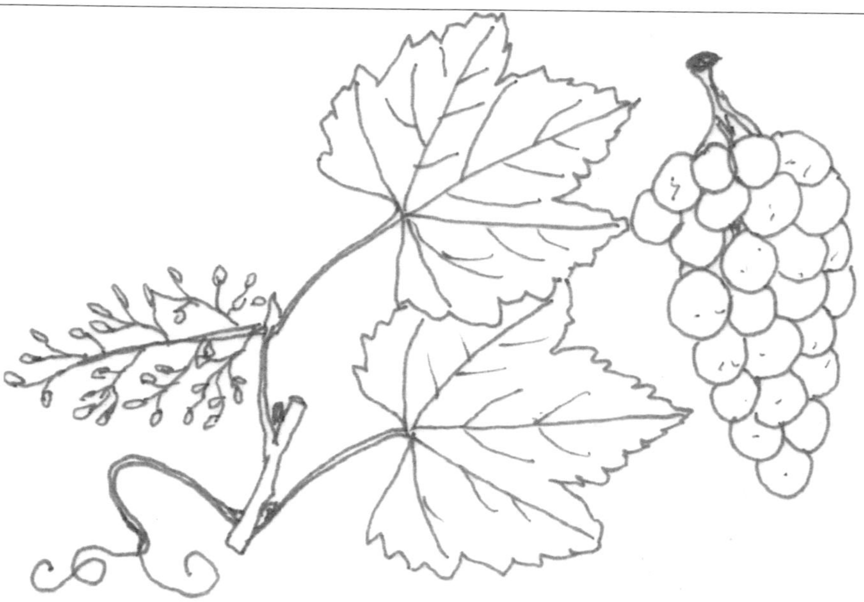

consommation de raisin augmente l'endurance des sportifs et a de ce point de vue autant d'effets que les boissons stimulantes à la mode. Les graines sont riches en vitamine E, en polyphénols et en acides gras insaturés (acide oléique et linoléique) ; elles fournissent une huile comestible, hydratante et très fluide.

Usages en Haïti

- Anti-vomitif : jeunes feuilles en décoction
- Astringent, Anti-diarrhéique : feuilles en jus
- Cicatrisant : jus des feuilles en application locale
- Alimentaire : fruit

Usages ailleurs

- Antihémorragique, Astringent : feuilles en décoction : Europe
- Diurétique, Dépuratif : jus du fruit ou feuilles en décoction : Europe
- Tonique veineux et capillaire : feuilles de la variété à feuilles rouges, en décoction : Europe
- Contre la constipation : fruit : Europe, Tunisie
- Contre l'obésité et l'excès de cholestérol : fruit : Europe
- Contre l'hypertension : fruit : Europe
- Contre les troubles menstruels et de la ménopause : feuilles en décoction : Europe
- Contre les varices : feuilles de la variété à feuilles rouges, en décoction : Europe
- Contre le vieillissement des tissus : feuille, fruit : Europe
- Antianémique, Tonique : jus du fruit : Europe
- Contre les hémorroïdes : feuilles en décoction, voie interne : Europe
- Contre les maux de tête : feuilles en application locale : Amérique Tropicale
- Vermifuge : fruits verts en jus : Amérique Tropicale
- Anti-diarrhéique : feuille : Europe

- Contre les problèmes oculaires : jus des feuilles ou des rameaux verts, en application locale : Europe, Tunisie
- Contre les affections cardio-rénales : fruit : Europe
- Antiseptique : feuilles fraîches broyées en application locale : Tunisie
- Contre l'hémorragie utérine : feuille : Tunisie
- Alimentaire : fruit et feuilles: consommation généralisée

Zingiberaceae

Curcuma longa L. - Syn : Curcuma domestica Valeton

Turméric, Curcuma

Safran[20]

Description botanique

Herbacée pérenne par ses rhizomes (partie souterraine) cylindriques et horizontaux rappelant ceux du ginbemgre mais à intérieur jaune foncé (d'où le nom "safran"). Feuilles allongées atteignant 50cm de long, à sommet acuminé et base atténuée. Inflorescence : épi cylindrique portant des fleurs jaunes sous-tendues par de larges bractées. Fruit : capsule arrondie.

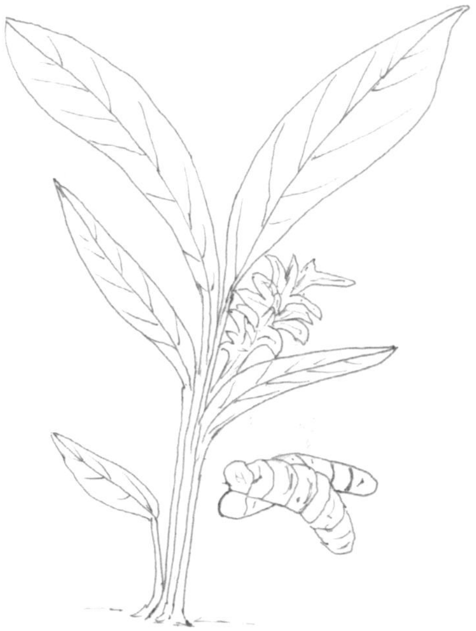

Chimie et propriétés

Le rhizome est riche en amidon et en huile essentielle. Il contient aussi de la curcumine de couleur jaune responsable de plusieurs de ses effets, des polysaccharides, de l'acide caprylique, des minéraux. Il est antimicrobien, antiinflammatoire, anti oxydant, anti ulcéreux ; il protège le foie et agit contre certaines dermatoses. Il réduit aussi la masse grasse du corps, améliore le profil lipidique, potentialise l'effet de l'insuline, diminue les lésions d'athérosclérose et combat l'Helicobacter pylori, bactérie parasitant l'estomac et provoquant des ulcères à ce niveau. Chez des fumeurs, la prise de 1,5 g par jour de safran pendant 30 jours a provoqué une baisse des composés cancérigènes de l'organisme. Pour certains auteurs, une cuillérée à thé de safran par jour pourrait aider à la prévention du cancer. Le safran pourrait aussi donner une certaine protection contre la maladie d'Alzheimer. Selon une récente étude japonaise, la prise de curcumine réduit le taux de rechute en cas de colite ulcéreuse. Des essais cliniques ont eu lieu pour plusieurs affections avec des résultats très concluants selon un article paru récemment à "American Association of

20 Le Curcuma longa dénommé « Safran » en Haïti et « Safran des Indes » en Inde n'a rien à voir avec le véritable safran, épice très prisée de couleur jaune et de saveur amère portant le nom latin *Crocus sativus* appartenant à la famille des Iridaceae.

Pharmaceutical Scientists". La plupart des propriétés du safran sont reconnues par l'OMS et d'autres instances autorisées. Le safran n'étant pas facilement absorbé par l'organisme, il est conseillé d'y ajouter du poivre qui augmente sa biodisponibilité. La prise de complément de safran est contre-indiquée en période de grossesse; elle doit aussi être évitée par les gens sous anti coagulants ou souffrant de calculs biliaires.

Usages en Haïti

- Contre la jaunisse et les troubles hépatiques : rhizome en décoction ou macération, voie orale
- Contre les abcès : rhizome en décoction, voie orale
- Contre le diabète : rhizome en décoction

Usages ailleurs

Le rhizome du safran est utilisé dans de nombreux pays (surtout les pays asiatiques) pour des usages divers :

- Contre la dyspepsie et pour favoriser la digestion : rhizome en poudre, rhizome sous differentes formes (teinture, huile essentielle) en thérapeutique moderne, voie orale
- Contre les dermatoses et les parasites cutanés : rhizome, voie orale et externe
- Contre les coupures et les brûlures : poudre de rhizome, en application externe
- Anti inflammatoire, contre les douleurs articulaires : rhizome, voie orale et externe
- Stimulant de l'appétit : rhizome, voie orale
- Anti cancérigène : rhizome, voie orale et externe : pays d'Asie surtout, mais aussi ailleurs
- Contre le diabète : rhizome, voie orale : Asie
- Epice : poudre de rhizome pure ou mélangée à d'autres épices (est le principal constituant de l'épice indienne "curry")
- Colorant alimentaire: poudre de rhizome ou curcumine pure
- Révulsif contre les insectes : rhizome en poudre ou huile essentielle

Recommandations et posologie

Recommandations TRAMIL

- Abcès et jaunisse : mettre 4 petites cuillérées de rhizome dans 4 tasses d'eau dans un récipient, couvrir, faire bouillir pendant au moins 10 minutes, laisser refroidir, filtrer et boire 1 tasse 3 à 4 fois par jour.
- Jaunisse et troubles hépatiques : mettre 4 petites cuillérées de rhizome dans 4 tasses d'eau bouillante, laisser reposer pendant 12 heures, filtrer et boire en plusieurs prises au cours des 12 heures suivantes.

Contre-indications et précautions d'emploi

En cas d'hépatite et de jaunisse, il faut un examen médical préalable et ce remède vient en complément du traitement médical. Si l'état du patient se détériore ou si les troubles hépatiques durent plus de 5 jours chez un adulte et de 3 jours chez un enfant, consulter un médecin. Ne pas utiliser chez les femmes enceintes, allaitantes ou les enfants de moins de 3 ans. Ne ne pas employer chez les femmes ayant l'intention de procréer ou chez les patients souffrant d'obstruction des voies biliaires (calculs par exemple) (dans ce dernier cas, sauf sous surveillance médicale). La poudre peut provoquer des réactions d'hypersensibilité au contact de la peau.

Zingiberaceae

Zingiber officinale Roscoe

Gingembre

Jenjanm

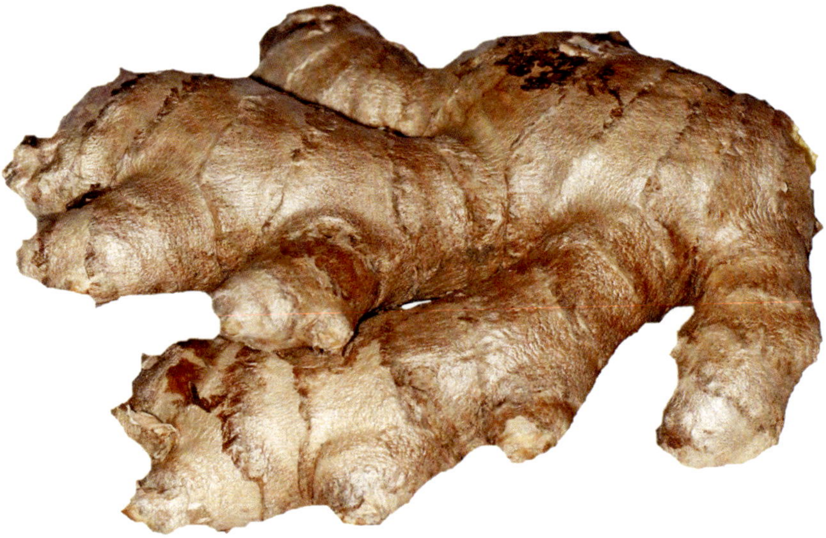

Description botanique

Herbe aromatique à tige feuillue et rhizomes (parties souterraines appellées « pat jenjanm » en Haïti) horizontaux, originaire de l'Inde et naturalisée dans le pays. Feuilles alternes, engainantes, linéaires-lancéolées, acuminées, atteignant près de 30 cm de long. Inflorescence : épi portant des fleurs à pétales lobés, vert-jaunâtres, sous-tendus par des bractées sub-orbiculaires. Fruit : capsule sub-globuleuse contenant des graines arrondies. Rhizomes : ramifiés, de couleur beige et très aromatiques.

Chimie et propriétés

Le rhizome contient de grandes quantités d'amidon, des matières minérales, une résine et une huile essentielle à zingibérène, cinéol, citral et bornéol. La résine renferme du gingérol donnant par distillation du zingérone et par déshydratation du shogaol. Plusieurs actions du gingembre sont signalées dans la littérature : stimulante, antipyrétique, antispasmodique, hypotensive, hypoglycémiante, analgésique antiinflammatoire, anti microbienne, vermifuge (notamment contre l'ascaris), carminative, anti allergique, aphrodisiaque... Selon 2 (deux) méta analyses récentes, la plante soulage les nausées postopératoires et de la grossesse.

Des essais cliniques montrent aussi que le gingembre réduit les nausées des patients (enfants et adultes) sous chimiothérapie; chez la femme, il s'est montré aussi efficace que les analgésiques classiques contre les douleurs menstruelles. Il agit aussi contre les douleurs musculaires dues à l'effort physique et contre la migraine. D'autre part, la prise de gingembre améliore le profil lipidique et accélère la vidange de l'estomac, ce qui est bénéfique en cas de mauvaise digestion. Selon de récentes études, le gingembre pourrait aussi aider à gérer le diabète et ses complications. Plusieurs constituants de la plante ont indiqué une action contre le cancer. La plante figure à plusieurs Pharmacopées, celle de l'Angleterre entre autres. La FDA (Food and Drug Administration) a classé le gingembre dans la catégorie des plantes « généralement sures ». Chez certaines personnes sensibles, le gingembre peut parfois causer des brûlures d'estomac.

Usages en Haïti

› Stimulant digestif, contre les gaz intestinaux : rhizome en infusion
› Sudorifique : rhizome en infusion
› Antigrippe, Anti-rhume : rhizome en infusion
› Contre les maux de gorge et la perte de voix : rhizome mâché ou en infusion
› Contre les maux de dent : rhizome mâché
› Aphrodisiaque : rhizome
› Condiment : rhizome

Usages ailleurs

La plante est connue dans de nombreux pays pour des usages variés :
› Stimulant digestif : rhizome en infusion
› Sudorifique : rhizome en infusion ou en bain
› Antigrippe, Anti-rhume : rhizome en infusion
› Fébrifuge : rhizome en infusion ou en bain
› Expectorant : rhizome en infusion
› Anti-inflammatoire : rhizome en infusion, application locale ou voie orale
› Contre les maux de gorge et la perte de voix : rhizome mâché
› Diurétique : rhizome en jus
› Contre les douleurs musculaires et rhumatismales : jus de rhizome + huile en massage
› Contre les affections auriculaires : jus de rhizome+huile, en instillation dans l'oreille
› Antiasthmatique, Antispasmodique : rhizome souvent en association
› Contre la nausée, Anti-vomitif : rhizome en infusion ou en poudre
› Contre la dysménorrhée (douleurs menstruelles) : rhizome en infusion
› Contre les maux de dent : rhizome mâché ou pate de rhizome en application locale
› Stimulant, Tonique : rhizome en infusion
› Contre les maux de tête : rhizome pilé dans de l'eau en application sur le front ou par voie orale
› Contre le mal d'auto ou de mer : rhizome en poudre ou en décoction
› Contre la malaria : rhizome en infusion

- Préventif des épidémies : rhizome en infusion
- Vermifuge : rhizome en infusion
- Antiseptique : rhizome, voie interne
- Aphrodisiaque : rhizome sous différentes formes
- Condiment : rhizome

Recommandations et posologie

Recommandations TRAMIL

Asthme, catarrhe, toux, indigestion, vomissement, coqueluche (après consultation médicale), rhume, fièvre, maux d'estomac, diarrhée, flatulence : préparer une décoction avec 5 grammes de rhizome (quelques tranches de la *pat jenjanm*) frais dans 1 tasse d'eau. Faire bouillir dans un récipient couvert pendant au moins 10 minutes, laisser refroidir, filtrer et boire 1 tasse 2 à 4 fois par jour.

Contre-indications et précautions d'emploi

Etant donné que le gingembre peut avoir un certain effet anticoagulant, les personnes traitées avec des anticoagulants oraux ou des antiagrégants plaquétaires doivent d'abord consulter leur médecin avant de l'utiliser. En cas de calculs biliaires, une consultation médicale préalable est aussi conseillée. Si l'état du patient se détériore ou si les maux d'estomac, la fièvre, les vomissements, la diarrhée et l'asthme durent plus de 2 jours, consulter un médecin. Ne pas utiliser pour les femmes enceintes et les enfants de moins de 6 ans.

Recommandations de l'ESCOP (European Scientific Cooperative on Phytotherapy)

Prévention des nausées et des vomissements du mal des transports, anti émétique post chirurgical (interventions mineures) : rhizome (*pat jenjanm*).

Recommandations de la Commission E

Dyspepsie, prévention des symptômes gastro intestinaux du mal des transports : rhizome (*pat jenjanm*).

Autres recommandations (Pousset)

Stimulant de la digestion, contre maux de gorge et toux : broyer finement le rhizome; laisser macérer 26 à 30 grammes dans 1 litre d'eau. Sucrer à volonté et boire frais.

Zygophyllaceae

Guaiacum officinaleL.

Gaiac franc

Gayak fran

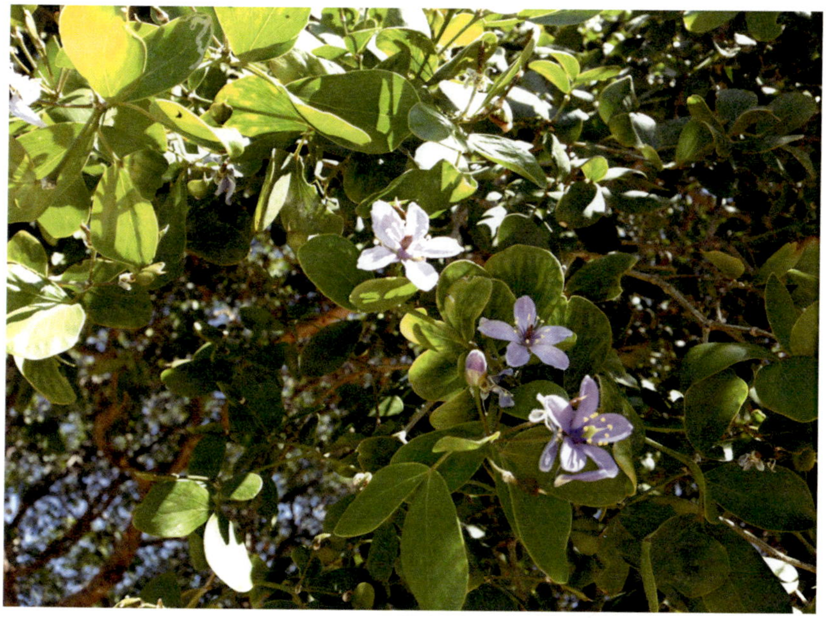

Description botanique

Arbuste ou petit arbre à nombreuses branches jaunâtre et dressées, originaire d'Amérique Tropicale. Feuilles opposées, pétiolées, composées, formées de 2 ou 3 paires de folioles à sommet arrondi, base cunéiforme et un peu dissymétrique. Inflorescence : fascicule de fleurs pédonculées, à corolle bleue remarquable de 2 à 2,5 cm de diamètre. Fruit : capsule aplatie, presque circulaire, de plus ou moins 1,5 cm de diamètre, orangée à maturité, contenant 2 graines elliptiques.

Chimie et propriétés

Le bois est riche en saponosides (gaïaco-saponine) et en résines. Il contient aussi des substances gommeuses et fournit par distillation une huile essentielle contenant gaïol et bulnésol. Le bois est sudorifique et diurétique. Il provoque une augmentation de l'élimination des chlorures et de l'acide urique. La gaïaco-saponine a été utilisée avec succès par voie orale, intramusculaire et intraveineuse dans certaines formes d'arthrite. Par voie orale, les préparations de gaïac peuvent cependant irriter la muqueuse de l'estomac.

Usages en Haïti

› Contre la grippe et les refroidissements : écorce en infusion
› Contre les maux de tête : feuilles frottées sur la tête ou en bain
› Antivénérien : écorce en décoction, en association

- Dépuratif : écorce en décoction
- Antirhumatismal, Antigoutteux : teinture alcoolique de résine, voie interne
- Fortifiant des gencives : teinture alcoolique de résine, application locale
- Contre les maux de dent : huile des graines, application locale
- Le gaïac était déjà utilisé au temps de la colonie comme sudorifique, antivénérien, antidartreux, antirhumatismal et antigoutteux.

Usages ailleurs

- Sudorifique : bois en infusion : Amérique Tropicale
- Antivénérien : écorce en décoction : Martinique, Guadeloupe, Cuba
- Dépuratif, Tonique : écorce en decoction : Martinique, Guadeloupe, Cuba
- Antirhumatismal : extrait alcoolique de l'écorce, voie interne : Costa Rica
- Contre les affections pulmonaires : résine du bois : Costa Rica, Porto Rico
- Contre les dermatoses : résine du bois : Costa Rica

En Europe, le gaïac passe pour un antiseptique urinaire, un sudorifique et un stimulant. Aux USA la plante est réputée antirhumatismale, dépurative, emménagogue. Elle est aussi utilisée contre les maladies urinaires, l'eczéma et comme stimulant de la circulation sanguine.

N.B. Une autre espèce de Gaïac, le Guaïacum sanctum, pousse aussi en Haïti ; elle est de plus petite taille et a des folioles plus fines. Dans certains pays de la Caraïbe, cette espèce est utilisée aux mêmes fins thérapeutiques que l'officinale.

Les plantes classées par leurs usages et propriétés

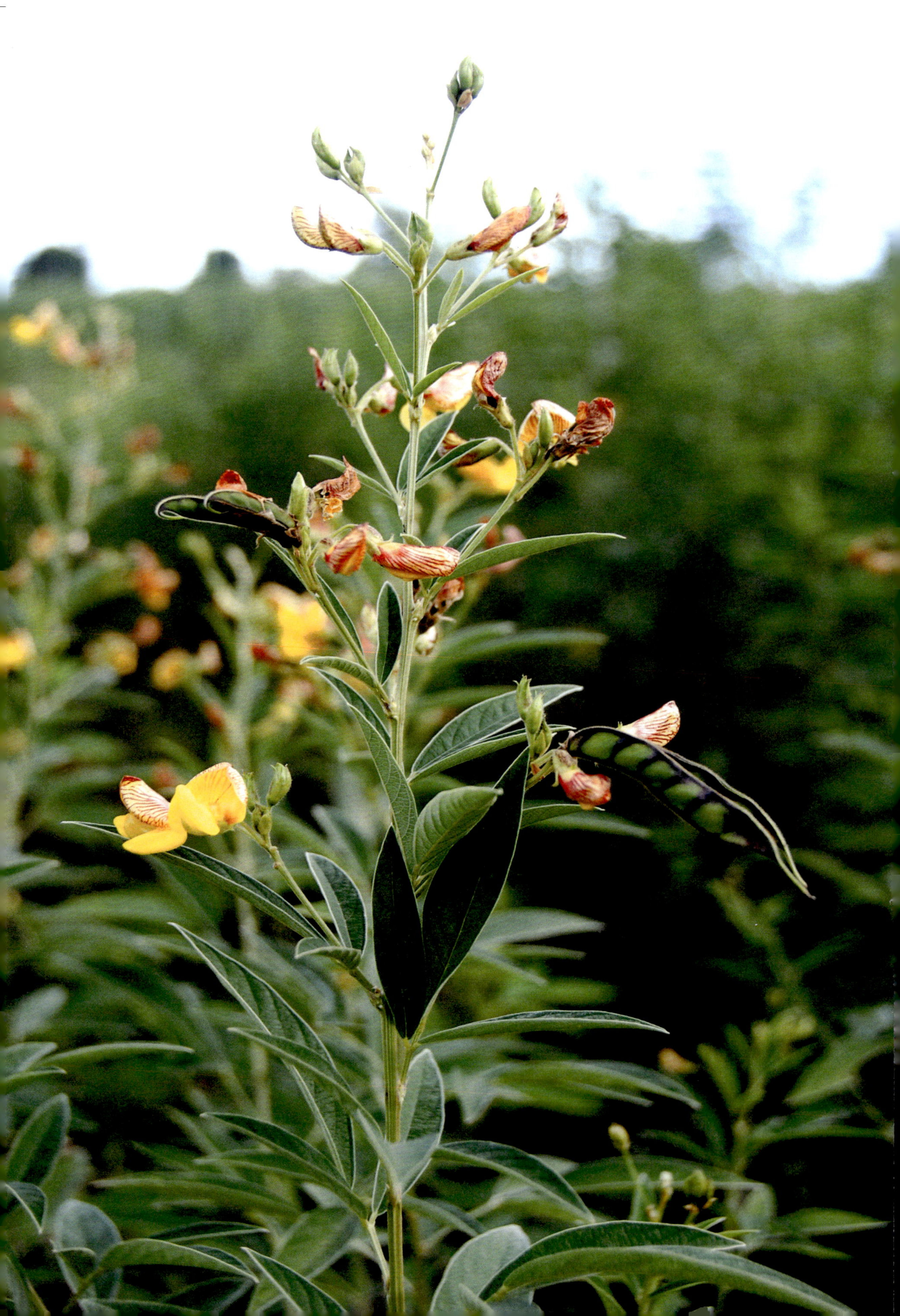

Les plantes classées par leurs usages et propriétés

Abortifs (utilisés pour provoquer l'avortement et/ou présentant cette propriété)

Abrus precatorius	Réglisse, lyann legliz
Ananas comosus	Anana; anana
Caesalpinia pulcherrima	Francillade; fransiyad
Calotropis procera	Coton soie; koton swa
Carica papaya	Papayer; pye papay
Cassia alata	Dartre; dat
Crescentia cujete	Calebassier; pye kalbas
Eryngium foetidum	Coulante; koulant
Erythrina sp	Immortelle; imotèl
Gossypium barbadense	Coton; koton
Hibiscus rosa-sinensis	Shoe black; chou blak
Momordica charantia	Assorossi; asowosi
Mucuna pruriens	Pois à gratter; Pwa grate
Petiveria alliacea	Avé; ave
Pseudoelephantopus spicatus	Langue de bœuf; lang bèf
Ruta chalepensis	Rue; wou

Amaigrissants - contrôle du poids

Allium cepa	Oignon; zonyon
Allium porrum	Poireau; powo
Ananas comosus	Ananas; anana
Capsicum frutescens	Piment; piman
Cinnamomum zeylanicum	Cannelle; kanèl
Citrus aurantifolia	Citron; sitwon
Curcuma longa	Safran; safran
Cynara scolymus	Artichaut; aticho
Foeniculum vulgare	Anis; lanni
Ipomoea batatas	Patate; patat
Malva rotundifolia	« Mauve »
Phaseolus vulgaris	Pois rouge; pwa rouj; pois noir; pwa nwa
Solanum melongena	Aubergine; berejenn
Sorghum vulgare	Petit mil ; pitimi
Tamarindus indica	Tamarinier; Pye tamaren
Taraxacum vulgare	Pissenlit
Urena lobata	Cousin; kouzen
Vitis vinifera	Raisin; rezen

Analgésique- antalgiques

Agave sisalana	Pite; pit
Albizia lebbeck	Tcha-tcha; tchatcha
Annona muricata	Corossol; kowosòl

Anredera leptostachys	Vigne vierge; viy vyèj	*Kalanchoe pinnata*	Loup-garou; Lougawou
Asclepias curassavica	Herbe Mme Bouvin; zèb madan Bouven	*Leonotis nepetaefolia*	Grosse tête; gwo tèt
Azadirachta indica	Nime; nim	*Leonurus sibiricus*	-
Bidens cynapiifolia	Aiguille femelle; zegwi femèl	*Lepianthes peltata*	Feuille à cœur; fèy kè
Brassica oleracea	Chou	*Lippia alba*	Mélisse; melis
Calotropis procera	Coton soie; koton swa	*Luffa aegyptiaca*	Torchon; tòchon
Capsicum frutescens	Piment; piman	*Lycopersicon esculentum*	Tomate; tomat
Catharanthus roseus	Sans cesse; san sès	*Manihot esculenta*	Manioc; manyòk
Cassia occidentalis	Pois puant : pwa pyant	*Mimosa pudica*	Honte; fèy wont
Chenopodium ambrosioïdes	"Semen kontra"	*Momordica charantia*	Assorossi; asowosi
Chrysopogon zizanioïdes	Vétiver; vetivè	*Morinda citrifolia*	Feuille douleur; fèy doulè
Cissampelos pariera	Feuille à coeur; fèy kè	*Moringa oleifera*	Benzolive; zoliv
Crescentia cujete	Calebassier; pye kalbas	*Musa x paradisiaca*	Banane; bannann
Curcuma longa	Safran; safran	*Nicotiana tabacum*	Tabac; tabak
Datura stramonium	Concombre zombi; konkonb zonbi	*Ocimum basilicum*	Basilic; bazilik
Drymaria cordata	Appetit marron; apetit mawon	*Ocimum gratissimum*	Atiyayo
Erythrina corallodendron	Immortel; Imòtèl	*Ocimum micranthum*	Herbe à clou; zèbaklou
Euphorbia hirta	Mal nommé; malonmen	*Origanum majorana*	Marjolaine; majolenn
Hamelia patens	Corail; koray	*Oxalis corniculata*	Oseille marron; lozèy mawon
Jatropha curcas	Médicinier béni; medsiyen beni	*Parthenium hysterophorus*	Absinthe marron; absent mawon
		Passiflora edulis	Grenadia; grenadya

Passiflora foetida	Marie-goujat; marigouya
Petiveria alliacea	Avé; ave
Pimenta racemosa	Bois d'Inde; bwa din
Plectranthus amboinicus	Gros thym; gwo ten
Pluchea symphytifolia	La sauge; la choy
Portulaca oleracea	Pourpier; koupye
Pseudoelephantopus spicatus	Langue de bœuf; lang bèf
Rhoeo spathacea	Boule de mars; boul dimas
Ricinus communis	Palma-christi; Palma kristi
Ruta chalepensis	Rue; wou
Sambuscus simpsonii	Sureau; siwo
Senecioides cinerea	-
Sesamum indicum	Sésame; wowoli
Solanum americanum	"Lanman"
Solanum torvum	Amourette; zamorèt
Solanum tuberosum	Pomme de terre; ponm tè
Synedrela nodiflora	Feuille dépot; fèy depo
Syzygium aromaticum	Girofle; jiwòf
Tagetes patula	Souci; sousi
Tamarindus indica	Tamarinier; Pye tamaren
Tecoma stans	Chevalier; chevalye
Terminalia catappa	Amandier; pye zanmann
Thespesia populnea	Feuille tension; fèy tansyon
Thevetia peruviana	Feuille saisissement; fèy sezisman
Turnera diffusa	Thym de savane; Ten savann
Urena lobata	Cousin; kouzen
Verbascum thapsus	Molène; molenn
Zingiber officinale	Gingembre; jenjanm

Anaphrodisiaques

Lactuca sativa	Laitue; leti
Portulaca oleracea	Pourpier; koupye

Anesthésiques

Calotropis procera	Coton soie ; koton swa
Datura stramonium	Concombre zombi; konkonb zonbi
Eucalyptus globulus	Eucalyptus; kaliptus
Ocimum gratissimum	Atiyayo

Anti-abortifs, contre la stérilité féminine

Cajanus cajan	Pois congo; pwa kongo
Calotropis procera	Coton soie; koton swa
Cassia occidentalis	Pois puant; pwa pyant
Cynodon dactylon	Chiendent; chendan

Ocimum basilicum	Basilic ; bazilik
Passiflora foetida	Marie-goujat ; marigouya
Physalis angulata	Coque molle ; kòk mòl
Plantago major	Plantain ; planten
Ricinus communis	Palma-christi ; Palma kristi
Spondias mombin	Mombin ; momben

Anti-allergiques

Albizia lebbeck	Tcha-tcha ; tchatcha
Cassia alata	Dartre ; dat
Cissus sicyoides	Liane molle ; lyann mòl
Euphorbia hirta	Mal nommé ; malonmen
Ipomoea pes-capreae	Patate de mer ; patat lan mè
Kalanchoe pinnata	Loup-garoup ; lougawou
Mirabilis jalapa	Belle de nuit ; bèl de nwi
Morinda citrifolia	Feuille douleur ; fèy doulè
Plantago major	Plantain ; planten
Syzygium aromaticum	Girofle ; jiwòf
Zingiber officinale	Gingembre ; jenjanm

Anti- amibiens

Ageratum conyzoïdes	-
Carica papaya	Papayer ; pye papay

Euphorbia hirta	Mal nommé ; malonmen
Lepidium virginicum	Cresson danois ; kreson danwa
Parkinsonia aculeata	Mme Naize ; Madan Nayiz
Phyllanthus niruri	Derrière dos ; dèyè do
Psidium guajava	Goyavier ; Pye gwayav
Simaruba glauca	Frêne ; frenn
Spondias purpurea	Cirouelle ; siwèl

Anti-anémiques - stimulants- toniques (voir aussi : contre la carence en fer)

Aloe vera	Aloès ; lalwa
Amaranthus sp	Epinard pays ; zepina peyi
Anacardium occidentale	Noix de cajou ; nwa kajou
Azadirachta indica	Nime ; nim
Beta vulgaris	Betterave ; bètrav
Bixa orellana	Roucou ; woukou
Brassica oleracea	Chou
Cassia occidentalis	Pois puant ; pwa pyant
Centella asiatica	Hydrocotyle
Chiococca alba	Croc de souris ; Kòk sourit
Chrysophyllum caïnito	Caïmitier ; pye kaymit
Chrysopogon zizanioïdes	Vétiver ; vetivè
Cissus sicyoïdes	Liane molle ; lyann mòl
Cocos nucifera	Cocotier ; pye kokoye
Colubrina arborescens	"Mabi"

Conocarpus erecta	Manglier; manglye
Crescentia cujete	Calebassier; pye kalbas
Daucus carota	Carotte; kawòt
Eupatorium odoratum	Langue de chat; lang chat
Euphorbia hirta	Mal nommé; malonmen
Exostemma caribaeum	Quinquina; kenkina
Foeniculum vulgare	Anis; lanni
Guaïcum officinale	Gaïac franc; gayak fran
Haematoxylon campechianum	Campêche; bwa kanpèch
Ipomoea pes-capreae	Patat de mer; patat lanmè
Jatropha curcas	Médicinier béni; medsiyen beni
Justicia pectoralis	Charpentier; sèpantye
Leonotis nepetaefolia	Grosse tête; gwo tèt
Mirabilis jalapa	Belle de nuit; bèl de nwi
Momordica charantia	Assorossi; asowosi
Musa x paradisiaca	Banane; bannann
Ocimum micranthum	Herbe à clou; zèbaklou
Parthenium hysterophorus	Absinthe marron; absent mawon
Petiveria alliacea	Avé; ave
Petroselinum sativum	Persil; pèsi
Phyllanthus niruri	Derrière dos; dèyè do
Pimenta racemosa	Bois d'Inde; bwa din
Pseudoelephantopus spicatus	Langue de bœuf; lang bèf
Rivina humilis	Bonbon codine; Bonbon kodin
Rorippa nasturtium-aquaticum	Cresson; kreson
Salvia occidentalis	Petit baume marron; ti bonm mawon
Sida rhombifolia	Balai glissé; bale glise
Simaruba glauca	Frêne; frenn
Swietenia mahagoni	Acajou; pye kajou
Taraxacum vulgare	Pissenlit
Terminalia catappa	Amandier; pye zanmann
Trichostigma octandrum	Liane panier; Lyann panye
Turnera diffusa	Thym de savane; Ten savann
Turnera ulmifolia	Zombi dans bois; zonbi nan bwa
Vitis vinifera	Raisin; rezen
Zingiber officinale	Gingembre; jenjanm

Anti-asthmatiques et/ou bronchodilatateurs

Abrus precatorius	Réglissse; lyann legliz
Albizia lebbeck	Tcha-tcha; tchatcha
Allium cepa	Oignon; zonyon

Aloe vera	Aloes; lalwa
Amaranthus sp	Epinard du pays; zepina peyi
Argemone mexicana	Chardon béni; Chadwon beni
Boerhaavia diffusa	Kase zo
Calotropis procera	Coton soie; koton swa
Carica papaya	Papayer; pye papay
Cassia alata	Dartre; dat
Cecropia peltata	Trompette; pye twonpèt
Centella asiatica	Hydrocotyle
Chenopodium ambrosioïdes	Semen kontra
Citrus aurantium	Orange sure; zoranj si
Cocos nucifera	Cocotier; pye kokoye
Coffea arabica	Café; kafe
Cymbopogon citratus	Citronnelle; sitwonèl
Datura stramonium	Concombre zombi; konkonb zonbi
Eucalyptus globulus	Eucalyptus; kaliptis
Euphorbia hirta	Mal nommé; malonmen
Justicia pectoralis	Charpentier; chapantye
Hypericum perforatum	Millepertuis
Leonotis nepetaefolia	Grosse tête; gwo tèt
Luffa aegyptiaca	Torchon; tòchon
Malva rotundifolia	Mauve
Musa x paradisiaca	Banane; bannann
Plantago major	Plantain; planten
Plectranthus amboinicus	Gros thym; gwo ten
Pluchea symphytifolia	La sauge ; la chòy
Saccharum officinarum	Canne à sucre; kann
Solanum americanum	Lanman fran
Tamarindus indica	Tamarinier; Pye tamaren
Terminalia catappa	Amandier; pye zanmann
Theobroma cacao	Cacao; kakao
Verbascum thapsus	Molène; molenn
Zingiber officinale	Gingembre; jenjanm

Anti-cancérigène ; anti-tumoral ; en prévention du cancer

Abrus precatorius	Réglisse; lyann legliz
Ageratum conyzoïdes	-
Allium cepa	Oignon; zonyon
Allium sativum	Ail; lay
Aloe vera	Aloès; lalwa
Amaranthus spinosus	Epinard piquant; zepina pikan
Annona muricata	Corossolier; pye kowosòl
Annona reticulata	Cachiman; pye kachiman
Argemone mexicana	Chardon béni; Chadwon beni
Asclepias curassavica	Herbe Mme Bouvin; zèb madan Bouven
Azadirachta indica	Nime; nim

Beta vulgaris	Betterave ; bètrav
Boerhaavia diffusa	Kase zo
Brassica oleracea	Chou ; chou
Capraria biflora	Thé du pays ; te peyi
Capsicum frutescens	Piment ; piman
Carica papaya	Papayer ; pye papay
Catharanthus roseus	Sans cesse ; san sès
Centella asiatica	Hydrocotyle
Chioccoca alba	Croc de souris ; Kòk sourit
Citrus aurantifolia	Citron ; sitwon
Citrus aurantium	Orange sure ; zoranj si
Coffea arabica	Café ; kafe
Curcuma longa	Safran ; safran
Daucus carota	Carotte ; kawòt
Gnaphalium viscosum	Camomille ; kamomi
Heliotropium indicum	Crête de coq ; krèt kòk
Hypericum perforatum	Millepertuis'
Ipomoeo pes-capreae	Patate de mer ; patat lanmè
Ipomoea batatas	Patate ; patat
Jatropha gossypiifolia	Petit médicinier ; ti medsiyen
Leonotis nepetaefolia	Grosse tête ; gwo tèt
Leonurus sibericus	-
Mangifera indica	Manguier ; pye mango
Manihot esculenta	Manioc ; manyòk
Melia azedarach	Lilas ; lila
Mentha nemorosa	Petit baume ; ti bonm
Moringa citrifolia	Feuille douleur ; fèy doulè
Momordica charantia	Assorossi ; asowosi
Musa x paradisiaca	Bananier ; pye bannann
Nerium oleander	Laurier rose ; lorye wòz
Ocimum basilicum	Basilic ; bazilik
Origanum majorana	Marjolaine ; majolenn
Passiflora foetida	Marie-goujat ; marigouya
Persea americana	Avocatier ; pye zaboka
Petiveria alliacea	Avé ; ave
Physalis angulata	Coque molle ; kòk mòl
Plantago major	Plantain ; planten
Plectranthus amboïnicus	Gros thym ; gwo ten
Portulaca oleracea	Pourpier ; koupye
Punica granatum	Grenadier ; pye grenad
Rorripa Nasturtium-aquaticum	Cresson ; kreson
Senecioides cinerea	Torchon sale ; tòchon sal
Sida rhombifolia	Balai glissé ; bale glise
Solanum melongena	Aubergine ; berejenn
Taraxacum vulgare	Pissenlit
Terminalia catappa	Amandier ; pye zanmann
Thevetia peruviana	Feuille saisissement, fèy sezi

Verbascum thaspus	Molène ; molenn
Walteria indica	Balai blanc ; bale blan
Zingiber officinale	Gingembre ; jenjanm
Zizyphus mauritiana	Jujube ; jujub

Anti convulsifs (contre les crises convulsives et l'épilepsie)

Caesalpinia pulcherrima	Francillade ; fransiyad
Datura stramonium	Concombre zombi ; konkonb zonbi
Eryngium foetidum	Coulante ; koulant
Mucuna pruriens	Pois à gratter ; Pwa grate
Ocimum gratissimum	Atiyayo
Passiflora foetida	Marie-goujat ; marigouya
Plectranthus amboinicus	Gros thym ; gwo ten
Psidium guajava	Goyavier ; Pye gwayav
Solanum torvum	Amourette ; zamorèt
Syzygium aromaticum	Girofle ; jiwòf

Anti-coqueluche

Abrus precatorius	Réglisse ; lyann legliz
Cassia occidentalis	Pois puant ; pwa pyant
Crotalaria retusa	Pète-pète ; pètpèt
Leonotis nepetaefolia	Grosse tête ; gwo tèt
Ocimum gratissimum	Atiyayo
Petiveria alliacea	Avé ; ave
Plectranthus amboïnicus	Gros thym ; gwo ten
Ruellia tuberosa	Fleur pétard ; flè peta
Rorippa nasturtium-aquaticum	Cresson ; kreson
Sechium edule	Mirliton ; militon
Thymus vulgare	Thym ; ten
Zingiber officinale	Gingembre ; jenjanm

Anti dépresseurs

Allium cepa	Oignon ; zonyon
Coffea arabica	Café ; kafe
Millepertuis perforatum	Millepertuis
Morinda citrifolia	Feuille douleur ; fèy doulè
Passiflora foetida	Marie-goujat ; marigouya
Theobroma cacao	Cacao ; kakao

Anti-diabétiques alimentares (des aliments et épices à privilégier en cas de diabète)

Abelmoschus moschatus	Calalou ; kalalou
Allium cepa	Oignon ; zonyon
Allium porrum	Poireau ; powo
Allium sativum	Ail ; lay
Amaranthus sp	Epinard du pays ; zepina peyi
Arachis hypogaea	Arachide ; pistach

Beta vulgaris	Betterave; (variété cicla, en légume) bètrav (varyete: zepinaetranje)
Brassica oleracea	Chou; chou
Capsicum frutescens	Piment d'oiseau; piman zwazo
Cinnamomum zeylanicum	Cannelle; kanèl
Corchorus olitorius	"Lalo"
Curcuma longa	Safran; safran
Ipomoea batatas	Patate; patat
Lactuca sativa	Laitue; leti
Musa x paradisiaca	Bananier; pye bannann
Malpighia emarginata	Cerisier; pye seriz
Moringa oleifera	Benzolive; zoliv
Persea americana	Avocatier; pye zaboka
Phaseolus vulgaris	Pois; pwa
Portulaca oleracera	Pourpier; poupye
Psidium guajava	Goyavier; Pye gwayav
Solanum melongena	Aubergine; berejenn
Sorghum vulgare	Petil mil; pitimi
Zingiber officinale	Gingembre; jenjanm

Anti-diabétiques - hypoglycémiants

Abelmoschus moschatus	Calalou; kalalou
Adiantum capillis-veneris	Capillaire; kapilè
Ageratum conyzoïdes	-
Allium cepa	Oignon; zonyon
Allium sativum	Ail; lay
Aloe vera	Aloès; lalwa
Amaranthus sp	Epinard du pays; zepina peyi
Ananas comosus	Ananas; anana
Anacardium occidentale	Noix de cajou; nwa kajou
Annona muricata	Corossol; kowosòl
Arachis hypogaea	Arachide; pistach
Artocarpus altilis	Arbre véritable; lam veritab
Azadirachta indica	Nime; nim
Bauhinia divaricata	Petit caleçon; ti kanson
Bidens pilosa	Aiguille mâle; zegwi mal
Bixa orellena	Roucou; woukou
Boerhaavia diffusa	Kase zo
Brassica oleracea	Chou; chou
Bursera simaruba	Gommier; pye gomye
Cajanus cajan	Pois congo; pwa kongo
Capraria bifflora	Thé pays; te peyi
Capsicum frutescens	Piment; piman
Cassia fistula	Casse; kas
Cassia occidentalis	Pois puant; pwa pyant
Catalpa longissima	Bois de chêne; bwadchenn

Catharanthus roseus	Sans cesse; san sès
Cecropia peltata	Trompette; pye twonpèt
Chenopodium ambrosioïdes	Semen kontra
Chrysophyllum caïnito	Caïmitier; pye kayimit
Cinnamomum zeylanicum	Cannelle; kanèl
Colubrina arborescens	"Mabi"
Corchorus olitorius	"Lalo"
Curcuma longa	Safran; safran
Cynara scolymus	Artichaut; aticho
Cynodon dactylon	Chiendent; chendan
Daucus carota	Carotte; kawòt
Eucalyptus globulus	Eucalyptus; kaliptus
Euphorbia hirta	Mal nommé; malonmen
Guazuma ulmifolia	Bois d'orme; bwa dòm
Hibiscus rosa-sinensis	Chou black; chou blak
Ipomoea batatas	Patate; patat
Jatropha gossypiifolia	Petit médicinier; ti medsiyen
Lactuca sativa	Laitue; leti
Lepidium virginicum	Cresson danois; kreson danwa
Malpighia emarginata	Cerisier; pye seriz
Mangifera indica	Manguier; pye mango
Mirabilis jalapa	Belle de nuit; bèl de nwi
Momordica charantia	Assorossi; asowosi
Morinda citrifolia	Feuille douleur; fèy doulè
Moringa oleifera	Benzolive; zoliv
Mucuna pruriens	Pois à gratter; Pwa grate
Musa x paradisiaca	Bananier; pye bannann
Ocimum basilicum	Basilic; bazilik
Ocimum gratissimum	Atiyayo
Opuntia ficus-indica	Raquette; rakèt
Oryza sativa	Riz; diri
Parkinsonia aculeata	Mme Naize; madan Nayiz
Parthenium hysterophorus	Absinthe marron; absent mawon
Phaseolus vulgaris	Pois; pwa
Phyllanthus sp	Derrière dos; dèyè do
Plectranthus amboïnicus	Gros thym; gwo ten
Portulaca oleracera	Pourpier; poupye
Pseudoelephantopus spicatus	Langue de boeuf; langbèf
Psidium guajava	Goyavier; Pye gwayav
Rhoeo spathacea	Boule de mars; boul dimas
Sida rhombifolia	Balai; bale
Simaruba glauca	Frêne; frenn
Solanum melongena	Aubergine; berejenn
Solanum torvum	Amourette; zamorèt

Sorghum vulgare	Petil mil; pitimi
Stemodia durantifolia	Trois hommes forts; twa zòm fò
Stachytarpheta jamaicensis	Verveine violette; vèvenn vyolèt
Tamarindus indica	Tamarinier; Pye tamaren
Taraxacum vulgare	Pissenlit
Tecoma stans	Chevalier; chevalye
Terminalia catappa	Amandier; pye zanmann
Theobroma cacao	Cacao; kakao
Tournefortia hirsutissima	Chic-chic; chikchik
Trichilia hirta	Mombin batard; monben bata
Turnera diffusa	Thym de savane; Ten savann
Urena lobata	Cousin; kouzen
Zingiber officinale	Gingembre; jenjanm

Antidiarrhéiques - anti dysentériques

Achras sapota	Sapotillier; Pye sapoti
Ageratum conyzoïdes	-
Albizia lebbeck	Tcha-tcha; tchatcha
Allium porum	Poireau; powo
Amaranthus sp	Epinard du pays; zepina peyi
Anacardium occidentale	Noix de cajou; nwa kajou
Annona reticulata	Cachiman cœur de bœuf; kachiman kè bèf
Bixa orellana	Woukou; woukou
Brassica oleracea	Chou; chou
Bursera simaruba	Gommier; pye gomye
Cajanus cajan	Pois congo; pwa kongo
Carica papaya	Papayer; pye papay
Chrysophyllum Caïnito	Caïmitier; pye kayimit
Cissampelos pariera	Fèy à coeur; fèy kè
Citrus aurantifolia	Citronnier; pye sitwon
Cocos nucifera	Cocotier; pye kokoye
Crescentia cujete	Calebassier; pye kalbas
Daucus carota	Carotte; kawòt
Euphorbia hirta	Mal nommé; malonmen
Foeniculum vulgare	Anis; lanni
Gossypium barbadense	Coton; koton
Haematoxylon campechianum	Campêche; pye kanpèch
Hamelia patens	Corail; koray
Hypericum perforatum	Millepertuis
Lepidium virginicum	Cresson danois; kreson danwa
Leonotis nepetaefolia	Grosse tête; gwo tèt
Mangifera indica	Manguier; pye mango
Momordica charantia	Assorossi; asowosi

Musa x paradisiaca	Bananier; pye bannann
Ocimum gratissimum	Atiyayo
Opuntia ficus-indica	Raquette; rakèt
Oryza sativa	Riz; diri
Oxalis corniculata	Oseille marron; lozèy mawon
Passiflora foetida	Marie-goujat; marigouya
Persea americana	Avocatier; pye zaboka
Phyllanthus niruri	Derrière dos; dèyè do
Plantago major	Plantain; planten
Pseudoelephantopus spicatus	Langue de boeuf; lang bèf
Psidium guajava	Goyavier; Pye gwayav
Punica granatum	Grenadier; pye grenad
Saccharum officinarum	Canne à sucre; kann
Salvia occidentalis	Petit baume marron; ti bonm mawon
Simaruba glauca	Frêne; frenn
Solanum tuberosum	Pomme de terre; pòm tè
Spondias mombin	Mombin; monben
Spondias purpurea	Cirouelle; siwèl
Stachytarpheta jamaicensis	Verveine violette; vèvenn vyolèt
Syzygium aromaticum	Girofle; jiwòf
Tamarindus indica	Tamarinier; Pye tamaren
Taraxacum vulgare	Pissenlit
Tecoma stans	Chevalier; chevalye
Terminalia catappa	Amandier; pye zanmann
Thespesia populnea	Feuille tension; fèy tensyon
Tournefortia hirsutissima	Chique chique; chikchik
Tumera diffusa	Thym de savane; Ten savann
Turmera ulmifolia	Zombi dans bois; zonbi nan bwa
Vitis vinifera	Raisin; rezen

Antidote - anti-venimeux (contre morsures d'animaux)

Abrus precatorius	Réglisse; lyann legliz
Achras sapota	Sapotillier; Pye sapoti
Allium porrum	Poireau; powo
Allium sativum	Ail; lay
Anana comosus	Ananas; anana
Bixa orellana	Roucou; woukou
Boerhaavia diffusa	Kase zo
Bursera simaruba	Gommier; pye gomye
Cajanus cajan	Pois congo; pwa kongo
Cassia alata	Dartre; dat
Cecropia peltata	Trompette; pye twonpèt
Cissampelo pariera	Feuille à cœur; fèy kè
Coffea arabica	Café; kafe

Crescentia cujete	Calabassier; pye kalbas
Cynodon dactylon	Chiendent; chendan
Eryngium foetidum	Coulante; koulant
Euphorbia hirta	Mal nommé; malnonmen
Guazuma ulmifolia	Bois d'orme; bwa dòm
Heliotropium indicum	Crête de coq; krèt kòk
Ipomoea batatas	Patate; patat
Jatropha gossypiifolia	Petit médicinier; ti medsiyen
Kalanchoe pinnata	Loup-garou; Lougawou
Lantana camara	Bonbonnier; bonbonyen
Lepidium virginicum	Cresson danois; kreson danwa
Manihot esculenta	Manioc; manyòk
Melia azedarach	Lilas; lila
Mikania micrantha	Liane françoise; lyann franswaz
Momordica charantia	Assorossi; asowosi
Mucuna pruriens	Pois à gratter; Pwa grate
Musa x paradisiaca	Bananier; pye bannann
Oxalis corniculata	Oseille marron; lozèy mawon
Persea americana	Avocatier; pye zaboka
Petroselinum sativum	Persil; pèsi
Rhizophora mangle	Manglier rouge; manglye rouj
Sesuvium portulacastrum	Pourpier bord de mer; koupye lanmè
Sida rhombifolia	Balai glissé ; bale glise
Urena lobata	Cousin; kouzen
Zizyphus mauritiana	Jujube; jujub

Anti- eczémateux

Aloe vera	Aloès; lalwa
Argemone mexicana	Chardon béni; Chadwon beni
Cassia alata	Dartre; dat
Centella asiática	Hydrocolyle
Hamelia patens	Corail; koray
Heliotropium indicum	Crête de coq; krèt kòk
Jatropha curcas	Médicinier béni; medsiyen beni
Manihot esculenta	Manioc; manyòk
Mentha nemorosa	Petit baume; ti bonm
Mikania micrantha	Liane françoise; lyann franswaz
Nerium oleander	Laurier rose; lorye wòz
Parthenium hysterophorus	Absinthe marron; absent mawon
Solanum americanum	Lanman
Stachytarpheta Jamaïcensis	Verveine violette; Vèvenn violèt

Thespesia populnea	Feuille tension; fèy tansyon
Zea mays	Maïs; mayi

Anti-grippe-anti-rhume-pectoraux-béchiques

Abrus precatorius	Réglisse; lyann legliz
Adiantum capillus-veneris	Capillaire; kapilè
Allium cepa	Oignon; zonyon
Allium porrum	Poireau; powo
Aloe vera	Aloès; lalwa
Annona muricata	Corossol; kowosòl
Argemone mexicana	Chardon béni; Chadwon beni
Bidens pilosa	Aiguille mâle ; zegwi mal
Boerhaavia diffusa	Kase zo
Capraria biflora	Thé pays; te peyi
Carica papaya	Papayer; pye papay
Cecropia peltata	Trompette; pye twonpèt
Cinnamomum zeylanicum	Cannelle; kanèl
Citrus aurantifolia	Citron; sitron
Citrus aurantium	Orange sure; zoranj si
Cissus sicyoïdes	Liane molle; lyann mòl
Cymbopogon nardus	Citronnelle; sitwonèl
Eucalyptus globulus	Eucalyptus; kaliptus
Eupatoriom odoratum	Langue de chat; lang chat
Foeniculum vulgare	Anis; lanni
Gossypium barbadense	Coton; koton
Guazuma ulmifolia	Bois d'orme; bwa dòm
Hibiscus esculentus	Calalou; kalalou
Hibiscus rosa-sinensis	Shoe black; chou blak
Justicia pectoralis	Charpentier; sèpantye
Lantana camara	Bonbonnier ; bonbonyen
Malva rotundifolia	« Mauve »
Mangifera indica	Manguier; pye mango
Ocimum basilicum	Basilic; bazilik
Ocimum micranthum	Herbe à clou; zèbaklou
Origanum majorana	Marjolaine; majolènn
Pimenta racemosa	Bois d'Inde; bwa din
Plantago major	Plantain; planten
Pluchea symphytifolia	La sauge; la choy
Pseudo elephantopus spicatus	Langue de bœuf; lang bèf
Rhoeo spathacea	Boul de mars; boul dimas
Sambuscus Simpsonil	Sureau; siwo
Samyda pubescens	Casser sec; kase sèk
Solanum americanum	Lanman
Solanum mammosum	Tété de jeune fille; tete jènn fi
Solanum torvum	Amourette; zamorèt
Spermacoce assurgens	Couper colonne ; koupe kolonn

Spondias mombin	Mombin; monben
Stachytarpheta jamaïcensis	Verveine violette; Vèvenn violèt
Syzygium aromaticum	Girofle; jiwòf
Tamarindus indica	Tamarinier; Pye tamaren
Terminalia catappa	Amandier; pye zanmann
Thymus vulgaris	Thym; ten
Tumera ulmifolia	Zombi dans bois; zonbi nan bwa
Urena lobata	Cousin; kouzen
Verbascum thapsus	Molène; molenn
Zingiber officinale	Gingembre; jenjanm

Anti-hémorroidaires et contre les inflammations rectales

Acanthospermum hispidum	Débouré; deboure
Allium cepa	Oignon; zonyon
Aloe vera	Aloes; lalwa
Anacardium occidentale	Nwa de cajou; nwa kajou
Ananas comosus	Ananas; anana
Bixa orellana	Roucou; woukou
Capraria biflora	Thé pays; te peyi
Carica papaya	Papayer; pye papay
Catalpa longissima	Bois de chêne; bwa dchenn
Cissus sicyoïdes	Liane molle; lyann mòl
Coccoloba uvifera	Raisin de mer; rezen lan mè
Crescentia cujete	Calebassier; pye kalbas
Datura stramonium	Concombre zombi; konkonb zonbi
Exostemma caribaeum	Quinquina; kenkina
Gossypium barbadense	Coton; koton
Guazuma ulmifolia	Bois d'orme; bwa dòm
Heliotropium indicum	Crête de coq; krèt kòk
Hypericum perforatum	Millepertuis
Jatropha curcas	Médicinier béni; medsiyen beni
Lycopersicon esculentum	Tomate; tomat
Mucuna pruriens	Pois à gratter; Pwa grate
Nerium oleander	Laurier rose; lorye wòz
Opuntia ficus-indica	Raquette; rakèt
Plantago major	Plantain; planten
Sida rhombifolia	Balai glissé; bale glise
Solanum americanum	"Lanman'
Solanum melongena	Aubergine; berejènn
Spondias mombin	Mombin; monben
Taraxacum vulgare	Pissenlit
Thevetia peruviana	Feuille saisissement; fèy sezisman
Verbascum thapsus	Molène; molenn
Vitis vinifera	Raisin; rezen

Zizyphus mauritiana Jujube ; jujub

Anti herpétiques (agissant contre l'herpès)

Abrus precatorius Réglisse; lyann legliz
Acanthospermum hispidum Debouré; deboure
Aloe vera Aloès; lalwa
Guazuma ulmifolia Bois d'orme; bwa dòm
Syzygium aromaticum Girofle; jiwòf

Anti HIV (ayant une certaine action contre le virus du sida en laboratoire)

Abrus precatorius Réglisse; lyann legliz
Calotropis procera Coton-soie; koton swa
Chrysophyllum cainito Caimitier; pye kayimit
Momordica charantia Assowossi; asowosi
Nerium oleander Laurier rose; lorye woz

Anti-hypertenseurs alimentaires (aliments et épices à privilégier en cas d'hypertension)

Allium cepa Oignon; zonyon
Allium sativum Ail; lay
Apium graveolens Céléri; seleri
Arachis hypogaea Arachide; pistach
Beta vulgaris Betterave; bètrav
Citrullus lanatus Melon d'eau; melon dlo
Carica papaya Papayer; pye papay
Cocos nucifera Cocotier; pye kokoye
Colubrina arborescens Mabi
Corchorus olitorius "Lalo"
Lycopersicon esculentum Tomate; tomat
Musa x paradisiaca Bananier; pye bannann
Passiflora edulis Grenadia; grenadya
Petroselinum sativum Persil; pèsi
Punica granatum Grenadier; pye grenad
Sechium edule Mirliton; militon
Sesamum indicum Sésame ; wowoli
Solanum melongena Aubergine ; berejènn
Sorghum vulgare Petit mil; pitimi
Tamarindus indica Tamarinier; Pye tamaren
Theobroma cacao Cacao; kakao
Zingiber officinale Gingembre; jenjanm

Anti-hypertenseurs - hypotenseur

Abrus precatorius Réglisse; lyann legliz
Achras sapota Sapotillier; Pye sapoti
Agave sisalana Pite; pit
Allium sativum Ail; lay
Anacardium occidentale Noix de cajou; nwa kajou
Annona muricata Corossol; kowosòl
Apium graveolens Céléri; seleri
Artocarpus altilis Arbre véritable ; lam veritab; Arbre à pain; labapen
Beta vulgaris Betterave; bètrav

Bidens cynapiifolia	Aiguille femelle; zegwi femèl
Bidens pilosa	Aiguille male; zegwi mal
Cajanus cajan	Pois congo; pwa kongo
Carica papaya	Papayer; pye papay
Cassia occidentalis	Pois puant; pwa pyant
Catharanthus roseus	Sans cesse; san sès
Cecropia peltata	Trompette; pye twonpèt
Citrullus lanatus	Melon d'eau; melon dlo
Citrus aurantium	Orange sure; zoranj si
Cocos nucifera	Cocotier; pye kokoye
Colubrina arborescens	"Mabi"
Corchorus olitorius	"Lalo"
Croton linearis	Romarin; omaren
Eryngium foetidum	Coulante; koulant
Gliricidia sepium	Lilas étranger; lila etranje
Gossypium barbadense	Coton; koton
Guazuma ulmifolia	Bois d'orme; bwa dòm
Jatropha gossypiifolia	Petit medicinier; ti medsiyen
Justicia pectoralis	Charpentier : sèpantye
Leonotis nepetaefolia	Grosse tête; gwo tèt
Lantana camara	Bonbonnier; bonbonyen
Lycopersicon esculentum	Tomate; tomat
Mangifera indica	Manguier; pye mango
Melicoccus bijugatus	Quéneppier; pye kenèp
Momordia charantia	Assorossi; asowosi
Morinda citrifolia	Feuille douleur; fèy doulè
Musa x paradisiaca	Bananier; pye bannann;
Ocimum basilicum	Basilic; bazilik
Origanum majorana	Marjolaine; majolenn
Oryza sativa	Riz; diri
Passiflora edulis	Grenadia; grenadya
Passiflora foetida	Marie-goujat; marigouya
Passiflora quadrangularis	Grenadinier; pye grenadin
Persea americana	Avocatier; pye zaboka
Petroselinum sativum	Persil; pèsi
Plantago major	Plantain; planten
Pluchea symphytifolia	La sauge; la chòy
Portucala oleracea	Pourpier; koupye
Psidium guajava	Goyavier; Pye gwayav
Punica granatum	Grenadier; pye grenad
Saccharum officinarum	Canne à sucre; kann
Sechium edule	Mirliton; militon
Sesamum indicum	Sésame; wowoli
Solanum americanum	Lanman

Solanum melongena	Aubergine; berejènn
Solanum torvum	Amourette; zamorèt
Sorghum vulgare	Petit mil; pitimi
Stachytarpheta jamaïcencis	Verveine violette; Vèvenn violèt
Spermacoce assurgens	Couper colonne; koupe kolonn
Tamarindus indica	Tamarinier; Pye tamaren
Taraxacum vulgare	"Pissenlit"
Terminalia catappa	Amandier; pye zanmann
Theobroma cacao	Cacao; kakao
Thepesia populnea	Feuille tension; fèy tansyon
Vitis vinifera	Raisin; rezen
Zea mays	Maïs; mayi
Zingiber officinale	Gingembre; jenjanm

Anti-ictériques ; cholagogues ; protecteurs du foie

Aloe vera	Aloès; lalwa
Amaranthus spinosus	Epinard piquant; zepina pikan
Ananas comosus	Ananas; anana
Argemone mexicana	Chardon béni; Chadwon beni
Azadirachta indica	Nime; nim
Bixa orellana	Roucou; woukou
Boerhaavia diffusa	Kase zo
Capraria biflora	Thé pays; te peyi
Carica papaya	Papayer; pye papay
Cassia alata	Dartre; dat
Cassia occidentalis	Pois puant; pwa pyant
Cissampelos pariera	Feuille à cœur; fèy kè
Citrus aurantifolia	Citron; sitwon
Coffea arabica	Café; kafe
Colubrina arborescens	"Mabi"
Curcuma longa	Safran; safran
Cuscuta americana	Amitié; lamitye
Cynara scolymus	Artichaut; aticho
Daucus carota	Carotte; kawòt
Guazuma ulmifolia	Bois d'orme; bwa dòm
Hibiscus esculentus	Calalou; kalalou
Hypericum perforatum	Millepertuis
Jatropha curcas	Médicinier béni; medsiyen beni
Kalanchoe pinnata	Loup-garou; lougawou
Lactuca sativa	Laitue; leti
Mangifera indica	Manguier; pye mango
Mikania micrantha	Liane françoise; lyann franswaz
Momordica charantia	Assorossi ; asowosi
Morinda citrifolia	Feuille douleur ; fèy doulè
Moringa oleífera	Benzolive; zoliv

Musa x paradisiaca	Bananier; pye bannann
Opuntia ficus-indica	Raquette; rakèt
Oxalis corniculata	Oseille marron; lozèy mawon
Parkinsonia aculeata	Mme Naïze; madan Nayiz
Persea americana	Avocatier; pye zaboka
Petroselinum sativum	Persil; pèsi
Phyllanthus niruri	Derrière dos; dèyè do
Plantago major	Plantain; planten
Plectranthus amboinicus	Gros thym; gwo ten
Portulaca oleracea	Pourpier; poupye
Rorippa nasturtium-aquaticum	Cresson; kreson
Solanum americanum	"Lanman"
Solanum tuberosum	Pomme de terre; ponm tè
Stachytarpheta jamaïcensis	Verveine violette; Vèvenn violèt
Tamarindus indica	Tamarinier; Pye tamaren
Taraxacum vulgare	«Pissenlit"
Terminalia catappa	Amandier; pye zanmann
Thymus vulgaris	Thym; ten
Urena lobata	Cousin; kouzen
Zizyphus mauritiana	Jujube; jujub

Anti-inflammatoires; émollients

Abrus precatorius	Réglisse; lyann legliz
Acalypha alopecuroides	Petit pompon; ti ponpon
Achras sapota	Sapotillier; Pye sapoti
Adiantum capillus-veneris	Capillaire; kapilè
Agave sisalana	Pite; pit
Allium cepa	Oignon; zonyon
Albizia lebbeck	Tcha-tcha; tchatcha
Ananas comosus	Ananas; anana
Anredera leptostachys	Vigne vierge; viy vyèj
Apium graveolens	Céléri; seleri
Argemone mexicana	Chardon béni; Chadwon beni
Azadirachta indica	Nime; nim
Bidens pilosa	Aiguille mâle; zegwi mal
Bixa orellena	Roucou; woukou
Boerhaavia diffusa	Kase zo
Caesalpinia pulcherrima	Francillade; fransiyad
Cajanus cajan	Pois congo; pwa kongo
Calotropis procera	Coton soie; koton swa
Cassia alata	Dartre; dat
Cassia fistula	Casse; kas
Cassia occidentalis	Pois puant; pwa pyant
Cissampelos pariera	Feuille à cœur; fèy kè
Cissus sicyoïdes	Liane molle; lyann mòl
Cocoloba uvifera	Raisin de mer; rezen lan mè
Cocos nucifera	Cocotier; pye kokoye

Crescentia cujete	Calebassier; pye kalbas
Cynodon dactylon	Chiendent; chendan
Daucus carota	Carotte; kawòt
Eupatorium odoratum	Langue de chat; langchat
Foeniculum vulgare	Anis; lanni
Gliciridia sepium	Lila étranger; lila etranje
Hibiscus esculentus	Calalou; kalalou
Ipomoea batatas	Patate; patat
Ipomoea pes-capreae	Patate de mer; patat lanmè
Jatropha curcas	Médicinier béni; medsiyen beni;
Jatropha gossypiifolia	Petit médicinier; ti metsiyen
Justicia pectoralis	Charpentier; sèpantye
Kalanchoe pinnata	Loup-garou; Lougawou
Leonotis nepetaefolia	Grosse tête; gwo tèt
Lepianthes peltata	Feuille à cœur; fèy kè
Lycopersicon esculentum	Tomate; tomat
Manihot esculenta	Manioc; manyòk
Malva rotundifolia	Mauve
Mikania micrantha	Liane françoise; lyann franzwaz
Mimosa púdica	Feuille honte; fèy wont
Mirabilis jalapa	Belle de nuit; bèl de nwi
Morinda citrifolia	Feuille douleur; fèy doulè
Musa x paradisiaca	Bananier; pye bannann
Nerium oleander	Laurier rose; lorye wòz
Opuntia ficus-indica	Raquette; rakèt
Oryza sativa	Riz; diri
Oxalis corniculata	Oseille marron; lozèy mawon
Parkinsonia aculeata	Mme Naïz; madan Nayiz
Passiflora quadrangularis	Grenadinier; pye grenadin
Physalis angulata	Coque molle; kòk mòl
Pimenta racemosa	Bois d'Inde; bwa din
Plantago major	Plantain; planten
Plectranthus amboïnicus	Gros thym; gwo ten
Pluchea symphytifolia	La sauge; la chòy
Plumbago scandens	Herbe du diable; zèb dyab
Portulaca oleracea	Pourpier; koupye
Pseudoelephantopus spicatus	Langue de bœuf; lang bèf
Psidium guajava	Goyavier; Pye gwayav
Rorippa nasturtium-aquaticum	Cresson; kreson
Sambuscus simpsonii	Sureau; siwo
Sechium edule	Mirliton; militon

Solanum mamosum	Tété de jeune fille ; tete jènn fi
Solanum melongena	Aubergine ; berejènn
Solanum torvum	Amourette ; zamorèt
Terminalia catappa	Amandier ; pye zannann
Thespesia populnea	Feuille tansyon ; fèy tansyon
Trichilia hirta	Mombin bâtard ; monben bata
Urena lobata	Cousin ; kouzen
Verbascum thapsus	Molène ; molenn
Zea mays	Maïs ; mayi
Zingiber officinale	Gingembre ; jenjanm
Zizyphus mauritiana	Jujube ; jujub

Anti-lèpre

Argeratum conyzoïdes	-
Anacardium occidentale	Noix de cajou ; nwa kajou
Bixa orellena	Roucou ; woukou
Calotropis procera	Coton soie ; koton swa
Centella asiatica	Hydrocotyle
Jatropha gossypiifolia	Petit médicinier ; ti medsiyen
Lantana camara	Bombonnier ; bonbonyen
Melia azedarach	Lilas ; lila
Parkinsonia aculeata	Mme Naïse ; madan Nayiz

Rhizophora mangle	Manglier rouge ; manglye rouj
Tamarindus indica	Tamarinier ; Pye tamaren
Waltheria indica	Balai blanc ; bale blan

Anti-malariques

Abrus precatorius	Réglisse ; lyann legliz
Acanthospermum hispidum	Débouré ; deboure
Achyranthes indica	Queue de rat ; ke rat
Aloe vera	Aloes ; lalwa
Amaranthus spinosus	Epinard piquant ; zepina pikan
Argemone mexicana	Chardon béni ; Chadwon beni
Azadirachta indica	Nime ; nim
Bidens pilosa	Aiguille ; zegwi
Cajanus cajan	Pois congo ; pwa kongo
Capsicum frutescens	Piment d'oiseau ; piman zwazo
Carica papaya	Papayer ; pye papay
Cassia fistula	Casse ; kas
Cassia occidentalis	Pois puant ; pwa pyant
Catharanthus roseus	Sans cesse ; sansès
Chenopodium ambrosioïdes	Semen kontra
Cissampelos pariera	Feuille à cœur ; fèy kè
Citrullus lanatus	Melon d'eau ; melon dlo

Eucalyptus globulus Eucalyptus ; kaliptis
Euphorbia hirta Mal nommé ; malonmen
Exostema caribeaum Quinquina ; kenkina
Guazuma ulmifolia Bois d'orme ; bwa dom
Heliotropium indicum Crête de coq ; krèt kòk
Jatropha curcas Médicinier béni ; medsiyen beni
Lantana camara Bonbonnier ; bonbonyen
Leonotiis nepetaefolia Grosse tête ; gwo tèt
Mammea americana Abricotier ; pye zabriko
Manihot esculenta Manioc ; manyòk
Melia azedarach Lilas ; lila
Mikania micrantha Liane françoise ; lyann franswaz
Momordica charantia Assorossi ; asowosi
Parthenium hysterophorus Absinthe marron ; absent mawon
Phyllanthus niruri Derrière dos ; dèyè do
Physalis angulata Coque molle ; kòk mòl
Picramnia pendrata Bois dans bois ; bwa nan bwa
Plectranthus amboinicus Gros thym ; gwo ten
Saccharum officinarum Canne à sucre ; kann
Simaruba glauca Frêne ; frenn
Stachytarpheta jamaïcensis Verveine violette ; Vèvenn violèt
Tagetes patula Souci ; sousi
Thevetia peruviana Feuille saisissement ; fèy sezisman
Zingiber officinale Gingembre ; jenjanm

Anti-rhumatismaux ; anti-arthritiques ; anti-goutteux

Abrus precatorius Réglisse ; lyann legliz
Albizia lebbeck Tcha-tcha ; tchatcha
Allium cepa Oignon ; zonyon
Allium porrum Poireau ; powo
Allium sativum Ail ; lay
Ananas comosus Ananas ; anana
Apium graveolens Céléri ; seleri
Azadirachta indica Nime ; nim
Beta vulgaris Betterave ; bètrav
Brassica oleracea Chou ; chou
Bursera simaruba Gommier ; pye gomye
Calotropis procera Coton soie ; koton swa
Capsicum frutescens Piment d'oiseau ; piman zwazo
Cassia alata Dartre ; dat
Cassia fistula Casse ; kas
Cassia occidentalis Pois piant ; pwa pyant
Centella asiatica Hydrocotyle
Chrysopogon zizanioïdes Vétiver ; vetivè

Cissus sicyoïdes	Liane molle; lyann mòl
Coffea arabica	Café; kafe
Curcuma longa	Safran; safran
Cynara scolymus	Artichaut; aticho
Cynodon dactylon	Chiendent; chendan
Cymbopogon nardus	Citronnelle; sitwonèl
Daucus carota	Carotte; kawòt
Eryngium foetidum	Coulante; koulant
Eucalyptus globulus	Eucalyptus; kaliptis
Hura crepitans	Sablier; pye sablye
Hypericum perforatum	Millepertuis
Ipomoea pes-capreae	Patate de mer; patat lan mè
Jatropha curcas	Médicinier béni; medsiyen beni
Kalanchoe pinnata	Loup-garou; Lougawou
Lantana camara	Bonbonnier; bonbonyen
Ocimum basilicum	Basilic; bazilik
Ocimum gratissimum	"Atiyayo"
Mammea americana	Abricotier; pye zabriko
Mangifera indica	Manguier; pye mango
Melia azedarach	Lilas; lila
Mentha memorosa	Petit baume; ti bonm
Momordica charantia	Assorossi; asowosi
Morinda citrifolia	Feuille douleur; fèy doulè
Moringa oleifera	Benzolive; zoliv
Mucuna pruriens	Pois à gratter; Pwa grate
Musa x paradisiaca	Bananier; pye bannann
Origanum majorana	Marjolaine; majolènn
Parthenium hysterophorus	Absinthe marron; absent mawon
Persea americana	Avocatier; pye zaboka
Petiveria alliacea	Avé; ave
Petroselinum sativum	Persil; pèsi
Pinus occidentalis	Bois pin; Bwa pen
Plectranthus amboïnicus	Gros thym; gwo ten
Plumbago scandens	Herbe du diable; zèb diab
Pseudoelephantopus spicatus	Langue de bœuf; lang bèf
Punica granatum	Grenadier; pye grenad
Ricinus communis	Palma-christi; Palma kristi
Rorripa Narturtium aquaticum	Cresson; kreson
Solanum torvum	Amourette; zamorèt
Taraxacum vulgare	Pissenlit
Thespesia populnea	Feuille tension, fèy tansyon
Thymus vulgaris	Thym; ten

Verbascum thapsus	Molène; molènn
Zea mays	Maïs; mayi
Zingiber officinale	Gingembre; jenjanm
Zizyphus mauritiana	Jujube; jujub

Anti-scorbutiques

Ananas comosus	Ananas; anana
Annona reticulata	Cachiman coeur de boeuf; kachiman kè bèf
Brassica oleracea	Chou; chou
Carica papaya	Papayer; pye papay
Citrus aurantifolia	Citron; sitwon
Eryngium foetidum	Coulante; koulant
Lepianthes peltata	Feuille à cœur; fèy kè
Lepidium virginicum	Cresson danois; kreson danwa
Moringa oleifera	Benzolive; zoliv
Musa x paradisiaca	Banane; bannann
Rorippa nasturtium-aquaticum	Cresson; kreson
Oxalis corniculata	Oseille marron; lozèy mawon
Petroselinum sativum	Persil; pèsi
Portulaca oleracea	Pourpier; koupye
Tamarindus indica	Tamarin; tamaren
Taraxacum vulgare	Pissenlit

Antiseptiques-antibiotiques-antibactériens

Abrus precatorius	Réglisse; lyann legliz
Acanthospermum hispidum	Deboure
Adiantum capillus-veneris	Capillaire; kapilè
Ageratum conyzoides	-
Allium cepa	Oignon; zonyon
Allium sativum	Ail; lay
Apium graveolens	Céléri; seleri
Aloe vera	Aloès; lalwa
Argemone mexicana	Chardon béni; Chadwon beni
Beta vulgaris	Betterave; bètrav
Bidens pilosa	Aiguille; zegwi
Boerhaavia diffusa	Kase zo
Bixa orellana	Roucou; woukou
Brassica oleracea	Chou
Caesalpinia pulcherrima	Francillade; fransiyad
Calotropis procera	Coton soie; koton swa
Cassia alata	Dartre; dat
Cassia fistula	Casse; kas
Cassia occidentalis	Pois puant; pwa pyant
Carica papaya	Papayer; pye papay
Chenopodium ambrosioides	Semen kontra
Chrysophyllum cainito	Caimitier; pye kayimit
Chrysopogon zizanioides	Vétiver; vetivè
Cinnamomum zeylanicum	Cannelle; kanèl

Cissampelos pariera	Liane à cœur; lyann kè
Citrus aurantifolia	Citron; sitwon
Crescentia cujete	Calebassier; pye kalbas
Curcuma longa	Satran; safran
Cymbopogon nardus	Citronnelle; sitwonèl
Eryngium foetidum	Coulante; koulant
Eucalyptus globulus	Eucalyptus; kaliptus
Eupatorium odoratum	Langue de chat; langchat
Euphorbia hirta	Mal nommé; malonmen
Exostema caribaeum	Quinquina du pays; kenkina peyi
Foeniculum vulgare	Anis; lanni
Gliricidia sepium	Lilas étranger; lila etranje
Guazuma ulmifolia	Bois d'orme; bwa dòm
Gnaphalium viscosum	Camomille; kamomi
Hibiscus esculentus	Calalou; kalalou
Hypericum perforatum	Millepertuis
Kalanchoe pinnata	Loup-garou; Lougawou
Lantana camara	Bonbonnier; bonbonyen
Leonotis nepetaefolia	Grosse tête; gwo tèt
Lepidium virginicum	Cresson danois; kreson danwa
Lippia alba	Mélisse; melis
Mammea americana	Abricotier; pye zabriko
Melia azedarach	Lilas; lila
Melicoccus bijugatus	Quéneppier; pye kenèp
Mentha nemorosa	Petit baume; ti bonm
Mikania micrantha	Liane françoise; lyann franzwaz
Mirabilis jalapa	Belle de nuit; bèl de nwi
Momordica charantia	Assorossi; asowosi
Morinda citrifolia	Feuille douleur; fèy doulè
Moringa oleifera	Benzolive; zoliv
Mucuna pruriens	Pois à gratter; Pwa grate
Musa x paradisiaca	Bananier; pye bannann
Nerium oleander	Laurier rose; lorye woz
Ocimum basilicum	Basilic; bazilik
Ocimum gratissimum	Atiyayo
Origanum majorana	Marjolaine; majolenn
Parthenium hysterophorus	Absinthe marron; absent mawon
Passiflora foetida	Marie-goujat; marigouya
Pavonia spinifex	Grand cousin; Gran kouzen
Petiveria alliacea	Avé; ave

Physalis angulata	Coque molle; kòk mòl
Pimenta racemosa	Bois d'Inde; bwa din
Pinus occidentalis	Bois pin; Bwa pen
Plantago major	Plantain; planten
Plectranthus amboinicus	Gros thym; gwo ten
Pluchea symphytifolia	La sauge; la chòy
Plumbago scandens	Herbe au diable; zèb dyab
Prosopis juliflora	Bayahonde; bayawond
Psidium guajava	Goyavier; Pye gwayav
Punica granatum	Grenadier; pye grenad
Rhyzophora mangle	Manglier rouge; manglye wouj
Ricinus communis	Palma-christi; Palma kristi
Rorippa Narturtium-aquaticum	Cresson; kreson
Ruellia tuberosa	Fleur pétard; flè peta
Sechium edule	Mirliton ; militon
Sesuvium portulacactrum	Pourpier de mer; koupye lanmè
Sida rhombifolia	Balai glissé; bale glise
Simaruba glauca	Frène, frenn
Solanum americanum	Lanman
Solanum torvum	Amourette; zamorèt
Spondias mombin	Mombin; monben
Spondias purpurea	Cirouelle; siwèl
Stachytarpheta jamaicensis	Verveine violette; vèvenn vyolèt
Swietenia mahagoni	Acajou; pye kajou
Synedrella nodiflora	Fleur dépot : flè depo
Syzygium aromaticum	Girofle; jiwòf
Tamarindus indica	Tamarinier; Pye tamaren
Tagetes patula	Souci; sousi
Tecoma stans	Chevalier; chevalye
Terminalia catappa	Amandier; pye zanmann
Thespesia populnea	Feuille tension; fèy tansyon
Thymus vulgaris	Thym; ten
Tropaeolum majus	Capucine; kapisin
Turmera diffusa	Thym de savane; Ten savann
Turnera ulmifolia	Zombi dans bois; zonbi nan bwa'
Verbascum thaspus	Molène; molenn
Zingiber officinale	Gingembre; jenjanm
Zizyphus mauritiana	Jujube; jujub

Anti-spasmodiques ; calmants ; sédatifs

Abrus precatorius	Réglisse; lyann legliz
Anacardium occidentalis	Noix de cajou; nwa kajou

Annona muricata	Corossol; kowosòl
Annona reticulata	Cachiman cœur de bœuf; kachiman kè bèf
Argemone mexicana	Chardon béni; Chadwon beni
Cecropia peltata	Trompette; pye twonpèt
Citrus aurantium	Orange sure; zoranj si
Cassia occidentalis	Pois puant; pwa pyant
Cynodon dactylon	Chiendent; chendan
Datura stramonium	Concombre zombi; konkonb zonbi
Eryngium foetidum	Coulante; koulant
Eucalyptus globulus	Eucalyptus; kaliptus
Euphorbia hirta	Mal nommé; malonmen
Foeniculum vulgare	Anis; lanni
Hypericum perforatum	Millepertuis
Justicia pectoralis	Charpentier; sèpantye
Lactuca sativa	Laitue; leti
Lippia alba	Mélisse; melis
Mentha nemorosa	Petit baume; ti bonm
Mikania micrantha	Liane françoise; lyann franzwaz
Mimosa pudica	Honte; wont
Morinda oleifera	Benzolive; zoliv
Musa x paradisiaca	Banane; bannann
Ocimum basilicum	Basilic; bazilik
Ocimum micranthum	Herbe à clou; zèbaklou
Opuntia ficus-indica	Raquette; rakèt
Origanum majorana	Marjolaine; majolènn
Parthenium hysterophorus	Absinthe marron; absent mawon
Passiflora foetida	Marie-goujat; marigouya
Passiflora edulis	Grenadia; grenadya
Passiflora quadrangularis	Grenadinier; pye grenadin
Petiveria alliacea	Avé; ave
Petroselinum sativum	Persil; pèsi
Plantago major	Plantain; planten
Plectranthus amboinicus	Gros thym; gwo ten
Portulaca oleracea	Pourpier; koupye
Psidium guajava	Goyavier; Pye gwayav
Ruta chalepensis	Rue; wou
Solanum americanum	Lanman
Solanum melongena	Auberbine; berejenn
Solanum torvum	Amourette; zamorèt
Stachytarpheta jamaicensis	Verveine violette; vèvenn vyolèt
Synedrella nodiflora	Feuille dépot; fèy depo

Syzygium aromaticum	Girofle; jiwòf
Tecoma stans	Chevalier; chevalye
Thymus vulgaris	Thym; ten
Verbascum thapsus	Molène; molènn
Zingiber officinale	Gingembre; jenjanm
Zizyphus mauritiana	Jujube; jujub

Anti-ulcéreux (ulcères externes et/ou internes)

Aloe vera	Aloès; lalwa
Amaranthus sp.	Epinard pays; zepina peyi
Anacardium occidentale	Noix de cajou; nwa kajou
Annona reticulata	Cachiman cœur de bœuf; kachiman kè bèf
Argemone mexicana	Chardon béni; Chadwon beni
Azadirachta indica	Nime; nim
Bidens pilosa	Aiguille male; zegwi mal
Boerhaavia diffusa	Kase zo
Brassica oleracea	Chou
Carica papaya	Papayer; pye papay
Cecropia peltata	Trompette; twonpèt
Centella asiatica	Hydrocotyle
Chenopodium ambrosioides	Semen kontra
Cissus sicyoides	Liane molle; lyann mòl
Coccoloba uvifera	Raisin bord de mer; Rezen lanmè
Colubrina arborescens	Mabi
Curcuma longa	Safran; safran
Datura stramonium	Concombre zombi; konkonb zonbi
Daucus carota	Carotte; kawòt
Eupatorium odoratum	Langue de chat; langchat
Euphorbia hirta	Mal nommé; malonmen
Gnaphalium viscosum	Camomille; kamomi
Gouania lupuloïdes	Liane savon; lyann savon
Guazuma ulmifolia	Bois d'orme; bwa dòm
Hibiscus esculentus	Calalou; kalalou
Hibiscus rosa-sinensis	Chou black; chou blak
Hypericum perforatum	Millepertuis
Inga ingoïdes	Sucrin; sikren
Ipomoea batatas	Patate; patat
Jatropha curcas	Médicinier béni; medsiyen beni
Jatropha gossipiifolia	Petit médicinier; Ti medsiyen
Kalanchoe pinnata	Loup-garou; lougawou
Lantana camara	Bonbonnier; bonbonyen
Lepidium virginicum	Cresson danois; kreson danwa
Lippia alba	Mélisse; melis
Lycopersicon esculentum	Tomate; tomat
Mammea americana	Abricotier; pye zabriko

Melia azedarach	Lilas ; lila
Melicoccus bijugatus	Quéneppier ; pye kenèp
Mentha arvensis	Menthe, mant
Mimosa pudica	Honte ; fèy wont
Mirabilis jalapa	Belle de nuit ; bèl de nwi
Musa x paradisiaca	Banane ; bannann
Ocimum basilicum	Basilic ; bazilik
Parkinsonia aculeata	Mme Naïze ; Madan Nayiz
Parthenium hysterophorus	Absinthe marron ; absent mawon
Petiveria alliacea	Avé ; ave
Phyllanthus niruri	Derrière dos ; dèyè do
Plantago major	Plantain ; planten
Psidium guajava	Goyavier ; Pye gwayav
Punica granatum	Grenadier ; pye granad
Rhizophora mangle	Manglier rouge ; manglye wouj
Solanum americanum	Lanman
Solanum melongena	Aubergine ; berejènn
Solanum torvum	Amourette ; zamorèt
Solanum tuberosum	Pomme de terre ; ponmtè
Spondias mombin	Mombin ; monben
Spondias purpurea	Cirouelle ; siwèl
Stachytarpheta jamaïcensis	Verveine violette ; vèvenn vyolèt
Tamarindus indica	Tamarinier Pye tamaren
Thevetia peruviana	Feuille saisissement ; fèy sezisman
Trichilia hirta	Mombin bâtard ; monben bata
Turnera diffusa	Thym savane ; Ten savann
Urena lobata	Cousin ; kouzen
Waltheria indica	Balai blanc ; bale blan
Zizyphus mauritiana	Jujube ; jujub

Anti-variqueux (qui luttent contre les varices)

Allium sativum	Ail ; lay
Brassica oleracea	Chou
Centella asiatica	Hydrocotyle
Taraxacum vulgare	Pissenlit
Vitis vinifera	Raisin ; rezen

Anti-vénériens (qui agisent contre les maladies vénériennes)

Abrus precatorius	Réglisse ; lyann legliz
Acalypha alopecuroïdea	Petit pompon ; ti ponpon
Acanthospermum hispidum	Débouré ; deboure
Achras sapota	Sapotillier ; Pye sapoti
Albizia lebbeck	Tcha tcha
Amaranthus sp	Épinard pays ; zepina peyi
Ananas comosus	Ananas ; anana

Argemone mexicana	Chardon béni; Chadwon beni
Asclepias curassavica	Herbe Mme Bouvin; zèb Madan Bouven
Bixa orellana	Roucou; woukou
Bursera simaruba	Gommier; gomye
Cajanus cajan	Pois congo; pwa kongo
Calotropis procera	Coton soie; koton swa
Capraria biflora	Thé pays; te peyi
Carica papaya	Papayer; pye papay
Cassia alata	Dartre; dat
Cassia occidentalis	Pois puant; pwa pyant
Catalpa longissima	Bois de chêne; bwadchenn
Cecropia peltata	Trompette; pye twonpèt
Centella asiatica	Hydrocolyle
Chicocca alba	Croc de souris; Kòk sourit
Citrus aurantifolia	Citron; sitwon
Cocos nucifera	Cocotier; pye kokoye
Colubrina arborescens	Mabi
Conocarpus erecta	Manglier; manglye
Corchorus siliquosus	Ti lalo
Cynodon dactylon	Chiendent; chendan
Drymaria cordata	Appétit marron; apeti mawon
Eucalyptus globulus	Eucalyptus; kaliptus
Euphorbia hirta	Mal nommé; malonmen
Gouania lupuloïdes	Liane savon; lyann savon
Guaiacum officinale	Gaiac franc; gayak fran
Guazuma ulmifolia	Bois d'orme; bwa dòm
Hibiscus esculentus	Calalou; kalalou
Hypericum perforatum	Millepertuis
Jatropha gossypiifolia	Petit médicinier; ti medsiyen
Kalanchoe pinnata	Loup-garou; Lougawou
Lantana camara	Bonbonnier; bonbonyen
Mangifera indica	Manguier; pye mango
Mentha nemorosa	Petit baume; ti bonm
Musa x paradisiaca	Banane; bannann
Phyllanthus niruri	Derrière dos; dèyè do
Plantago major	Plantain; planten
Priva lappulacea	Cousin vent; kouzen van
Psidium guajava	Goyavier; Pye gwayav
Punica granatum	Grenadier; pye grenad
Rhizophora mangle	Manglier rouge; manglye wouj
Ruellia tuberosa	Fleur pétard; flè peta
Sida rhombifolia	Balai glissé; bale glise
Solanum americanum	"Lanman"

Solanum mammosum	Tété de jeune fille; tete jènn fi
Spondias mombin	Mombin; monben
Stachytarpheta jamaïcensis	Verveine violette; vèven violèt
Tamarindus indica	Tamarin; tamaren
Tecoma stans	Chevalier; chevalye
Terminalia catappa	Amandier; pye zanmann
Tournefortifia hirsutissima	Chique chique; chik chik
Urena lobata	Cousin; kouzen
Waltheria indica	Balai blanc; bale blan
Zea mays	Maïs; mayi
Zizyphus mauritiana	Jujube; jujub

Anti-vomitifs

Azadirachta indica	Nime; nim
Bixa orellana	Roucou; woukou
Capraria biflora	Thé pays; te peyi
Citrus aurantium	Orange sure; zoranj si
Leonotis nepetaefolia	Grosse tête; gwo tèt
Leonurus sibiricus	-
Lycopersicon esculentum	Tomate; tomat
Mentha nemorosa	Petit baume; ti bonm
Ocimum gratissimum	"Atiyayo"
Passiflora foetida	Marie-goujat; marigouya
Pseudoelephantopus spicatus	Langue de bœuf; lang bèf
Psidium guajava	Goyavier; Pye gwayav
Punica granatum	Grenadier; pye grenad
Syzygium aromaticum	Girofle; jiwòf
Tamarindus indica	Tamarin; tamaren
Tournefortia hirsutissima	Chique chique; chikchik
Vitis vinifera	Raisin; rezen
Zingiber officinale	Gingembre; jenjanm

Aphrodisiaques (utilisés comme tels ou ayant démontré des effets réels)

Abrus precatorius	Réglisse; lyann legliz
Anacardium occidentale	Noix de cajou; nwa kajou
Beta vulgaris	Betterave; bètrav
Bidens cynapiifolia	Aiguille femelle; zegwi femèl
Bixa orellana	Roucou; woukou
Calotropis procera	Coton soie; koton swa
Centella asiatica	Hydrocotyle
Chiococca alba	Croc de souris; Kòk sourit
Cinnamomum zeylanicum	Cannelle; kanèl
Cuscuta americana	Amitié; lamitye
Daucus carota	Carotte; kawòt
Euphorbia hirta	Mal nommé; malonmen

Gouania lupuloides	Liane savon; lyann savon
Hypericum perforatum	Millepertuis
Justicia pectoralis	Charpentier; sèpantye
Momordica charantia	Assorossi; asowosi
Moringa oleifera	Benzolive; zoliv
Mucuna pruriens	Pois à grater; Pwa grate
Ocimum basilicum	Basilic; bazilik
Persea americana	Avovatier; pye zaboka
Picramnia pentandra	Bois dans bois; bwa nan bwa
Sida rhombifolia	Balai glissé; bale glise
Syzygium aromaticum	Girofle; jiwòf
Tamarindus indica	Tamarinier; Pye tamaren
Tropaeolum majus	Capucine; kapusin
Turnera diffusa	Thym savane; Ten savann
Zingiber officinale	Gingembre; jenjanm

Auriculaires – contre maux d'oreille

Bidens cynapiifolia	Aiguille femelle; zegwi femèl
Capraria biflora	Thé pays; te peyi
Crescentia cujete	Calebassier; pye kalbas
Datura stramonium	Concombre zombi; konkonb zonbi
Gossypium barbadense	Coton; koton
Kalanchoe pinnata	Loup-garou; lougawou
Mirabilis jalapa	Belle de nuit; bèl de nwi
Ocimum basilicum	Basilic; bazilik
Ocimum gratissimum	"Atiyayo"
Origanum majorana	Marjolaine; majolènn
Passiflora foetida	Marie-goujat; marigouya
Petroselinum sativum	Persil; pèsi
Physalis pubescens	Battre autour; batoto
Plumbago scandens	Herbe du diable; zèb diab
Ricinus communis	Palma-christi; Palma kristi
Ruta chalepensis	Rue; wou
Sanseviera metallica	Oreille d'âne; zorèy bourik
Solanum americanum	Lanman
Solanum torvum	Amourette; zamorèt
Tagetes patula	Souci; sousi
Verbascum thapsus	Molène; molenn
Zingiber officinale	Gingembre; jenjanm

Carminatifs – digestifs - stomachiques

Acalypha alopecuroides	Petit pompon; ti ponpon
Achyranthes indica	Queue de rat; ke rat
Ageratum conyzoïdes	-
Aloe vera	Aloès; lalwa
Ananas comosus	Ananas; anana

Annona muricata	Corossol; kowosòl
Beta vulgaris	Bettrave; bètrav
Capsicum frutescens	Piment d'oiseau; piman zwazo
Capraria biflora	Thé pays; te peyi
Carica papaya	Papayer; pye papay
Chenopodium ambrosioides	Semen kontra
Cinnamomum zeylanicum	Cannelle; kanèl
Cissampelos pariera	Lianne à cœur; lyann kè
Citrus aurantifolia	Citron; sitwon
Citrus aurantium	Orange sure; zoranj si
Colubrina arborescens	"Mabi"
Cymbopogon nardus	Citronnelle; sitwonèl
Daucus carota	Carotte; kawòt
Eryngium foetidum	Coulante; koulant
Eupatorium odoratum	Langue de chat; langchat
Foeniculum vulgare	Anis; lanni
Gnaphalium viscosum	Camomille; kamomi
Gossypium barbadense	Coton; koton
Hypericum perforatum	Millepertuis
Jatropha gossypiifolia	Petit médicinier; ti medsiyen
Justicia pectoralis	Charpentier; sèpantye
Lactuca sativa	Laitue; leti
Lantana camara	Bonbonnier; bonbonyen
Lepidium virginicum	Cresson danois; kreson danwa
Mentha nemorosa	Petit baume; ti bonm
Ocimum basilicum	Basilic; bazilik
Ocimum micranthum	Herbe à clou; zékaklou
Ocimum gratissimum	Atiyayo
Origanum majorana	Marjolaine; majolènn
Parthenium hysterophorus	Absinthe marron; absent mawon
Pasticana sativa	Celeri marron; seleri mawon
Petroselinum sativum	Persil; pèsi
Plectranthus amboinicus	Gros thym; gwo ten
Pluchea symphytifolia	La sauge; la choy
Priva lapppulacea	Cousin vent; kouzen van
Ruellia tuberosa	Fleur pétard; flè peta
Solanum tuberosum	Pomme de terre; ponm tè
Syzygium aromaticum	Girofle; jiwòf
Thymus vulgaris	Thym; ten
Turnera diffusa	Thym savane; Ten savann
Zingiber officinale	Gingembre; jenjanm

Cicatrisants

Abrus precatorius	Réglisse; lyann legliz
Agave sisalana	Pite; pit

Ageratum conyzoides	--
Allium cepa	Oignon; zonyon
Allium porrum	Poireau; powo
Allium sativum	Ail; lay
Aloe vera	Aloes, lalwa
Anacardium occidentale	Noix de cajou; nwa kajou
Annona muricata	Corossol; kowosòl
Argemone mexicana	Chardon béni; Chadwon beni
Bidens pilosa	Aiguille mâle; zegwi mal
Brassica oleracea	Chou
Bursera simaruba	Gommier; gomye
Cajanus cajan	Pois congo; pwa kongo
Calotropis procera	Coton soie; koton swa
Carica papaya	Papayer; pye papay
Catharanthus roseus	Sans cesse; sansès
Cecropia peltata	Trompette; pye twompèt
Centella asiatica	Hydrocotyle
Cinnamomum zeylanicum	Cannelle; kanèl
Citrus aurantifolia	Citron; sitwon
Citrus aurantium	Orange sure; zoranj si
Cissampelos pariera	Liane à cœur; lyann kè
Cissus sicyoïdes	Liane molle; lyann mòl
Cococs nucifera	Cocotier; pye kokoye
Crescentia cujete	Calebasse; kalbas
Cynodon dactylon	Chiendent; chiendan
Datura stramonium	Comcombre zombi; konkonb zonbi
Daucus carota	Carotte; kawòt
Eucalyptus globulus	Eucalyptus; kaliptis
Eupatorium odoratum	Langue chatte; lang chat
Euphorbia hirta	Mal nommé; malomen
Foeniculum vulgare	Anis; lanni
Gossypium barbadense	Coton; koton
Guazuma ulmifolia	Bois d'orme; bwa dòm
Hamelia patens	Corail; koray
Heliotropium indicum	Crête de coq; krèt kòk
Hypericum perforatum	Millepertuis
Ipomoea pes-capreae	Patate de mer; patat lanmè
Jatropha curcas	Médicinier beni; medsiyen beni
Jatropha gossypifolia	Petit medicinier; ti medsiyen
Justicia pectoralis	Charpentier; sèpantye
Kalanchoe pinnata	Loup-garou; Lougawou
Lantana camara	Bonbonnier; bonbonyen
Lepianthes peltata	Feuille à cœur; fèy kè
Mikania micrantha	Liane Françoise; lyann Franswaz

Mimosa pudica	Honte; wont
Momordica charantia	Assorossi; asowosi
Morinda citrifolia	Feuille douleur; fèy doulè
Moringa oleifera	Benzolive; zoliv
Musa x paradisiaca	Banane; bannann
Nerium oleander	Laurier rose; lorye woz
Nicotiana tabacum	Tabac; tabak
Ocimum basilicum	Basilic; bazilik
Origanum majorana	Marjolaine; majolènn
Passiflora foetida	Marie-goujat; marigouya
Petroselinum sativum	Persil; pèsi
Phyllanthus niruri	Derrière dos dèyè do
Plantago major	Plantain; planten
Punica granatum	Grenadier; pye grenad
Ricinus communis	Palma-christi; Palma kristi
Ruellia tuberosa	Fleur pétard; flè peta
Solanum americanum	Lanman
Solanum tuberosum	Pomme de terre; ponm tè
Spondias mombin	Mombin; monben
Stachytarpheta jamaïcensis	Verveine violette; vèvènn vyolèt
Syzygium aromaticum	Girofle; jiwòf
Tamarindus indica	Tamarin; tamaren
Thymus vulgaris	Thym; ten
Tournefortia hirsutissima	Chique-chique; chik chik
Verbascum thapsus	Molène; molenn
Waltheria indica	Balai blanc; bale blan
Zea mays	Maïs; mayi
Zizyphus mauritiana	Jujube; jujub

Contraceptifs

Abrus precatorius	Réglisse; lyann legliz
Aloe vera	Aloès; lalwa
Argemone mexicana	Chardon béni; Chadwon beni
Daucus carota	Carotte; kawòt
Gossypium barbadense	Coton; koton
Hibiscus rosa-sinensis	Shoe-black; chou blak
Jatropha curcas	Médicinier béni; medsinyen beni
Waltheria indica	Balai blanc; bale blan

Contre les abcès superficiels

Annona reticulata	Cachiman coeur de boeuf; kachiman kè bèf
Anredera leptostachys	Vigne vierge; viy vièj
Allium cepa	Oignon; zonyon

Allium porrum	Poireau; powo
Brassica oleracea	Chou
Capsicum frutescens	Piment d'oiseau; piman zwazo
Cassia alata	Dartre; dat
Cissus sicyoïdes	Liane molle; lyann mòl
Daucus carota	Carotte; kawòt
Ipomoea pes-capreae	Patate de mer; patat lan mè
Lactuca sativa	Laitue; leti
Malva rotundifolia	Mauve
Mirabilis jalapa	Belle de nuit; bèl de nwi
Passiflora quadrangularis	Grenadinier; pye grenadine
Plantago major	Plantain; planten
Rorippa nasturtium-aquaticum	Cresson; kreson
Sida rhombifolia	Balai glissé; bale glise
Solanum americanum	Lanman
Stachytarpheta jamaïcencis	Verveine violette; Vèvenn violèt

Contre les affections des bronches ou des poumons (bronchite, pneumonie, tuberculose, pneumopathie, etc.)

Achras sapota	Sapotillier; Pye sapoti
Adiantum capillus-veneris	Capillaire; kapilè
Allium cepa	Oignon; zonyon
Allium porrum	Poireau; powo
Allium sativum	Ail; lay
Anredera leptstachys	Vigne vierge; viy vièj
Beta vulgaris	Betterave; bètrav
Brassica oleracea	Chou
Bursera simaruba	Gommier; gomye
Capsicum frutescens	Piment d'oiseau; piman zwazo
Catalpa longissima	Bois de chêne; bwa dchenn
Catharanthus roseus	Sans cesse; sans sès
Cecropia peltata	Trompette; twonpèt
Chiococca alba	Croc de souris; Kòk sourit
Citrullus lanatus	Melon d'eau; melon dlo
Cocos nucifera	Cocotier; pye kokoye
Coffea arabica	Café; kafe
Colubrina arborescens	Mabi
Conocarpus erecta	Manglier; manglye
Crescentia cujete	Calebasse; kalbas
Crotalaria retusa	Pète-pète; pètpèt
Eryngium foetidum	Coulante; koulant
Eucalyptus globulus	Eucalyptus; kaliptus
Foeniculum vulgare	Anis; lanni
Gossypium barbadense	Coton; koton
Guaiacum officinale	Gaïac franc; gayak fran
Guazuma ulmifolia	Bois d'orme; bwa dòm
Heliotropium indicum	Crête de coq; krèt kòk
Hypericum perforatum	Millepertuis

Justicia pectoralis	Charpentier; sèpantye
Lactuca sativa	Laitue; leti
Leonotis nepetaefolia	Grosse tête; gwo tèt
Malva rotundifolia	Mauve
Mammea americana	Abricotier; pye zabriko
Mimosa pudica	Honte; wont
Musa x paradisiaca	Banane; bannann
Nerium oleander	Laurier rose; lorye wòz
Ocimum gratissimum	"Atiyayo"
Ocimum micranthum	Herbe à clou; zèbaklou
Plantago major	Plantain; planten
Plumbago scandens	Herbe au diable; zèb dyab
Prosopis julifolia	Bahahonde; bayawond
Punica granatum	Grenadier, pye grenad
Rhizophora mangle	Manglier rouge; manglye wouj
Rhoeo spathacea	Boule de ars; boul di mas
Ricinus communis	Palma-christi; Palma kristi
Rorippa Nastutium-aquticum	Cresson; kreson
Ruellia tuberosa	Fleur pétard; flè peta
Sechium edule	Mirliton; militon
Solanum tuberosum	Pomme de terre; ponm tè
Taraxacum vulgare	Pissenlit
Trichilia hirta	Mombin bâtard; monben bata
Tropaeolum majus	Capucine; kapusin
Turnera diffusa	Thym savane; Ten savann
Turnera ulmifolia	Zombi dans bois; zonbi nan bwa
Urena lobata	Cousin; kouzen

Contre les affections des reins et / ou de la vessie

Acalypha alopecuroidea	Petit pompon; ti ponpon
Achras sapota	Sapotillier; Pye sapoti
Allium cepa	Oignon; zonyon
Allium porrum	Poireau; poro
Amaranthus sp.	Epinard pays; zepina peyi
Bidens cynapifolia	Aiguille femelle; zegwi femèl
Bidens pilosa	Aiguille male; zegwi mal
Boerhaavia diffusa	Kase zo
Brassica olracea	Chou
Cassia occidentalis	Pois puant; pwa piant
Centella asiatica	Hydrocotyle
Chiococca alba	Croc de souris; Kòk sourit
Cissampelos pariera	Feuille cœur; fèy kè
Citrullus lanatus	Melon d'eau; melon dlo

Corchorus siliquosus	Ti lalo
Cupania americana	Satanier; satanye
Cuscuta americana	Amitié; lamitye
Cynodon dactylon	Chiendent; chendan
Eucalyptus globulus	Eucalyptus; kaliptus
Eupatorium odoratum	Langue de chat; lang chat
Euphorbia hirta	Mal nommé; malomen
Guazuma ulmifolia	Bois d'orme; bwa dòm
Heliotropium indicum	Crête de coq; krèt kòk
Ipomoea pes-capreae	Patate de mer; patat lanmè
Kalanchoe pinnata	Loup-garou; lougawou
Lepianthes peltata	Feuille à coeur; fey kè
Mimosa pudica	Honte; wont
Morinda citrifolia	Feuille douleur; fey doulè
Musa x paradisiaca	Banane; bannann
Ocimum basilicum	Basilic; bazilik
Parthenium hysterophorus	Absinthe marron; absent mawon
Passiflora edulis	Grenadia; grenadya
Passiflora foetida	Marie-goujat; marigouya
Passiflora quadrangularis	Grenadinier; pye grenadine
Phaseolus vulgaris	Pois rouge; pwa rouj. Pois noir; pwa nwa
Phyllanthus niruri	Derrière dos; dèyè do
Physalis angulata	Battre autour; batoto
Pimenta racemosa	Bois d'inde; bwa din
Portulaca oleracea	Pourpier; koupye
Ruellia tuberosa	Fleur petard; flè peta
Sechium edule	Mirliton; militon
Sida rhombifolia	Balai glissé; bale glise
Solanum mammosum	Tété jeune fille; tete jènn fi
Solanum torvum	Amourette; zamorèt
Spermacoce assurgens	Couper colonne; koupe kolònn
Spondias mombin	Mombin; monben
Tamarindus indica	Tamarin; tamaren
Taraxacum vulgare	Pissenlit
Thespesia populnea	Feuille tension; fèy tension
Tropaeolum majus	Capucine; kapusin
Urena lobata	Cousin; kouzen
Vitis vinifera	Raisin; rezen

Waltheria indica	Balai blanc; bale blan
Zea mays	Maïs; mayi

Contre l'anémie falciforme (voir aussi anti anémiques et contre la carence en fer)

Cajanus cajan	Pois congo; pwa kongo
Calotropis procera	Coton soie; koton swa
Carica papaya	Papayer; pye papay
Terminalia catappa	Amandier; pye zanmann

Contre anxiété, angoisse, neurasthénie, nervosité

Brassica oleracea	Chou
Calotropis procera	Coton soie; koton swa
Capsicum frutescens	Piment d'oiseau; piman zwazo
Cecropia peltata	Trompette; tronpèt
Chrysopogon zizanioides	Vétiver; vetivè
Citrus aurantium	Orange sûre; zoranj si
Gossypium barbadense	Coton; koton
Hypericum perforatum	Millepertuis
Justicia pectoralis	Charpentier; sépantye
Lippia alba	Mélisse; melis
Ocimum basilicum	Basilic; bazilik
Origanum majorana	Marjolaine; majolenn
Passiflora edulis	Grenadia; grenadya
Passiflora foetida	Marie-goujat; marigouya
Persea americana	Avocatier; pye zaboka
Petroselinum sativum	Persil; pèsi
Plectranthus amboinicus	Gros thym; gwo ten
Stachytarpheta jamaïcensis	Verveine violette; Vèvenn violèt
Thymus vulgaris	Thym; ten

Contre les aphtes de la bouche

Allium cepa	Oignon; zonyon
Bidens pilosa	Aiguille mâle; zegwi mal
Citrus aurantifolia	Citron; sitwon
Cocos nucifera	Cocotier; pye kokoye
Gouania lupuloïdes	Liane savon; lyann savon
Ocimum basilicum	Basilic; bazilik
Rorippa nasturtium-aquaticum	Cresson; kreson
Thymus vulgaris	Thym; ten

Contre les brûlures de la peau

Aloe vera	Aloès; lalwa
Bixa orellana	Roucou
Centella asiatica	Hydrocotyle
Cocos nucifera	Cocotier; pye kokoye
Cucurbita moschata	Giraumon; joumou
Gossypium barbadense	Coton; koton
Hypericum perforatum	Millepertuis
Jatropha curcas	Médicinier béni; medsiyen beni
Jatropha gossypiifolia	Petit médicinier; ti medsiyen

Lycopersicon esculentum	Tomate; tomat
Solanum americanum	Lanman
Solanum Melongena	Aubergine; berejenn
Solanum tuberosum	Pomme de terre; Ponm tè
Spermacoce assurgens	Couper colonne; koupe kolònn
Verbascum thapsus	Molène; molènn

Contre la candidose (affection due à un champignon)

Allium schoenoprasum	Cive, siv
Bidens pilosa	Aiguille; zegwi
Cassia alata	Dartre; fèy dat
Cassia occidentalis	Pois puant; pwa pyant
Gliricidia sepium	Lilas étranger; lila etranje
Jatropha curcas	Médicinier béni; medsiyen beni
Lippia alba	Mélisse; melis
Lycopersicon esculentum	Tomate; tomat
Mangifera indica	Manguier, pye mango
Musa x paradisiaca	Bananier; pye bannann
Solanum americanum	Lanman fran
Spondias mombin	Mombin; monben
Swietenia mahagoni	Acajou; Pye akajou
Synedrella nodiflora	Feuille dépot; fèy depo

Contre calculs des reins et / ou de la vessie

Acalypha alopecuroïdes	Petit pompon; ti ponpon
Achras sapota	Sapotillier; Pye sapoti
Allium porrum	Poireau; poro
Allium sativum	Ail; lay
Bidens pilosa	Aiguille male; zegwi mal
Cajanus cajan	Pois congo; pwa Kongo
Cassia occidentalis	Pois puant; pwa pyant
Chiococca alba	Croc de souris; Kòk sourit
Cissampelos pariera	Liane à cœur; lyann kè
Cocos nucifera	Cocotier; pye kokoye
Cynara scolymus	Artichaut; aticho
Cynodon dactylon	Chiendent; chendan
Euphorbia hirta	Mal nommé; malomen
Foeniculum vulgare	Anis; lanni
Heliotropium indicum	Crête de coq; krèt kòk
Kalanchoe pinnata	Loup-garou; lougawou
Lepianthes peltata	Feuille à cœur; fèy kè
Lepidum virginicum	Cresson danois; kreson danwa
Melia azedarach	Lilas; lila
Mimosa pudica	Honte; wont
Opuntia ficus-indica	Raquette; rakèt

Parthenium hysterophorus	Absinthe marron; absent mawon
Petroselinum sativum	Persil; pèsi
Phyllanthus niruri	Derrière dos; dèyè do
Plantago major	Plantain; planten
Punica granatum	Grenadier; pye grenad
Rivina humilis	Bonbon codine; Bonbon kodin
Sechium edule	Mirliton; militon
Sida rhombifolia	Balai glissé; bale glise
Solanum melongena	Aubergine; berejènn
Solanum torvum	Amourette; zamorèt
Spermacoce assurgens	Couper colonne; koupe kolònn
Spondias purpurea	Cirouelle; siwèl
Tamarindus indica	Tamarinier; Pye tamaren
Taraxacum vulgare	Pissenlit
Zea mays	Maïs; mayi

Contre la carence en calcium

Amaranthus sp	Epinard du pays; zepina peyi
Brassica oleracea	Chou
Corchorus olitorius	Lalo
Cucurbita moschata	Giraumon; jouroumou
Hibiscus esculentus	Calalou; kalalou
Moringa oleifera	Benzolive; zoliv
Portulaca oleracea	Pourpier; koupye
Sesamum indicum	Sésame; wowoli

Contre la carence en fer

Amaranthus sp	Epinard du pays; zepina
Carica papaya	Papayer; pye papay
Corchorus olitorius	Lalo; lalo
Malpighia emarginata	Cerisier; pye seriz
Moringa oleífera	Benzolive; zoliv
Portulaca oleracea	Pourpier; koupye
Rorippa nasturtium-aquaticum	Cresson; kreson
Sesamum indicum	Sésame; wowoli
Trichostigma octandrum	Liane panier; Lyann panye

Contre la carence en vitamine A (ou en ß-carotène pouvant se transformer en vitamine A)

Amaranthus sp	Epinard du pays; zepina
Beta vulgaris	Betterave; bètrav
Capsicum annuum	Piment doux; piman dou
Carica papaya	Papayer; pye papay
Cucurbita moschata	Giraumon; joumou
Daucus carota	Carotte; kawòt

Ipomoea batatas	Patate jaune; patat jòn
Mammea americana	Abricotier; pye zabriko
Mangifera indica	Manguier; pye mango
Manihot esculentum	Manioc; manyòk
Moringa oleífera	Benzolive; zoliv
Persea americana	Avocatier; pye zaboka
Petroselinum sativum	Persil; pèsi
Portulaca oleracea	Pourpier; koupye
Rorippa nasturtium-aquaticum	Cresson; kreson

Contre les chéloides (marques laissées sur la peau après une blessure ou autre traumatisme)

Allium cepa	Oignon; zonyon
Eupatorium odoratum	Langue de chat; langchat
Hypericum perforatum	Millepertuis

Contre chocs émotionnels et colère

Annona muricata	Corossolier; pye kowosòl
Citrus aurantium	Orange sure; zoranj si
Coffea arabica	Café; kafe
Cupania americana	Satanier; satanye
Eryngium foetidum	Coulante; koulant
Gossypium barbadense	Coton; koton
Melicoccus bijugatus	Quéneppier; pye kenèp
Plantago major	Plantain; planten
Sacharum officinarum	Canne à sucre; kann
Stachytarpheta jamaicensis	Vervenne violette; vèvenn vyolèt
Thevetia peruviana	Feuille saisissement; fèy sezisman
Thymus vulgaris	Thym; ten

Contre cholestérol, artériosclérose, obésité, pour l'amélioration du profil lipidique

Achras sapota	Sapotillier; Pye sapoti
Allium cepa	Oignon; zonyon
Allium porrum	Poireau ; poro
Allium sativum	Ail; lay
Amaranthus sp	Epinard du pays; zepina peyi
Arachis hypogaea	Arachide; pistach
Bixa orellana	Roucou; woukou
Capsicum frutescens	Piment d'oiseau; piman zwazo
Cecropia peltata	Trompette; pye twonpèt
Citrus aurantifolia	Citron ; sitwon
Citrus aurantium	Oranger sur; zoranj si
Curcuma longa	Safran; safran
Cymbopogon nardus	Citronnelle; sitwonèl
Cynara scolymus	Artichaut; aticho
Daucus carota	Carotte ; kawòt

Eucalyptus globulus	Eucalyptus ; kaliptis
Euphorbia hirta	Mal nommé; malonmen
Foeniculum vulgare	Anis; lanni
Hypericum perforatum	Millepertuis
Leonurus sibiricus	-
Malpighia emarginata	Cerisier; pye seriz
Mangifera indica	Manguier; pye mango
Mirabilis jalapa	Belle de nuit; bèl de nwi
Momordica charantia	Assorossi; Asowosi
Moringa oleifera	Benzolive; zoliv
Mucuna pruriens	Pois à gratter; Pwa grate
Ocimum basilicum	Basilic; bazilik
Opuntia ficus-indica	Raquette; rakèt
Passiflora edulis	Grenadia; grenadya
Persea americana	Avocatier; pye zaboka
Phaseolus vulgaris	Pois rouge; pwa wouj
Portulaca oleracea	Pourpier; koupye
Prosopis juliflora	Bayahonde; bayahond
Psidium guajava	Goyavier; Pye gwayav
Punica granatum	Grenadier; pye grenad
Sechium edule	Mirliton; militon
Sesamum indicum	Sésame; wowoli
Solanum melongena	Aubergine; berejènn
Sorghum vulgare	Petit mil; pitimi
Spondias mombin	Mombin; monben
Syzygium aromaticum	Girofle; jiwòf
Tamarindus indica	Tamarinier; Pye tamaren
Taraxacum vulgare	Pissenlit
Tecoma stans	Chevalier; chevalye
Theobroma cacao	Cacao; kakao
Vitis vinifera	Raisin; rezen
Zea mays	Maïs; mayi
Zingiber officinale	Gingembre; jenjanm

Contre dermatoses et/ou ulcères cutanés

Ageratum conyzoïdes	-
Allium porrum	Poireau; powo
Allium sativum	Ail; lay
Aloe vera	Aloès; lalwa
Argemone mexicana	Chardon béni; Chadwon beni
Azadirachta indica	Nime; nim
Bixa orellana	Roucou; woukou
Brassica oleracea	Chou
Calatropis procera	Coton soie; koton swa
Carica papaya	Papayer; pye papay
Cassia alata	Dartre; dat
Cassia occidentalis	Pois puant ; pwa pyant
Cecropia peltata	Trompette; twonpèt
Centella asiatica	Hydrocotyle
Cissus sicyoïdes	Liane molle; lyann mòl
Citrus aurantifolia	Citron; sitwon

Daucus carota	Carotte ; kawòt	*Parthenium hysterophorus*	Absinthe marron ; absent mawon
Eupatorium odoratum	Langue de chat ; lang chat	*Passiflora foetida*	Marie-goujat ; marigouya
Guazuma ulmifolia	Bois d'orme ; bwa dòm	*Phaseolus vulgaris*	Pois rouge ; pwa wouj. Pois noir ; pwa nwa
Hamelia patens	Corail ; koray	*Plantago major*	Plantain ; planten
Heliotropium indicum	Crête de coq ; krèt kòk	*Plumbago scandens*	Herbe du diable ; zèb diab
Hypericum perforatum	Millepertuis	*Psidium guajava*	Goyavier ; Pye gwayav
Jatropha curcas	Medicinier béni ; medsiyen beni	*Punica granatum*	Grenadier ; pye grenad
Lantana camara	Bonbonnier ; bonbonyen	*Senecioides cinerea*	Torchon sale ; tòchon sal
Leonotis nepetaefolia	Grosse tête ; gwo tèt	*Solanum americanum*	Lanman fran
Mammea americana	Abricotier ; pye zabriko	*Solanum melongena*	Aubergine ; berejènn
Mangifera indica	Manguier ; pye mango	*Spondias mombin*	Mombin ; monben
Melia azedarach	Lilas ; lila	*Stachytarpheta jamaïcencis*	Verveine violette ; vèvènn violèt
Mentha nemorosa	Petit baume ; ti bonm	*Thespesia populnea*	Feuille tension ; fèy tansyon. Feuille d'Haïti ; fèy d'Ayiti
Mikania micrantha	Liane françoise ; lyann franswaz	*Thevetia peruviana*	Feuille saisissement ; fèy sezisman
Mirabilis jalapa	Belle de nuit ; bèl de nwi	*Tournefortia hirsutissima*	Chique-chique ; chik chik
Momordica charantia	Assorossi ; asowosi		
Musa x paradisiaca	Bananier ; pye bannann		
Nerium oleander	Laurier rose ; lorye wòz		
Ocimum basilicum	Basilic ; bazilik		
Oryza sativa	Riz ; diri		
Parkinsonia aculeate	Mme Naize ; madan Nayiz		

Urena lobeta	Cousin ; kouzen
Verbascum thapsus	Molène ; molènn
Waltheria indica	Balai blanc ; bale blan

Contre la dysmenorrhée (douleurs menstruelles)

Capraria biflora	Thé pays ; te peyi
Cassia occidentalis	Pois puant ; pwa pyant
Catharanthus roseus	Sans cesse ; sansès
Chiococca alba	Croc de souris ; Kòk sourit
Gossypium barbadense	Coton ; koton
Lactuca sativa	Laitue ; leti
Lantana camara	Bonbonnier ; bonbonyen
Melicoccus bijugatus	Quéneppier ; pye kenèp
Musa x paradisiaca	Bananier ; pye bannann
Ocimum gratissimum	Atiyayo
Ocimum micranthum	Franbasin ; fonbazen
Origanum majorana	Marjolaine ; majolènn
Petroselinum sativum	Persil ; pèsi
Persea americana	Avocatier ; pye zaboka
Plectranthus amboinicus	Gros thym ; gwo ten
Sida rhombifolia	Balai glissé ; bale glise
Stachytarpheta jamaïcensis	Verveine violette ; vèvènn violèt
Syzygium aromaticum	Girofle ; jiwòf
Thymus vulgaris	Thym ; ten
Zingiber officinale	Gingembre ; jenjanm

Contre les escarres ("maleng kabann")

Ipomoea pes-capreae	Patate de mer ; patat lanmè

Contre l'excès d'acide urique (cet excès peut causer des douleurs aux articulations et des calculs urinaires)

Allium sativum	Ail ; lay
Apium graveolens	Céléri ; seleri
Cynara scolymus	Artichaut ; aticho
Daucus carota	Carotte ; kawòt
Foeniculum vulgare	Anis ; lanni
Guaïcum officinalis	Gaïc ; gayak
Heliotropium indicum	Crête de coq ; krèt kòk
Ocimum basilicum	Basilic ; bazilik
Petroselinum sativum	Persil ; pèsi
Senecioïdes cinerea	Torchon sale ; tòchon sal
Taraxacum vulgare	Pissenlit
Thymus vulgaris	Thym ; ten

Contre les fièvres éruptives (rougeole, varicelle, etc...)

Bixa orellana	Roucou ; woukou
Capraria biflora	Thé pays ; te peyi
Lantana camara	Bonbonnier ; bonbonyen
Passiflora foetida	Marie-goujat ; marigouya
Sambuscus simpsonii	Sureau ; siwo

Contre folie et maladies mentales

Ageratum conyzoïdes	-
Crotalaria retusa	Pète pète ; pètpèt

Datura stramonium	Concombre zombi; konkonb zonbi
Mangifera indica	Manguier; pye mango
Plumbago scandens	Herbe du diable; zèb diab

Contre fractures, foulures, entorses, dislocations

Acalypha alopecuroides	Petit pompon; ti ponpon
Annona reticulata	Cachiman cœur de bœuf, kachiman kè bèf
Anredera leptostachys	Vigne vierge; viy vièj
Bixa orellana	Roucou; woukou
Boerhaavia diffusa	Kase zo
Cissus sicyoïdes	Liane molle; lyann mòl
Cynodon dactylon	Chiendent; chiendan
Guazama ulmifolia	Bois d'orme; bwa dòm
Hura crepitans	Sablier; pye sablye
Hypericum perforatum	Millepertuis
Justicia pectoralis	Charpentier, sèpantye
Mikania micrantha	Liane françoise; lyann franswaz
Mirabilis jalapa	Belle de nuit; bèl de nwi
Pavonia sp.	-
Priva lappulacea	Cousin vent; kouzen van
Pseudoelephantopus spicatus	Langue de bœuf; lang bèf
Spondia purpurea	Cirouelle; siwèl

Contre la gastrite et les douleurs d'estomac (Voir aussi : Contre l'Helicobacter pylori)

Bauhinia divaricata	Petit caleçon ; ti kanson
Carica papaya	Papayer; pye papay;
Cissampelos pariera	Feuille à cœur; fèy kè
Gossypium barbadense	Cotonnier; pye koton
Justicia pectoralis	Charpentier; sèpantye
Lippia alba	Mélisse; melis
Mentha sp	Menthe; mant
Ocimum basilicum	Basilic; bazilik
Ocimum gratissimum	Atiyayo
Spondias purpurea	Cirouelle; siwèl
Solanum tuberosa	Pomme de terre; ponm tè
Terminalia catappa	Amandier; pye zanmann

Contre gingivite, maux de dent, pyorrhée - soins dentaires

Albizia lebbeck	Tcha tcha
Anredera leptostachys	Vigne vierge ; viy vièj
Cajanus cajan	Pois congo; pwa kongo
Carica papaya	Papayer; pye papay
Catharantus roseus	Sans cesse; san sès

Cecropia peltata	Trompette; tronpèt
Chenepodium ambrosioides	Semen kontra
Chiococca alba	Croc de souris; Kòk sourit
Citrus aurantifolia	Citronnier; pye sitwon
Cocos nucifera	Cocotier; pye kokoye
Crescenta cujete	Calebassier; pye kalbas
Gouania lupuloïdes	Liane savon; lyann savon
Jatropha curcas	Médicinier béni; medsiyen beni
Lycopersicon esculentum	Tomate; tomat
Mangifera indica	Manguier; pye mango
Manihot esculenta	Manioc; manyòk
Mentha nemorosa	Petit baume; ti bonm
Mimosa pudica	Honte; wont
Nerium oleander	Laurier rose; lorye wòz
Nicotiana tabacum	Tabac; tabak
Origanum majorena	Marjolaine; majolènn
Parthenium hysterophorus	Absinthe marron; absent mawon
Petiveria alliacea	Avé; ave
Pimenta racemosa	Bois d'inde; bwa din
Pinus occidentalis	Bois pin; Bwa pen
Plantago major	Plantain; planten

Pluchea symphytifolia	La chose; la chòy
Plumbago scandens	Herbe du diable; zèb diab
Prosopis juliflora	Bayahonde; bayawond
Psidium guajava	Goyavier; Pye gwayav
Punica granatum	Grenadier; pye grenad
Ricinus communis	Palma-christi; Palma kristi
Ruellia tuberosa	Fleur pétard; flè peta
Simuruba glauca	Frêne; frènn
Solanum americanum	Lanman
Spondias mombin	Mombin; monben
Syzygium aromaticum	Girofle; jiwòf
Thespesia populnea	Feuille d'Haïti; fèy d'Ayiti Feuille tension; fèy tansyon
Thevetia peruviana	Feuille saisissement; fèy sezisman
Trichilia hirta	Mombin bâtard; monben bata
Urena lobata	Cousin; kouzen
Zingiber officinale	Gingembre; jenjanm

Contre l'Helicobacter pylori (bactérie parasitant l'estomac et souvent responsable d'ulcères à ce niveau)

Abrus precatorius	Réglisse; lyann legliz

Brassica oleracea	Chou (brocoli) ; chou (bwokoli)
Curcuma longa	Safran ; safran
Hibiscus esculentus	Calalou ; kalalou
Lippia alba	Mélisse ; melis
Momordica charantia	Assorossi ; asowosi
Phyllanthus niruri	Derrière dos ; dèyè do
Rorippa nasturtium-aquaticum	Cresson ; kreson
Solanum torvum	Amourette ; zamorèt

Contre les hématomes et les traumatismes

Crescentia cujete	Calabasse ; kalbas
Justicia pectoralis	Charpentier ; sèpantye
Mikania micrantha	Liane françoise ; lyann franswaz
Musa acuminata	Banane ; bannann
Opuntia ficus-indica	Raquette ; rakèt
Persea americana	Avocatier ; pye zaboka
Plectranthus amboinicus	Gros thym ; gwo ten
Ricinus communis	Palma christi ; Palma kristi

Contre l'insomnie

Achras sapota	Sapotillier ; Pye sapoti
Annona muricata	Corossol ; kowosòl
Argemone mexicana	Chardon béni ; Chadwon beni
Chrysopogon zizanioides	Vétiver ; vetivè
Citrus aurantium	Orange sûre ; zoranj si
Hypericum perforatum	Millepertuis
Ipomoea batatas	Patate ; patat
Justicia pectoralis	Charpentier ; sèpantier
Lactuca sativa	Laitue ; leti
Mimosa pudica	Honte ; wont
Ocimum basilicum	Basilic ; bazilik
Origanum majorana	Marjolaine ; majolènn
Passiflora edulis	Grenadia ; grenadya
Plantago major	Plantain ; planten
Saccharum officinarum	Canne à sucre ; kann
Solanum melongena	Aubergine ; berejènn
Solanum torvum	Amourette, zamorèt
Stachytarpheta jamaicencis	Verveine violette ; vèvenn vyolèt
Thevetia peruviana	Feuille saisissement ; fèy sezisman
Turnera ulmifolia	Zombi dans bois ; zonbi nan bwa
Verbascum thapsus	Molène ; molènn

Contre le mal des transports

Gliricidia sepium	Lilas étranger ; lila etranje
Origanum majorana	Marjolaine ; majolènn

Zingiber officinale	Gingembre ; jenjanm

Contre maux de gorge, angine, enrouement

Abrus precatorius	Réglisse ; lyann legliz
Ageratum conyzoïdes	-
Albizia lebbeck	Tcha tcha
Ananas comosus	Ananas, anana
Bidens pilosa	Aiguille mâle; zegwi mal
Bixa orellana	Roucou
Cassia alata	Dartre; dat
Cassia occidentalis	Pois puant; pwa pyant
Catalpa longissima	Bois de chêne; bwadchenn
Catharanthus roseus	Sans cesse; san sès
Chrysophyllum cainito	Caimitier; pye kaymit
Cissus sicyoides	Liane molle; lyann mòl
Citrus aurantifolia	Citron; sitwon
Citrus aurantifolia	Orange sure; zoranj si
Cocos nucifera	Cocotier; pye kokoye
Datura stramonium	Concombre zombi; konkonb zonbi
Eupatorium odoratum	Langue de chat; langchat
Heliotropium indicum	Crête de coq; krèt kòk
Hibiscus rosa-sinensis	Shoe-black; chou blak
Guazuma ulmifolia	Bois d'orme; bwa dòm
Jatropha curcas	Médicinier béni; medsiyen beni
Justicia pectoralis	Charpentier; sèpantye
Lycopersicon esculentum	Tomate; tomat
Malva rotundifolia	Mauve
Mangifera indica	Manguier; pye mango
Ocimum gratissimum	Atiyayo
Opuntia ficus-indica	Raquette; rakèt
Oryza sativa	Riz; diri
Passiflora foetida	Marie-goujat; marigouya
Passiflora quadrangularis	Grenadinier; pye grenadin
Plantago major	Plantain; planten
Portulaca oleracea	Pourpier; koupye
Priva lappulacea	Cousin vent; kouzen van
Prosopis juliflora	Bayahonde; bayawond
Punica granatum	Grenadier; pye grenad
Rhizophora mangle	Manglier rouge; manglye wouj
Saccharum officinarum	Canne; kann
Solanum americanum	Lanman
Spondias mombin	Mombin; monben
Spondias purpurea	Cirouelle; siwèl
Tamarindus indica	Tamarin; tamaren
Thymus vulgaris	Thym; ten
Urena lobata	Cousin; kouzen

Zingiber officinale	Gingembre; jenjanm
Zizyphus mauritiana	Jujube; jujub

Contre maux de tête, céphalées, névralgies

Abrus precatorius	Réglisse; lyann legliz
Allium cepa	Oignon; zonyon
Anacardium occidentale	Noix de cajou; nwa kakou
Annona muricata	Corossol; kowosòl
Annona reticulata	Cachiman; kachiman
Artocarpus altilis	Arbre véritable; lam veritab; Arbre à pain labapen
Asclepias curassavica	Herbe Mme Bouvin; zèb Madan Bouven
Bixa orellana	Roucou; woukou
Calotropis procera	Coton soie; koton swa
Cassia alata	Dartre; dat
Cissus sicyoides	Liane molle; lyann mòl
Citrullus lanatus	Melon d'eau; melon dlo
Citrus aurantium	Orange sure; zoranj si
Cymbopogon nardus	Citronnelle; sitwonèl
Datura stramonium	Concombre zombi; konkonb zonbi
Euphorbia hirta	Mal nommé; malomen
Foeniculum vulgare	Anis; lanni
Hamelia patens	Corail; koray
Jatropha curcas	Médicinier béni; medsinyen beni
Kalanchoe pinnata	Loup-garou; Lougawou
Leonotis nepetaefolia	Grosse tête; gwo tèt
Lepianthes peltata	Feuille à cœur; fèy kè
Lippia alba	Mélisse; melis
Luffa aegyptiaca	Torchon; tòchon
Lycopersicon esculentum	Tomate; tomat
Melia azedarach	Lilas; lila
Mentha nemorosa	Petit baume; ti bonm
Morinda citrifolia	Feuille douleur; fèy doulè
Moringa oleifera	Benzolive; zoliv
Musa x paradisiaca	Banane; bannann
Nicotiana tabacum	Tabac; tabak
Ocimum basilicum	Basilic; bazilik
Ocimum gratissimum	"Atiyayo"
Ocimum micranthum	Franbasin; fonbazen
Opuntia ficus-indica	Raquette; rakèt
Origanum majorana	Marjolaine; majolenn
Parthenium hysterophorus	Absinthe marron; absent mawon
Passiflora quadrangularis	Grenadier; pye grenad

Petiveria alliacea	Avé; ave
Pimenta racemosa	Bois d'inde; bwa din
Plectranthus amboinicus	Gros thym; gwo ten
Pluchea symphytifolia	La chose; la chòy
Rhoeo spathacea	Boule de mars; boul di mas
Ricinus communis	Palma-christi; Palma kristi
Sambuscus simpsonii	Sureau; siwo
Solanum tuberosum	Pomme de terre; ponm tè
Stachytarpheta jamaïcensis	Verveine violette ; vèvènn violèt
Syzygium aromaticum	Girofle; jiwòf
Tecoma stans	Chevalier; chevalye
Terminalia catappa	Amandier; pye zanmann
Thespesia populnea	Feuille tension ; fèy tansyon
Thymus vulgaris	Thym; ten
Turnera diffusa	Thym savane; Ten savann
Vitis vinifera	Raisin; rezen
Zingiber officinale	Gingembre; jenjanm

Contre le muguet (candidose buccale)

Allium schonoprasum	Cive; siv
Cocos nucifera	Cocotier; pye kokoye
Drymaria cordata	Appétit marron; apeti mawon
Euphorbia hirta	Mal nommé; malomen
Jatropha curcas	Médicinier béni; medsiyen beni
Lycopersicon esculentum	Tomate; tomat
Solanum americanum	Lanman

Contre les parasites de la peau

Allium sativum	Ail; lay
Annona muricata	Corossol; kowosòl
Annona reticulata	Cachiman coeur de bœuf; Kachiman kè bèf
Cassia alata	Dartre; dat
Cinnamonum zeylanicum	Cannelle; kanèl
Erythrina sp.	Immortel; imòtèl
Guazuma ulmifolia	Bois d'orme; bwa dòm
Leonotis nepetaefolia	Grosse tête; gwo tèt
Mammea americana	Abricotier; pye zabriko
Mangifera indica	Manguier; pye mango
Melia azedarach	Lilas; lila
Momordica charantia	Assorossi; asowosi
Nerium oleander	Laurier rose; lorye wòz
Nicotiana tabacum	Tabac; tabak
Ocimum basilicum	Basilic; bazilik
Parthenium hysterophorus	Absinthe marron; absent mawon
Petiveria alliacea	Avé; ave
Petroselinum sativum	Persil; pèsi

Phyllanthus niruri	Derrière dos; dèyè do
Solanum mammosum	Tété de jeune fille ; tete jènn fi
Syzygium aromaticum	Girofle; jiwòf
Thymus vulgare	Thym; ten

Contre les problèmes cardiaques

Abrus precatorius	Réglisse; lyann legliz
Allium cepa	Oignon; zonyon
Allium sativum	Ail; lay
Beta vulgaris	Betterave; bètrav
Boerhaavia diffusa	Kase zo
Cajanus cajan	Pois congo; pwa kongo
Catharanthus roseus	Sans cesse; san sès
Cecropia peltata	Trompette; twonpèt
Chernopodium ambrosioides	Semen kontra
Cinnamomum zeylanicum	Cannelle; kanèl
Cissus sicyoïdes	Liane molle; lyann mòl
Gossypium barbadense	Coton; koton
Lactuca sativa	Laitue; leti
Lycopersicon esculentum	Tomate; tomat
Melia azedarach	Lilas; lila
Morinda citrifolia	Feuille douleur; fèy doulè
Moringa oleifera	Benzolive; zoliv
Musa x paradisiaca	Banane; bannann
Nerium oleander	Laurier rose; lorye wòz
Ocimum basilicum	Basilic; bazilik
Parthenium hysterophorus	Absinthe marron; absent mawon
Passiflora foetida	Marie-goujat; marigouya
Passiflora quadrangularis	Grenadinier; pye grenadin
Petiveria alliacea	Avé; ave
Phaseolus vulgaris	Pois rouge; pwa rouj ; Pois noir; pwa nwa
Portulaca oleracea	Pourpier ; koupye
Ruta chalepensis	Rue; rou
Solanum americanum	Lanman
Solanum melongena	Aubergine; berejènn
Thevetia peruviana	Feuille saisissement; fèy sezisman
Urena lobata	Cousin; kouzen
Vitis vinifera	Raisin; rezen

Contre les problèmes oculaires

Abrus precatorius	Réglisse; lyann legliz
Ageratum conyzoïdes	-
Albizia lebbeck	Tcha tcha
Aloe vera	Aloès; lalwa
Argemone mexicana	Chardon béni; Chadwon beni
Asclepias curassavica	Herbe Mme Bouvin; zèb madan Bouven
Boerhaavia diffusa	Kase zo

Bixa orellana	Roucou; woukou
Calotropis procera	Coton soie; koton swa
Capraria biflora	Thé pays; te peyi
Cassia alata	Dartre; dat
Catharanthus roseus	Sans cesse; san sès
Centella asiatica	Hydrocotyle
Chrysophyllum cainito	Caïmitier; pye kaïmit
Citrus aurantifolia	Citron; sitwon
Conocarous erecta	Manglier; manglye
Cynodon dactylon	Chiendent; chiendan
Daucus carota	Carotte; kawòt
Foeniculum vulgare	Anis; lanni
Heliotropium indicum	Crête de coq; krèt kòk
Hibiscus rosa-sinensis	"Shoe black"; chou blak
Kalanchoe pinnata	Loup-garou; Lougawou
Lactuca sativa	Laitue; leti
Lycopersicon esculentum	Tomate;tomat
Musa x paradisiaca	Bananier; pye bannann
Nicotiana tabacum	Tabac; tabak
Ocimum basilicum	Basilic; bazilik
Ocimum gratissimum	"Atiyayo"
Ocimum micranthum	Franbasin; fonbazen
Opuntia ficus indica	Raquette; rakèt
Origanum majorana	Marjolaine; majolènn
Oryza sativa	Riz; diri
Petroselinum sativum	Persil; pèsi
Phyllanthus niruri	Derrière dos; dèyè do
Plantago major	Plantain; planten
Pluchea symphytifolia	La chose; la chòy
Portulaca oleracea	Pourpier; koupye
Priva lappulacea	Cousin vent; kouzen van
Prosopis juliflora	Bayahonde; bayawond
Pseudo-elephantopus spicatus	Langue de bœuf; lang bèf
Salvia occidentalis	Petit baume marron; ti bonm mawon
Sambuscus simpsonii	Sureau; siwo
Sesamum indicum	Sésame; wowoli
Solanum americanum	Lanman fran
Spondias mombin	Mombin; monben
Spondias purpurea	Cirouelle; siwèl
Tagetes patula	Souci; sousi
Tamarindus indica	Tamarin; tamaren
Urena lobata	Cousin; kouzen
Vitis vinifera	Raisin; rezen
Waltheria indica	Balai blanc; bale blan
Zizyphus mauritiana	Jujub; jujub

Contre rhinite et sinusite – décongestif nasal

Asclepias curassavica	Herbe Mme Bouvin; zèb madan Bouven
Eucalyptus globulus	Eucalyptus; kaliptus

Origanum majorana	Marjolaine ; majolènn
Petiveria alliacea	Avé ; ave
Thymus vulgaris	Thym ; ten
Verbascum thapsus	Molène ; molènn

Contre les troubles de la circulation veineuse et/ ou artérielle

Centella asiatica	"Hydrocotyle"
Cinnamomum zeylanicum	Cannelle ; kanèl
Citrus aurantifolia	Citron ; sitwon
Plectranthus amboinicus	Gros thym ; gwo ten
Portulaca oleracea	Pourpier ; koupye
Syzygium aromaticum	Girofle ; jiwòf
Taraxacum vulgare	Pissenlit
Thymus vulgaris	Thym ; ten
Vitis vinifera	Raisin ; rezen

Contre les troubles de la ménopause

Cinnamomum zeylanicum	Cannelle ; kanèl
Foeniculum vulgare	Anis ; lanni
Hypericum perforatum	Millepertuis
Plantago major	Plantain, planten
Vitis vinifera	Raisin ; rezen

Contre les troubles de la prostate (ou en prévention de ces troubles)

Allium cepa	Oignon ; zonyon
Cucurbita moschata	Giraumon ; joumou
Ipomoea batatas	Patate ; patat
Lycopersicon esculentum	Tomate ; tomat
Mangifera indica	Manguier ; pye mango
Momordica charantia	Assorossi ; asowosi
Punica granatum	Grenadier ; pye grenad

Contre l'ulcère de l'estomac (voir aussi : Contre l'Helicobacter pylori)

Aloe vera	Aloès ; lalwa
Azadirachta indica	Nime ; nim
Brassica oleracea	Chou ; chou
Daucus carota	Carotte ; kawòt
Euphorbia hirta	Mal nommé ; malonmen
Gnaphalium viscosum	Camomille ; kamomi
Lippia alba	Mélisse ; melis
Melicoccus bijugatus	Quénêpier ; pye kenèp
Musa x paradisiaca	Banane ; bannann
Punica granatum	Grenadier ; pye grenad
Rhizophora mangle	Manglier rouge ; mangliye wouj
Solanum torvum	Amourette ; zamorèt
Solanum tuberosum	Pomme de terre ; ponm tè
Turnera diffusa	Thym de savane ; Ten savann

Contre verrues et excroissances de la peau

Allium cepa	Oignon ; zonyon
Alium porrum	Poireau ; powo
Allium sativum	Ail ; lay
Anacardium occidentale	Noix de cajou ; nwa kajou

Argemone mexicana	Chardon béni; Chadwon beni
Carica papaya	Papayer; pye papay
Catharanthus roseus	Sans cesse; san sès
Cecropia peltata	Trompette; twonpèt
Heliotropium indicum	Crête de coq; krèk kòk
Oxalis corniculata	Oseille marron; lozèy mawon
Plumbago scandens	Herbe du diable; zèb diab
Thespesia populnea	Feuille tension; fèy tansyon
Thevetia peruviania	Feuille saisissement; fèy sezisman

Contre le vibrio cholerea (ayant une certaine action contre la bactérie provoquant le choléra, mais ne pouvant pas remplacer le sérum oral chez quelqu'un atteint des symptômes du choléra ; peut être donné en thé aux autres occupants d'une maison où il y a un cas de choléra pour minimiser l'extension de la maladie)

Azadirachta indica	Nime; nim
Catharanthus roseus	Sans cesse; sansès
Gnaphalium viscosum	Camomille; kamomi
Psidium guajava	Goyavier; Pye gwayav
Punica granatum	Grenadier; pye grenad
Solanum torvum	Amourette; Zamorèt

Syzygium aromaticum	Girofle; jiwòf
Zingiber officinale	Gingembre; jenjanm

Contre le vieillissement des tissus

Allium cepa	Oignon; zonyon
Allium sativum	Ail; lay
Centella asiatica	Hydrocotyle
Cynara scolymus	Artichaut; aticho
Lycopersicon esculentum	Tomate; tomat
Daucus carota	Carotte; kawòt
Persea americana	Avocatier; pye zaboka
Punica granatum	Grenadier; pye grenad
Sesamum indicum	Sésame; wowoli
Vitis vinifera	Raisin; rezen

Dépuratifs

Abrus precatorius	Réglisse; lyann legliz
Agave sisalana	Pite; pit
Ageratum conyzoïdes	-
Beta vulgaris	Betterave; bètrav
Cassia fistula	Casse; kas
Cassia occidentalis	Pois puant; pwa pyant
Cissampelos pariera	Liane à coeur; lyann kè
Cuscuta americana	Amitié; lamitye
Cynara scolymus	Artichaut; aticho
Guaiacum officinale	Gaiac franc; gayak fran
Guazuma ulmifolia	Bois d'orme; bwa dòm

Heliotropium indicum	Crête de coq; krèt kòk
Lactuca sativa	Laitue; leti
Mangifera indica	Manguier; pye mango
Momordica charantia	Assorossi; asowosi
Petroselinum sativum	Persil; pèsi
Phyllanthus niruri	Derrière dos; dèyè do
Plectranthus amboinicus	Gros thym; gwo ten
Rorippa nasturtium-aquaticum	Cresson; kreson
Stachytarpheta jamaïcensis	Verveine violette; Vèvenn violèt
Taraxacum vulgare	Pissenlit
Tournefortia hirsutissima	Chique-chique; chik chik
Trichilia hirta	Mombin bâtard; monben bata
Urena lobata	Cousin; kouzen
Vitis vinifera	Raisin; rezen
Zizyphus mauritiana	Jujube; jujub

Diurétiques - anti oedémateux

Achras sapota	Sapotilier; Pye sapoti
Allium cepa	Oignon; zonyon
Allium porrum	Poireau; poro
Amaranthus sp	Epinard du pays; zepina peyi
Anacardium occidentale	Noix de cajou; nwa kajou
Ananas comosus	Ananas; zanana
Argemone mexicana	Chardon béni; Chadwon beni
Beta vulgaris	Betterave; bètrav
Bidens pilosa	Aiguille mâle; zegwi mal
Bixa orellana	Roucou; woukou
Brassica oleracea	Chou; chou
Cajanus cajan	Pois congo; pwa kongo
Capraria biflora	Thé pays; te peyi
Carica papaya	Papayer; pye papay
Cassia occidentalis	Pois puant; pwa pyant
Cecropia peltata	Trompette; twonpèt
Chiococca alba	Croc de souris; Kòk sourit
Citrullus lanatus	Melon d'eau; melon dlo
Citrus aurantifolia	Citron; sitwon
Citrus aurantium	Orange sure; zoranj si
Cissampelos pariera	Liane à coeur; lyann kè
Cocos nucifera	Cocotier; pye kokoye
Coffea arabica	Café; kafe
Cupania americana	Satanier; satanye
Cymbopogon nardus	Citronnelle; sitwonèl
Cynara scolymus	Artichaut; aticho
Cynodon dactylon	Chiendent; chendan
Euphorbia hirta	Mal nommé; malonmen
Foeniculum vulgare	Anis; lanni

Hibiscus esculentus	Calalou ; kalalou
Ipomoea pes-capreae	Patate de mer ; patat lanmè
Jatropha gossypiifolia	Petit médicinnier ; Ti medsiyen
Lactuca sativa	Laitue ; leti
Leonurus sibiricus	-
Lepianthes peltata	Liane à coeur ; lyann kè
Lepidium virginicum	Cresson danois ; kreson danwa
Mangifera indica	Manguier ; pye mango
Morinda citrifolia	Feuille douleur ; fèy doulè
Moringa oleifera	Benzolive ; zoliv
Nerium oleander	Laurier rose ; lorye wòz
Origanum majorana	Marjolaine ; majolènn
Petiveria alliacea	Avé ; ave
Petroselinum sativum	Persil ; pèsi
Phaseolus vulgaris	Pois rouge ; pwa wouj Pois noir ; pwa nwa
Phyllanthus niruri	Derrière dos ; dèyè do
Priva lappulacea	Cousin vent ; kouzen van
Portulaca oleracea	Pourpier ; koupye
Rhoeo spathacea	Boule de mars ; boul di mas
Rorippa nasturtium-aquaticum	Cresson ; kreson
Saccharum officinarum	Canne ; kann
Solanum melongena	Aubergine ; berejènn
Taraxacum vulgare	Pissenlit
Theobroma cacao	Cacao ; kakao
Tecoma stans	Chevalier ; chevalye
Thevetia peruviana	Feuille saisissement ; fèy sezisman
Tournefortia hirsutissima	Chique-chique ; chik chik
Vitis vinifera	Raisin ; rezen
Zea mays	Maïs ; mayi
Zingiber officinale	Gingembre ; jenjanm

Endurance des sportifs (pour augmenter l'endurance)

Beta vulgaris	Betterave ; bètrav
Coffea arabica	Café ;kafe
Morinda citrifolia	Feuille douleur ; fèy doulè
Moringa oleifera	Benzolive ; zoliv
Musa x paradisiaca	Banane ; bannann
Vitis vinifera	Raisin ; rezen

Emménagogues (certains peuvent aussi avoir un effet abortif)

Abrus precatorius	Réglisse ; lyann legliz
Aloe vera	Aloès ; lalwa
Ananas comosus	Ananas ; anana
Bidens pilosa	Aiguille mâle ; zegwi mal
Caesalpinia pulcherrima	Francillade ; fransiyad

Calotropis procera	Coton soie
Carica papaya	Papayer; pye papay
Cinnamomum zeylanicum	Cannelle; kanèl
Cissampelos pariera	Lianne à coeur; lyann kè
Crescenta Cujete	Calebassier; pye kalbas
Daucus carota	Carotte; kawòt
Eryngium foetidum	Coulante; koulant
Erythrina sp	Immortel; imòtèl
Foeniculum vulgare	Anis; lanni
Gossypium barbadense	Coton; koton
Heliotropium indicum	Crête de coq; krèt kòk
Lantana camara	Bonbonnier; bonbonyen
Lactuca sativa	Laitue; leti
Malva rotundifolia	"Mauve"
Melia azedarach	Lilas; lila
Momordica charantia	Assorossi; asowosi
Origanum majorena	Marjolaine; majolènn
Parthenium hysterophorus	Absinthe marron; absent mawon
Passiflora foetida	Marie-goujat; marigouya
Persea americana	Avocatier; pye zaboka
Petiveria alliacea	Avé; ave
Petroselinum sativum	Persil; pèsi
Portulaca oleracea	Pourpier; koupye
Ricinus communis	Palma christi; Palma kristi
Ruta chalepensis	Rue; rou
Syzygium aromaticum	Girofle; jiwòf
Thymus vulgaris	Thym; ten

Fébrifuges

Abrus precatorius	Réglisse; lyann legliz
Achras sapota	Sapotillier; Pye sapoti
Achyranthes indica	Queue rat; ke rat
Annona muricata	Corossol; kowosòl
Argemone mexicana	Chardon béni; Chadwon beni
Azadirachta indica	Nime; nim
Bursera simaruba	Gommier; gomye
Capraria biflora	Thé pays; te peyi
Carica papaya	Papayer; pye papay
Catalpa longissima	Bois de chêne ; bwa dchèn
Centella asiatica	"Hydrocotyle"
Chenopodium ambrosioides	Semen kontra
Cinnamomum zeylanicum	Cannelle; kanèl
Citrus aurantifolia	Citron; sitwon
Citrus aurantium	Orange sûre ; zoranj si
Cymbopogon nardus	Citronnelle ; sitwonèl
Eryngium foetidum	Coulante; koulant
Eucalyptus globulus	Eucalyptus; kaliptus
Euphorbia hirta	Mal nommé; malomen

Hypericum perforatum	Millepertuis
Justicia pectoralis	Charpentier; sèpantye
Lantana camara	Bonbonnier; bonbonyen
Leonotis nepetaefolia	Grosse tête; gwo tèt
Mangifera indica	Manguier; pye mango
Melia azedarach	Lilas; lila
Melicoccus bijugatus	Quéneppier; pye kenèp
Momordica charantia	Assorossi; asowosi
Ocimum basilicum	Basilic; bazilik
Ocimum micranthum	Franbasin; fonbazen
Oxalis corniculata	Oseille marron; lozèy mawon
Petroselinum sativum	Persil; pèsi
Phyllanthus niruri	Derrière dos; dèyè do
Pimenta racemosa	Bois d'inde; bwa din
Ruta chalepensis	Rue; rou
Sambuscus simpsonii	Sureau; siwo
Simaruba glauca	Frêne; frènn
Solanum americanum	Lanman
Stachytarpheta jamaïcensis	Verveine violette; vèvènn violèt
Tamarindus indica	Tamarin; tamaren
Thevetia peruviana	Feuille saisissement; fey sezisman
Turnera ulmifolia	Zombi dans bois ; zonbi nan bwa
Waltheria indica	Balai blanc; bale blan
Zingiber officinale	Gingembre; jenjanm

Galactagogues (pour favoriser la montée de lait chez les nourisses)

Calotropis procera	Coton-soie; koton swa
Catharanthus roseus	Sans cesse; san sès
Carica papaya	Papayer; pye papaye
Croton linearis	Romarin; omaren
Daucus carota	Carotte; kawòt
Euphorbia hirta	Mal nommé; malonmen
Foeniculum vulgare	Anis; lanni
Gossypium barbadense	Coton; koton
Jatropha curcas	Médicinier béni; medsiyen beni
Mangifera indica	Manguier; pye mango
Momordica charantia	Assorossi; asowosi
Moringa oleifera	Benzolive; zoliv
Musa x paradisiaca	Bananier; pye bannann
Phyllanthus niruri	Derrière do; dèyè do
Ricinus communis	Palma-christi; Palma kristi
Sechium edule	Mirliton; militon
Sida rhombifolia	Balai glissé; bale glise
Sambuscus simpsonii	Sureau; siwo

Stachytarpheta jamaïcensis	Verveine violette; vèvènn violèt
Thespesia populnea	Feuilled'Haïti; fèy d'Ayiti; feuille tension; fèy tansyon

Hémostatique

Ageratum conyzoïdes	-
Amaranthus sp	Epinard pays; zepina peyi
Anredera leptostachys	Vigne vierge; viy vyèj
Asclepias curassavica	Herbe Mme Bouvin; zèb Madan Bouven
Cajanus cajan	Pois congo; pwa kongo
Carica papaya	Papayer; pye papay
Catharanthus roseus	Sans cesse; san sès
Cecropia peltata	Trompette; twonpèt
Chrysophyllum cainito	Caimitier; pye kaymit
Cinnamomum zeylanicum	Cannelle; kanèl
Crescentia cujete	Calebasse; kalbas
Cynodon dactylon	Chiendent; chendan
Eryngium foetidum	Coulante; koulant
Eucalyptus globulus	Eucalyptus; kaliptus
Gossypium barbadense	Coton; koton
Heliotropium indicum	Crête de coq; krèk kòk
Kalanchoe pinnata	Loup-garou; Lougawou
Jatropha curcas	Médicinier béni; medsiyen beni
Musa x paradisiaca	Banane; bannann
Plantago major	Plantain; planten
Portulaca oleracea	Pourpier; koupye
Psidium guajava	Goyavier; Pye gwayav
Punica granatum	Grenadier; pye grenad
Rhizophora mangle	Manglier rouge; manglye wouj
Rhoeo spathacea	Boule de mars; boul dimas
Sambuscus simpsonii	Sureau; siwo
Sesuvium portulacastrum	Pourpier bord de mer; koupye lanmè
Solanum americanum	Lanman fran
Spondias purpurea	Cirouelle; siwèl
Tamarindus indica	Tamarin; tamaren
Terminalia catappa	Amandier; pye zanmann
Vitis vinifera	Raisin; rezen
Zizyphus mauritiana	Jujube; jujub

Hypertenseurs

Abrus precatorius	Réglisse; liane legliz
Nerium oleander	Laurier rose; lorye wòz
Thymus vulgaris	Thym; ten

Immuno stimulants (stimulant l'immunité)

Aloe vera	Aloes; lalwa
Beta vulgaris	Betterave; bètrav
Citrus aurantifolia	Citronnier; pye sitwon
Cocos nucifera	Cocotier; pye kokoye
Cynodon dactylon	Chiendent; chendan
Ipomoea batatas	Patate; patat
Momordica charantia	Assorossi; asowosi
Morinda citrifolia	Fèy douleur; fèy doulè
Origanum majorana	Marjolaine; majolenn
Petiveria alliacea	Avé; ave
Solanum torvum	Amourette; zamorèt

Insecticides et/ou insectifuges

Apium graveolens	Céléri; seleri
Allium cepa	Oignon; zonyon
Annona muricata	Corossol; kowosòl
Annona reticulata	Cachiman; kachiman
Azadirachta indica	Nime; nim
Bixa orellana	Roucou; woukou
Bursera simaruba	Gommier; pye gomye
Calotropis procera	Coton soie; koton swa
Cassia fistula	Casse; kas
Chenopodium ambrosioides	"Semen kontra"
Chrysopogon zizanioides	Vétiver; vetivè
Cymbopogon nardus	Citronnelle; sitwonèl
Eucalyptus globulus	Eucalyptus; kaliptis
Euphorbia hirta	Mal nommé; malonmen
Hura crepitans	Sablier; pye sablye
Justicia pectoralis	Charpentier; sèpantye
Mammea americana	Abricotier; pye zabriko
Melia azedarach	Lilas; lila
Momordica charantia	Assorossi; asowosi
Morinda citrifolia	Feuille douleur; fèy doulè
Nerium oleander	Laurier rose; lorye wòz
Ocimum basilicum	Basilic; bazilik
Ocimum micranthum	Franbasin; fonbazen
Petiveria alliacea	Avé; ave
Plectranthus amboinicus	Gros thym; gwo ten
Sesuvium portulacastrum	Pourpier bord de mer; koupye lanmè
Solanum mammosum	Tété de jeune fille; tete jènn fi
Syzygium aromaticum	Girofle; jiwòf
Thevetia peruviana	Feuille saisissement; fèy sezisman
Thymus vulgaris	Thym; ten
Trichilia hirta	Mombin bâtard; monben bata

Neuro-protecteurs (protecteurs des nerfs)

Beta vulgaris	Betterave; bètrav

Curcuma longa	Safran; safran
Passiflora edulis	Grenadia; grenadya
Punica granatum	Grenadier; pye grenad
Sesamum indicum	Sésame; wowoli
Theobroma cacao	Cacao; kakao
Zizyphus mauritiana	Jujube; jujub

Ocytociques (utilisés pour favoriser l'accouchement ou pouvant stimuler l'accouchement)

Arachis hypogaea	Arachide; pistach
Ageratum conyzoïdes	--
Capraria biflora	Thé pays; te peyi
Capsicum frutescens	Piment d'oiseau; piman zwazo
Carica papaya	Papayer; pye papay
Cassia alata	Dartre; dat
Cassia occidentalis	Pois puant; pwa pyant
Cissus sicyoides	Liane molle; lyann mòl
Coffea arabica	Café; kafe
Crescentia cujete	Calebassier; kalbas
Datura stramonium	Concombre zombi; konkonb zonbi
Gossypium barbadense	Coton; koton
Leonotis nepetaefolia	Grosse tête; gwo tèt
Mucuna pruriens	Pois à gratter; Pwa grate
Petiveria alliacea	Avé; ave
Pluchea symphytifolia	La chose; la chòy
Saccharum officinarum	Canne à sucre; kann
Syzygium aromaticum	Girofle; jiwòf

Protecteurs du système cardio-vasculaire (protègent le cœur et les vaisseaux sanguins)

Allium cepa	Oignon; zonyon
Allium sativum	Ail; lay
Anacardium occidentale	Noix de cajou; nwa kajou
Arachis hypogaea	Pistache; pistach
Beta vulgaris	Betterave; bètrav
Brassica oleracea	Chou; chou
Capsicum annuum	Piment doux; piman dou
Citrullus lanatus	Melon d'eau; melon dlo
Citrus aurantium	Orange sure; zoranj si
Citrus aurantifolia	Citron; sitwon
Curcuma longa	Safran; safran
Daucus carota	Carotte; kawòt
Ipomoea batatas	Patate; patat
Lycopersicon esculentum	Tomate; tomat
Ocimum basilicum	Basilic; bazilik
Persea americana	Avocatier; pye zaboka
Punica granatum	Grenadier; pye grenad
Sesamum indicum	Sésame; wowoli
Sorghum vulgare	Petit mil; pitimi
Spondias mombin	Monbin; monben
Tamarindus indica	Tamarinier; Pye tamaren
Theobroma cacao	Cacao; kakao
Vitis vinifera	Raisin; rezen

Zingiber officinale	Gingembre ; jenjanm

Protection contre les effets de l'alcool

Curcuma longa	Safran ; safran
Cynara scolymus	Artichaut ; aticho
Opuntia ficus-indica	Raquette ; rakèt
Psidium guajava	Goyave ; gwayav
Thymus vulgare	Thym ; ten

Protection contre la maladie d'alzheimer (pour une éventuelle prévention, selon quelques études)

Cinnamomun zeylanicum	Cannelle ; kanèl
Cocos nucifera	Cocotier ; pye kokoye
Coffea arabica	Café ; kafe
Curcuma longa	Safran ; safran
Daucus carota	Carotte ; kawòt
Theobroma cacao	Cacao ; kakao

Purgatifs – laxatifs – contre la constipation

Agave sisalana	Pite ; pit
Aloes vera	Aloès ; lalwa
Ananas comosus	Ananas ; anana
Argemone mexicana	Chadron béni ; Chadwon beni
Asclepias curassavica	Herbe Mme Bouvin ; zèb madan bouven
Azadirachta indica	Nime ; nim
Beta vulgaris	Betterave ; bètrav
Brassica oleracea	Chou
Calotropis procera	Coton soie ; koton swa
Capsicum frutescens	Piment d'oiseau ; piman zwazo
Carica papaya	Papayer ; pye papay
Cassia alata	Dartre ; dat
Cassia fistula	Casse ; kas
Chiococca alba	Croc de souris ; Kòk sourit
Citrullus lanatus	Melon d'eau ; melon dlo
Citrus aurantium	Orange sure ; zoranj si
Cocos nucifera	Cocotier ; pye kokoye
Crescentia cujete	Calebassier ; pye kalbas
Cuscuta americana	Amitié ; lamitye
Daucus carota	Carotte ; kawòt
Foeniculum vulgare	Anis ; lanni
Hura crepitans	Sablier ; pye sablye
Jatropha curcas	Médicinier béni ; medsiyen beni
Jatropha gossypiifolia	Petit médicinier ; ti medsiyen
Lactuca sativa	Laitue ; leti
Luffa aegyptiaca	Torchon ; tòchon
Lycopersicon esculentum	Tomate ; tomat
Malva rotundifolia	Mauve
Mangifera indica	Manguier ; pye mango
Mentha nemorosa	Petit baume ; ti bonm
Mirabilis jalapa	Belle de nuit ; bèl de nwi

Momordica charantia	Assorossi; asowosi
Moringa oleifera	Benzolive; zoliv
Ocimum basilicum	Basilic; bazilik
Opuntia ficus-indica	Raquette; rakèt
Prosopis juliflora	Bayahond; bayawond
Ricinus communis	Palma-christi; Palma kristi
Ruellia tuberosa	Fleur pétard; flè peta
Sechium edule	Mirliton; militon
Solanum melongena	Aubergine; berejènn
Spondias mombin	Mombin; monben
Stachytarpheta jamaïcensis	Verveine violette; vèvènn violèt
Tamarindus indica	Tamarin; tamaren
Taraxacum vulgare	"Pissenlit"
Tropaeolum majus	Capucine; kapusin
Turnera ulmifolia	Zombi dans bois; zonbi nan bwa
Vitis vinifera	Raisin; rezen
Zea mays	Maïs; mayi
Zizyphus mauritiana	Jujube; jujub

Rééquilibrants glandulaires

Allium cepa	Oignon; zonyon
Allium sativum	Ail; lay
Daucus carota	Carotte; kawòt
Musa x paradisiaca	Banane; bannann
Ocimum basilicum	Basilic; bazilik
Plantago major	Plantain; planten
Taraxacum vulgare	"Pissenlit"

Soins des cheveux

Adiantum capillus-veneris	Capillaire; kapilè
Aloe vera	Aloès; lalwa
Anredera leptostachys	Vigne vierge ; viy vièj
Capsicum frutescens	Piment d'oiseau; piman zwazo
Chiococca alba	Croc de souris; Kòk sourit
Cocos nucifera	Cocotier; pye kokoye
Eucalyptus globulus	Eucalyptus; kaliptus
Guazuma ulmifolia	Bois d'orme; bwa dòm
Hibiscus esculentus	Calalou; kalalou
Lactuca sativa	Laitue; leti
Moringa oleifera	Benzolive; zoliv
Nerium oleander	Laurier rose; lorye wòz
Opuntia ficus indica	Raquette; rakèt
Persea americana	Avocatier; pye zaboka
Punica granatum	Grenadier; pye grenad
Sesamum indicum	Sésame; wowoli
Stachytarpheta jamaïcensis	Verveine violette; Vèvènn violèt
Thymus vulgaris	Thym; ten
Tropaeolum majus	Capucine; kapusin

Soins des enfants (contre coliques infantiles et/ ou poussées dentaires)

Amaranthus spinosus	Epinard piquant; zepina pikan
Ageratum conyzoïdes	--
Foeniculum vulgare	Anis; lanni
Origanum majorana	Marjolaine; majolenn
Parthenium hysterophorus	Absinthe marron; absent mawon
Rivina humilis	Bonbon codine; Bonbon kodin
Ruellia tuberosa	Fleur pétard; flè peta
Solanum torvum	Amourette; zamorèt
Turnera ulmifolia	Zombi dans bois; zonbi nan bwa

Soins de la peau

Aloe vera	Aloès; lalwa
Ananas comosus	Ananas; anana
Azadirachta indica	Nime; nim
Carica papaya	Papayer; pye papay
Citrus aurantifolia	Citron; sitwon
Daucus carota	Carotte; kawòt
Lycopersicon esculentum	Tomate; tomat
Mirabilis jalapa	Belle de nuit; bèl de nui
Nerium oleander	Laurier rose; lorye wòz
Oryza sativa	Riz; diri
Persea americana	Avocatier; pye zaboka
Petroselinum sativum	Persil; pèsi
Ricinus communis	Palma-christi; Palma kristi
Sechium edule	Mirliton; militon
Sesamum indicum	Sésame; wowoli
Solanum tuberosum	Pomme de terre; ponm tè
Spermacoce assurgens	Couper colonne; koupe kolònn
Taraxacum vulgare	"Pissenlit"
Thymus vulgaris	Thym; ten

Soins post-partum (soins donnés après l'accouchement)

Achras sapota	Sapotillier; Pye sapoti
Amaranthus spinosus	Epinard piquant ; zepina pikan
Capraria biflora	Thé pays; te peyi
Cassia occidentalis	Pois puant; pwa pyant
Chenopodium ambrosioides	Semen kontra
Chrysophyllum cainito	Caimitier; pye kayimit
Crescentia cujete	Calebassier; pye kalbas
Croton linearis	Romarin; omaren
Hibiscus esculentus	Calalou; kalalou
Mentha nemorosa	Petit baume; ti bonm
Momordica charantia	Assorossi; asowosi
Parthenium hysterophorus	Absinthe marron; absent mawon
Plantago major	Plantain; planten

Plectranthus amboinicus	Gros thym ; gwo ten
Rivina humilis	Bonbon codine ; Bonbon kodin
Spondias mombin	Mombin ; monben
Spondias purpurea	Cirouelle ; siwèl
Zizyphus mauritiana	Jujube ; jujub

Stimulants de l'appétit

Citrus aurantifolia	Citron ; sitwon
Citrus aurantium	Orange sure ; zoranj si
Exostema caribeaum	Quinquina ; kenkina
Momordica charantia	Assorossi ; asowosi
Moringa oleifera	Benzolive ; zoliv
Oxalis corniculata	Oseille marron ; lozèy mawon
Saccharum officinarum	Canne à sucre ; kann

Sudorifiques- diaphorétiques (faisant transpirer)

Allium sativum	Ail ; lay
Capraria biflora	The pays ; te peyi
Citrus aurantifolia	Citron ; sitwon
Citrus aurantium	Orange sure ; zoranj si
Cymbopogon nardus	Citronnelle ; sitwonèl
Eryngium foetidum	Coulante ; koulant
Guaiacum officinale	Gaïac franc ; gayak fran
Hibiscus rosa-sinensis	Shoe black chou blak
Lantana camara	Bonbonnier ; bonbonyen
Mangifera indica	Manguier ; pye mango
Ocimum basilicum	Basilic ; bazilik
Pluchea symphytifolia	La chose ; la chòy
Rorippa nasturtium-aquaticum	Cresson ; kreson
Sambuscus simpsonii	Sureau ; siwo
Verbascum thapsus	Molène ; molenn
Zingiber officinale	Gingembre ; jenjanm

Toxiques (certaines parties d'une plante peuvent être toxiques alors que d'autres parties ne le sont pas)

Abrus precatorius	Réglisse ; lyann legliz
Argemone mexicana	Chardon beni ; Chadwon beni
Asclepias curassavica	Herbe Mme Bouvin ; zèb madan Bouven
Calotropis procera	Coton soie ; koton swa
Crotalaria retusa	Pète pète ; pètpèt
Datura stramonium	Concombre zombi ; konkonb zonbi
Erythrina sp	Immortel ; imòtèl
Hura crepitans	Sablier ; pye sablye
Jatropha curcas	Médicinier béni ; medsiyen beni
Jatropha gossypiifolia	Petit

	médicinier; ti medsiyen
Manihot esculenta	Manioc; manyòk
Melia azedarach	Lilas; lila
Mucuna pruriens	Pois à gratter; Pwa grate
Nerium oleander	Laurier rose; lorye woz
Ricinus communis	Palma-christi; Palma kristi
Spigelia anthelmia	Herbe à vers; zèb vè
Thevetia peruviana	Feuille saisissement; fèy sezisman
Trichilia hirta	Mombin bâtard; monben bata

Vermifuges

Abrus precatorius	Réglisse; lyann legliz
Achyranthes indica	Queue de rat; ke rat
Allium cepa	Oignon; zonyon
Allium sativum	Ail; lay
Aloe vera	Aloès; lalwa
Ananas comosus	Ananas; anana
Asclepias curassavica	Herbe Mme Bouvin; zèb Madan Bouven
Azadirachta indica	Nime; nim
Bidens pilosa	Aiguille mâle; zegwi mal
Brassica oleracea	Chou
Calotropis procera	Coton soie; koton swa
Carica papaya	Papayer; pye papay
Cassia alata	Dartre; dat
Catharanthus roseus	Sans cesse; san sès
Chenopodium ambrosioides	Semen kontra
Cinnamomum zeylanicum	Cannelle; kanèl
Citrullus lanatus	Melon d'eau; melon dlo
Citrus aurantifolia	Citron; sitwon
Cocos nucifera	Cocotier; pye kokoye
Cucurbita moschata	Giraumon; jouroumou
Daucus carota	Carotte; kawòt
Eucalyptus globulus	Eucalyptus; kaliptis
Euphorbia hirta	Mal nommé; malomen
Foeniculum vulgare	Anis; lanni
Leonotis nepetaefolia	Grosse tête; gwo tèt
Luffa aegyptiaca	Torchon; tòchon
Mangifera indica	Manguier; pye mango
Melia azedarach	Lilas; lila
Momordica charantia	Assorossi; asowosi
Moringa oleifera	Benzolive; zoliv
Mucuna pruriens	Pois à gratter; Pwa grate
Musa x paradisiaca	Bananier; pye bannann
Ocimum basilicum	Basilic; bazilik
Parthenium hysterophorus	Absinthe marron; absent mawon

Petroselinum sativum	Persil; pèsi
Portulaca oleracea	Pourpier; koupye
Punica granatum	Grenadier; pye grenad
Quisqualis indica	Pois et riz; Pwa ak diri
Senecioides cinerea	Torchon sale; tòchon sal
Spigelia anthelmia	Herbe à vers; zèb vè
Stachytarpheta jamaïcensis	Verveine violette; vèvènn violèt
Sygygium aromaticum	Girofle; jiwòf
Thymus vulgaris	Thym; ten
Vitis vinifera	Raisin; rezen
Zingiber officinale	Gingembre; jenjanm

Vomitifs-émétiques

Abrus precatorius	Réglisse; lyan legliz
Achras sapota	Sapotillier; Pye sapoti
Ageratum conyzoïdes	--
Annona muricata	Corossol; kowosòl
Asclepias curassavica	Herbe Mme Bouvin; zèb Madan Bouven
Boerhaavia diffusa	Kase zo
Calotropis procera	Coton soie; koton swa
Catharanthus roseus	Sans cesse; san sès
Hura crepitans	Sablier; pye sablye
Jatropha curcas	Médicinier béni; medsinyen beni
Jatropha gossypiifolia	Petit médicinier; ti medsiyen
Luffa aegyptiaca	Torchon; tòchon
Mimosa pudica	Honte; wont
Nicotiana tabacum	Tabac; tabak
Phaseolus lanatus	Pois de souche; Pwa souch
Plumbago scandens	Herbe du diable; zèb diab
Prosopis juliflora	Bayahonde; bayawond
Ruellia tuberosa	Fleur pétard; flè peta
Ruta chalepensis	Rue; rou
Sambuscus simpsonii	Sureau; siwo
Stachytarpheta jamaïcencis	Verveine violette; vèvènn violèt
Thevetia peruviana	Feuille saisissement; fèy sezisman

Propriétés pharmacologiques de quelques constituants cités

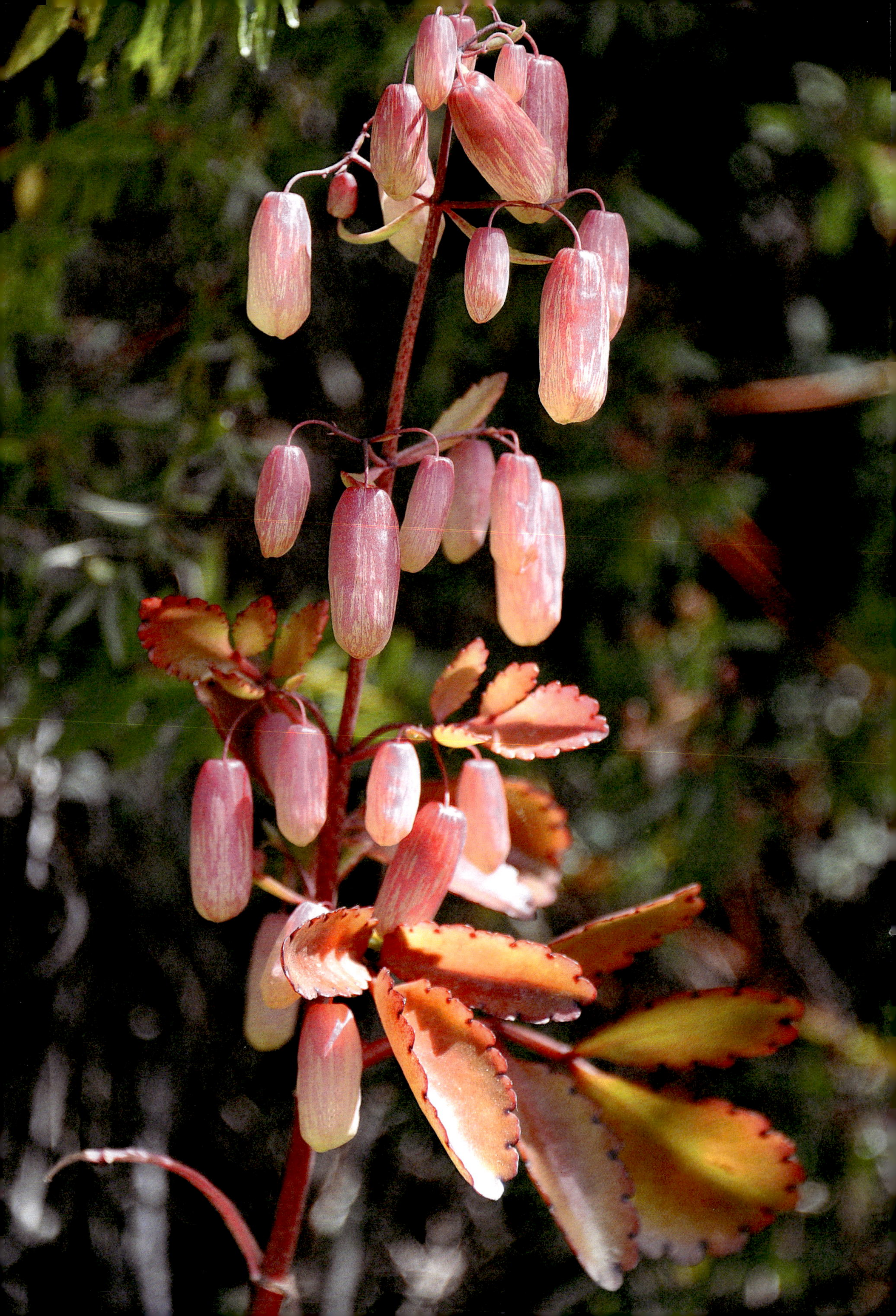

Abrine	anti-inflammatoire,
Achyranthine	diurétique, purgatif abaisse la pression sanguine
Acide anacardique	anti-tumoral, bactéricide, nématicide, molluscide
Acide benzoique	anti-fongique, anti-pyrétique expectorant, vulnéraire antiseptique
Acide caféique	anti-tumoral, cholérétique
Acide chlorogénique	diurétique, stimulant, expectorant, cholagogue
Acide chrysophanique	fongicide
Acide coumarique	anti-coagulant, anti-bactérien oestrogénique, vaso-dilatateur, anthelmintique, sédatif, analgésique, hypnotique
Acide gamma-amino butyrique	hypotenseur
Acide nicotinique (vitamines B3 ou PP)	hypoglycémiant, vaso-dilatateur capillaire
Acide ellagique	anti-tumoral, hémostatique
Acide folique	anti-anémique
Acide gallique	anti-tumoral, astringent bactériostatique hémostatique, cholagogue
Acide pantothénique (vitamines B5)	régénérateurs des épitheliums
Acide phénol	anti-fongique
Acide salicylique	anti-pyrétique, analgésique anti-rhumatismal
Acide tanique	astringent, hémostatique, antidote, viricide
Acide ursolique	diurétique, anti-tumoral
Adouétine	sédatif puis stimulant médullaire
Aesculoside	vitaminique P
Ajmalicine	anti-hypertenseur, tranquillisant
Ajmalinine	hypotenseur
Albizziagénine	expectorant, vermifuge
Allantoïne	anti-inflammatoire, vulnéraire
Allicine	bactéricide, anti-tumoral, hypoglycémiant, insecticide, larvicide, fongicide
Aloe-émodol	anti-cancérigène, antiseptique, gastrique
Aloine	laxatif
Anéthol	carminatif, expectorant, lactogogue, stimulant gastrique, insecticide
Anthocyanes	vitamines P, régénérateurs de la rétine, colorants anthraquinones, laxatifs, purgatifs
Apigénine	anti-spasmodique
Apiol	diurétique, Emménagogue anti-pyrétique, insecticide
Arbutine	diurétique, anti-bactérien

Ascaridol	anthelmintique (actifs contre ascaris et ankylostome)
Asclépine	cardiotonique
Asiaticoside	anti-fertilité, anti-lèpre cicatrisant
Athérospermine	anesthésique,
Atropine	analgésique anti-spamodique, bronchodilatateur
Aucubine	anti-bactérien
Barbaloïne	anti-tuberculeux
Benzaldhéydes	anesthésiques, anti-spasmodiques, anti-tumoraux
Beta-sitostérol	anti-hypercholestérisant, oestrogénique
Bicarbonate de sodium	anti-acide, alcaliniseur urinaire
Biflorine	antibiotique, fongicide
Bromure de calcium	sédatif, anti-convulsifiant
Bryophylline	anti-bactérien, antiseptique
Caféine	stimulant cardiaque, S.N.C stimulant, viricide, stimulant respiratoire
Cajanone	antiseptique
Calotropaine	anthelmintique
Calotropine	anti-tumoral, cardiotonique
Camphre	anesthésique, antiseptique, carminatif, stimulant
Carbonate de calcium	anti-acide, anti-diarrhéique
Carbonate de potassium	alcaliniseur, diurétique
Cardol	rubéfiant
Carpaine	cardio-dépresseur, S.N.C. dépresseur, diurétique amoebicide
Carvacrol	anthelmintique, antiseptique, fongicide
Catéchols	vitaminiques P, astringents, antiseptiques
Catharanthine	diurétique, hypoglycémiant
Cécropine	cardiotonique, diurétique
Chélérythrine	analgésique, anti-tumoral, fongistatique
Choline	vasodilatateur, hypotenseur
Chrysophanol	anti-microbien, cathartique
Cinéol (ou eucalyptol)	expectorant, antiseptique, insectifuge
Citrulline	diurétique
Cocaïne	anesthésique, stupéfiant
Colchicine	anti-cancérigène, anti-rhumatismal, anti-inflammatoire
Coréximine	anti-hypertenseur
Coumarines	anti-tumoraux, anti-inflammatoires, hypoglycémiants
Créosol	expectorant
Cucurbitacines	anti-hépatotoxiques, anti-tumoraux, cathartiques
Curine	myorelaxant (relaxant musculaire)
Digitaline	cardiotonique
Digitoxine	cardiotonique

Emodol	anti-microbien, anti-tumoral, cathartique, purgatif
Ephédrine	anti-épileptique, anti-tussif, broncho-dilatateur, hypertenseur, stimulant cardiaque
Eugénol	analgésique, antiseptique fongicide, larvicide
Fer	anti-anémique
Flavonoïdes	anti-bactériens, anti-fongiques, anti-inflammatoires, vitaminique P
Fructosanes	diurétiques
Furfural	fongicides, germicides, insecticide
Furo-coumarines	ichthyotoxiques
Glaucarubine	anti-amibien
Glucotropaeoline	antibiotique
Gossypol	anti-tumoral, contraceptif
Guaiacol	anti-tuberculeux, expectorant
Hespéridine	vasopresseur
Hydroxyde d'aluminium	anti-acide, sédatif, anti-spasmodique
Hyoscyamine	analgésique, anti-spasmodique, bronchodilatateur, sédatif
Indicine	anti-cancérigène
Isothiocyanate de benzyle	anti-fongique, antitumoral bactéricide
Juliflorine	antibiotique
Kaempférol	anti-inflammatoire, diurétique
Lantanine	dépresseur circulatoire, hypothermique
Lévarténérol	cardiaque
Leucoanthocyanidines	anti-coagulants, cardiotoniques, hypotenseurs
Lutéoline	anti-inflammatoire, anti-spasmodique, anti-tussif
Mamméine	pédiculocide
Mangiférine	anti-inflammatoire
Mannitol	diurétique, laxatif,
Menthol	anesthésique, anti-prurigineux, antiseptique, carminatif
Mucilages	adoucissants, émolients
Mimosine	délipatoire
Monocrotaline	hépatotoxique
Moringinine	cardiotonique, hypertenseur
Morphine	analgésique, hypnotique
Nicotine	insecticide, ectoparasiticide, anthelmintique
Nitrate de potassium	diurétique
Ocytocine	ocytocique
Oleandrine	diurétique, stimulant, cardiaque
Papaïne	anti-inflammatoire, protéolytique
Papavérine	anti-spasmodique
Parthénine	anti-tumoral carcinostatiques, S.N.C., dépresseur
Passiflorine	sédatif
Pectines	anti-bactériens anti-fongiques, anti-tussifs

Pelletiérine	anthelminthique
Phaséoline	fongicide
Phénols	antiseptiques
Pilocarpine	sudorifique, anti-glaucome
Pinène	expectorant
Plumbagine	bactéricide, fongicide, vésicant
Protopine	analgésique, hypotenseur, sédatif, convulsifiant, cytotoxique
Quercétine	anti-viral
Quercitine	anti-inflammatoire, anti-spasmodique
Quercitrine	anti-spasmodique, diurétique, vasopresseur
Quinine	anti-paludéen
Réserpine	anti-hypertenseur, sédatif, anti-tumoral, anti-convulsifiant
Rétorsine	hépatotoxique
Réticuline	analgésique, antibactérien
Riboflavine (vit. B2)	régénérateur des tissus
Roténone	anti-tumoral, anti-protozoaire, insecticide, ichtyocide
Rutine	anti-inflammatoire hypotensif, spasmolytique, vasopresseur
Rutoside	vitaminique P,
Salicylate de méthyle	analgésique, anti-inflammatoire, anti-pyrétique, anti-rhumatismal
Sanguinarine	anesthésique, antiseptique, anti-tumoral fongicide, bactéricide
Santonine	anthelmintique
Saponines	vasoconstricteurs veineux
Saponosides	moussants, hémolytiques diurétiques
Scopolamine	analgésique, anti-inflammatoire, sédatif, anti-spasmodique broncho-dilatateur
Sels de potassium	diurétiques, hypotenseurs
Sérotonine	ocytocique
Solanine	anti-fongique, anti-asthmatique, anti-épileptique
Solasodine	anti-inflammatoire, anti-androgénique, antispermatogénique
Sorbitol	cholagogue
Spigéline	anthelminthique
Stachydrine	cardiotonique
Térébenthine	antiseptique, balsamique, béchique
Terpinéol	anti-allergénique, anti-asthmatique, anti-tussif, bactériostatique, expectorant
Théobromine	diurétique, stimulant, anti-asthmatique, broncho-dilatateur
Théophylline	stimulant, anti-asthmatique, broncho-dilatateur
Thévétine	diurétique, stimulant, vasodilatateur
Thiamine (vitamine B1)	antalgique, stimulant
Thymol	bactéricide, fongicide, larvicide, vermicide

Tomatidine	anti-fongique
Tomatine	anti-inflammatoire, bactéricide, fongicide, molluscide, anti-histaminique
Trigonelline	hypoglycémiant
Tryptamine	vasopresseur
Tubocurarine	anti-convulsifiant, histaminique
Tyramine	hypertenseur
Urushiol	rubéfiant
Vinblastine	anti-leucémique, anti-cancérigène
Vincristine	anti-leucémique, anti-cancérigène
Vitamine A	anti-xérophtalmique, anti infectieux
Vitamine B12	anti-anémique, facteur de croissance
Vitamine C	anti-scorbutique, anti-infectieux, anti-asthénique
Vitamine D	anti-rachitique
Soufre	anti-parasitaire, laxatif, anti-toxique
Vitamine E	anti-oxydant, anti-stérilité
Vitamine K3	anti-hémorragique
Tanins	anti-diarrhéiques, astringents, bactéricides, viricides
Vitamine P	renforce la résistance capillaire
Xanthines	stimulants du S.N.C., stimulants cardiaques, vasodilatateurs, diurétiques
Zygophylline	anti-inflammatoire

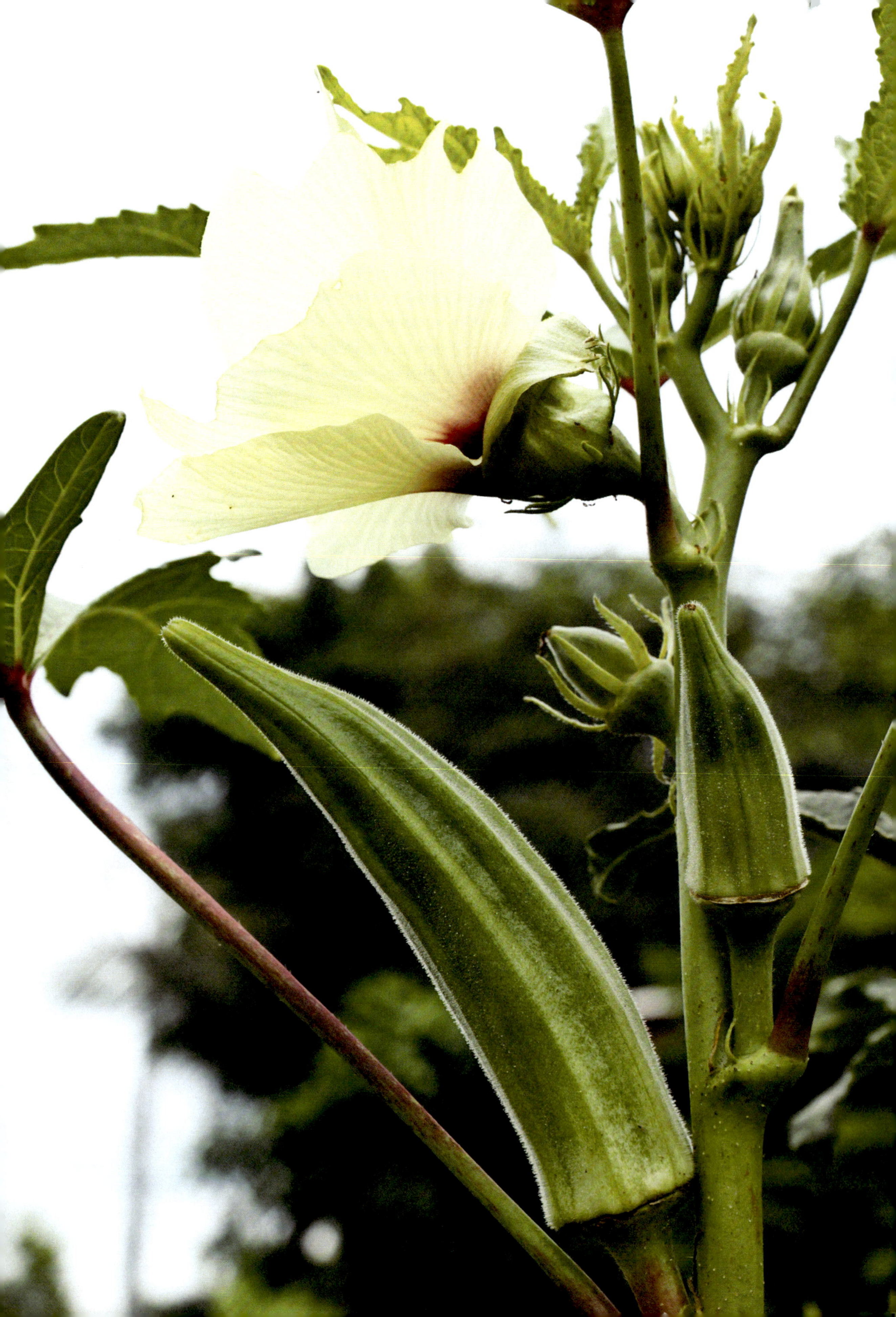

Lexique botanique et médical

Abcès : amas de pus dans une partie du corp.

Abortif : qui interromp la grossesse. **Accrescent :** se dit d'une organe qui continue de croitre après la fin de ses fonctions. **Acides aminés :** composés organiques azotés constituants les protéines.

Acides gras : composés organiques rentrant dans la composition des lipides.

Acide urique : acide organique azoté provenant de la dégradation des protéines.

Acuminé : terminé en pointe.

Adénite : inflammation des ganglions lymphatiques.

Adventive : se dit d'une racine croissant latéralement sur une tige.

Aigrette : pinceau de poils cotoneux ou soyeux surmontant certains fruits et assurant leur dissémination.

Akène : fruit sec, à une seule graine, ne s'ouvrant pas à maturité.

Alcaloïdes : substances azotées à réactions alcalines douées de propriétés marquées et diverses (nicotine, morphine, etc).

Allergie : sensibilité exagérée à une substance.

Alopécie : chute des cheveux et des poils.

Alternes : se dit des fleurs et des feuilles dispoà des hauteurs différentes sur la tige.

Amande : graine contenue dans un noyau.

Aménorrhée : absence de règles ou de menstruations chez la femme.

Amer : caractérisé par une saveur rude qui stimule l'appétit et la digestion.

Amibe : organisme unicellulaire dont certaines espèces parasitent l'intestin humain.

Analgésique : qui produit une perte de sen bilité à la douleur.

Anaphrodisiaque : qui ralentit les activite sexuelles.

Anémie : diminution du nombre de globules rouges du sang ou de leur teneur en hémoglobine.

Anesthésie : privation de la sensibilité.

Angine : inflammation de la gorge.

Ankylostome : ver pénétrant par la peau et parasitant l'intestin humain.

Annuel : se dit d'une plante dont le cycle de vie est d'un an.

Anoréxie : perte de l'appétit.

Antalgique : propre à calmer la douleur.

Anthelminthique : drogue contribuant à l'élimination des parasites (syn. Vermifuge)

Anthère : partie de l'organe male d'une fleur portant le pollen.

Anti : qui s'oppose à

Anti-asthmatique : qui combat l'asthme

Antibiotique : qui empèche le développement et la multiplication des micro-organismes.

Anti-catarrhale : qui reduit l'inflammation des muqueuses.

Anti-diarrhéique : qui supprime la diarrhée.

Antidote : contre-poison.

Anti-fongique : qui s'oppose au développement des champignons

Anti-hypertenseur : qui s'oppose à l'augmentation de la tension arterielle.

Anti-malarique : qui combat la malaria (ou paludisme).

Anti-mitotique : se dit d'une substance s'opposant à la division des cellules et utilisée dans le traitement des tumeurs.

Anti-néphrétique : efficace pour combattre l'inflammation des reins.

Anti-pyrétique : qui combat la fièvre (syn. Fébrifuge).

Anti-septique : qui prévient ou combat l'infection en détruisant les microbles.

Anti-spasmodique : qui combat l'excitation nerveuse, calme les crampes.

Anti-sudoral : qui réduit ou entrave la sécrétion de la sueur.

Anti-variqueux : qui combat les varices.
Apétale : fleur dépourvue de corolle (ou de pétale).
Aphrodisiaque : stimulant sexuel.
Aphte : lésion superficielle de la muqueuse buccale.
Apiculé : terminé par une petite pointe.
Aristé : muni d'une arête.
Artériosclérose : lésion des artères avec durcissement de leurs parois.
Arthrite : inflammation des articulations.
Ascaris : vers parasitant l'intestin grêle de l'homme.
Ascite : épanchement de liquide dans le péritoine.
Asthénie : état de fatigue générale de l'organisme.
Asthme : maladies des bronches caractérisée par des accès de dyspnée et de suffocation.
Astringent : qui ressere et raffermit les tissus.
Asystolie : insuffisance des contractions cardiaques.
Atonie : perte ou diminution de la tonicité normale
Atténué : qui diminue progressivement.
Auriculaire : qui se rapporte à l'oreille.
Axillaire : qui nait à l'aisselle d'une feuille ou d'une branche.
Bacille : bactérie à forme de batonnet.
Bactéricide : qui a le pouvoir de détruire les bactéries
Bactérie : microbe unicellulaire, pathogène ou non.
Bactériostatique : qui empèche la multiplication des bactéries.
Baie : fruit charnu sans noyau contenant un ou plusieurs pépins ou graines (exp: tomate).
Balsamique : qui a les propriétés du baume.
Baume : résine odorante et calmante qui exsude de certaines plantes.
Béchique : qui calme la toux tout en favorisant l'expectoration.
Bilabié : se dit d'une corolle ou d'un calice formant 2 lèvres comme une bouche.
Bile : liquide visqueux et amer sécrété par le foie.
Bilharziose : maladie due à un ver parasite de l'appareil circulatoire caractérisée par une émission de sang dans les urines.
Blennorragie : maladie contagieuse due à une bactérie localisée sur les organes génitaux (syn : gonorrhée).
Bourgeon : organe écailleux situé à l'extrémité des rameaux ou à l'aisselle des feuilles dont levdéveloppement donnera de nouvelles pousses.
Bractée : petite feuille à l'aisselle du pédoncule d'une fleur.
Bradycardie : ralentissement des battements du cœur.
Bronchite : inflammation des bronches.
Bulbe ou oignon : souche courte, renflée, écailleuse située à la base de la tige de certaines plantes et généralement souterraine.
Bulbille : bourgeon pouvant se développer en une nouvelle plante.
Caduque : tombant au sol après la fin de ses fonctions.
Calcul : concrétion pierreuse qui se forme dans la vessie, les reins ou le foie (syn. : lithiase, pierre).
Calice : première enveloppe d'une fleur composée par les sépales, souvent colorés en vert.
Campanulé : en forme de cloche.
Cancer : tumeur maligne formée par la multi plication anarchique des cellules.
Candidose : voir muguet. d'un organe contractile.
Caniculé : marqué de rainures longitudinales ou d'une sorte de gouttiere.
Capitule : ensemble de petites fleurs sessiles insérées sur un receptacle (ex : fleurs"zegui"ou de "lang chat")
Capsule : fruit sec pouvant répandre ses graines par différents types d'orifice (pore, fente, etc.)
Cardiotonique : qui augmente la tonicité du muscle cardiaque.
Carminatif : qui chasse les gaz intestinaux.

Carotène : pigment jaune ou rouge des végétaux pouvant se transformer en vitamine A dans le corps

Caryopse : fruit sec, soudé à sa graine, ne s'ouvrant pas spontanément à maturité

Cataplasme : pate épaisse, souvent d'origine végétale, appliquée (entre 2 linges) sur une partie du corps

Cataracte : opacité du cristalin de l'œil ou de ses membranes.

Catarrhe : inflammation des muqueuses accompagnée d'une hypersécrétion glandulaire.

Cathartique : purgatif dont l'efficacité se situe entre celle d'un laxatif et d'un drastique.

Céphalée : mal de tête d'origine nerveuse.

Charnu : se dit d'un fruit dont les graines ou le noyau sont contenus dans une pulpe (ex : fruit de l'amandier ou de la tomate) ou d'une plante à feuilles épaisses.

Chartacé : ayant la texture du papier ou du carton.

Chlorophylle : pigment vert se formant à la lumière chez les végétaux.

Cholagogue : qui stimule les fonctions du foie, en facilitant notamment l'évacuation de la bile.

Cholérétique : qui active la production de la bile.

"Cholérine" : terme créole désignant la diarrhée accompagnée de perte de sang.

Cholestérol : matière grasse formant la partie fondamentale des calculs biliaires et dont l'excès provoque le durcissement des artères.

Colique : douleur abdominale, spécialement du colon.

Colite : inflammation du colon.

Collyre : médicament liquide appliqué sur la conjonctive de l'œil.

Comprimé : un peu aplati.

Conjonctivite : inflammation de la conjonctive de l'oeil

Contraceptif : empéchant temporairement la fécondation.

Coqueluche : maladie contagieuse caractérisée par une toux convulsive.

Cordé : en forme de cœur (syn .: cordiforme).

Cordial : qui aide le cœur, favorisant ainsi la circulation.

Corolle : deuxième enveloppe d'une fleur composée de pétales souvent de couleur vive.

Corymbe : inflorescence dont les pédonculespartant de différents points s'elèvent tous au même niveau.

Cosse : enveloppe de certaines graines (syn. : Gousse).

Crassulescente : se dit d'une plante à tiges oufeuilles charnues (syn. : grasse).

Crénelé : contour dessinant des dents arrondies (ex : marge des feuilles de "loup-garou").

Cunéiforme : en forme de coin.

Curarisant : se dit de substances ayant uneaction paralysante.

Cuspidé : terminé en pointe aigue, raide, rugueuse.

Cyme : inflorescence formée d'un axe principal terminé par une fleur et portant plusieurs autres fleurs qui se ramifient.

Emarginé : légèrement échancré.

Cystite : inflammation de la vessie.

Dartre : croutes produites par certaines dermatoses.

Décoction : tisane obtenue en faisant bouillirles plantes dans un liquide.

Décurrent : se dit d'un limbe qui se prolonge en ailes le long du pétiole.

Déhiscence : acte par lequel un organe clos (une gousse par exemple) s'ouvre spontanément.

Deltoide : en forme triangulaire.

Denté : à marge présentant des échancrures moins pure.

Dépilatoire : qui fait tomber les poils ou les cheveux.

Dépuratif : contribuant à éliminer de l'organisme les substances toxiques ou nuisibles.

Dermatoses : terme regroupant les diverses maladies de la peau.
Diabète : affection métabolique caractérisée par augmentation de sucre dans le sang (dans le cas du diabète sucré).
Diaphorétique : qui augmente la transpiration
Diarrhée : émission répétée de selles liquides.
Digestif : qui facilite et stimule la digestion.
Dioïque : se dit d'une plante dont les fleurs males et femelles sont portées sur des pieds différents (ex : le quéneppier).
Discoïde : en forme de disque.
Diurétique : qui favorise la diurèse, c'est-à-dire l'évacuation des urines.
Drastique : ayant une action purgative violente.
Drupe : fruit charnu à noyau qui ne s'ouvre pas maturité (ex. : fruit de l'amandier).
Dysentérie : maladie caractérisée par l'évacuation fréquente de glaires souvent accompagnées de sang et de coliques (la dysentérie amibienne est due aux amibes et provoque aussi des troubles hépatiques).
Dysménorrhée : menstruations(ou règles) difficiles et douloureuses.
Dyspepsie : digestion difficile.
Dyspnée : accélération et irrégularité de la respiration.
Dysurie : difficulté d'évacuation de l'urine.
Ecchymose : épanchement sanguin sous-cutané faisant généralement suite à une contusion.
Eczéma : maladie de la peau de nature inflammatoire caractérisée par de la rougeur et des vésicules épidermiques.
Eléphantiasis : maladie parasitaire qui rend la peau souvent triangulaire.
Emétique : qui provoque des vomissements (syn. : vomitif).
Eméto-cathartique : à la fois vomitif et purgatif.
Emménagogue : susceptible de provoquer, de faciliter et de régulariser les menstruations.
Emollient : qui relache les tissus et en atténue l'inflammation.
Emplâtre : préparation souvent à base de plante que l'on applique sur une région du corps.
Endocarpe : partie interne d'un fruit en contact direct avec la graine.
Engorgement : obstruction produite dans une partie du corps par l'accumulation de fluides.
Enrouement : affection rendant la voix moins nette et plus ou moins régulières.
Entéralgie : douleur aigue au niveau de l'intestin.
Entérite : inflammation de la muqueuse intestinale.
Epi : inflorescence ou des fleurs sans pédoncules sont fixées sur un axe commun (ex. : inflorescence de la verveine)
Epicarpe : épiderme du fruit sec ou charnu (ex. : pelure une abondante élimination d'urine et une de l'avocat).
Epilepsie : maladie caractérisée par des crises nerveuses.
Erysipèle : maladie infectieuse due à une bactérie et caractérisée par une inflammation de la peau.
Escarre : croute noiratre formée par du tissu mortifié.
Espèce : groupe d'individus ayant un aspect semblable, un habitat particulier et féconds entre eux.
Essence : - en horticulture : espèce/ - en chimie : corps volatil, souvent aromatique.
Etamine : organe male d'une fleur formé du filetet des anthères portant le pollen.
Eupeptique : qui facilite la digestion.
Expectorant : qui facilite l'expulsion des sécrétions encombrant les voies respiratoires.
Extrait : substance obtenue en évaporant partiellement une solution aqueuse, alcoolique ou éthérée d'une plante.
Falciforme : en forme de faux.
Fébrifuge : qui combat la fièvre (syn. : anti-pyrétique).
Fascicule : réuni en faisceau.
Feuille : organe généralement mince, de pigmentation verte, siège de la respiration et de la photosynthèse chez les végétaux.

Filet : partie souvent fine qui supporte l'anthèred'une étamine.

Filiforme : mince et allongé.

Flatulence : accumulation de gaz dans le tube digestif.

Flavonoïde : pigment jaune très courant dans le règne végétal exercant souvent une action antibactérienne et anti-inflammatoire.

Fleuron : petite fleur tubulée occupant le centre du capitule chez les composées (ou astéracées).

Foliacé : se dit d'un organe ayant l'apparence d'une feuille.

Foliole : chaque division du limbe d'une feuille composée comme celle du tamarinier ou du pois congo.

Follicule : fruit sec s'ouvrant spontanément à maturité par une valve (ex. : fruit du laurier rose).

Fongicide : qui détruit les champignons.

Galactagogue : qui favorise la sécrétion de lait (syn. : galactogène, lactagogue).

Galactogène : voir galactagogue.

Gâle : maladie contagieuse due a un arachnide provoquant l'éruption de vésicules sur la peau.

Gastralgie : douleur localisée au niveau de l'estomac.

Gastralgique : ayant le caractère de la gastralgie.

Gastrite : inflammation de la muqueuse de l'estomac.

Gingivite : inflammation des gencives.

Glabre : sans poils, non pubescent.

Glande : organe ayant pour fonction d'élaborer des substances nécessaires à l'organisme.

Glande (sens botanique) : cellule périphérique sécrétant souvent une essence.

Glanduleux : accompagné de glandes.

Glomérule : inflorescence ou les fleurs sessiles sont groupées en amas sphériques.

Glucides : composés organiques ternaires comprenant les sucres, les amidons, etc. (syn. : hydrates de carbone)

Glucose : glucide simple, de saveur sucrée, synthétisé par les plantes vertes et jouant un role important comme source d'énergie chez les organismes vivants.

Glucosides : composés retrouvés dans de nombreux végétaux donnant du glucose par hydrolyse.

Glycémie : taux de sucre dans le sang.

Glycosurie : excrétion de sucre dans les urines.

Gomme : sécrétion végétale sucrée et visqueuse coagulant à l'air.

Gomme-résine : substance végétale associant une gomme à une résine.

Gonorrhée : maladie contagieuse due à une bactérie localisée sur les organes génitaux (syn. : blennorragie)

Gousse : fruit sec déhiscent s'ouvrant par deux fentes (ex : fruit du tcha tcha ou du pois congo).

Goutte : affection métabolique caractérisée par des troubles viscéraux et surtout par des douleurs articulaires au niveau de l'orteil.

Graine : organe enfermé dans un fruit et donnant une nouvelle plante par germination.

Gram : solution iodée employée en bactériologie pour colorer et differencier les microbes.

Grappe : inflorescence dont les fleurs pédonculées sont réparties le long d'un axe (inflorescence du Bonbon codine)

Grasse : se dit d'une plante à feuilles ou tiges épaisses et charnues.

Grippe : maladie infectueuse due à un virus caractérisée par un écoulement nasal et de la fièvre.

Gynécée : ensemble de carpelles ou organes féminins des végétaux supérieurs (syn. : pistil).

Hampe : axe allongé portant une ou plusieurs fleurs.

Hématome : épanchement sanguin sous la peau ou dans une cavité du corps.

Hématurie : émission de sang dans les urines.

Hémolytique : qui provoque l'hémolyse ou l'éclatement des globules rouges.

Hémorragie : écoulement abondant de sang(externe ou interne).

Hémorroïde : tuméfaction d'origine veineuselocalisée dans l'anus.

Hémostatique : favorisant la coagulation du sanget la cicatrisation des tissus.

Hépatique : relatif au foie.

Hépatite : inflammation du foie d'origine toxique ou infectieuse.

Hépatotoxique : toxique pour le foie.

Herbacée : végétal mou, vert, à consistance (opposé à ligneux).

Herbe : plante molle dont les parties aériennes meurent chaque année.

Hirsute : hérissé de poils.

Homéopathie : méthode thérapeutique consistantà utiliser des doses infimes de substances provoquant des réactions analogues à l'affection qu'on veut traiter.

Huiles essentielles : mélanges complexes et aromatiques contenus dans certaines plantes et obtenus par distillation.

Hydrates de carbone : voir glucides.

Hydragogue : qui fait évacuer l'eau et les sérosités.

Hydrolyse : décomposition de certains composés chimiques par l'eau.

Hydropisie : oedème souvent localisé dans l'abdomen.

Hypertenseur : qui augmente la tension artérielle.

Hypnotique : ayant la faculté de provoquer un sommeil artificiel.

Hypocholestérinisant : qui fait baisser le taux de cholestérol sanguin.

Hypoglycémiant : qui diminue le taux de sucre (ou de glucose) dans le sang.

Hypotenseur : qui abaisse la tension arterielle.

Hystérie : maladie mentale caractérisée par des troubles passagers de l'intelligence, de la sensibilité et du mouvement.

Ichtyotoxique : toxique pour les poissons.

Ictère : coloration jaune de la peau et des muqueuses due à la présence de pigment biliaires.

Imparipenné : se dit d'une feuille composée pennée terminée par une foliole.

Indéhiscent : se dit d'un fruit qui ne s'ouvre pas spontanément à maturité.

Infection : pénétration et propagation de microbespathogènes ou de leurs toxines dans l'organisme.

Inflorescence : disposition des fleurs sur la tige.

Infusion : tisane obtenue en versant un liquide bouillant sur une plante et en laissant reposer pendant un temps variable.

Inhalation : aspiration d'une vapeur par les voies respiratoires.

Insecticide : qui détruit les insectes.

Instillation : action de verser un liquide goutte à goutte.

Intoxication : introduction ou accumulation d'une substance nocive dans l'organisme.

In vitro : désigne les réactions physiologiques qui se font en dehors de l'organisme (en tube ou en éprouvette par exemple).

In vivo : désigne les réactions physiologiques qui ont lieu dans l'organisme.

Involucre : ensemble de bractées très rapprochées l'une de l'autre à la base d'une inflorescence.

Irrégulier : se dit d'un organe dont les parties ne sont pas égales (ex : fleur dont les pétales sont de tailles inégales comme celle du pois congo ou du ti kanson).

Jaunisse : coloration jaune de la peau due à des pigments billiaires et souvent liée à un mauvais fonctionnement du foie.

Lactagogue : qui stimule la production de lait (syn. : galactagogue, galactogène)

Lactescent : qui répand un suc à aspect de lait.

Lancéolé : qui a la forme d'un fer de lance.

Larvicide : qui tue les larves.

Latex : liquide souvent coagulable ressemblant a du lait d'herbe secrété par certaines plantes comme la malnommé ou le Chadwon beni.

Laxatif : qui relache les intestins, les purge sans trop les irriter.

Lèpre : infection chronique produite par un bacille qui recouvre la peau de pustules et d'écailles.

Leucorrhée : écoulement muqueux ou purulent, non hémorragique, provenant des voies génitales de la femme.

Liane : plante à tiges grimpantes ou volubiles.

Ligneux : comprenant des parties composées de bois (contraire d'herbacée)

Ligule : petite lame prolongeant la gaine des feuilles chez certaines plantes.

Limbe : partie plate et verte d'une feuille assurant la photosynthèse.

Linéaire : long, étroit et à bords presque parallèles.

Lipide : composé organique formé d'acides gras et riche en énergie (syn. : graisse).

Lithiase : concrétion pierreuse qui se forme dans-dans la vessie, les reins ou le foie (syn. : calcul, pierre, gravelle).

Lithotriptique : substance ayant la propriété dedisloquer ou de dissoudre les calculs.

Lobé : partagé en lobes.

Lumbago : douleur lombaires due à une atteinte des articulations.

Macération : opération consistant à faire tremper une plante dans un liquide pendant un temps variable afin d'en extraire les substances solubles.

Malaria : maladie produite par un parasite des globules rouges caractérisée par des accès de fièvre rythmique (syn. : paludisme).

Membraneux : mince, souple, transparent comme une menbrane.

Ménopause : fin de l'activité génitale chez la femme.

Métabolique : qui se rapporte au métabolisme c'est-à-dire à l'ensemble des transformations subies dans un organisme vivant par les substances absorbées.

Météorisme : distension de l'abdomen par les gaz contenus dans le tube digestif.

Métrorragie : hémorragie utérine survenant en dehors de la période menstruelle.

Monoique : se dit d'une plante à fleurs unisexuées mais ou chaque pied porte des fleurs males et femelles (ex : le maïs).

Mucilage : matière gommeuse qui en présence d'eau a la propriété de se gonfler en donnant un liquide visqueux.

Mucroné : terminé par une petite pointe aigue.

Muguet : affection de la muqueuse buccale causée par un champignon (syn. : candidose).

Narcotique : qui engourdit la sensibilite et provoque un sommeil lourd et artificiel.

Néphrite : maladie inflammatoire du rein.

Néphrose : affection chronique du rein.

Nervation : disposition des nervures dans une feuille (pennée, palmée, etc.)

Neurasthénie : état d'abattement psychique associé à des troubles fonctionnels.

Névralgie : douleur vive ressentie sur le trajet d'un nerf.

Noyau : enveloppe lignifiée entourant les graines de certains fruits.

Obcordé : en forme de cœur renversé. **Oblong :** bien plus long que large et à extremités arrondies.

Obovale : en forme d'œuf, la partie la plus large étant située vers le haut.

Obtus : se dit d'un angle plus grand qu'un angle droit.

Oculaire : qui appartient ou se rapporte à l'œil.

Ocytocique : qui active l'accouchement en augmentant les contractions de l'utérus.

Odontalgique : propre à soulager les maux de dent.

Oedème : accumulation anormale de liquides dans les espaces intercellulaires.

Oestrogénique : qui agit comme les hormones sexuelles féminines.

Officinale : se dit d'une plante ou d'une substance ayant des propriétés médicinales et dont on se sert pour se soigner.

Oligo-éléments : corps chimiques nécessaires à la vie en proportions infimes (ex : bore, iode).

Ombelle : inflorescence dont les pédoncules issus d'un même point aboutissent sensiblement au même niveau (ex : inflorescence de l'anis).

Ophtalmie : inflammation de l'œil.

Opposés : se dit de 2 organes placés en face l'un de l'autre (ex : feuilles du goyavier ou de langue chatte).

Oreillons : maladie contagieuse due à un virus et caractérisée par une inflammation des ganglions parotidiens.

Orbiculaire : circulaire ou presque.

Organique : se dit des composés chimiques du carbone.

Orgelet : inflammation en forme de grain d'orge de la paupière.

Ovale : qui a la forme du contour d'un œuf (syn : ové).

Ové : voir ovale

Ovoide : se rapprochant de la forme ovale.

Oxyure : ver parasite de l'intestin de l'homme provoquant des démangeaisons anales.

Palmé : dont les éléments d'importance plus ou moins égale partent d'un même point, en parlant d'une feuille ou d'une nervation (ex : nervation de la feuille de papayer).

Paludisme : voir malaria.

Panicule : inflorescence complexe de forme conique constituée de grappes ou de cymes.

Papillonnacée : se dit d'une corolle dont l'aspect rappelle celui d'un papillon.

Parasite : être vivant qui prélève sa nourriture sur un autre organisme.

Parasiticide : qui tue les parasites.

Parasitose : maladie due aux parasites.

Paripennée : se dit d'une feuille composée pennée sans foliole terminale.

Pathogène : qui provoque les maladies.

Pectoral : agissant favorablement sur les voies respiratoires.

Pediculose : maladie de la peau provoquée par les poux.

Pédoncule : prolongement de la tige portant la fleur.

Pelté : se dit d'une feuille dont le pétiole est fixé en un point de sa surface et non sur la marge (ex: feuille du palma-christi ou de la capucine).

Penne : première division d'une feuille composée.

Pennée : se dit d'une feuille dont le limbe est traversé par une nervure principale et par plusieurs nervures secondaires.

Pépin : nom donné aux graines d'une baie.

Peptide : molécule constituée d'un petit nombre d'acides aminés.

Pérenne : se dit d'une plante qui vit plusieurs années.

Périanthe : ensemble des deux enveloppes d'une fleur (calice et corolle).

Péricarpe : paroi du fruit comprenant l'épicarpe (peau), le mésocarpe (chair) et l'endocarpe (noyau lignifié entourant la graine).

Per os : se dit d'un médicament pris par voie orale.

Pétale : pièce de la corolle d'une fleur, le plus souvent de couleur vive.

Pétiole : partie retrécie d'une feuille unissant la tige au limbe.

Phytothérapie : traitement des maladies par les plantes.

Pian : maladie produite par une bactérie provoquant des lésions cutanées.

Pivotante : se dit d'une racine s'enfoncant verticalement dans le sol (ex : la racine de la carotte).

Pneumonie : inflammation des poumons due à un virus ou à une bactérie.

Pneumopathie : terme général désignant les diverses maladies des poumons.

Pollen : grains microscopiques constituant les éléments males des plantes à fleurs.

Post-partum : période se situant après l'acouchement.

Protéine : molécule organique complexe formée d'un grand nombre d'acides aminés et constituant la trame de la matière vivante.

Protéolytique : causant l'hydrolyse des protéine-sou des peptides.

Protide : terme général désignant les substances organiques azotées telles que les protéines.

Prurit : vive démangeaison.

Pubescent : se dit d'un organe recouvert d'un fin duvet.

Pulpe : chair d'un fruit, d'une racine ou d'une feuille charnue.

Purgatif : qui stimule l'évacuation des selles.

Pyorrhée : écoulement de pus au niveau des gencives

Quadrangulaire : qui a quatre angles (ex. : tige de la Verveine violette)

Rachis : axe central d'une feuille composée ou d'une inflorescence.

Radicante : se dit d'une plante dont les tiges émettent des racines sur differents points de leur longueur.

Rage : maladie transmissible par les animaux caractérisée par des phénomènes d'excitation, suivis de paralysie et de mort.

Rameau : branche ultime d'une plante.

Résine : substances visqueuse, combustible, produite par certains végétaux.

Résolutif : qui réduit les engorgements et calme les inflammations.

Réticulé : dessinant un réseau comme les mailles d'un filet.

Rhizome : tige souterraine, souvent horizontale, émise par certaines plantes (gingembre).

Rhombique : en forme de losange (syn. : rhomboidal).

Rhomboidal : voir rhombique.

Rhumatisme : terme général désignant les atteintes inflammatoires douloureuses au niveau des articulations et de certains tissus.

Rhume : catarrhe de la muqueuse nasale caractérisé par un écoulement de sécrétions et par la toux.

Rotacé : en forme de roue.

Rubéfiant : congestionnant et irritant passagèrement la peau.

Saccharose : glucide fournissant du glucose et du fructose par hydrolyse.

Saponosides : substances à propriétés hémolytiques et moussantes, très répandues dans le règne végétal.

Sarmenteux : se dit d'une plante à tiges longues, flexibles et grimpantes.

Scarieux : sec, mince et translucide.

Sciatique : névralgie du nerf sciatique.

Scorbut : maladie provoquée par un manque de vitamine C et caractérisée par des hémorragies, la chute des dents et l'altération des articulations.

Scorpioide : se dit d'une inflorescence enroulée comme une queue de scorpion (ex : inflorescence de la crête coq ou du chic-chic)

Sédatif : qui a un effet calmant et apaisant.

Serreté : dentelé en scie.

Sels minéraux : éléments nutritifs dont les organismes ont besoin en dose infime pour assurer leur survie.

Sessile : se dit d'un organe inséré sans support sur un axe.

Shock : terme anglais désignant un état de traumatisme souvent lié à la pénétration de protéines étrangères dans l'organisme.

Silique : fruit sec s'ouvrant par 4 fentes.

Silicule : petite silique.

Sinusite : inflammation d'un sinus osseux.

Solitaire : se dit d'une fleur unique à l'extrémité de son pédoncule (ex. : fleur de "Shoe black")

Somnifère : qui provoque le sommeil (syn. : soporifique)

Son : partie périphérique des grains de céréales.

Soporifique : se dit d'une substance qui provoque le sommeil (syn. : somnifère).

Spasme : contractions involontaires d'un groupe musculaire.

Spasmodique : qui a le caractère du spasme.

Stigmate : partie terminale formant l'orifice du pistil d'une fleur.

Stipule : petite membrane souvent allongée située à la base d'une feuille.

Stolon : tige rampant sur le sol et produisant des racines adventives.

Stomachique : qui stimule les fonctions de l'estomac.

Stupéfiant : qui produit une sorte d'inertie mentale, physique.

Style : prolongement généralement mince de l'ovaire surmonté par le ou les stigmates.

Suffrutescent : se dit d'une plante herbacée à base ligneuse.

Syphilis : maladie infectieuse contagieuse, se manifestant par un chancre et des atteintes viscérales.

Subulé : terminé en pointe effilée.

Suc : substance fondamentale et substantielle des plantes (syn. : sève)

Succedané : se dit d'un produit qu'on peut substituer à un autre.

Sucre : substance organique ternaire de saveur douce contenue dans les plantes et fournissant du glucose par hydrolyse.

Sudorifique : qui fait transpirer.

Tachycardie : accélération du rythme cardiaque.

Taie : tache opaque localisée sur la cornée de l'œil.

Tanins : substances polyphénoliques d'origine végétale, à saveur astringente et capables de resserer les tissus.

Tégument : enveloppe de la graine.

Teigne : parasite localisé sur le cuir chevelu entrainant la chute des cheveux.

Teinture : préparation à base d'alcool chargée des principes actifs d'une plante.

Tenia : (ou teania) ver plat, segmenté, parasite de l'intestin des mamnifères.

Ténifuge (ou taenifuge) : qui provoque l'expulsion du ténia.

Tension ou tension artérielle : pression produite par le sang sur la paroi des artères (syn. : pression artérielle)

Ternaire : se dit des substances organiques constituées de carbone, d'hydrogène et d'oxygène.

Tisane : terme général désignant une boisson à base de plantes préparée par infusion, décoction ou macération.

Tomenteux : recouvert de poil fins et cotonneux.

Tonicardiaque : substance renforcant et régularisant les contractions du cœur.

Tonique : stimule les diverses fonctions de l'organisme

Topique : se dit d'un médicament qu'on applique sur un point précis de la peau.

Toxique : se dit d'une substance nocive pour les organismes vivants.

Trichomonas : protozoaire à flagelles parasitant l'homme et certains animaux.

Tronqué : coupé brusquement en travers.

Tubercule : excroissance d'une racine,d'une tige souterraine ou petite tumeur d'un tissu.

Tuberculose : maladie infectieuse provoquée par une bactérie et caractérisée par la formation de tubercules dans des organes variés (poumons, peau, etc.).

Tubéreux : qui forme une masse charnue.

Tubuleux : en forme de tube.

Tuméfaction : enflure, gonflement.

Tumeur : augmentation pathologique de volume d'une partie du corps due à une proliferation cellulaire.

Ulcère : lésion de la peau ou des muqueuses due à une altération d'un revêtement tissulaire.

Ulcère gastrique : maladie liée à une altération de la muqueuse de l'estomac.

Unilatéral : se dit d'une inflorescence à fleurs musculaire situées d'un seul coté de l'axe.

Unisexué : se dit des fleurs ne portant que les organes d'un seul sexe.

Urétrite : inflammation de l'urètre se manifestant par une sensation de brûlure lors des émissions d'urines.

Urètre : canal qui conduit l'urine hors de la vessie.

Variole : maladie infectieuse due à un virus caracterisée par une éruption de tâches rouges devenant des pustules (syn. : petite vérole)

Vasoconstricteur : qui réduit le calibre des vaisseaux sanguins.

Vénérien : relatif au rapport sexuel ; se dit des affections transmissibles par le sexe.

Vermicide : qui tue les vers.

Vermifuge : qui provoque l'expulsion des vers s'exprimant intestinaux.

Verrue : petite excroissance de chair sur la peau

Vers : animaux à corps mou et allongé dont certains sont des parasites.

Verticille : groupe d'organes naissant au même niveau de la tige.

Vésicant : qui produit des ampoules sur la peau.

Viricide : qui tue les virus.

Virus : très petit microbe ne se développant qu'à l'intérieur des cellules vivantes et pouvant être pathogène

Viscide : visqueux, collant.

Vitamine : substance organique indispensable en infime quantité au fonctionnement de l'organisme.

Vitiligo : trouble de la pigmentation de la peau.

Vivace : qui vit plusieurs années.

Volubile : se dit d'une tige qui s'enroule autour de supports.

Vomitif : qui provoque des vomissements (syn. : émétique)

Vrille : filament volubile permettant l'ancrage des tiges grimpantes.

Vulnéraire : favorisant la cicatrisation et la guérison des plaies et des blessures.

Zygomorphe : se dit des fleurs présentant une symétrie bilatérale.

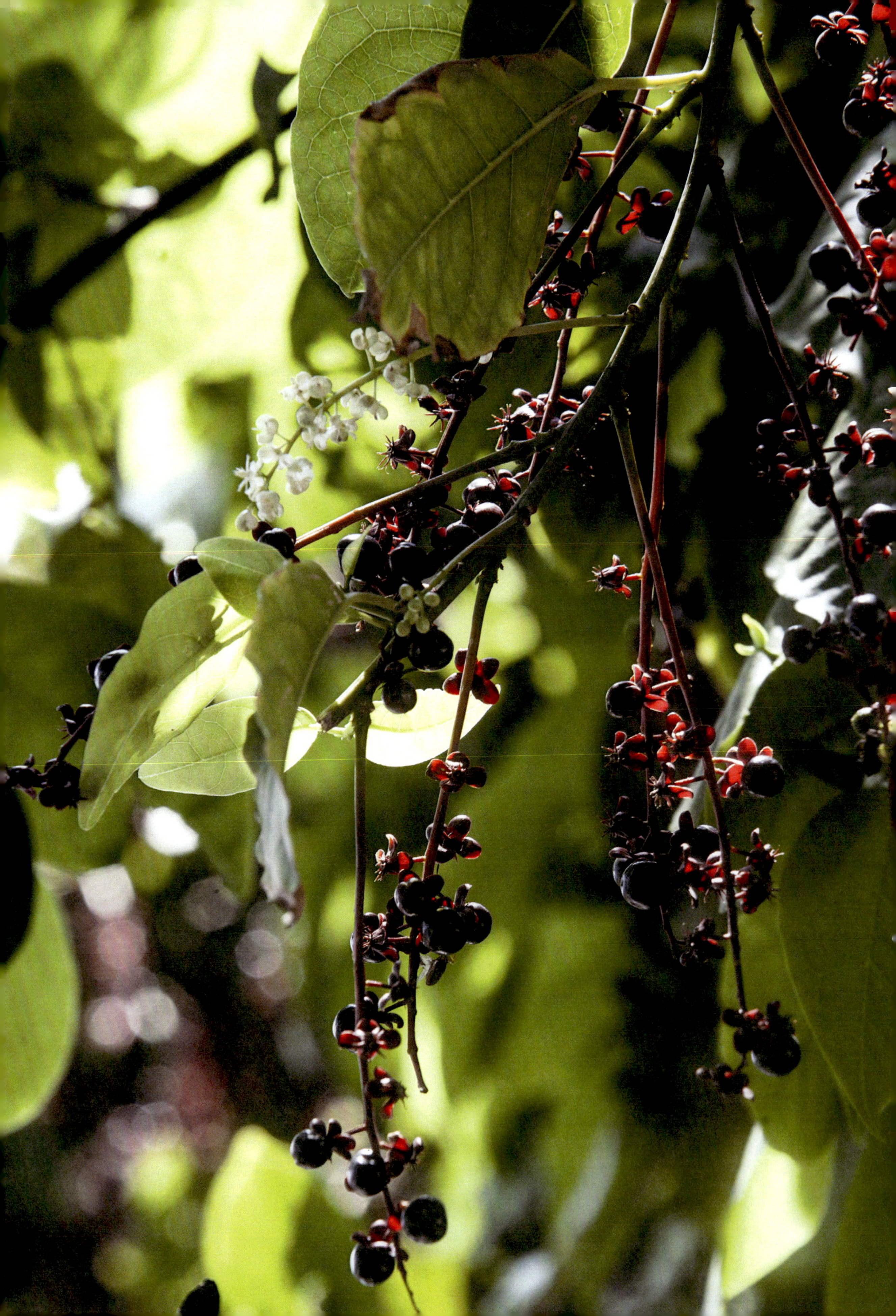

Bibliographie

Acosta de la Luz L., 1993. *Proporcionese Salud : Cultive Plantas Medicinales. Ministerio de Cultura- Editorial Cientifico-Tecnica.* La Habana, p. 227.

Adjanohoun & al ., 1979. *Médecine Traditionnelle et Pharmacopée-Contribution aux études ethnobotaniques et floristiques au Mali. A.C.C.T.*, p. 291.

Adjanohoun & al. 1985. *Médecine Traditionnelle et Pharmacopée - Contribution aux études ethnobotaniques et floristiques au Niger. A.C.C.T.*, 2e édition, p. 250.

Adjanohoun & al., 1985. *Médecine Traditionnelle et Pharmacopée - Contribution aux études ethnobotanique et floristiques à la Dominique. A.C.C.T.*, p. 400.

Agence de Coopération Culturelle et Technique, 1986. Fiche Espèce sur Euphorbia hirta L. - *Bulletin de Liaison-Médecine Traditionnelle et Pharmacopée*, vol. 0, n° 0, 19-31.

Agence de Coorpération Culturelle et Technique, 1988. Fiche Espèce sur Carica papaya L.- *Bulletin de Liaison-Médecine Traditionnelle et Pharmacopée*, vol. 2, n° 1,75-88.

Agence de Coorpération Culturelle et Technique, 1988. Fiche Espèce sur Azadirachta indica L.- *Bulletin de Liaison –Médecine Traditionnelle et Pharmacopée*, vol. 2, n° 2, 197-212.

Ake Assi L. & al., 1985. *Médecine Traditionnelle et Pharmacopée –Contribution aux études ethnobotaniques et floristiques en République Centre Africaine.* A.C.C.T., p. 139.

Ake Assi L., 1988. Quelques plantes utilisées dans le traitement des maladies cardiaques en Côte d'Ivoire. *Bulletin de Liaison-Médecine Traditionnelle et Pharmacopée*, A.C.C.T., vol. 2, n° 1, p. 96-100.

Alvarez H.A., 1986. *Diccionario de Herbolaria Plantas Curativas de la A a la Z.* Mexico, Editorial Posada, p. 314.

Aqeel A. & al., 1985. *Antibacterial Activity of Juliflorine Isolated from Prosopis juliflora.* Planta Medica 4, p. 285-288.

Arvis P. Y. & al., 1986. Influences d'extraits de Cuscuta americana et de Tamarindus indica sur des hépatocytes fraichement isolés de rats. Centre des Sciences de l'Environnement, Metz, France. Rapport.

Ballansard P., 1986. *Inhibition de la Prolifération d'une Culture Continue de Plasmodium falciparum par un Extrait Chloroformique de Picramnia pentandra.* Université de Marseille, France, présenté à TRAMIL 2, Santo Domingo.

Bargibant N., 1984. *Fiche Signalétique : La Laitue.* Vie et Santé, Avril 84.

Bargibant N., 1984. *Fiche Signalétique : L'Aubergine.* Vie et Santé, Mars 84

Bargibant N., 1984. *Fiche Signalétique : Le Mais.* Vie et Santé, Octobre 84.

Bargibant N., 1988. *Fiche Signalitique : La Tomate.* Vie et Santé, Juin 88.

Bargibant N., 1988. *Fiche Signalétique : L'Avocat.* Vie et Santé, Juillet/Aout 88.

Barker H.D. et Dardeau W.S., 1930. *La Flore d'Haïti.* Service Technique du Département de l'Agriculture et de l'Enseignement Professionnel, Port-au-Prince, p. 456.

Barlatier E., 1986. L'Ananas. *Vie et Santé*, Février 86.

Becker G., 1984. *Les plantes Toxiques.* Paris, Editions Grund, p. 224.

Beliveau R. & Gingras D., 2005. *Les aliments contre le cancer. : la prévention et le traitement du cancer par l'alimentation.* Montréal, Éditions du Trécarré, p. 216.

Beliveau J., 1988. *Pharmacognosie*. Canada, Librairie de l'Université de Montréal, p. 121.

Bérard L., 1982. *La Santé par les Tisanes, Infusion et Décoction*. Paris, M.A. Editions, p. 123.

Bestic L., 2004. Guide des remèdes traditionnels. Toulouse (France), Edition Toulouse, p. 64.

Bézanger-Beauquesne L. & al., 1986. *Les Plantes dans la Thérapeutique Moderne*. Paris, Maloine Ed., p. 469.

Bonnassieux M.P., 1988. *Tous les fruits Comestibles du Monde*. Paris, Bordas, p. 208.

Boucherie A. & Cousse H., 1979. *Reflexions sur la Place des Médicaments d'Origine Végétale en Chimie Thérapeutique*. Labo-Pharma, Problèmes et Techniques, 289, 587-600.

Bougerol C., 1983. *La Médecine Populaire à la Guadeloupe*. Paris, Karthala, p. 175.

Boukef M.K., 1986. *Médecine Traditionnelle et Pharmacopée*. Les Plantes dans la médecine Traditionnelle Tunisienne. A.C.C.T., p. 350.

Boukef M.K. & Ghileb G.M., 1988. Contribution à l'Etude des Plantes Utilisées en Médecine Traditionnelle Maghrébine. *Bulletin de Liaison -Médecine Traditionnelle et Pharmacopée*, A.C.C.T., vol. 2, nº 1, 47-55.

Bourgeois P., 1986. *Rapport Concernant Argemone mexicana (Papaveracées)*. Centre Universitaire Antilles-Guyane, présenté à TRAMIL II, République Dominicaine, p. 9.

Bourgeois P., 1986. *Rapport concernant Pimenta racemosa (Myrtacées)*. Centre Universitaire Antilles-Guyane, présenté à TRAMIL II, République Dominicaine, p. 10.

Brutus T. & Pierre-Noel A.V., 1960. *Les Plantes et Les Légumes d'Haïti qui Guérissent, Mille et une recettes Pratiques*, tome II. Port-au-Prince, Imprimerie de l'État, p. 410.

Brutus T. & Pierre-Noel A.V., 1966. *Les Plantes et les Légumes d'Haïti qui Guérissent*, tome III, Presse Nationales d'Haïti, p. 389.

Cabrera L., 1975. *El Monte*. Miami, Ediciones Universal, p. 564.

Caceres E., 1984. *Contribution to the Knowledge of Medicinal Plants of the Caribbean*. CEMAT, Guatemala- présenté à TRAMIL I, Haïti, p. 27.

Carillon A., 1985. *Pour un bon usage des Plantes*. France, Édition Vie et Santé, p. 367.

Castleman M., 2002. *Les plantes qui guérissent*. Laval (Canada), Edition Modus Vivendi, p. 518.

Centre du Commerce International, 1986. Huiles essentielles et Oléoresines – Étude de Marché. C.C.I., CNUCED/GATT, Genève, p. 236.

Chagnon M. 7 al. *Plantes anti-hépatotoxiques dans la Médecine Traditionnelle Rwandaise*. Enseignement Médical, 173-175.

Charles Y.J. & Darrigol J.L., 1987. *Guide pratique de piététique familiale*. St Jean de Braye (France), Éditions Dangles, p. 320.

Chaouat P., 1984. *Conseils Pratiques en Cas de Mal des Transports*. Vie et Santé Juillet/Aout 84, 29.

Chaouat P., 1986. *Les Verrues*. Vie et Santé, Mars 86, 7-9.

Chevalier A., 2007. *Les plantes médicinales*. Londre (Angletere), Édition Grund, p. 288.

Clérismé C., 1979. *Recherches sur la Médecine Traditionnelle dans l'aire du projet intégré de Santé et de Population du District Sanitaire de Petit Goave*. Port-au-Prince, Atelier Fardin, p. 144.

Colleti M., 1984. *Soignez-vous par les Vitamines*. Paris, Éditions de Vecchi, p. 172.

Cordero A., 1978. *Manual de Medicina Domestica.* Republica Dominicana, Editora Taller, p. 490.

Couplan F, 1988. *Plantes Sauvages Comestibles- Le Panais.* Vie et Santé, Juin 88, 23

Creff A.F 1993. *Manuel de Diététique en Pratique Médicale courante.* Masson ed., 3e Ed, 238 p.

Daguilh R. & al., 1985. *Anthracene Derivatives from the Leaves of Picramnia pentandra Sw. Acta Agronomica* Tomus 34 – Supplementum 1985 – R.F.A., 77.

Dan Dicko-Zafimahova L. & al., 1988. Contribution à l'Étude Monographique de Calotropis procera, Plante Réputée de la Pharmacopée Traditionnelle Nigérienne : Ethnobotanique et Ontogénèse des Laticifères. *Bulletin de Liaison-Médecine Traditionnelle et Pharmacopée,* A.C.C.T., vol. 2, n° 2.

Dastur J.F., 1977. *Medicinal Plants of India and Pakistan.* D.B. Taraporevala and Co., p. 212.

Debuigne G., 1972. *Dictionnaire des Plantes qui Guérissent.* Librairie Larousse, Paris, p. 256.

Delaveau V. & al., 1980. *Drogues Végétales stimulant l'activité Phagocytaire du Système Réticulo-endothelial.* Planta Medica 1980, 40, 49-54.

Descourtilz M. J. 1833. *Flore Pittoresque et Médicale des Antilles.* Paris, Ed. Rousselon, Tome 7 : p. 344, Tome 5 : p. 346.

Dextreit R., 1960. *Les cures de jus, Fruits et Légumes.* Paris, Imprimerie S.I.P.E., p. 59.

Deyssons G., 1979. *Organisation et Classification des Plantes Vasculaires.* France, Sedes, p. 540.

Diers Rau H., 1968. *Healing with Herbs – Nature's way to better health.* New York, Arco publishing Inc., p. 235.

Duke J.A., 2002. *La pharmacie verte.* Québec (Canada), Editions Modus Vivendi, p. 648.

Duke J.A., 1985. *Handbook of Medicinal Herbs.* Inc. Florida, C.R.C. Press, p. 677.

Expanded Commission E Monographs, 2000. American Botanical Council. Blumenthal M, Goldberg F., Brickmann J. Ed., USA.

Ekeke G.I., & Shode O., 1985. *The reversion of sicklet cells by Cajanus cajan.* Planta Medica, 6,504-507.

Exposito-Avella M.Y. & Gupta M., 1986. *Evaluacion Fitoquimica y Pharmacologica de Hamelia* patens Jacq Y Terminalia catappa L. Université de Panama-Présenté à TRAMIL II, République Dominicaine, p. 12.

Faculté de Pharmacie de Strabourg, 1977. *Plantes médicinales et officine.* Laboratoires de Matière Médicale, France, p. 38.

Faculté des Sciences Pharmaceutiques et Biolologiques de Paris – Luxembourg *Phamacognosie.* C.E.P.P.V., Paris

Ferrigni N., 1984. *Communication Personnelle* - Séminaire TRAMIL I - Port-au-Prince, Haïti.

Flash-Marabout, 1976. *Les médecines naturelles.* Verviers, France, Les nouvelles Editions Marabout, p. 158.

Fournet J., 1978. *Flore illustrée des phanérogames de Guadeloupe et de Martinique.* I.N.R.A., Paris, p. 1657.

Fowler M.J. & al. 2007. Diabetes treatment, Part 2: Oral agent for glycemic management. Clinical Diabetes. 2007, 25:131-134.

Gbeassor M. & al., 1988. Action de quelques plantes médicinales sur la Croissance du Plasmodium falciparum in vitro. *Bulletin de Liaison-Médecine Traditionnelle et Pharmacopée*, A.C.C.T., vol. 2, n° 1, 5-10.

Giron M. & al., 1988. *Accion antibacterial de 4 plants usadas para el Tratamiento de infecciones intestinales.* Communication personnelle, Seminaire TRAMIL II, République Dominicaine.

Goetz P., 1988, Riz antidiabétique Méconnu. *Phytotherapy*, n° 25, juin 88, 28.

Grandguillotte M. & al., 1988. *Herbier Médicinal Marie-galantais – Savoirs Naturalistes Populaires en Guadeloupe.* Carbet Fort de France.

Grenand P. & al., 1987. *Pharmacopées Traditionnelles en Guyane.* Éditions de l'ORSTOM, Paris, p. 568.

Guignard J. L., 1977. *Abrégé de botanique à l'Usage des Etudiants en Pharmacie.* Paris, Masson, p. 257.

Guiteau, Y., 2004. *Médecine traditionnelle : Approche globale et application en Haïti.* Canada, Édition Mémoire d'Encrier, p. 99.

Guiteau, Y., 2008. *Médecine traditionnelle. Les guérisseurs simples et atypiques du Bas Artibonite.* L'imprimeur II, Port-au-Prince, p. 135.

Hakizamungu E. & al., 1988. L'usage des plantes médicinales dans le traitement du Paludisme en MédecineTraditionnelle Rwandaise. *Bulletin de Liaison - Médecine traditionnelle et Pharmacopée*, A.C.C.T., vol. 2, n° 1, 11-17.

Hegnauer R., 1969. *Chemotaxonomy der Pflanzen.* Birkhauser Verlag, Bale et Stuttgart, 5, p. 506.

Herrera R., 1986. *Determinacion de actividad biologica de vegetales utilizados en medicina tradicional.* Universidad del Valle – Colombie. Rapport présenté à TRAMIL II, République Dominicaine, p. 8.

Higgs L., 1969. *Bush Medecine in the Bahamas.* Bahamas, Bahamas Nassau Guardian, p. 20.

Honorat Moisset, A., 2005. *Flore haitienne et étude de quelques plantes médicinales.* Montréal, Éditions du CIDHICA, p. 462.

International Congress on Medicinal Plant Research, 1984. *Advances in Medicinal Plant Research.* Germany, Vlictinck and Dommisse Ed., p. 251.

International Congress on Medicinal Plant Research, 1980. *Natural products as medicinal agents. Planta Medica*, Germany, Hippokrates Verlag Stuttgart, p. 526.

International Trade Center, 1974. *Markets for selected medicinal plants and their derivatives.* Geneve, Trade Center Publications, p. 192.

Jacobson M. & al., 1978. *Chemistry and biological activity of insect feeding deterrents.* 4th insecticidal plant Symposium, 448-454.

Jacotot B. 1992. *Nutrition et Alimentation.* Masson Ed., p. 311.

Jenkins D.A. and al. *Effect of legumes as part of a low glycemic index diet on glycemic control and cardiovascular risk factors in type 2 diabetes Mellitus: a randomized controlled trial.* Arch Inter Med. 2012 : 1-8.

Jacquier D., 1988. *L'ananas.* Vie et Santé, janvier 88, 31.

Joseph H., 1988. *Etude Phytochimique de Justicia pectoralis de l'Archipel Guadeloupéen.* Thèse de doctorat, Univ. Paul Sabatier, Toulouse, n° 343.

Joseph H., 1988. Médecine Traditionnelle aux Antilles – Ressources médicinales de la Flore locale. *Phytotherapy*, n° 25, 4-9.

Joseph H., 1984. *Communication personnelle,* Séminaire TRAMIL I, Port-au-Prince.

Kalanda K. et al, 1994. *Contribution à la connaissance des Plantes Médicinales du Haut Zaire.* Dev. Med. Pham. Afr., vol 8, n° 2, 179-188.

Kebreau F. *Contribution à l'Etude des plantes Médicinales et Toxiques d'Haïti.* Notes non publiées, p. 62.

Kerharo J., 1974. La Pharmacopee Sénégalaise Traditionnelle-Plantes Médicinales et Toxiques. Paris, Édition Vigot Freres, p. 10 II.

Lagarde J.P., 1974. *Conseils pratiques en cas d'ulcère d'estomac.* Vie et Santé, Juin 84, 29.

Le bras M., 1987. Carica papaya ou Papayer : Plante aux Vertus Thérapeutiques insoupçonnées. *Bulletin de Liaison- Médecine Traditionnelle et Pharmacopée,* A.C.C.T.,vol.2 n° 1, 1-3.83- Le Floc H.E., 1983.

Contribution à une Etude Ethnobotanique de la FloreTunisienne, 2e partie. Imprimerie officielle de la République Tunisienne, p. 402.

Le Grand A. & Wondergem P., 1986. Activités antimicrobiennes et Études Bibliographiques de la toxicologie de 10 plantes médicinales de la Caraibe. Communication personnelle, seminaire TRAMIL II, République Dominicaine.

Leon R., 1928. *La pratique Médicale à St Domingue.* Paris, Les presses Modernes, p. 115.

Leon R., 1980. *Phytothérapie Haïtienne : Nos simples.* Port-au-Prince, Imprimerie Deschamp, p. 79.

Liogier A.H., 1974. *Diccionario botanico de nombres vulgares de la Espanola.* Jardin botanica de Santo Domingo, République Dominicaine, p. 813.

Little E.L & al., 1977. *Arboles comunes de Puerto Rico, y las Islas Virgenes.* Universidad de Puerto Rico, San Juan, Editorial Universitaria, p. 731.

Loisy L., 1977. *Les huiles Essentielles dans la République d'Haïti.* Rapport de mission, Nation Unies, p. 18.

Longuefosse J.L., 2012. *Plantes médicinales de la Caraïbe.* Tome 2. Ed Orphie, France, p. 250.

Longuefosse J.L., 2007. *Plantes médicinales de la Caraïbe.* Tome 1. Ed Orphie, France, p. 238.

Longuefosse J.L., 1995. *Cent Plantes Médicinales de la Caraïbe.* Gondwana Éditions, p. 238.

Mallart Guimera L., 1977. *Médecine et Pharmacopée Evuzok. Laboratoire d'Ethnologie et de Sociologie Comparative,* Université de Paris X, p. 261.

Marty J., 1983. *Le savoir manger.* Éditions vie et santé, France, p. 310.

Mellor C., 1984. *Natural remedies for common ailments.* Panther Grenada publishing, 7th edition, p. 256.

Merck Index, 1983. *An Encyclopedia of chemicals, drugs and biologicals.* Merck and Co., Inc., U.S.A.

Ming W., 1976. *La médecine chinoise par les plantes.* Robert Laffont, Édition Tchou, p. 279.

Ministère de la santé et de la Famille, 1981. *Pharmacopée Francaise* - 9e Edition. France, Presse de l'Imprimerie Maison-neuve.

Mitton F. & ., 1984. *Mitton's practical modern herbal-nature's medicines and their uses.* New York, Arco publishing Inc., p. 134.

Moatti R. et Duluchey G., 1985. *Le guide Marabout des plantes Médicaments.* Alleur-Belgique, Les Nouvelles Éditions Marabout, p. 191.

Moatti R., 1985. *Les Oligo-elements.* Alleur-Belgique, Les Nouvelles Editions Marabout, p. 185.

Moretti C., 1986. *Communication personnelle,* Seminaire TRAMIL II , République Dominicaine, p. 3.

Mors, W.B., & al. 2000. *Medicinal plants of Brezil.* Michigan, Reference Publication Inc., p. 501.

Morton J.F. 1981. *Atlas of medicinal plants of Middle America.*, U.S.A, C.C. Thomas Pub, Springfield, p. 1420.

Mullenders W., 1973. La systématique des Spermatophytes. Belgique, Université Catholique de Louvain, p. 41.

Nunez-Melendez E., 1975. *Plantas medicinales de Costa-Rica y su folclore.* Ciudad Unviv. ''Rodrigo Facio'', San Jose, Costa-Rica, p. 279.

Nunez-Melendez E., 1975. *Plantas medicinales de Puerto Rico.* Editorial de la Universidad de Puerto Rico, Puerto Rico, p. 498.

Oliver-Bever B., 1986. *Medicinal plants in Tropical West Africa.* Cambridge University press, p. 375.

Organisation Mondiale de la Santé, 2002.

Stratégie de l'OMS pour la médecine traditionnelle pour 2002-2005. Genève, OMS, p. 65.

Organisation de l'Unité Africaine, 1985. *Pharmacopée Africaine.* Commission Scientifique Technique et de la recherche O.U.A., vol. 1 1re Ed., Lagos Nigéria, p. 273.

Paris M.R.& Moyse H., 1961. *Abrégé de matière médicale.* Paris, Vigot Frères Editeurs, p. 188.

Paris R.R. & Moyse H. *Précis de matière Médicale* ; Tome I : 2e ed., 1976, p. 420. Tome II : 2e ed., 1981, p. 518. Tome III : 1re ed., 1971, p. 509.

Peeters A. & Sastre C., 1980. *Observation ethnobotaniques dans la Péninsule Sud d'Haïti.* Muséum National d'Histoire Naturelle, France Rapport non Publié, p. 25.

Pelt J. 1981. *La médecine par les plantes.* Librairie Arthème Fayard, p. 278.

Pernet R. & Meyer G., 1957. *Pharmacopée de Madagascar.* Institut de Recherche Scientifique de Tananarive, Tsimbazaza, p. 86.

Perrot E. & Paris R., 1971. *Les plantes Médicinales*-Tome 1. France, Presses Universitaire de France, p. 118.

Perry L.M., 1980. *Medicinal plants of East and Southeast Asia.* Cambridge, The Mit press, p. 620.

Pierre Noel A.V., 1959. *Les plantes et les légumes d'Haïti qui guérissent. Mille et une recettes pratiques.* Port-au-Prince, Imprimerie de l'Etat, p. 344.

Pierre-Noel A.V., 1971. *Nomenclature Polyglotte des plantes Haïtiennes et Tropicales.* Presses Nationales d'Haïti, Port-au-Prince, p. 588.

Pierre-Noel A.V., 1974. *Les plantes et les légumes d'Haïti qui guérissent.* 2e édition, Presse Nationale d'Haïti

PNUD, 2005. *Vulnérabilité et pauvreté en Haïti. Rapport national sur le développement humain.* Port-au-Prince (Haïti), PNUD, Nations Unies, p. 124.

Pousset J.L., 1989. *Plantes médicinales Africaines-Utilisations Pratiques.* A.C.C.T., Paris, Édition Marketing, p. 156.

Proceeding of the second Amaranth Conference, 1979. U.S.A., Rodale Press Inc., Emmaus, p. 184.

Radwanski S., 1988. Neem Tree. World Crop and Livestock July/August, 167-168

Rouzier M. (sous la direction de), 2008. *La médecine traditionnele familiale en Haïti. Enquête ethnobotanique dans la zone métropolitaine de P-au-Prince.* Éditions de l'Université d'État d'Haïti, p. 139.

Rouzier M. et Larco N. (sous la direction de), 2011. *Diabète et hypertension artérielle. Remèdes familiaux dans la région de Port-au-Prince.* Éditions de l'Université d'État d'Haïti, p. 158.

Saury A., 1979. *Manuel Diététique des fruits et légumes.* St Jean-de-Braye, Éditions Dangles, p. 185.

Sawadogo L. & al., 1988. Mise en evidence d'une activité lactogène dans des extraits végétaux. *Bulletin de Liaison, Médecine traditionnelle et pharmacopée*, A.C.C.T.,vol. 2, n° 1, 19-30.

Schneider E., 1982. *Des plantes pour votre santé.* Éditions Sd. T., France, p. 519.

Seaforth S. E., 1988. *Natural products in Caribbean Folk Medicine.* University of the West Indies-Trinidad, p. 140.

Séroussi S., 1976. *Les cents plantes médicinales les plus précieuses.* Sciences et vie, 707, 99-103.

Service Oecumenique d'entraide, 1990. *Enquête ethnobotanique à la chapelle.* P-au-P. Production SOE, p. 138.

Service Oecumenique d'entraide, 1996. *Enquête ethnobotanique à Terrier Rouge.* P-au-P. Production SOE, P-au-P. p. 205.

Séverin F., 2002. *Plant ak pye bwa tè d'Ayiti.* Édition Quitel. Port-au-Prince (Haïti), p. 143.

Shenkin A., 2006. *The key role of micronutriments. Clinical Nutrition*, vol.25, n° 1 : 1-13.

Souza S. & Dossa Z. C., 1988. Fruits, graines et autres ingrédients médicinaux vendus sur le marché du Bénin. *Bulletin de Liaison, Médecine traditionnelle et pharmacopée*, A.C.C.T., vol. 2, n° 2, 181-196.

Stehle H. et Stehle M., 1962. *Flore médicinale illustrée.* Basse Terre, Guadeloupe, Imprimerie officielle, p. 183.

Tapsell L.C. &al., 2006. *Health benefits of herbs and spices: the past, the present, the future. The Medical Journal of Australia*, vol 185, no 4:54-124.

The Complete German Commission E Monographs, 1998. *American Botanical Council.* Blumenthal M Ed. USA.

The European Scientific Cooperative on Phytotherapy Monographs, 2009. 2th Edition, Supplement, Co-publication with Thieme.

The European Scientific Cooperative on Phytotherapy Monographs, 2003. 2th Edition, Ed. Thieme.

Tierra M. 1983. *The way of herbs.* Washington Square Presse – Pocket books, New York, p. 288.

Tirimanna S., 1987. *Medicinal plants of Surinam.* Publisher-Westfort Paramaribo, Surinam, p. 92.

TRAMIL I, 1984. *Médecine et pharmacopée traditionnelle populaire dans la Caraïbe.* Rapport, Port-au-Prince, p. 175.

TRAMIL II, 1986. *Recherches scientifiques et usages populaires des plantes médicinales dans la Caraibe.* Santo-Domingo, Universidad Autonoma de Santo-Domingo, Facultad de Ciencias, CIBIMA, p. 254.

TRAMIL IV, 1991. *Towards a Caribbean pharmacopoeia.* Santo Domingo, R.D., Enda Caribe et Universite autonome national de Honduras, p. 474.

TRAMIL VII, 1995. *Hacia una Farmacopea caribena.* Santo Domingo, R.D., Enda Caribe, UAG & Universidad de Antioquia. p. 696.

TRAMIL, 2007. *Pharmacopée Végétale Caribéenne.* 2e Edition actualisée. Santo Domingo, R.D, Editora & Pap Josué, p. 486.

Tyler V.E. & al., 1988. *Pharmacognosy*-9e édition. Philadelphia, Lea and Febiger, p. 519.

Valnet J., 1975. *Aromathérapie – Traitement des maladies par les Essences des plantes.* Maloine S.A. Editeur, p. 542.

Varvello L., 1983. *Soignez-vous avec les plantes.* Paris, Éditions de Vecchi S.A., p. 220.

Warthen J.D. & al., 1978. *An antifeedant for Fall Army Worm Larvae from Neem Seeds.* Agricultural research- U.S. Department of Agriculture, Novembre 1978, p. 9.

Weniger B. & al., 1982. *Haïtian plants used as Antifertility agents.* J. of ethnopharmacology, 6, 67,-84.

Weniger B., Savary H. & al., 1984. *Tri phytochimique de plantes de la liste TRAMI*L. Communication personnelle – seminaire TRAMIL I – Port-au-Prince, Haïti.

Weniger B., Savary H. & Daguilh R., 1984. Rapport d'activité 1982-1984. Faculté de Med. et Pharm-Projet EBUTROP-OEA, Univ. d'État d'Haïti, p. 5.

Weniger B., 1985. *La médecine populaire dans le Plateau Central d'Haïti.* These Univ. 3e Cycle, Metz, France, 426 p.

Weniger B. & Rouzier M., 1986. *Enquête ethnopharmacologique en Haïti dans les Zones de St. Michel de l'Attalaye,* Carice et Gris-gris Communication Séminaire TRAMIL II, République Dominicaine.

Weniger B., Rouzier M. & al., 1986. *La médecine populaire dans le Plateau Central : Étude du système thérapeutique traditionnel dans un cadre économique rural. Journal of Ethnopharmacology,* vol. 17, n° 1, 1-11

Weniger B., Rouzier M. & al., 1986. *La médicine populaire dans le Plateau Central : Inventaire ethnopharmacologique.* Journal of Ethnopharmacology, vol.17, n° 1, 13-30

WHO Monographs on selected medicinal plants. 1999. Vol 1. World Health Organization, Geneva.

WHO Monographs on selected medicinal plants. 2003. Vol 2. World Health Organization, Geneva.

Whitton S., 1995. *Essential oils and essences.* Quintet Publishing limited, p. 80.

Wong Ting Fook, W.T.H., 1980. *The medicinal plants of Mauritius. Environmental Studies, Technology and Regional Planning,* Antenne Enda Océan Indien, doc. 10, p. 36.

Zolty A., 1987. *La valorisation des plantes médicinales tropicales.* Marchés tropicaux, France, 916.

Index

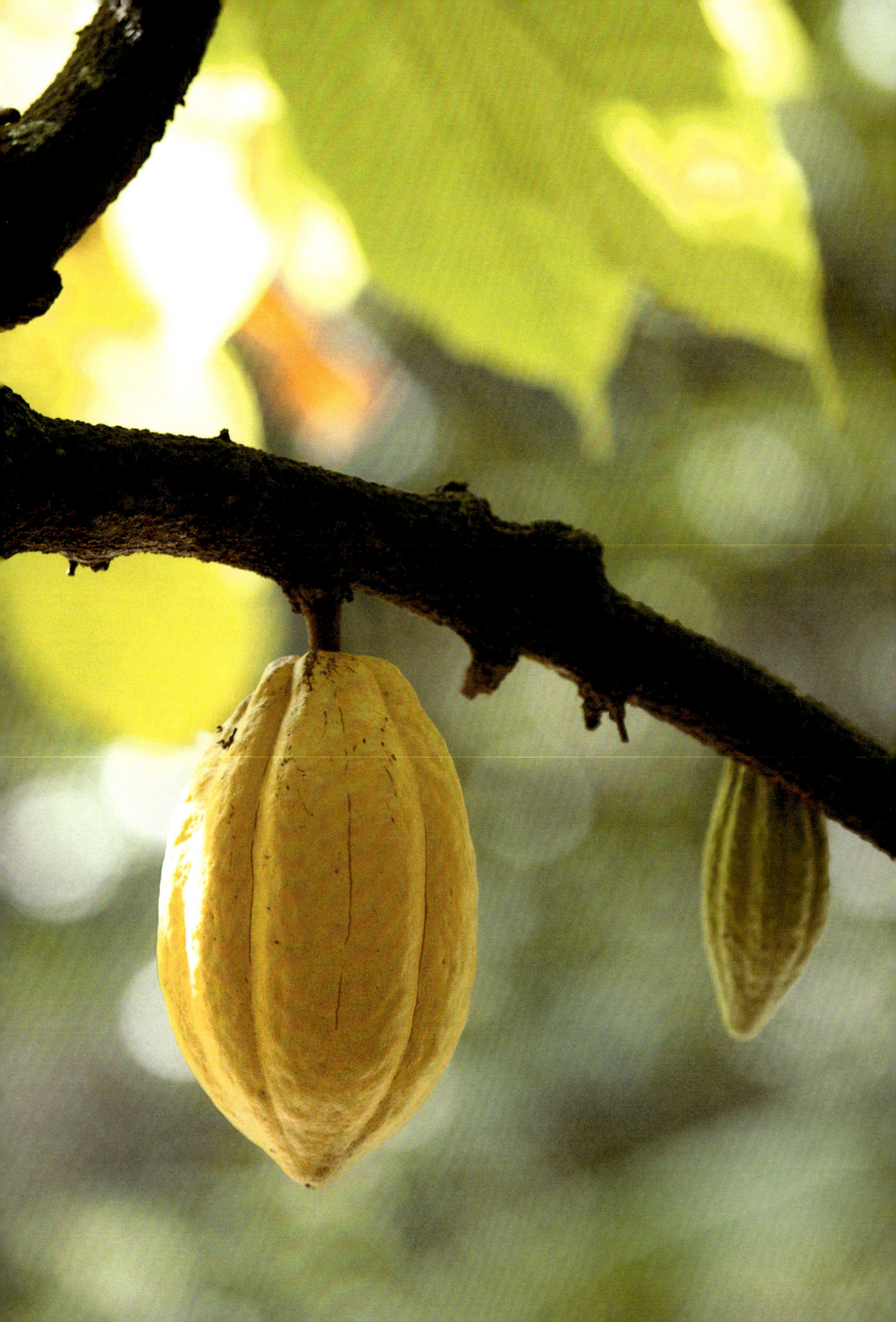

INDEX DES NOMS SCIENTIFIQUES

A

B

C

D

E

F

G

H

I

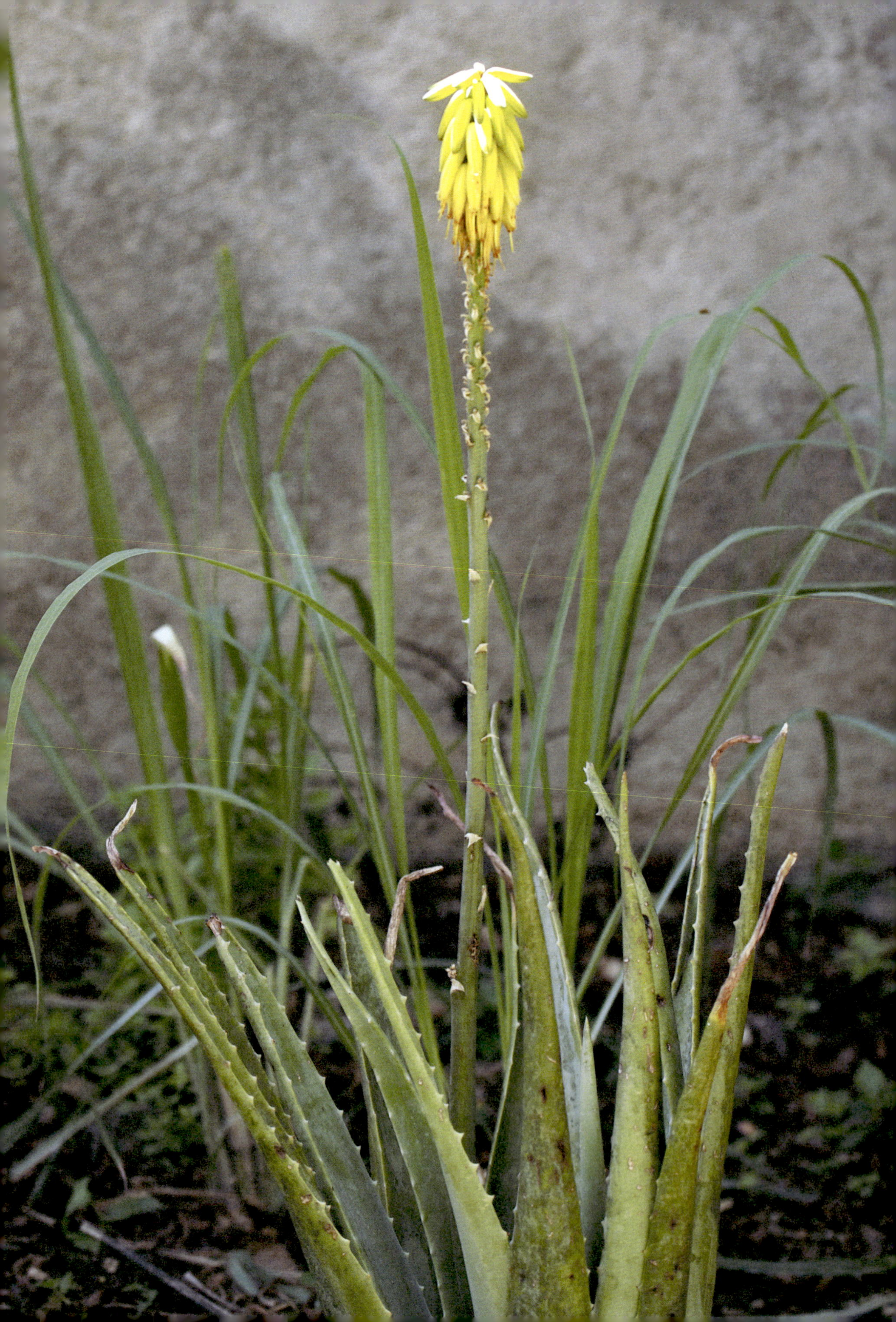

Index des noms vernaculaires (créoles)

K

L

M

N

O

P

R

S

Traduction française noms créoles (traduction littérale)

INDEX DES MALADIES

B

C

D

E

R

S

T

U

V

Y

ISBN : 978-99935-57-57-9 (mai 2014), 2e impression
ISBN : 978-99970-78-06-3 (juillet 2019), 3e impression